普通高等教育医学类创新课程"十三五"规划教材

全国高等医药院校教材

编 著

唐子惠

主 审

戴伟辉

医学人工智能导论

供临床医学·基础医学·预防医学·药学·中医学·
中西医临床医学·生物医学工程·护理学专业用

上海科学技术出版社

普通高等教育医学类创新课程"十三五"规划教材
全国高等医药院校教材

图书在版编目（CIP）数据

医学人工智能导论 / 唐子惠编著. -- 上海 ： 上海
科学技术出版社，2020.4（2025.1重印）
普通高等教育医学类创新课程"十三五"规划教材.
全国高等医药院校教材
ISBN 978-7-5478-4812-8

Ⅰ．①医… Ⅱ．①唐… Ⅲ．①人工智能－应用－医学
－医学院校－教材 Ⅳ．①R319

中国版本图书馆CIP数据核字（2020）第036548号

医学人工智能导论

编著　唐子惠

上海世纪出版(集团)有限公司
上海科学技术出版社 出版、发行
（上海市闵行区号景路 159 弄 A 座 9F - 10F）
邮政编码 201101　www.sstp.cn
常熟市华顺印刷有限公司印刷
开本 787×1092　1/16　印张 31.5
字数：820 千字
2020 年 4 月第 1 版　2025 年 1 月第 10 次印刷
ISBN 978 - 7 - 5478 - 4812 - 8/R · 2033
定价：59.00 元

编写说明

人工智能是迅速发展的新兴科学,正处于一个蓬勃发展、更加深入的阶段。由于人工智能是模拟和扩展人类智能解决问题的方法,在几乎所有的领域都有广泛的应用。医学是一门古老的学科,伴随人类进入文明社会而诞生。人工智能在医学各大领域都有广泛的应用,同时基础医学领域的神经科学也是人工智能的基础。医学人工智能是医学和人工智能的交叉领域,主要研究人工智能相关的医学基础,医学知识表示、知识获取和知识应用的科学。医学人工智能扩展了医疗卫生领域专业人员的专业技能和脑力劳动,提高医疗活动的效率,保障医疗活动的安全性和可靠性,同时医学研究也促进人工智能的发展。目前不仅许多专业的研究生开设人工智能课程,而且许多专业的本科生(主要是计算机和自动化专业)都开设了人工智能课程。为了培养高校医学生的认知能力和创造能力,为了向广大的医学生和医务工作者普及医学人工智能思维和知识框架,笔者编写了本书。

笔者是从事人工智能研究的一线临床医师,具备医学、计算机科学和统计学知识以及专业背景。近期人工智能飞速发展,广泛渗透至医学各个领域,同时医学研究也加速人工智能发展,促进医学人工智能的形成和发展。笔者根据多年的一线临床实践和医学数据分析及人工智能研究经历,深感应当编著一本基础性强、可读性好、适合讲授的医学人工智能教材。本书是国内医学领域首本系统介绍人工智能的高校教材。

人类文明经历原始社会、工业社会、信息社会,即将进入智能社会,进入由动力工具为基础发展到智能工具的新阶段。在农业社会和工业社会时期,生产工具主要是基于物质和能量的劳动工具。智能社会时代,生产工具主要是基于数据、信息、知识和智能的工具。智能将超过纯劳动力,占据社会发展的重要力量。医学人工智能快速发展,其研究成果和各种文献更是不计其数。出版本书的目的是让大家能够了解医学人工智能发展的基本现状,掌握医学人工智能研究的大致热点、基本原理和方法。本书并不试图详细和深入地介绍医学人工智能中每一方面的基本原理和方法,书中每一章都涉及了医学人工智能的多个研究领域,如果都要深入和全面地介绍这些领域,会导致每一章都是一部专著。本书主要的目的是让读者特别是医学生和医务工作者,了解医学人工智能研究和发展的基本框架和轮廓,对医学人工智能具有基本的认识,了解医学人工智能研究中的热点,掌握医学人工智能研究和应用的基本、普遍的原理和方法,将读者引入医学人工智能领域。读者,特别是医学生和医务工作者,可以根据自己的兴趣选择各自的研究方向,这是本书定名为《医学人工智能导论》的原因。

本书的主要特点是:①讨论和给出医学人工智能概念的定义和内涵。②明确医学人工智能的内容框架和外延。③将医学背景和人工智能技术深度结合并进行阐述。④使用真实世界数据和Python程序实例,使本书具有一定的实用性。

本书共分为15章。第一章是医学人工智能概论,主要介绍人工智能和医学人工智能的概念和内涵。第二章是医学人工智能的医学基础,主要介绍医学和人工智能的关系,阐述人工智能的神经科学和认知科学的基础,医学极大地促进和影响人工智能的发展。第三章是医学人工智能的编程基础,目前Python是数据科学和人工智能主要编程语言,本章进行Python语言和Python编程基础的介绍。第四章是医学人工智能的数据分析基础,主要介绍医学数据的特点、数据与人工智能的关系,以及医学数据处理和分析的一般流程,并给出由Python语言实现的一个临床医学数据分析的实例。第五章是医学知识图谱,介绍知识表示、医学知识图谱的概念以及构建方法和过程,并给出一个实现呼吸系统知识图谱的实例。第六章是机器学习,介绍了机器学习的原理和基本算法,机器学习在医学领域的应用,并给出机器学习在疾病临床预测模型中的应用。第七章是深度学习,介绍了人工神经网络和深度学习的一般原理和基本算法,深度学习在医学领域的应用,并给出深度学习的图形识别的实例。第八章是推理方法,是人工智能的核心内容,介绍了确定性推理和不确定性推理,重点介绍不确定性推理方法的医学应用。第九章是搜索策略,是传统的人工智能内容,介绍了搜索技术的原理和类型,主要介绍了启发性搜索,以及搜索技术在医学领域的应用。第十章是智能计算,主要介绍了遗传算法和群智能体算法,以及在医学领域的应用。第十一章是智能医学,介绍了智能医学概论,人工智能的医学应用,以及智慧医疗。第十二章是医学自然语言处理,主要介绍了自然语言处理的原理和一般算法,自然语言处理在临床病历资料的应用,给出自然语言处理在医学文本处理的实例。第十三章是医学决策支持系统,是医学人工智能应用的重要内容,介绍了专家系统的构造,临床决策支持系统的原理和构建方法,并给出临床决策支持系统的实例。第十四章是医学图像处理和分析,是近期医学人工智能重点研究领域,介绍了计算机视觉原理和方法,医学图像处理和分析的原理和方法,以及医学图像处理和分析的实例。第十五章是医疗机器人和多智能体系统,介绍智能体、多智能体系、机器人以及医用机器人的应用。

本书适用于本科生高年级学生,研究生或者相关专业技术人员参考阅读。

本书编写语言简明,内容注重原理和实际结合,重要的内容和算法有相应的 Python 代码实现。限于笔者水平,书中难免有不妥之处,恳请广大读者批评指正。Email:albert.tang@163.com。

唐子惠

2020 年 2 月

普通高等教育医学类创新课程"十三五"规划教材
全国高等医药院校教材

目　录

第一章

医学人工智能概论

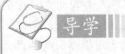 导学 ⫶⫶⫶

1. 掌握人工智能的基本概念；掌握医学人工智能的基本概念及其组成内容。
2. 熟悉人工智能的组成；熟悉人工智能三大学派的内容。
3. 了解医学人工智能的影响。

　　人工智能是计算机科学、信息论、控制论、心理学、神经科学、语言学等多种学科交叉而发展起来的一门综合性新学科。人工智能扩展了人脑的功能，实现了人类智力活动的自动化。医学人工智能扩展了医疗卫生领域专业人员的专业技能和脑力劳动，提高医疗活动的效率，同时保障医疗活动的安全性和可靠性。医学研究本身也促进人工智能的发展。本章首先介绍人工智能的基本概念、发展简史及其主要研究内容和领域，然后介绍医学人工智能的概念以及研究内容和发展。

第一节　人　工　智　能

一、人工智能的概念

　　人工智能是研究使计算机来模拟人类的某些思维过程和智能行为（如学习、推理、思考、规划等），是关于知识的科学。人工智能涉及计算机科学、神经科学、心理学、哲学和语言学等学科，主要包括计算机实现智能的原理、制造类似于人脑智能的计算机，使计算机能实现更高层次的应用。至今人工智能还没有一个公认的精确定义。目前较专业的定义是：人工智能是关于知识的科学，研究知识表示、知识发现和知识应用的科学。

　　智能是智力和能力的总称，一般认为智能是知识和智力的总和。知识是智能的基础，而智力是指获取和运用知识求解的能力。智能具有学习、记忆思维和感知能力，具有行为能力的特征。学习是人类的本能，通过与环境的相互作用，不断学习，进行知识积累，适应环境的变化。记忆和思维是人类大脑最重要的功能，也是人类智能的根本原因。记忆是人脑对经历过事物的识记、保持、再现或再认，是进行思维、想象等高级心理活动的基础。思维对记忆的信息进行处理，探索与发现事物的内部本质联系和规律性，是认识过程的高级阶段。思维通常分为逻辑思维、形象思维和灵感思维。截至目前，人工智能的发展已走过了近半个世纪的历程，虽然学术界对人工智能有各种各样的说法和定义，但就其本质而言，人工智能是研究如何制造出人造的智能机器或智能系统，来模拟人类智能活动的能力，以延伸人类智能的科学。

1

人工智能与思维科学的关系是实践和理论的关系,人工智能处于思维科学的技术应用层次,是它的一个应用分支。从思维观点看,人工智能不仅限于逻辑思维,还要考虑形象思维、灵感思维,才能促进人工智能突破性的发展。数学常被认为是多种学科的基础科学,数学也进入语言、思维领域,人工智能学科也必须借用数学工具,数学不仅在标准逻辑、模糊数学等范围发挥作用,其与人工智能学科将互相促进从而更快地发展。

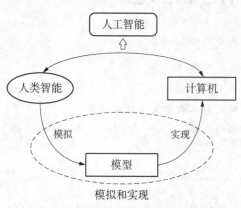

图 1-1　人工智能概念示意图

人工智能是用人造的机器模拟人类智能,就目前而言,人造的机器通常是指计算机,人类智能主要是指人脑功能。人工智能是以实现人类智能为目标的一门学科,通过模拟的方法建立相应的模型,再以计算机为工具,建立一种系统用以实现模型。这种计算机系统具有模拟人类智能的功能,如图 1-1 所示。

人工智能研究内容涉及的学科众多,人类智能有关学科包括神经科学和仿生学等;模拟方法则包括数学、统计学、数理逻辑学、心理学、优化、控制论等;计算机相关的内容包括互联网技术、软件工程、数据科学、云计算、算法理论等。人工智能研究模拟人类智能的理论、方法及结构体系,建立智能模型用以模拟人类智能的各种功能。智能模型是一套理论框架,具体实现需要借助计算机这个载体,用计算机中的数据结构、算法所编写的程序在计算机平台上运行,从而实现模型的功能。

二、人工智能的发展简史

人工智能的发展历史可以分为三个主要阶段:萌芽期、形成期和发展期。人工智能的发展历程如图 1-2 所示。人工智能的概念是 1956 年在达特茅斯提出的,经历 2 次低谷,目前处于增长期。前 30 年,人工智能数学理论是以数理逻辑的表达和推理为主,后 30 年是以随机数学的统计学习、计算和建模为主。

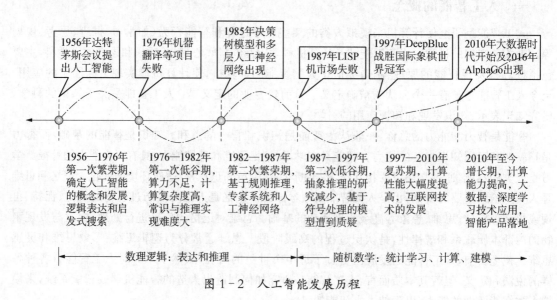

图 1-2　人工智能发展历程

1. **萌芽期** 这个阶段是指 1956 年以前。自古以来,人类就力图根据认识水平和当时的技术条件,企图用机器来代替人的部分脑力劳动,以提高征服自然的能力。早在公元前 384—公元前 322 年,亚里士多德(Aristotle)在其著作中提出了形式逻辑的一些主要定律,他提出的三段论是演绎推理的基本依据。在我国,公元前 900 多年,也有歌舞机器人传说的记载,这说明古代人就有人工智能的幻想。12 世纪末至 13 世纪初,西班牙的神学家和逻辑学家试图制造能解决各种问题的通用逻辑机。17 世纪法国物理学家和数学家帕斯卡(B. Pascal)制成了世界上第一台会演算的机械加法器并获得实际应用。随后德国数学家和哲学家莱布尼茨(G. W. Leibniz)在这台加法器的基础上发展并制成了进行全部四则运算的计算器。他还提出了逻辑机的设计思想,即通过符号体系,对对象的特征进行推理,这种"万能符号"和"推理计算"的思想是现代化"思考"机器的萌芽,因而他曾被后人誉为数理逻辑的第一个奠基人。进入 20 世纪后,图灵(A. M. Turing)于 1936 年在《理想计算机》一文中提出了著名的图灵机模型;1950 年他又在《计算机能思维吗?》一文中提出了机器能够思维的论述,可以说这些都是图灵为人工智能所做的杰出贡献。1946 年美国科学家麦卡锡(J. W. McCarthy)等制成了世界上第一台电子数字计算机 ENIAC。还有同一时代美国数学家维纳(N. Wiener)控制论的创立,美国数学家香农(C. E. Shannon)信息论的创立,这一切都为人工智能学科的诞生做了理论和实验工具的巨大贡献。

2. **形成期** 这个阶段主要是指 1956—1961 年。1956 年在美国达特茅斯学院(Dartmouth College)的一次历史性的聚会被认为是人工智能学科正式诞生的标志。会议上经麦卡锡提议正式采用了"人工智能"这一术语,麦卡锡因此被称为人工智能之父。这是一次具有历史意义的重要会议,它标志着人工智能作为一门新兴的学科正式诞生。1957 年纽威尔(A. Newell)和西蒙(H. Simon)等编制出一个称为逻辑理论机(the logic theory machine)的数学定理证明程序,当时该程序证明了罗素(B. A. W. Russell)和怀特海(A. N. Whitehead)的《数学原理》一书第二章中的 38 个定理(1963 年修订的程序在大机器上终于证完了该章中全部 52 个定理)。这种思维活动不仅解数学题时如此,解决其他问题时也大致如此。基于这一思想,他们于 1960 年又编制了能解十种类型不同课题的通用问题求解程序。另外,他们还发明了编程的表处理技术和国际象棋机。和这些工作有联系的纽威尔关于自适应象棋机的论文和西蒙关于问题求解以及决策过程中合理选择和环境影响的行为理论的论文,也是当时信息处理研究方面的巨大成就。后来他们的学生还做了许多工作,如人的口语学习和记忆的 EPAM 模型(1959 年)、早期自然语言理解程序 SAD-SAM 等。此外,他们还对启发式求解方法进行了探讨。

1956 年 IBM 小组的塞缪尔(Samuel)研究的具有自学习、自组织、自适应能力的西洋跳棋程序是有影响的工作,这个程序可以像一个优秀棋手那样,向前看几步来下棋。它还能学习棋谱,在分析大约 175 000 幅不同棋局后,可猜测出书上所有推荐的走步,准确度达 48%,这是机器模拟人类学习过程卓有成就的探索。1959 年麦卡锡发明的表(符号)处理语言 LISP 成为人工智能程序设计的主要语言,至今仍被广泛采用。1958 年麦卡锡建立的行动计划咨询系统以及 1960 年麦卡锡的论文《走向人工智能的步骤》,对人工智能的发展都起了积极的作用。1969 年成立了国际人工智能联合会议(International Joint Conference on Artificial Intelligence)是人类人工智能发展史上的一个重要里程碑,标志着人工智能学科已经得到全世界范围的认可。

3. **发展期** 这个阶段主要是指 1970 年以后。20 世纪 70 年代以来,人工智能的研究活动越来越受到重视,为了揭示智能的有关原理,研究者们相继对问题求解、博弈、定理证明、程序设计、机器视觉、自然语言理解等领域的课题进行了深入的研究。1972 年法国马赛大学(Marseille University)的科麦瑞尔(A. Comerauer)提出逻辑程序设计语言 PROLOG;美国斯坦福大学

(Stanford University)的肖特利夫(E. H. Shortliffe)等从 1972 年开始研究用于诊治传染病的专家系统 MYCIN。1977 年美国斯坦福大学(Stanford University)的费根鲍姆(E. A. Feigenbaum)提出了知识工程(knowledge engineering)的研究方向,引发了专家系统和知识库系统更深入的研究和开发工作。此外,智能机器人、自然语言理解和自动程序设计等课题,也是这一时期较集中的研究课题,也取得不少成果。

20 世纪 80 年代中期开始,经历了 10 多年的低潮之后,有关人工神经元网络的研究取得了突破性的进展。1982 年生物物理学家霍普菲尔德(Hopfield)提出了一种新的全互联的神经元网络模型,被称为 Hopfield 模型。利用该模型的能量单调下降特性,可用于求解优化问题的近似计算。1985 年霍普菲尔德利用这种模型成功地求解了"旅行商(TSP)"问题。1986 年美国心理学家罗森布拉特(F. Rosenblatt)提出了反向传播(back propagation, BP)学习算法,解决了多层人工神经元网络的学习问题,成为广泛应用的神经元网络学习算法。此后,提出了很多新的神经元网络模型,并被广泛地应用于模式识别、故障诊断、预测和智能控制等多个领域。

1997 年 5 月,IBM 公司研制的"深蓝"(DeepBlue)计算机,以 3.5∶2.5 的比分,首次在正式比赛中战胜了人类国际象棋世界冠军卡斯帕罗夫(Kasparov),在世界范围内引起了轰动。这标志着在某些领域,经过努力,人工智能系统可以达到人类的最高水平。2011 年,IBM 开发的人工智能程序"沃森"(Watson)参加了一档智力问答节目并战胜了两位人类冠军。沃森存储了 2 亿页数据,能够将与问题相关的关键词从看似相关的答案中抽取出来。2016—2017 年,由 Google DeepMind 开发的具有自我学习能力的人工智能围棋程序 AlphaGo 战胜围棋冠军。它能够搜集大量围棋对弈数据和名人棋谱,学习并模仿人类下棋。DeepMind 已进军医疗保健等领域。2017 年,AlphaGo Zero(第四代 AlphaGo)在无任何数据输入的情况下,开始自学围棋 3 日后便以 100∶0 横扫了先前版本的 AlphaGo,学习 40 日后又战胜了在人类高手看来不可企及的第三代 AlphaGo。

美国是人工智能的发源地,随着人工智能的发展,世界各国有关学者相继加入这一行列。我国是从 1978 年才开始人工智能课题的研究,主要在定理证明、中文自然语言理解、机器人及专家系统方面设立课题,并取得一些初步成果。我国也先后成立中国人工智能学会、中国计算机学会等人工智能学术团体,开展这方面的学术交流。国家还着手兴建了与人工智能研究有关的国家重点实验室,这些都将促进我国人工智能的研究,为这一学科的发展做出贡献。

三、人工智能的学派

人工智能是关于知识的科学,而知识的基本单位是概念。概念一般有三个功能,即指物功能、指心功能、指名功能。概念的指物功能是指向客观世界的对象;指心功能是指向人类心智世界的对象;指名功能是指向认知世界或符号世界表示对象的符号名称。目前人工智能研究主要分为符号主义、连接主义和行为主义三大学派。符号主义是专注于实现人工智能指名功能,连接主义是专注于实现人工智能的指心功能,行为主义是专注于实现人工智能的指物功能。

1. 符号主义　符号主义(symbolism)是一种基于逻辑推理的智能模拟方法,其原理主要为物理符号系统假设和有限合理性原理。符号主义学派认为人工智能源于数学逻辑,计算机出现后,又在计算机上实现了逻辑演绎系统。该学派认为人类认知和思维的基本单元是符号,而认知过程就是在符号表示上的一种运算。符号主义学派认为只要在符号计算上实现了相应功能,那么在现实世界上就实现了对应的功能,即在机器上是正确的,现实世界就是正确的。符号主义致力于用计算机的符号操作来模拟人的认知过程,其实质就是模拟人的左脑抽象逻辑思维,通过研究人类认知系统的功能机制,用某种符号来描述人类的认知过程,并把这种符号输入能处理符号的计算机中,从而模拟人类的认知过程,实现人工智能。

实际应用中,在定义智能时,英国数学家图灵做出了贡献,如果一台机器能够通过称之为图灵实验的实验,那它就是智能的。图灵实验的本质就是让人在不看外形的情况下不能区别是机器的行为还是人的行为时,这个机器就是智能的。然而,图灵测试将智能的表现完全限定在指名功能。实现符号主义面临三个问题:第一是概念组合爆炸问题,概念的组合是无穷的,常识难以穷尽,推理步骤可以无穷;第二是命题组合悖论问题(例如柯里悖论),两个合理的命题合起来会变成无法判断真假的句子;第三是经典概念在实际生活中很难得到,知识难以提取。

2. 连接主义　连接主义(connectionism)是一种基于神经网络及网络间的连接机制与学习算法的智能模拟方法,其原理主要为神经网络和神经网络间的连接机制和学习算法。连接主义认为大脑是一切智能的基础,关注大脑神经元及其连接机制,从发现大脑结构及其处理信息的机制来揭示人类智能的本质,进而在机器上实现相应的模拟。连接主义学派从神经生理学和认知科学的研究成果出发,把人的智能归结为人脑高层活动的结果,强调智能活动是由大量简单的单元通过复杂的相互连接后并行运行的结果,其中人工神经网络就是其典型代表性技术。实现连接主义最大的问题是:人类大脑表示概念的机制,以及概念的具体表现形式、表示方法和组合方法等机制并不清楚。现在的人工神经网络和深度学习实际上与人类大脑真正运行的机制不同。

3. 行为主义　行为主义(behaviorism)是一种基于"感知-行动"的行为智能模拟方法。行为主义假设智能取决于感知和行动,不需要知识和推理,只需将智能行为表示出来,即只要能实现指物功能就可以具备智能。行为主义最早来源于 20 世纪初的一个心理学流派,认为行为是有机体用以适应环境变化的各种身体反应的组合,它的理论目标在于预见和控制行为。控制论把神经系统的工作原理与信息理论、控制理论、逻辑以及计算机联系起来,模拟人在控制过程中的智能行为和作用,对自寻优、自适应、自校正、自镇定、自组织和自学习等控制论系统的研究。实现行为主义最大的问题是:模拟人类行为技能相当困难。

人工智能研究进程中的这三种假设和研究范式推动了人工智能的发展。就解决问题而言,符号主义有从定理机器证明、归结方法到非单调推理理论等一系列成就。而连接主义有归纳学习,行为主义有反馈控制模式及广义遗传算法等解题方法。人工智能三大学派假设之所以能够成立,其前提是指名、指心、指物功能等价。然而,概念的指名、指心、指物功能在现实世界中并不等价,故单独实现概念的一个功能并不能够保证具有智能。因此,现在的人工智能研究不再强调遵循人工智能单一学派,而是综合不同学派技术。例如,AlphaGo 综合了三种学习方法:蒙特卡罗树搜索(符号主义)、深度学习(连接主义)和强化学习(行为主义)。

然而,目前人工智能还有重大的缺陷,即人工智能使用的知识表示仍建立在经典概念的基础之上。经典概念的基本假设是指名、指心、指物功能等价。然而,该假设过于简单化,在现实世界中这三者并不等价。在基于经典概念的知识表示框架下,现在的机器表现有时极其"智障",缺乏常识和理解力,严重缺乏处理突发状况的智能。

四、人工智能的研究内容

人工智能的内容按照知识的关系可以分为知识表示、知识获取、知识应用。人工智能的显著特征是"知识""学习"和"推理",即具有模拟人类的思维能力和基于知识的科学。

1. **知识表示** 知识表示(knowledge representation)是指把知识客体中的知识因子与知识关联起来,便于人们识别和理解知识。知识表示是知识组织的前提和基础,任何知识组织方法都要建立在知识表示的基础上。知识表示有主观知识表示和客观知识表示两种。知识表示就是对知识的一种描述,或者说是对知识的一组约定,一种计算机可以接受的用于描述知识的数据结构。某种意义上讲,表示可视为数据结构及其处理机制的综合:知识表示＝数据结构＋处理机制。知识表示的主要研究内容包括:概念表示,知识表示,知识图谱。

2. **知识获取** 知识获取(knowledge discovery)是指在人工智能和知识工程系统中,机器如何获取知识的问题。知识获取指人们通过系统设计、程序编制和人机交互,使机器获取知识,同时机器还可以自动或半自动地获取知识。在系统调试和运行过程中,通过机器学习进行知识积累,或者通过机器感知直接从外部环境获取知识,对知识库进行增删、修改、扩充和更新。知识获取的主要研究内容包括:机器学习,深度学习,搜索技术,智能计算,推理方法。

3. **知识应用** 知识应用(knowledge applications)主要是指人工智能在现实世界各个领域的应用,包括医药、诊断、金融贸易、机器人控制、法律、科学发现等。知识应用的主要研究内容包括:自然语言处理,专家系统,计算机视觉,多智能体系统,机器人等。

人工智能的广泛应用,将会推动人类社会的发展,人工智能是智能社会的核心。人类社会发展将经历原始社会、农业社会、工业社会、信息社会,进入智能社会(图1-3)。

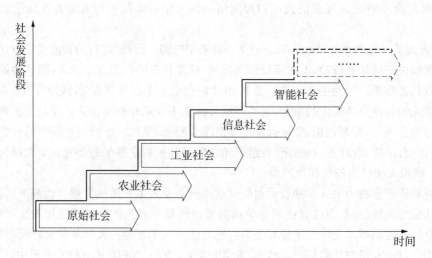

图1-3 人类社会发展及智能社会

现实世界是由事物以及事物之间的关系构成的,现实世界事物及其关系具有不确定性和非线性的特征。不确定性是指客观事物在发展与联系的过程中,存在无序的、或然的、未知的、近似的属性。不确定性因素的产生有主观因素,客观因素,以及两者交互影响。通常不确定性信息主要分为随机性、模糊性、不完全性、粗糙性和未确知性。不确定性知识包括:概率性知识,模糊性知识,经验性知识,不完全知识。基于不确定性知识的推理是人工智能研究的核心。不确定性推理是从不确定性初始证据出发,运用不确定性知识,最终推出具有一定程度的不确定性但却合理或近乎合理结论的思维过程。同时现实世界事物之间的关系是非线性的,人工智能的人工神经网络技术可以模拟和抽象事物之间的非线性关系。人工智能是研究现实世界的重要方法和工具,不确定性人工智能是人工智能研究的重点和难点。

第二节　医学人工智能

一、医学人工智能概念

医学是通过科学或技术的手段处理生命的各种疾病或病变的,促进病患恢复健康的科学。医学是一个从预防到治疗疾病的系统学科,是以治疗预防生理疾病和提高人体生理机体健康为目的,从生理解剖、分子遗传、生化物理等层面来处理人体疾病的高级科学。医学的研究内容包括临床医学、基础医学、检验医学、预防医学、康复医学、药学等。临床医学是研究疾病的病因、诊断、治疗和预后,提高临床治疗水平,促进人体健康的科学。临床医学主要指医学中侧重实践活动的部分,是直接面对疾病和患者,对患者直接实施治疗的科学。基础医学是研究人的生命和疾病现象的本质及其规律的自然科学,其所研究的关于人体健康与疾病的本质及其规律为其他所有应用医学所遵循。基础医学的内容包括细胞学、解剖学、生理学、生物化学、药理学、病理生理学等。

由上一节的内容可知,人工智能是研究使计算机来模拟人类的思维过程和智能行为(如学习、记忆、推理、思考、规划等),关于知识的科学。人工智能涉及计算机科学、神经科学、心理学、哲学和语言学等学科,主要包括计算机实现智能的原理、制造类似于人脑智能的计算机,使计算机能实现更高层次的应用。

医学和人工智能关联密切。首先,医学是人工智能的重要基础,由人工智能的定义可知,人工智能是研究使计算机来模拟人类的某些思维过程和智能行为(如学习、记忆、推理、思考、规划等),而这些人类智能行为是以人类的神经系统为基础,神经系统的解剖结构和生理功能都是基础医学的研究范围。许多人工智能的方法都是从医学研究中得到启发,比如人工神经网络是受人类神经系统的神经元及其连接的启发;基于视觉机理的理解,卷积神经网络才能得以发展;基于人类大脑高级认知功能-注意力机制的理解,人工智能领域的自然语言处理和图像处理的性能得到显著提高;智能优化方法的遗传算法和免疫算法是基于医学遗传原理和免疫学原理。因此,对脑科学和神经系统等基础医学的研究和发展是人工智能发展的重要基础和保障。其次,人工智能促进医学发展:人工智能广泛应用于医学的各个分支,包括基础医学、临床医学、预防医学等。以临床医学为例,临床决策支持系统极大地辅助临床医师进行诊疗活动,提高诊断的准确率,减轻临床医师的劳动负担。医学和人工智能相辅相成,相互促进。

医学人工智能(medical artificial intelligence)是医学和人工智能的交叉领域,通常认为医学人工智能是人工智能在医学的应用。由上述医学和人工智能的关系可知,医学本身就是人工智能的重要基础,医学、人工智能和医学人工智能关系如图1-4所示。

根据知识工程的内容,医学人工智能可以认为是研究人工智能相关的医学基础,是医学知识表示、医学知识获取和医学知识应用的科学。医学人工智能是基于医学领域知识以及相关知识,模拟医务人员思维能力,以及研究医学促进人工智能发展的科学。医学人工智能扩展了医疗卫生领域专业人员的专业技能和脑力劳动,提高了医疗活动的效率,保障了医疗活动的安全性和可靠性,同时医学促进了人工智能发展。

由医学、人工智能以及医学与人工智能的关系,结合知识工程的内容,医学人工智能可以理解为:医学人工智能是医学和人工智能的交叉领域,是研究人工智能相关的医学基础,以及医学知识表示、医学知识获取和医学知识应用的科学。

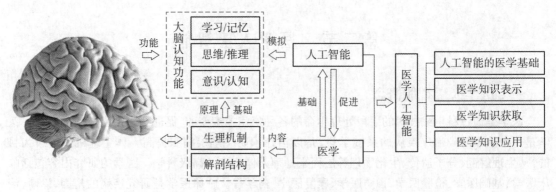

图1-4　医学、人工智能和医学人工智能关系

二、医学人工智能研究内容

医学人工智能的内容按照医学知识的关系可以分为医学人工智能基础、医学知识表示、医学知识获取和医学知识应用(图1-5)。

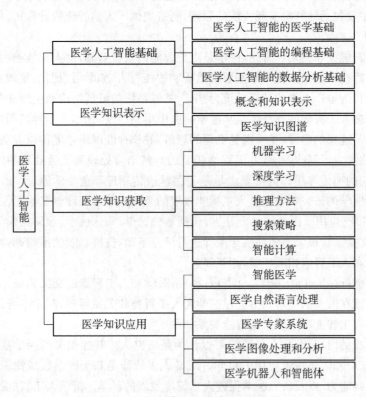

图1-5　医学人工智能的内容

1. 医学人工智能基础　由人工智能的定义可知,人工智能是研究使计算机来模拟人类的某些思维过程和智能行为(如学习、推理、思考、规划等),而这些人类智能行为是以人类的神经系统为基础的,神经系统的解剖结构和生理功能都是基础医学的研究范围。脑科学和神经系统等基础医学的研究和发展是人工智能发展的重要基础和保障。人工智能是用计算机模拟人类智能,即计算机

是人工智能实现的载体。医学人工智能是医学和人工智能的交叉领域,医学人工智能基础的主要内容包括人工智能的医学基础、医学人工智能的编程基础、医学人工智能的数据分析基础。

神经系统是人体内最重要的系统,一般分为中枢神经系统和周围神经系统两大部分,前者是指脑和脊髓部分,后者则为脑和脊髓以外的部分。人类中枢神经系统内约含 10 万亿个神经元。神经胶质细胞广泛分布于中枢神经系统和周围神经系统中。突触传递是神经系统中信息交流的一种重要方式。反射弧中神经元与神经元之间、神经元与效应器细胞之间都通过突触传递信息。神经递质和受体是化学性突触传递最重要的物质基础。神经递质是指由神经元合成,突触前末梢释放,能特异性作用于突触后膜受体,并产生突触后电位的信息传递物质。受体是指位于细胞膜上或细胞内能与某些化学物质特异结合并诱发特定生物学效应的特殊生物分子。反射是在中枢神经系统参与下,机体对内外环境刺激所做出的适应性反应。反射弧是指执行反射活动的特定神经结构。从外周感受器接收信息,经传入神经,将信息传到神经中枢,再由传出神经将反映的信息返回到外周效应器。中枢神经系统接收全身各处的传入信息,经它整合加工后成为协调的运动性传出,或者储存在中枢神经系统内成为学习、记忆的神经基础。人工神经网络是用大量简单处理单元经广泛连接而组成的人工网络,是对人类大脑或生物神经网络若干特征的抽象和模拟。

Python 目前是数据科学和人工智能领域最流行的开发语言之一。Python 是高层次的结合了解释性、编译性、互动性和面向对象的脚本语言。Jupyter Notebook 是在网页页面中直接编写代码和运行代码,代码的运行结果也会直接在代码块下显示。Python 编程基础包括基本数据类型、基本数据结构、Python 的程序控制、Python 的函数、Python 的类、Python 的模块、Python 的数据读写等内容。

数据科学是关于数据的科学或者研究数据的科学,主要以统计学、机器学习、数据可视化以及领域知识为理论基础,其主要研究内容包括数据科学基础理论、数据预处理、数据计算和数据管理。数据科学的方法和技术包括数据获取、数据存储与管理、数据安全、数据分析、可视化等。

2. 医学知识表示 医学知识表示是指把医学知识客体中的知识因子与知识关联起来,便于人们识别和理解医学知识。医学知识表示是医学知识组织的前提和基础,任何知识组织方法都要建立在知识表示的基础上。医学知识的表示是对医学知识的一种描述,或者说是对医学知识的一组约定,一种计算机可以接受的用于描述知识的数据结构。医学知识表示的主要内容包括概念和知识表示、医学知识图谱。

医学知识图谱又称领域知识图谱,是显示医学知识发展进程与结构关系的一系列各种不同的图形,用可视化技术描述知识资源及其载体,挖掘、分析、构建、绘制和显示知识及它们之间的相互联系。通过将应用数学、图形学、信息可视化技术、信息科学等学科的理论与方法,与计量学引文分析、共现分析等方法结合,并利用可视化的图谱形象地展示医学的核心结构、发展历史、前沿领域以及整体知识架构达到多学科融合的目的。

3. 医学知识获取 医学知识获取是指在医学人工智能和知识工程系统中,机器如何获取知识的问题。医学知识获取指人们通过系统设计、程序编制和人机交互,使机器获取医学知识,或通过机器学习进行医学知识积累,或者通过机器感知直接从外部环境获取医学知识,对医学知识库进行增删、修改、扩充和更新。医学知识获取的主要内容包括机器学习、深度学习、推理方法、搜索策略、智能计算。

机器学习是一门多领域交叉学科,涉及概率论、统计学、逼近论、凸分析、算法复杂度理论等多门学科,专门研究计算机怎样模拟或实现人类的学习行为,以获取新的知识或技能,重新组织已有的知识结构使之不断改善自身的性能。机器学习是人工智能的核心,是使计算机具有智能的根本途径,其应用遍及人工智能的各个领域,它主要使用归纳、综合。按照学习形式分类,机器学习可以分为监督学习、非监督学习、弱监督学习。监督学习是指：利用一组已知类别的样本调整分类器的参数，使其达到所要求性能的过程，是从标记的训练数据来推断一个功能的机器学习任务。在监督学习中，每个实例都由一个输入对象和一个期望的输出值组成。监督学习算法是分析该训练数据，并产生一个推断的功能，其可以用于映射出新的实例。监督学习的算法通常包括回归分析和统计分类等。非监督学习是根据类别未知（没有被标记）的训练样本解决模式识别中的各种问题的机器学习。非监督学习的算法通常包括主成分分析方法、聚类分析等。机器学习算法是医学领域相关数据分析和挖掘的重要工具。

深度学习是指多层神经网络上运用各种机器学习算法解决图像、文本等各种问题的算法集合。深度学习是机器学习领域中一个新的研究方向，其动机在于建立、模拟人脑进行分析学习的神经网络，模仿人脑的机制来解释数据，例如图像、声音和文本。深度学习本身是机器学习的一个分支，可以理解为人工神经网络的发展。由于传统的神经网络存在容易过拟合，训练速度比较慢，且在层次比较少（≤3）的情况下效果并不比其他机器学习方法更优等缺点。经过科学家的持续努力研究，发展出实际可行的深度学习框架。深度学习的实质是通过构建具有多个隐含层的机器学习模型和海量的训练数据，来学习更有用的特征，从而最终提升分类或预测的准确性。

推理是人类求解问题的主要思维方法。所谓推理，是人们根据已知事实，通过运用已掌握的知识，找出其中蕴含的事实，或归纳出新的事实的过程。其中，推理所用的事实可分为两种情况：一种是与求解问题有关的初始证据；另一种是推理过程中所得到的中间结论，这些中间结论可以作为进一步推理的已知事实或证据。按推理时所用知识的确定性来划分，推理可分为确定性推理和不确定性推理。所谓确定性推理，是指推理时使用确定的知识和证据，推出的结论也是确定的。自然演绎推理和归结推理是经典的确定性推理，它们以数理逻辑的有关理论、方法和技术为理论基础，是机械的、可在计算机上实现的推理方法。所谓不确定性推理，是指推理使用不确定的知识或者证据，推出的结论也是不确定的。从不确定性的初始化证据出发，通过运用不确定性的知识，最终推出具有一定程度的不确定性但却是合理的结论的思维过程。

临床诊疗活动是临床医学的主要内容，其过程是典型的基于不确定知识和证据的推理。患者通常是以症状、体征和检查结果异常出现在临床医师面前，而症状、体征和检查结果提供的信息是不确定性信息（模糊性、不完全性、随机性）。由于目前医学对疾病的发病机制没有完全阐述清楚，加之临床医师主观因素的影响，临床医师是基于不确定性知识（概率性知识、模糊性知识、经验性知识、不完全知识）对患者提供的不确定性初始证据进行疾病诊断假设，经过完善相关检查和相应信息收集，对假设进行推断，最后达到临床诊断。临床诊疗过程中，临床医师根据明确的医学知识进行推理，完善相关信息收集达到疾病诊断，对应于基于规则的推理；而根据自己的经验性知识进行推理，完善相关信息收集达到疾病诊断，对应于基于统计学习或基于案例推理。在理论上，基于不确定性人工智能理论和方法的临床决策支持系统可以有效地提高临床医师临床诊疗的准确性。

医学可分为现代医学和传统医学（包括中医）医学体系。中医学以阴阳五行作为理论基础，将人体看作气、形、神的统一体，通过"望、闻、问、切"四诊合参的方法，探求病因、病性、病位，分析病机及人体内五脏六腑、经络关节、气血津液的变化，归纳出证型进行疾病诊断，以辨证论治原则，使人体达到阴阳调和而康复。中医辨证施治是中医学临床的核心，辨证施治的是基于"望、闻、问、切"四诊合参提供的信息，进行证型辨析，然后完成治疗过程。辨证施治也是基于不确定知识和证据的推理。"望、闻、问、切"四诊合参提供的信息具有不确定性（模糊性、不完全性、随机性）；辨证过程中，由于客观和主观的因素，临床医师也是基于不确定性知识（概率性知识、模糊性知识、经验性知识、不完全知识）对患者提供的不确定性初始证据进行证型假设，运用不确定性知识，对证型假设进行推断,最后完成证型辨析。

现代医学和中医的临床诊疗过程都是不确定性推理,属于相同的人工智能研究范畴;同时现代医学和中医的目的都是对疾病进行防治,服务人类健康。由于证型是疾病发展过程中某一个阶段的病理属性的概括,现代医学的疾病诊断和中医证型可以有效地结合起来进行临床诊疗,这就是整合医学(integrative medicine)的病证结合思想。人工智能技术可以有效地将病证结合思想融入临床诊疗活动中,从而促进现代医学和传统医学的统一和融合。

4. 医学知识应用 医学知识应用主要是指医学人工智能在医学各个领域有着广泛的应用,主要分布在临床领域、基础领域、药物研发、医疗管理等领域。医学知识应用的主要内容包括智能医学、医学自然语言处理、医学专家系统、医学图像处理和分析、医学机器人和智能体等。

自然语言处理是人工智能领域中的一个重要方向,研究能实现人与计算机之间用自然语言进行有效通信的各种理论和方法。自然语言处理是一门融语言学、计算机科学、数学于一体的学科。因此,这一领域的研究将涉及自然语言,即人类日常使用的语言,所以它与语言学的研究有着密切的联系,但又有重要的区别。医学领域积累大量的病历文本资料,自然语言处理可以抽取这些文本资料中相关的数据用于统计分析。

专家系统就是一种智能的计算机程序系统,该系统存储有某个专门领域中经事先总结,并按某种格式表示的专家知识(构成知识库),以及拥有类似于专家解决实际问题的推理机制(组成推理系统)。系统能对输入信息进行处理,并运用知识进行推理,做出决策和判断,其解决问题的水平达到专家的水准,因此能起到专家的作用或成为专家的助手。专家系统的开发和研究是人工智能研究中面向实际应用的课题,受到人们的极大重视。目前专家系统主要采用基于规则的演绎技术,开发专家系统的关键问题是知识表示、应用和获取技术,困难在于许多领域中专家的知识往往是琐碎的,不精确的或不确定的,因此目前研究仍集中在这一核心课题。此外,对专家系统开发工具的研制发展也很迅速,这对扩大专家系统应用范围,加快专家系统的开发过程起到了积极的作用。

医学领域的专家系统最主要的研究方向是临床决策支持系统。该系统是指能对临床决策提供支持的计算机系统,这个系统充分运用可供利用的、合适的计算机技术,针对半结构化或非结构化医学问题,通过人机交互方式改善和提高决策效率,是提升医疗质量的重要手段,因此其根本目的是评估和提高医疗质量,减少医疗差错,从而控制医疗费用的支出。临床医师可以通过临床决策支持系统的帮助来深入分析病历资料,从而做出最为恰当的诊疗决策。临床医师可以通过输入信息来等待临床决策支持系统输出"正确"的决策进行选择,并通过简单的输出来指示决策。

计算机视觉是一门研究如何使机器看的学科,更进一步地说,是指用摄影机和计算机代替人眼对目标进行识别、跟踪和测量等,并进一步做图形处理,使计算机将图形处理成为更适合人眼观察或传送给仪器检测的图像。作为一个科学学科,计算机视觉研究相关的理论和技术,试图建立能够从图像或多维数据中获取信息的人工智能系统。这里所指的信息是可以用来帮助做一个"决定"的信息。因为感知可以看作从感官信号中提取信息,所以计算机视觉也可以看作研究如何使人工系统从图像或多维数据中"感知"的科学。

机器人学随着工业自动化和计算机技术发展,到20世纪60年代机器人开始进入大量生产和实际应用的阶段。之后由于自动装配、海洋开发、空间探索等实际问题的需要,对机器的智能水平提出了更高的要求。特别是危险环境,人们难以胜任的场合更迫切需要机器人,从而推动了智能机器的研究。机器人学的研究推动了许多人工智能思想的发展,有一些技术可在人工智能研究中用来建立世界状态模型和描述世界状态变化的过程。关于机器人动作规划生成和规划监督执行等问题的研究,推动了规划方法的发展。此外由于智能机器是一个综合性的课题,除机械手和步行机构外,还要研究机器视觉、触觉、听觉等传感技术,以及机器人语言和智能控制软件等,可以看出这是一个涉及精密机械、信息传感技术、人工智能方法、智能控制以及生物工程等学科的综合技术。机器人学在医学中的应用有达芬奇手术机器人。

三、医学人工智能的影响

医学人工智能可以降低医疗成本,解决医疗资源短缺问题,引发制药业革命。人工智能对医学的影响将来是巨大的,很大程度上将改变临床医疗模式。智能社会的临床医疗模式将是以医学人工智能系统为核心的模式(图1-6)。

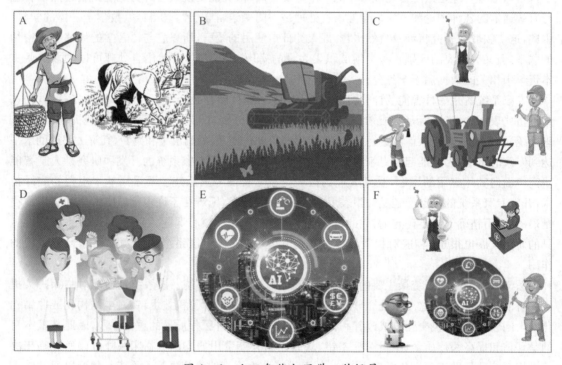

图1-6　人工智能与医学工作场景

以农业收割工作场景为例,在农业社会,农业收割工作场景是以农民和简单工具为主。进入到工业社会,农业机械扩展了农民四肢的劳动能力,整个农业工作场景包含了农业科学家、机械工程师、农民以及农业机械。农民的简单收割工具被替代,农业机械、科学家和机械工程师占据重要地位。进入到智能社会,医学人工智能扩展了医疗工作人员的大脑智能和四肢的劳动能力,整个医疗工作场景包含了医学人工智能科学家、医学人工智能工程师、医务人员及医学人工智能系统。临床诊疗工具将被智能化升级,医学科学家、医学人工智能工程师及医学人工智能系统将占据重要地位。

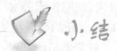

小结

人工智能是研究使计算机来模拟人的某　　些思维过程和智能行为(如学习、推理、思考、规划等），关于知识的科学。符号主义、连接主义、行为主义是人工智能的三大学派。人工智能的内容包括：知识表示、知识获取，知识应用。

医学人工智能是医学和人工智能的交叉领域，是研究人工智能相关的医学基础，是医学知识表示、医学知识获取和医学知识应用的科学。医学人工智能主要内容包括：医学人工智能基础，医学知识表示，医学知识获取，医学知识应用。医学人工智能对医学的影响将是巨大的，可以降低医疗成本，解决医疗资源短缺问题，引发制药业革命，很大程度上改变临床医疗模式。

习　　题

1. 什么是人工智能？常用的定义有哪些？
2. 人工智能的学派有哪些？其特点是什么？
3. 什么是医学人工智能？
4. 医学人工智能的内容有哪些？
5. 医学人工智能的影响有哪些？

第二章
医学人工智能的医学基础

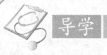 导学

1. 掌握人类大脑高级功能的基本内容。
2. 熟悉模拟大脑高级功能的人工智能的基本内容。
3. 了解类脑智能的基本内容。

　　医学是通过科学或技术的手段处理生命的各种疾病或病变的一门学科,是促进病患恢复健康的科学。人工智能是研究使计算机来模拟人的某些思维过程和智能行为(如学习、记忆、推理、思考、规划等),关于知识的科学。医学和人工智能关联密切,医学是人工智能的重要基础,人工智能又促进医学的发展。本章首先简单介绍神经科学基础,大脑高级功能的生理基础和工作机制,然后简要介绍人工智能模拟大脑高级认知功能的内容。

第一节　医学与人工智能

　　医学人工智能的医学基础部分是医学人工智能最重要的组成部分。人工智能主要是模拟人类大脑高级功能,而医学人工智能的医学基础的主要内容就是研究人类大脑的解剖结构和生理功能,以及大脑高级功能的生理机制。人类大脑的高级功能(包括学习、记忆、思维、推理、意识、认知等)的生理基础和基本工作机制,以及人工智能模拟人类大脑高级功能的相应内容,如图 2-1 所示。

第二节　神经生理基础

　　神经系统(nervous system)是人体内最重要的调节系统。体内各系统和器官的功能活动都是在神经系统的直接或间接调控下完成的;通过神经调节,各系统和器官还能对内、外环境变化做出迅速而完善的适应性反应,调整其功能状态,满足当时生理活动的需要,以维持整个机体的正常生命活动。神经系统一般分为中枢神经系统和周围神经系统两大部分,前者是指脑和脊髓部分,后者则为脑和脊髓以外的部分。神经系统内主要含神经细胞和神经胶质细胞两类细胞。神经细胞又称神经元,是一种高度分化的细胞,它们通过突触联系形成复杂的神经网络,完成神经系统的各种功能性活动,因而是构成神经系统的结构和功能的基本单位。神经胶质细胞简称胶质细胞,具有支持、保护和营养神经元的功能。

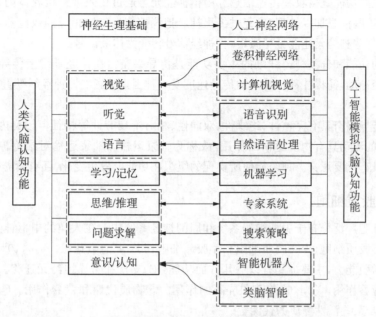

图 2-1　人类大脑的高级功能与人工智能模拟功能内容

一、神经元

神经元的一般结构和功能：人类中枢神经系统内约含 10 万亿个神经元,尽管其形态和大小有很大差别,但都有突起,突起可分为树突和轴突两类(图 2-2)。以脊髓运动神经元为例,一个神经元可有多个树突,但只有一个轴突。树突数量极多,还有许多分支,可大大扩展细胞的表面积。细胞体和树突在功能上主要是接收信息的传入,而轴突则主要是传出信息。细胞体发出轴突的部位称为轴丘。轴突的起始部分称为始段;轴突的末端有许多分支,每个分支末梢的膨大部分称为突触小体,它与另一个神经元相接触而形成突触。轴突和感觉神经元的长树突两者统称为轴索,轴索外面包有髓鞘或神经膜便成为神经纤维。神经纤维可分为有髓鞘神经纤维和无髓鞘神经纤维,神经纤维末端称为神经末梢。

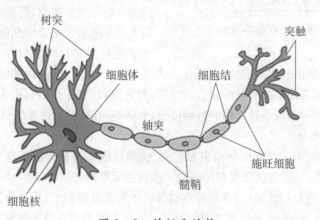

图 2-2　神经元结构

15

神经元的主要功能是接收和传递信息。中枢神经元可通过传入神经接收体内、外环境变化的刺激信息,并对这些信息加以处理,再经过传出神经把调控信息传给相应的效应器,产生调节和控制效应。此外,有些神经元还能分泌激素,将神经信号转变为体液信号。

神经纤维的功能和分类神经纤维的主要功能是传导兴奋。在神经纤维上传导着的兴奋或动作电位称为神经冲动,简称冲动。冲动的传导速度受多种因素的影响。神经纤维直径越大,传导速度越快。

神经纤维传导兴奋具有完整性、绝缘性、双向性、相对不疲劳性等特征。轴突内的轴浆是经常在流动的,轴浆的流动具有物质运输的作用,故称为轴浆运输。轴浆运输对维持神经元的结构和功能的完整性具有重要意义。神经能使所支配的组织在功能上发生变化,还有营养作用。

二、神经胶质细胞

神经胶质细胞广泛分布于中枢神经系统和周围神经系统中。在人类的中枢神经系统中,胶质细胞主要有星形胶质细胞、少突胶质细胞和小胶质细胞三类,其总数达$(1\sim5)\times10^{12}$个。胶质细胞终身具有分裂增殖能力,主要推测有以下几方面功能:①支持和引导神经元迁移。②修复和再生作用。③免疫应答作用。④形成髓鞘和屏障的作用。⑤物质代谢和营养作用。⑥稳定细胞外的K^+浓度。⑦参与某些活性物质的代谢等。

三、突触传递

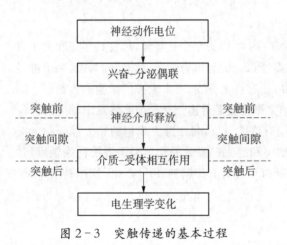

图 2-3 突触传递的基本过程

突触传递是神经系统中信息交流的一种重要方式,基本过程如图 2-3 所示。反射弧中神经元与神经元之间、神经元与效应器细胞之间都通过突触传递信息。神经元与效应器细胞之间的突触也称接头。人类中枢神经元的数量十分巨大(10^{11}个),若按每个神经元轴突末梢平均形成 2 000 个突触小体计算,则中枢内约含2×10^{14}个突触。

根据突触传递媒介物性质的不同,可将突触分为化学性突触和电突触两大类,前者的信息传递媒介物是神经递质,而后者的信息传递媒介物则为局部电流。化学性突触一般由突触前成分、突触间隙和突触后成分三部分组成,根据突触前、后成分之间有无紧密的解剖学关系,可分为定向突触和非定向突触两种模式,前者末梢释放的递质仅作用于范围极为局限的突触后成分,如经典的突触和神经-骨骼肌接头;后者末梢释放的递质则可扩散至距离较远和范围较广的突触后成分,如神经-心肌接头和神经-平滑肌接头。

1. 经典的突触传递

(1)突触的微细结构:经典突触由突触前膜、突触后膜和突触间隙三部分组成,如图 2-4 所示。在电子显微镜下,突触前膜和突触后膜较一般神经元膜稍有增厚,约 7.5 nm,突触间隙宽 20~40 nm。在突触前膜内侧的轴浆内,含有较多的线粒体和大量的囊泡,后者称为突触囊泡或突触小泡,其直径为 20~80 nm,内含高浓度的神经递质。不同的突触内所含突触囊泡的大小和形态不完全相同,突触囊泡一般分为三种:①小而清亮透明的囊泡,内含乙酰胆碱或氨基酸类递质;②小而具有致密中心的囊泡,内含儿茶酚胺类递质;③大而具有致密中心的囊泡,内含神经肽类递质。

(2) 突触的分类:根据神经元互相接触的部位,通常将经典的突触分为三类:①轴突-树突式突触;②轴突-胞体式突触;③轴突-轴突式突触。

(3) 突触传递的过程:当突触前神经元有冲动传到末梢时,突触前膜发生去极化,当去极化达到一定水平时,前膜上电压门控钙通道开放,细胞外 Ca^{2+} 进入末梢轴浆内,导致轴浆内 Ca^{2+} 浓度瞬时升高,由此触发突触囊泡的出胞,引起末梢递质的量子式释放。然后,轴浆内的 Ca^{2+} 通过 Na^+-Ca^{2+} 交换迅速外流,使 Ca^{2+} 浓度迅速恢复。由轴浆内 Ca^{2+} 浓度瞬时升高触发递质释放的机制十分复杂。 Ca^{2+} 触发突触囊泡释放递质需经历动员、摆渡、着位、融合和出胞等步骤。递质释入突触间隙后,经

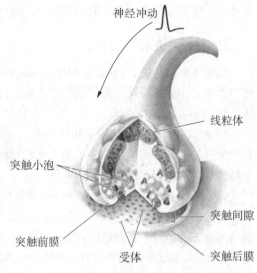

图 2-4 突触的微结构

扩散抵达突触后膜,作用于后膜上的特异性受体或化学门控通道,引起后膜对某些离子通透性的改变,使某些带电离子进出后膜,突触后膜即发生一定程度的去极化或超极化,从而形成突触后电位。

(4) 突触后电位:根据突触后电位去极化和超极化的方向,可将突触后电位分为兴奋性突触后电位(EPSP)和抑制性突触后电位(IPSP)。另外,根据电位发生的快慢和持续时间的长短,又可将突触后电位分为快突触后电位和慢突触后电位。

(5) 突触后神经元的兴奋与抑制:由于一个突触后神经元常与多个突触前神经末梢构成突触,而产生的突触后电位既有 EPSP,也有 IPSP,因此,突触后神经元细胞体就好比一个整合器,突触后膜上电位改变的总趋势取决于同时产生的 EPSP 和 IPSP 的代数和。

2. 影响突触传递的因素 影响突触传递的因素包括:影响递质释放的因素,影响已释放递质消除的因素,影响受体的因素。

3. 突触的可塑性 突触的可塑性是指突触的形态和功能可发生较为持久的改变的特性或现象。这一现象普遍存在于中枢神经系统,尤其是与学习和记忆有关的部位,因而被认为是学习和记忆产生机制的生理学基础。突触的可塑性主要有强直后增强,习惯化和敏感化,长时程增强和长时程压抑等形式。

4. 非定向突触传递 交感肾上腺素能神经元的轴突末梢有许多分支,在分支上形成串珠状的膨大结构,称为曲张体。曲张体外无施万细胞包裹,曲张体内含有大量小而具有致密中心的突触囊泡,内含高浓度的去甲肾上腺素;曲张体沿着分支穿行于平滑肌细胞的组织间隙。当神经冲动到达曲张体时,递质从曲张体释出,以扩散的方式到达平滑肌细胞,与膜上的相应受体结合,从而产生一定的效应。在心脏,胆碱能和肾上腺素能神经与心肌之间的接头传递也属于这类突触传递。这种传递模式也称为非突触性化学传递。

5. 电突触传递 电突触传递的结构基础是缝隙连接。连接处相邻两细胞膜间隔 $2\sim3$ nm,此处膜不增厚,近旁胞质中无突触囊泡,两侧膜上各由 6 个亚单位构成的连接体蛋白,端端相接而形成一个六花瓣样的水相孔道,沟通相邻两细胞的胞质。孔道允许带电小离子和小于 $1.0\sim1.5$ kD 或直径小于 1.0 nm 的小分子通过。局部电流和 EPSP 也能以电紧张的形式从一个细胞传向另一

17

个细胞。电突触传递一般为双向传递,由于其电阻低,因而传递速度快,几乎不存在潜伏期。

四、神经递质和受体

化学性突触传递,包括定向和非定向突触传递,均以神经递质为信息传递的媒介物;神经递质必须作用于相应的受体才能完成信息传递。因此,神经递质和受体是化学性突触传递最重要的物质基础。

1. 神经递质　神经递质是指由神经元合成,突触前末梢释放,能特异性作用于突触后膜受体,并产生突触后电位的信息传递物质。哺乳动物的神经递质种类很多,已知的达 100 多种,根据其化学结构,可将它们分成若干大类。

(1) 神经递质鉴定:经典的神经递质应符合或基本符合以下条件:①突触前神经元应具有合成递质的前体和酶系统,并能合成该递质;②递质储存于突触囊泡内,当兴奋冲动抵达末梢时,囊泡内的递质能释放入突触间隙;③递质释出后经突触间隙作用于突触后膜上的特异受体而发挥其生理作用,人为施加递质至突触后神经元或效应器细胞旁,应能引起相同的生理效应;④存在使该递质失活的酶或其他失活方式(如重摄取);⑤有特异的受体激动剂和拮抗剂,能分别模拟或阻断相应递质的突触传递作用。除此以外,目前已发现有些物质(如一氧化氮、一氧化碳等)虽不完全符合上述经典递质的 5 个条件,但所起的作用与递质完全相同,故也将它们视为神经递质。

(2) 调质的概念:除递质外,神经元还能合成和释放一些化学物质,它们并不在神经元之间直接起信息传递作用,而是增强或削弱递质的信息传递效应,这类对递质信息传递起调节作用的物质称为神经调质。调质所发挥的作用称为调制作用。

(3) 递质共存现象:目前已发现可有两种或两种以上的递质(包括调质)共存于同一神经元内,这种现象称为递质共存。递质共存的意义在于协调某些生理功能活动。

(4) 递质的代谢:包括递质的合成、储存、释放、降解、重摄取和再合成等步骤。

2. 受体　受体是指位于细胞膜上或细胞内能与某些化学物质(如递质、调质、激素等)特异结合并诱发特定生物学效应的特殊生物分子。位于细胞膜上的受体称为膜受体,是带有糖链的跨膜蛋白质分子。与递质结合的受体一般为膜受体,且主要分布于突触后膜。能与受体特异结合,结合后能产生特定效应的化学物质,称为受体的激动剂;能与受体特异结合,但结合后本身不产生效应,反因占据受体而产生对抗激动剂效应的化学物质,则称为受体的拮抗剂或阻断剂。激动剂和拮抗剂统称为配体,但在多数情况下配体主要是指激动剂。

(1) 受体的亚型:据目前所知,每一种受体都有多种亚型。例如,胆碱能受体可分为毒蕈碱受体(M 受体)和烟碱受体(N 受体),N 受体可再分为 N_1 和 N_2 受体亚型;肾上腺素能受体则可分为 α 受体和 β 受体。α 受体分为 α_1 和 α_2 两种受体亚型。β 受体分为 β_1、β_2 和 β_3 三种受体亚型。受体亚型的出现,表明一种递质能选择性地作用于多种效应器细胞而产生多种多样的生物学效应。

(2) 突触前受体:受体一般分布于突触后膜,但也可位于突触前膜。位于突触前膜的受体称为突触前受体或自身受体。通常突触前受体激活后可抑制递质释放,实现负反馈控制。受体可抑制其自身的进一步释放。

(3) 受体的作用机制:受体在与递质发生特异性结合后被激活,然后通过一定的跨膜信号转导途径,使突触后神经元活动改变或使效应器细胞产生效应。递质受体大致可分成 G 蛋白偶联受体和离子通道型受体两大家族,前者占绝大多数。

(4) 受体的浓集:在与突触前膜活化区相对应的突触后膜上有成簇的受体浓集。

(5) 受体的调节:膜受体的数量和与递质结合的亲和力在不同的生理或病理情况下均可发生

改变,当递质释放不足时,受体的数量将逐渐增加,亲和力也逐渐升高,称为受体的上调;反之,当递质分泌过多时,则受体的数量和亲和力均下降,称为受体的下调。

根据神经递质的化学结构,可将神经递质分类,见表2-1。

表2-1　神经递质的分类

分　类	主　要　成　员
胆碱类	乙酰胆碱
单胺类	去甲肾上腺素、肾上腺素、多巴胺、5-羟色胺、组胺
氨基酸类	谷氨酸、门冬氨酸、γ-氨基丁酸、甘氨酸
肽类	阿片肽、下丘脑调节肽、血管升压素、脑-肠肽、心房钠尿肽等
嘌呤类	腺苷、三磷酸腺苷
气体类	一氧化氮、一氧化碳
脂类	花生四烯酸及其衍生物、神经活性类固醇

五、反射活动的基本规律

反射活动的基本规律反射是神经活动的基本方式。反射是在中枢神经系统参与下,机体对内外环境刺激所做出的适应性反应。反射弧是指执行反射活动的特定神经结构,从外周感受器接收信息,经传入神经,将信息传到神经中枢,再由传出神经将反映的信息返回到外周效应器,实质上是神经元之间的特殊联络结构。典型的反射弧模式一般由感受器、传入神经、神经中枢、传出神经和效应器五个部分组成,如图2-5所示。

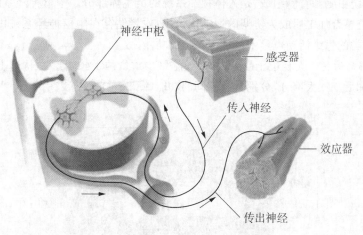

图2-5　反射弧模式

1. **反射的分类**　俄罗斯生理学家Pavlov将人和高等动物的反射分为非条件反射和条件反射两类。非条件反射是指生来就有、数量有限、形式较固定和较低级的反射活动,包括防御反射、食物反射、性反射等。非条件反射是人和动物在长期的种系发展中形成的,它的建立可无须大脑皮层的参与,通过皮层下各级中枢即可形成。它使人和动物能够初步适应环境,对个体生存和种系生存具有重要意义。条件反射是指通过后天学习和训练而形成的反射。它是反射活动的高级形式,是人和动物在个体生活过程中按照所处的生活环境,在非条件反射的基础上不断建立起来的,其数量无限,可以建立,也可消退。在高等动物形成条件反射的主要中枢部位是大脑皮层。条件反射比非条件反射具有更完善的适应性。

2. 反射的中枢控制　反射的基本过程是信息经感受器、传入神经、神经中枢、传出神经和效应器五个反射弧环节顺序传递的过程。中枢是反射弧中最为复杂的部位。不同的反射,其中枢的范围可相差很大。在传入神经元和传出神经元之间,即在中枢只经过一次突触传递的反射,称为单突触反射。这是最简单的反射,体内唯一的单突触反射是腱反射。在中枢经过多次突触传递的反射,则称为多突触反射。人类和高等动物体内的大部分反射都属于多突触反射。在整体情况下,无论是简单的还是复杂的反射,传入冲动进入脊髓或脑干后,除在同一水平与传出部分发生联系并发出传出冲动外,还有上行冲动传到更高级的中枢部位进一步整合,后者再发出下行冲动来调整反射的传出冲动。因此,进行反射时,既有初级水平的整合活动,也有较高级水平的整合活动,在通过多级水平的整合后,反射活动将更具有复杂性和适应性。

3. 中枢神经元的联系方式　中枢神经元的数量十分巨大,尤以中间神经元为最多。在多突触反射中,中枢神经元相互连接成网,神经元之间存在多种多样的联系方式,归纳起来主要有:单线式联系,辐散和聚合式联系,链锁式和环式联系。

4. 中枢抑制和中枢易化　在任何反射活动中,中枢总是既有兴奋又有抑制。兴奋和抑制在时间和空间上的多重复杂组合是中枢神经系统具有各种调节功能的重要基础。中枢抑制和中枢易化均为主动过程,且都可发生于突触前和突触后,包括突触后抑制、突触前抑制、突触后易化、突触前易化。

六、中枢神经系统

中枢神经系统由脑和脊髓组成,是人体神经系统的最主体部分。中枢神经系统接收全身各处的传入信息,经它整合加工后成为协调的运动性传出,或者储存在中枢神经系统内成为学习、记忆的神经基础。人类的思维活动也是中枢神经系统的功能。

1. 大脑的解剖结构　大脑位于颅腔内,成人脑平均重量约 1 400 g。在构造上,按部位的不同分为前脑、中脑和后脑三大部分,分别具有不同的功能(图 2-6)。

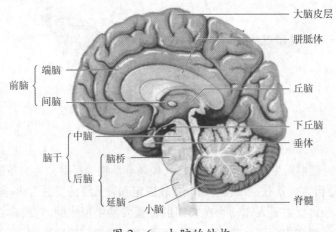

图 2-6　大脑的结构

（1）后脑：后脑位居脑的后下部，其中包括三部分：①延脑，位于脊髓的上端，与脊髓相连，呈细管状，大如手指。延脑的主要功能在于控制呼吸、心跳、吞咽及消化，稍受损伤即可危及生命。②脑桥，位于延脑之上，是由神经纤维构成的较延脑肥大的管状体。脑桥连接延脑与中脑，如果受损可能使睡眠失常。③小脑，位于脑桥之后，形似两个相连的皱纹半球，其功能主要是控制身体的运动与平衡。如果小脑受损，即丧失身体自由活动的能力。

（2）中脑：中脑位于脑桥之上，恰好处在整个脑的中间。中脑是视觉和听觉的反射中枢。在中脑的中心有一个网状的神经组织，称为网状结构。网状结构的主要功能是控制觉醒、注意力、睡眠等意识状态。网状结构的作用扩及脑桥、中脑和前脑。中脑与后脑的脑桥和延脑合在一起，称为脑干，脑干是生命中枢。

（3）前脑：前脑是脑的最复杂部分，也是最重要的部分。前脑主要包括五部分：大脑皮质、边缘系统、丘脑、下丘脑、脑垂体。

1）大脑皮质：大脑皮质是中枢神经系统中最重要的部分，平均厚度为 2.5～3.0 mm，面积约为 2 200 cm^2，上面布满了下凹的沟和凸出的回。分隔左右两半球的深沟称为纵裂。纵裂底部由胼胝体相连。大脑半球外侧面，由顶端起与纵裂垂直的沟称为中央沟。在半球外侧面，由前下方向后上方斜行的沟称为外侧裂。半球内侧面的后部有顶枕裂。中央沟之前为额叶。中央沟后方、顶枕裂前方、外侧裂上方为顶叶。外侧裂下方为颞叶。外侧裂后方为枕叶。胼胝体周围为边缘叶。每叶都包含很多回。在中央沟的前方有中央前回，后方有中央后回。大脑半球深部是基底神经节，主要包括尾状核和豆状核，合称为纹状体。其功能主要是调节肌肉的张力来协调运动。

2）边缘系统：是位于胼胝体之下包括多种神经组织的复杂神经系统。边缘系统的构造与功能尚不能十分确定，在范围上除包括部分丘脑和下丘脑之外，还包括海马和杏仁核等。海马的功能与学习、记忆有关，杏仁核的功能与动机、情绪有关。

3）丘脑：是卵形的神经组织，其位置在胼胝体的下方，具有转运站的功能。从脊髓传来的神经冲动，都先中止于丘脑，然后再由丘脑分别传送至大脑皮质的相关区域。如丘脑受损，将使感觉扭曲，则无法正确了解周围的世界。

4）下丘脑：位于丘脑之下，其体积虽比丘脑小，但功能比丘脑复杂。下丘脑是自主神经系统的主要控制中心。它直接与大脑皮质的各区相连，又与主控内分泌系统的脑垂体连接。下丘脑的主要功能是控制内分泌系统、维持新陈代谢、调节体温，并与饥、渴、性等生理性动机及情绪有关。如下丘脑受损，将使个体的饮食习惯与排泄功能受到影响。

5）脑垂体：位于下丘脑之下，其大小如豌豆，在部位上虽属于前脑，但在功能上则属于内分泌系统中最主要的分泌腺之一。此外，胼胝体连接大脑两半球，使两半球的神经网络得以彼此沟通。

大脑包括左、右两个半球以及连接两个半球的中间部分，即第三脑室前端的终板。大脑半球被覆灰质，称大脑皮质，其深方为白质，称为髓质。髓质内的灰质核团为基底神经节。在大脑两半球间由巨束纤维相连。具体内容有大脑半球各脑叶、大脑皮质、大脑半球深部结构、大脑半球内白质、嗅脑和边缘系统五大部分。大脑半球表面凹凸不平，布满深浅不同的沟，沟间的隆凸部分称脑回。大脑半球分为额叶、顶叶、颞叶、枕叶、岛叶。

2. 大脑的生理功能　大脑每一半球上分别有运动区、体觉区、视觉区、听觉区、联合区等神经中枢。在神经传导的运作上，两半球相对的神经中枢彼此配合，发生交叉作用。两半球的运动区对身体部位的管理，是左右交叉、上下倒置的；两半球的视觉区与两眼的关系是：左半球视觉区管理两眼视网膜的左半，右半球视觉区管理两眼视网膜的右半；两半球的听觉区共同分担管理两耳传入的听觉信息。两半球的联合区,分别发挥左右半球相关各区的联合功能。在整个大脑功能上,两半球并不是各自独立的,两者之间仍具有交互作用;而交互作用的发挥,是靠胼胝体的连接得以完成。在正常情形之下,大脑两半球的功能是分工合作的,在两半球之间,由神经纤维构成的胼胝体负责沟通两半球的信息。如果将胼胝体切断,大脑两半球被分割开来,各半球的功能陷入孤立,缺少相应的合作,在行为上会失去统合作用。

七、人工神经网络

人工神经网络是用大量简单处理单元经广泛连接而组成的人工网络,是对人类大脑或生物神经网络若干特征的抽象和模拟。人工神经网络从信息处理角度对人脑神经元网络进行抽象,建立某种简单模型,按不同的连接方式组成不同的网络。人工神经网络亦是一种运算模型,由大量的节点相互连接构成,每个节点代表一种特定的输出函数,称为激励函数。每两个节点间的连接都代表一个对于通过该连接信号的加权值,称为权重,这相当于人工神经网络的记忆。人工神经网络的输出由网络的连接方式、权重值和激励函数决定。人工神经网络自身通常都是对自然界某种算法或者函数的逼近,也可能是对一种逻辑策略的表达。

人工神经网络由大量广泛互连的处理单元组成,这些处理单元称为人工神经元。人工神经元模型已经对自然神经元的复杂性进行了高度抽象的符号性概括。神经元模型基本上包括多个输入(类似突触),这些输入分别被不同的权值相乘,然后一个数学函数用来计算决定是否激发神经元。还有一个函数计算人工神经元的输出,人工神经网络把这些人工神经元融合用于处理信息。人工神经网络可看成是以人工神经元为节点,用有向加权弧连接起来的有向图。人工神经网络系统由大量神经元连接形成的拓扑结构组成,依赖于这些庞大的神经元数目和它们之间的联系,能够输入信息的由分布式并行处理的人工神经元相互连接进行非线性映射处理,从而实现复杂的信息处理和推理任务。人工神经网络系统表现出一般复杂非线性系统的特征,即不可预测性、不可逆性、多吸引子、可能的混沌现象等。神经网络的主要工作是建立模型和确定权值,目前人工神经网络主要有前馈型和反馈型两大类网络结构。人工神经网络的具体内容见第七章相关部分。

第三节 视觉和听觉

一、视觉

研究表明,在人脑所获得的外界信息中,至少有 70% 来自视觉。引起视觉的外周感觉器官是眼。眼内与产生视觉直接有关的结构是眼的折光系统和视网膜,如图 2-7 所示。

折光系统由角膜、房水、晶状体和玻璃体组成;视网膜上所含的感光细胞以及与其相联系的双极细胞和视神经节细胞,构成眼的感光系统。人眼的适宜刺激是波长为 380~760 nm 的电磁波,在这个可见光谱的范围内,来自外界物体的光线,透过眼的折光系统成像在视网膜上。视网膜含有对光刺激高度敏感的视杆细胞和视锥细胞,能将外界光刺激所包含的视觉信息转变成电信号,并在视网膜内进行编码、加工,由视神经传向视觉中枢做进一步分析,最后形成视觉,视觉过程流程如图 2-8 所示。因此,研究眼的视觉功能,首先要研究眼的折光系统的光学特性,清楚它们是如何将远近不同的物体清晰地成像于视网膜上;其次,要阐明视网膜是怎样对视网膜上的物像进行换能与编码的。

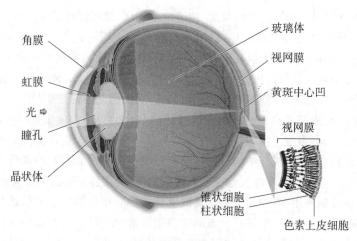

图 2-7 眼结构

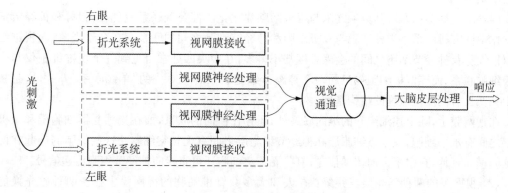

图 2-8 视觉过程流程图

1. 眼的折光系统及其调节

眼的折光系统的光学特征：按照光学原理，当光线遇到两个折射率不同的透明介质的界面时将发生折射，其折射特性由界面的曲率半径和两种介质的折射率所决定。人眼的折光系统是一个复杂的光学系统。射入眼内的光线，通过角膜、房水、晶状体和玻璃体四种折射率不同的介质，并通过四个屈光度不同的折射面，即角膜的前、后表面和晶状体的前、后表面，才能在视网膜上形成物像。入射光线的折射主要发生在角膜的前表面。按几何光学原理进行较复杂的计算表明，正常成年人的眼在安静而不进行调节时，它的折光系统后主焦点的位置恰好是视网膜所在的位置。由于对人眼和一般光学系统而言，来自 6 m 以外物体的各发光点的光线，都可认为是平行光线，因此这些光线可在视网膜上形成清晰的图像。

2. 眼的感光换能系统　来自外界物体的光线，通过眼的折光系统在视网膜上所形成的物像还是一种物理范畴的像。但视觉系统最终在主观意识上形成的像，则是属于意识或心理范畴的主观映象，它由来自视网膜的神经信息最终在视觉中枢内形成。作为眼的感光部分，视网膜的基本功能是感受光刺激，并将其转换为神经纤维上的电活动。

（1）视网膜的结构特点：视网膜是位于眼球最内层的神经组织，厚度仅 0.1～0.5 mm，但其结构非常复杂。视网膜在组织学上可分为 10 层，从外向内依次为色素上皮层、光感受器细胞层、外界

23

膜、外颗粒层、外网状层、内颗粒层、内网状层、神经节细胞层、神经纤维层和内界膜。

色素上皮层不属于神经组织,其血液供应来自脉络膜一侧。色素上皮细胞内含有黑色素颗粒,后者能吸收光线,因此能防止光线反射而影响视觉,也能消除来自巩膜侧的散射光线。当强光照射视网膜时,色素上皮细胞能伸出伪足样突起,包被视杆细胞外段,使其相互隔离;当入射光线较弱时,伪足样突起缩回到胞体,使视杆细胞外段暴露,从而能充分接受光刺激。

光感受器细胞层有视杆细胞和视锥细胞两种特殊分化的神经上皮细胞。视锥细胞和视杆细胞在视网膜不同区域的分布很不均匀,在中央凹的中央只有视锥细胞,且在该处它的密度最高;中央凹以外的周边部分则主要是视杆细胞。视杆细胞和视锥细胞在形态上均可分为三部分,由外向内依次为外段、内段和终足。其中外段是视色素集中的部位,在感光换能中起重要作用。视杆细胞的外段呈圆柱状,该段胞质很少,绝大部分空间被重叠成层而排列整齐的圆盘状结构所占据,这些圆盘状结构称为膜盘。它们是一些具有一般细胞膜脂质双分子层结构的扁平囊状物,膜盘膜上镶嵌着蛋白质,这些蛋白质绝大部分是一种称为视紫红质的视色素,该色素在光的作用下发生一系列光化学反应,是产生视觉的物质基础。人类具有三种不同的视锥色素,分别存在于三种不同的视锥细胞中。

两种感光细胞都通过其突触终末与双极细胞建立化学性突触联系,双极细胞再和神经节细胞建立化学性突触联系。视杆细胞与双极细胞和神经节细胞之间的联系存在会聚现象;而视锥细胞与双极细胞及神经节细胞之间的会聚程度却小得多,在中央凹处常可见到一个视锥细胞仅与一个双极细胞联系,而该双极细胞也只同一个神经节细胞联系的一对一的"单线联系"方式,这是视网膜中央凹具有高度视敏度的结构基础。

在视网膜中,除上述细胞间的纵向联系外,还存在横向的联系,如在光感受器细胞层和双极细胞层之间有水平细胞,在双极细胞层和神经节细胞层之间有无长突细胞。这些细胞的突起在两层细胞间横向延伸,在水平方向传递信号;有些无长突细胞还可直接向神经节细胞传递信号。

(2)视网膜的两种感光换能系统:在人和大多数脊椎动物的视网膜中存在两种感光换能系统,即视杆系统和视锥系统。视杆系统又称晚光觉或暗视觉系统,由视杆细胞和与它们相联系的双极细胞以及神经节细胞等组成,它们对光的敏感度较高,能在昏暗环境中感受弱光刺激而引起暗视觉,但无色觉,对被视物细节的分辨能力较差。视锥系统又称昼光觉或明视觉系统,由视锥细胞和与它们相联系的双极细胞以及神经节细胞等组成。它们对光的敏感性较差,只有在强光条件下才能被激活,但视物时可辨别颜色,且对被视物体的细节具有较高的分辨能力。

(3)视锥系统的换能和颜色视觉:视锥细胞的视色素也是由视蛋白和视黄醛结合而成,只是视蛋白的分子结构略有不同。正是由于视蛋白分子结构中的这种微小差异,决定了与它结合在一起的视黄醛分子对某种波长的光线最为敏感,因而才可区分出三种不同的视锥色素。当光线作用于视锥细胞外段时,在其外段膜的两侧也发生同视杆细胞类似的超极化型感受器电位,作为光电转换的第一步,最终在相应的神经节细胞上产生动作电位。

色觉与三原色学说:视锥细胞功能的重要特点是它具有辨别颜色的能力。颜色视觉是一种复杂的物理心理现象,对不同颜色的识别,主要是不同波长的光线作用于视网膜后在人脑引起不同的主观映象。正常视网膜可分辨波长 380～760 nm 的约 150 种不同的颜色,每种颜色都与一定波长的光线相对应。因此,在可见光谱的范围内,波长长度只要有 3～5 nm 的增减,就可被视觉系统分辨为不同的颜色。显然,视网膜中并不存在上百种对不同波长的光线起反应的视锥细胞或视色素。三原色学说认为在视网膜上存在三种不同的视锥细胞,分别含有对红、绿、蓝三种光敏感的视色素。当某一波长的光线作用于视网膜时,可以一定的比例使三种视锥细胞分别产生不同程度的兴奋,这样的信息传至中枢,就产生某一种颜色的感受。如果红、绿、蓝三种色光按各种不同的比例做适当的混合,就会产生任何颜色的感觉。

3. 视野 用单眼固定地注视前方一点时,该眼所能看到的空间范围称为视野。视野的最大界限应以它和视轴形成的夹角的大小来表示。在同一光照条件下,用不同颜色的目标物测得的视野大小不一,白色视野最大,其次为黄蓝色,再者为红色,绿色视野最小。视野的大小可能与各类感光细胞在视网膜中的分布范围有关。

4. 视后像和融合现象 注视一个光源或较亮的物体,然后闭上眼睛,这时可感觉到一个光斑,其形状和大小均与该光源或物体相似,这种主观的视觉后效应称为视后像。

如果用重复的闪光刺激人眼,当闪光频率较低时,主观上常能分辨出一次又一次的闪光。当闪光频率增加到一定程度时,重复的闪光刺激可引起主观上的连续光感,这一现象称为融合现象。

二、视觉与人工智能

1. 视觉与深度学习 深度学习是指多层神经网络上运用各种机器学习算法解决图像、文本等各种问题的算法集合。深度学习是机器学习领域中一个新的研究方向,其动机在于建立模拟人脑进行分析学习的神经网络,模仿人脑的机制来解释数据,例如图像、声音和文本。

大脑认知原理的研究,尤其是视觉原理的研究是深度学习原理的基础。人类视觉系统的信息处理原理如下:从原始信号摄入开始(瞳孔摄入像素),接着做初步处理(大脑皮层某些细胞发现边缘和方向),之后抽象(大脑判定,如眼前物体的形状是圆形的),然后进一步抽象(大脑进一步判定该物体的属性)。以人脑进行人脸识别为例,人类视觉也是通过逐层分级来进行认知的,最底层的特征基本上是类似的,就是各种边缘;越往上越能提取出此类物体的一些特征(鼻子、眼睛、躯干等);最上层,不同的高级特征最终组合成相应的图像,从而能够让人类准确地区分不同的物体。深度学习的思想就是模仿人类大脑视觉原理的这个特点,构造多层神经网络,较低层的识别初级的图像特征,若干底层特征组成更上一层特征,最终通过多个层级的组合,最终在顶层做出分类。

卷积神经网络是包含卷积计算且具有深度结构的前馈神经网络,是深度学习的代表算法之一。卷积神经网络具有特征学习能力,能够按其阶层结构对输入信息进行平移不变分类。卷积神经网络的三大核心思想是局部感受野,权值共享和池化。①局部感受野:类似人类的眼睛视物过程,人类在看东西的时候,目光聚焦在一个相对很小的局部。传统的人工神经网络的隐含层节点会全连接到一个图像的每个像素点;而在卷积神经网络中,每个隐含层节点只连接到图像某个足够小局部的像素点上,从而减少需要训练的权值参数。②权值共享:类似某个神经中枢中的神经细胞,它们的结构、功能是相同的,甚至可以互相替代。在卷积神经网络中,同一个卷积核内,所有神经元的权值是相同的,从而减少需要训练的参数。③池化:人类的眼睛视物过程,先随便看向远方,然后闭上眼睛,仍然记得看到了些什么,但是不能完全回忆起刚刚看到的每一个细节。在卷积神经网络中,没有必要一定就要对原图像做处理,而是可以使用某种压缩方法,这就是池化。就是每次将原图像卷积后,都通过一个下采样的过程,来减小图像的规模。卷积神经网络是由多个单层卷积神经网络组成的可训练的多层网络结构,是把特征提取、池化和传统的神经网络整合形成一个新网络。卷积神经网络的结构主要由输入层、卷积层、池化层、全连接层、输出层构成,通过将这些层叠加和整合起来,就可以构建一个完整的卷积神经网络。深度学习和卷积神经网络的详细内容见第七章。

2. 计算机视觉 计算机视觉是指用感知设备代替人眼对目标进行识别、跟踪和测量等机器视觉,并进一步做图形处理,使计算机处理成为更适合人眼观察或传送给仪器检测的图像。计算机视觉是使用计算机及相关设备对生物视觉的一种模拟,主要任务就是通过对采集的图片或视频进行处理以获得相应场景的三维信息。作为一个科学学科,计算机视觉研究相关的理论和技术,试图建立能够从图像或者多维数据中获取信息的人工智能系统。感知可以看作从感官信号中提取信息,所以计算机视觉也可以看作研究如何使人工系统从图像或多维数据中感知的科学。

计算机视觉的最终研究目标就是使计算机能像人那样通过视觉观察和理解世界,具有自主适应环境的能力。这是要经过长期的努力才能达到的目标。因此,在实现最终目标以前,人们努力的中期目标是建立一种视觉系统,这个系统能依据视觉敏感和反馈的某种程度的智能完成一定的任务。计算机视觉系统中的计算机起着代替人脑的作用,但并不意味着计算机必须按人类视觉的方法完成视觉信息的处理,而应该是根据计算机系统的特点来进行视觉信息的处理。迄今为止,人类视觉系统是所知道的功能最强大和完善的视觉系统,对人类视觉处理机制的研究将给计算机视觉的研究提供启发和指导。

计算机视觉包括图像处理和模式识别、空间形状的描述、几何建模以及认识过程等,实现图像理解是计算机视觉的最终目标。在建立计算机视觉系统时需要用到上述学科中的有关技术,但计算机视觉研究的内容比这些学科更为广泛。计算机视觉的研究与人类视觉的研究密切相关。为实现建立与人的视觉系统相类似的通用计算机视觉系统的目标,需要建立人类视觉的计算机理论。计算机视觉的详细内容见第十四章。

三、听觉

听觉的外周感受器官是耳,它由外耳、中耳和内耳的耳蜗组成,耳的结构如图 2-9 所示。由声源振动引起空气产生的疏密波,通过外耳和中耳组成的传音系统传递到内耳,经内耳的换能作用将声波的机械能转变为听神经纤维上的神经冲动,后者传送到大脑皮质的听觉中枢,产生听觉。听觉对动物适应环境和人类认识自然有着重要的意义,有声语言更是人类交流思想、互通往来的重要工具。

1. 外耳的功能　外耳由耳郭和外耳道组成。耳郭的形状有利于收集声波,起采音作用;耳郭还可帮助判断声源的方向。有些动物能转动耳郭以探测声源的方向。人耳耳郭的运动能力已经

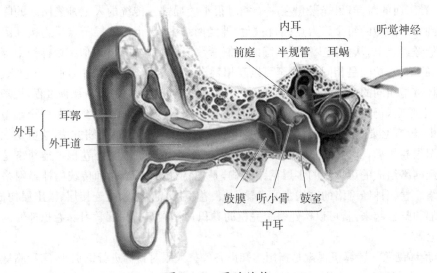

图 2-9　耳的结构

退化,但可通过转动头部来判断声源的位置。外耳道是声波传导的通路,其一端开口于耳郭,另一端终止于鼓膜。

2. 中耳的功能　中耳由鼓膜、听骨链、鼓室和咽鼓管等结构组成。中耳的主要功能是将空气中的声波振动能量高效地传递到内耳淋巴,其中鼓膜和听骨链在声音传递过程中起重要作用。

3. 内耳的功能　内耳又称迷路,由耳蜗和前庭器官组成。耳蜗的主要作用是把传递到耳蜗的机械振动转变为听神经纤维的神经冲动。

4. 听神经动作电位　听神经动作电位是耳蜗对声音刺激所产生的一系列反应中最后出现的电变化,是耳蜗对声音刺激进行换能和编码的结果,它的作用是向听觉中枢传递声音信息。根据引导方法的不同,可记录到听神经复合动作电位和单纤维动作电位。

四、语音识别

语音识别就是让智能设备听懂人类的语音,其目标是将人类语音中的词汇内容转换为计算机可读的输入,例如按键、二进制编码或者字符序列。语音识别是一门涉及数字信号处理、人工智能、语言学、数理统计学、声学、情感学及心理学等多学科交叉的学科。语音识别技术可以提供自动客服、自动语音翻译、命令控制、语音验证码等多项应用。

语音识别的本质是一种基于语音特征参数的模式识别,即通过学习,系统能够把输入的语音按一定模式进行分类,进而依据判定准则找出最佳匹配结果。目前,模式匹配原理已经被应用于大多数语音识别系统中。语音识别系统主要包含特征提取、声学模型、语言模型以及字典与解码器四大部分(图 2-10)。此外,为了更有效地提取特征往往还需要对所采集到的声音信号进行滤波、分帧等音频数据预处理工作,将需要分析的音频信号从原始信号中合适地提取出来。特征提取工作将声音信号从时域转换到频域,为声学模型提供合适的特征向量;声学模型再根据声学特性计算每一个特征向量在声学特征上的得分;而语言模型则根据语言学相关的理论,计算该声音信号对应可能词组序列的概率;最后根据已有的字典,对词组序列进行解码,得到最后可能的文本表示。

从语音识别算法的发展来看,语音识别技术主要分为三大类:第一类是模型匹配法,包括矢量

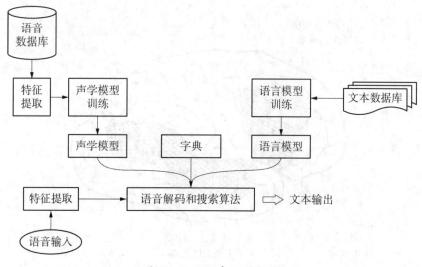

图 2-10　语音识别框图

量化、动态时间规整等；第二类是概率统计方法，包括高斯混合模型、隐马尔科夫模型等；第三类是辨别器分类方法，如支持向量机、人工神经网络和深度神经网络等以及多种组合方法。

五、语言

语言是人类最重要的交际工具，是人们进行沟通的主要表达方式。人们借助语言保存和传递人类文明的成果。语言是由词汇按一定的语法所构成的复杂的符号系统，包括语音系统、词汇系统和语法系统。

语言是生物同类之间由于沟通需要而制定的具有统一编码解码标准的声音指令。实质定义语言是以声音/符号为物质外壳，以含义为内涵，由词汇和语法构成并能表达人类思想的指令系统。语音、手势、表情是语言在人类肢体上的体现，文字符号是语言的显像符号。语言的结构包括音位、语素、词、短语、句子、文章。语言的特性，通常包括指向性、描述性、逻辑性、交际性、传播性、传承性、物种性。

1. 文字 文字是语言之后又被人类创造的。文字是语言的视觉形式。文字是突破了口语所受空间和时间的限制，能够发挥更大的作用。文本是由书写所固定下来的任何话语，是指书面语言的表现形式。文字的特征包括：符号性和系统性，任意性和线条性，不变性和可变性，传承性和交际性。

2. 语言的生理机制 语言的发音机制相关器官有呼吸器官、喉头和声带、口腔、鼻腔和咽腔。语言活动的中枢机制相关大脑功能区有布洛卡区（Broca区）、韦尼克区（Wernicke区）、角回。研究证实语言活动主要是大脑左半球的功能，但大脑右半球在语言理解中也有重要作用。

（1）脑语言的功能区：语言相关的脑区位于大脑侧沟附近。在颞上回后端的 Wernicke 区有纤维通过弓状束投射到中央前回底部前方的 Broca 区，Broca 区能将来自 Wernicke 区的信息处理为相应的发声形式，然后传到位于脑岛的说话区来启动唇、舌、喉的运动而发声。当人们看到某一物体并说出该物体名称时，整个信号传递的过程即按图 2-11 中所示的顺序进行，在 Wernicke 区后的角回能将阅读文字形式的信息转为 Wernicke 区所能接受的听觉文字形式的信息。

（2）第二信号系统：巴甫洛夫（Pavlov）认为，大脑皮质最基本的活动是信号活动，从本质上可将条件刺激区分为两大类：一类是现实的具体的刺激，如声、光、电、味等刺激，称为第一信号；另一

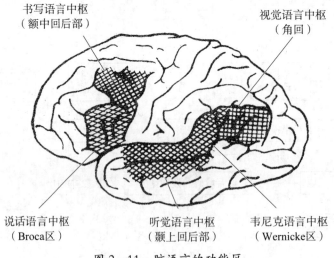

图 2-11 脑语言的功能区

类是现实的抽象刺激,即语言文字,称为第二信号。对第一信号发生反应的皮质功能系统,称为第一信号系统,是动物和人共有的,对第二信号发生反应的皮质功能系统,称为第二信号系统,是人类所特有的。第二信号系统的活动,是和人类的语言功能密切联系的神经活动,是在婴儿个体发育过程中逐渐形成,在第一信号系统或非条件反射的基础上建立起来的。通过第二信号系统的活动,产生对现实的概括化,出现了抽象思维,并形成概念、进行推理,不断扩大认识能力。从而更深刻地认识自然,认识世界,发现并掌握它们的规律。

六、自然语言处理

自然语言处理是计算机科学领域与人工智能领域的一个重要方向,是研究能实现人与计算机之间用自然语言进行有效通信的各种理论和方法。自然语言处理主要是应用计算机技术,通过可计算的方法对自然语言处理的各级语言单位(字、词、语句、篇章等)进行转换、传输、存储、分析等加工处理的学科,是一门融合了语言学、计算机学、数学等学科于一体的交叉性学科。自然语言处理涉及众多方面,如语音的自动识别与合成、机器翻译、自然语言理解、人机对话、信息检索、文本分类、自动文摘等。研究内容可以归纳为四个大的方向:语言学方向,数据处理方向,人工智能和认知科学方向,语言工程方向。

自然语言处理可以进一步细化,应用方向包括口语输入、语言分析和理解、口语输出技术、文献自动处理、多语问题的计算机处理、自然语言处理系统的评测。这些研究都要对语言进行形式化的描述,建立合适的算法,并在计算机上实现这些算法,因此要涉及数学、计算机科学和逻辑学。自然语言处理技术难点包括单词的边界界定、词义的消歧、句法的模糊性、不规范的输入。自然语言处理的详细内容见第十二章。

第四节 学习和记忆

一、学习

学习是指通过阅读、听讲、思考、研究、实践等途径获得知识或技能的过程。狭义学习概念是指通过阅读、听讲、研究、观察、理解、探索、实验、实践等手段获得知识或技能的过程,是一种使个体可以得到持续变化(知识和技能,方法与过程,情感与价值的改善和升华)的行为方式,例如通过学校教育获得知识的过程。广义学习是指人在生活过程中,通过获得经验而产生的行为或行为潜能的相对持久的行为方式。

人类通过学习来提高和改进自己的能力。学习的基本机制是设法把成功的表现行为转移到另一种类似的新情况中去。人的认识能力和智慧才能就是在毕生的学习中逐步形成、发展和完善的。任何具有智能的系统必须具备学习的能力。学习能力是学习的方法与技巧,是人类智能的根本特征。

学习的原理是学习者必须知道最后的结果,即其行为能否得到改善。最好他还能得到关于他的行为中哪些部分是满意的,哪些部分是不满意的信息。对于学习结果的肯定,知识本身就是一种报酬或鼓励,它能产生或加强学习动机。关于学习结果的信息和动机的共同作用在心理学中称为强化,其关系如下:

强化＝结果的知识＋报酬

（信息）　　（动机）

29

强化不一定是外在的,它也可以是内部的。强化可以是积极的,也可以是消极的。学习时必须有一个积极的学习动机,强化能给学习动机以支持。

学习系统模型如图2-12所示,影响学习系统最重要的因素是提高系统信息的环境,特别是这种信息的水平和质量。学习单元利用这些信息改善知识库。执行单元利用知识库执行它的任务。最后,执行任务时所获得的信息可以反馈给学习单元。人类的学习则通过内省学习系统产生学习的效用信息,反馈学习单元。

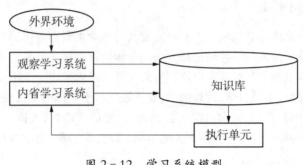

图 2-12　学习系统模型

1. 学习的相关理论

(1) 行为学习理论:有些心理学家用刺激与反应的关系把学习解释为习惯的形成,认为通过练习使某一刺激与个体的某种反应建立一种前所未有的关系,此种刺激反应间联结的过程,就是学习。因此,此种理论被称为刺激反应论,或称为行为学派。行为学习理论强调可观察的行为,认为行为的多次愉快或痛苦的后果改变了个体的行为。有些心理学家不同意学习即习惯形成的看法,他们特别强调理解在学习过程中的作用,认为学习是个体在其环境中对事物间关系认知的过程。这种理论被称为认知论。

(2) 认知学习理论:认知学派认为学习在于内部认知的变化,学习是一个比联结要复杂得多的过程。他们注重解释学习行为的中间过程,即目的、意义等,认为这些过程才是控制学习的可变因素。认知学习理论的主要贡献如下。

1) 重视人在学习活动中的主体价值,充分肯定了学习者的自觉能动性。

2) 强调认知意义理解、独立思考等意识活动在学习中的重要地位和作用。

3) 重视人在学习活动中的准备状态。即一个人学习的效果,不仅取决于外部刺激和个体的主观努力,还取决于一个人已有的知识水平、认知结构、非认知因素。准备是任何有意义学习赖以产生的前提。

4) 重视强化的功能。认知学习理论由于把人的学习看作一种积极主动的过程,因而很重视内在的动机与学习活动本身带来的内在强化的作用。

5) 主张人的学习的创造性。布鲁纳(Bruner)提倡的发现学习论就强调学生学习的灵活性、主动性和发现性。它要求学生自己观察、探索和实验,发扬创造精神,独立思考,改组材料,自己发现知识、掌握原理原则,提倡一种探究性的学习方法。强调通过发现学习来使学生开发智慧潜力,调节和强化学习动机,牢固掌握知识并形成创新的本领。

认知学习理论的不足之处是没有揭示学习过程的心理结构。学习心理是由学习过程中的心理结构,即智力因素与非智力因素两大部分组成的。智力因素是学习过程的心理基础,对学习起直接作用;非智力因素是学习过程的心理条件,对学习起间接作用。只有将智力因素与非智力因素紧密结合,才能使学习达到预期的目的。而认知学习理论对非智力因素的研究是不够重视的。

(3)人本学习理论:人本主义心理学家认为,要理解人的行为,就必须理解行为者所感知的世界,即要从行为者的角度来看待事物。在了解人的行为时,重要的不是外部事实,而是事实对行为的意义。如果要改变一个人的行为,首先必须改变他的信念和知觉。当他看问题的方式不同时,他的行为也就不同了。换言之,人本主义心理学家试图从行为者,而不是从观察者的角度来解释和理解行为。

(4)内省学习:内省是指对自己的思想或情感进行考察,即自我观察;也指对自己在受控制的实验条件下进行的感觉和知觉经验所做的考察。内省是与外观相对的。外观是对自身以外的情况进行的研究和观察。内省法是早期心理学的一种研究方法,它根据被试者报告或描述的自己的体验来研究心理现象和过程。内省学习则是将内省概念引入机器学习中,即通过检查和关心智能系统自身的知识处理和推理方式,从失败或低效中发现问题,形成修正自身的学习目标,由此改进自身处理问题方法的一种学习方式。具备内省能力的学习系统也将提高学习效率。内省学习能使系统在分析执行任务成功和失败的基础上决定它的学习目标,而不是依靠系统设计者或用户给学习系统提供一个学习目标或目标概念。系统能明确地决定在什么地方出错的基础上需要学习什么。

2. 强化学习模型　强化学习不是通过特殊的学习方法来定义的,而是通过在环境中和响应外界环境的动作来定义的。任何解决这种交互的学习方法都是一个可接受的强化学习方法。强化学习也不是监督学习,在有关机器学习的部分都可以看出来。在监督学习中,"教师"用实例来直接指导或者训练学习程序。在强化学习中,学习智能体自身通过训练、误差和反馈,学习在环境中完成目标的最佳策略。

强化学习的模型如图 2-13 所示,通过智能体与环境的交互进行学习。智能体与环境的交互接口,包括行为、奖励和状态。交互过程可以表述为如下形式:每一步智能体根据策略选择一个行动执行,然后感知下一步的状态和即时奖励,通过经验再修改自己的策略。智能体的目标就是最大化长期奖励。

强化学习技术是从控制理论、统计学、心理学等相关学科发展而来的,最早可以追溯到巴甫洛夫的条件反射实验。但直到 20 世纪 90 年代初强化学习技术才在人工智能、机器学习和自动控制等领域得到广泛研究和应用,并被认为是设计智能系统的核心技术之一。

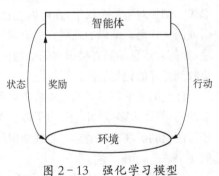

图 2-13　强化学习模型

3. 学习计算理论　学习计算理论主要研究学习算法的样本复杂性和计算复杂性。对于建立机器学习,学习计算理论非常重要,否则无法识别学习算法的应用范围,也无法分析不同方法的可学习性。收敛性、可行性和近似性是本质问题,它们要求学习的计算理论给出一种令人满意的学习框架,包括合理的约束。这方面的早期成果主要是基于哥尔德学习框架。在形式语言学习的上下文中,哥尔德引入收敛的概念,有效地处理了从实例学习的问题。学习算法允许提出许多假设,无须知道什么时候它是正确的,只要确认某个点它的计算是正确的假设。由于哥尔德算法的复杂性很高,因此这种风范并没有在实际学习中得到应用。

基于哥尔德学习框架,萨皮罗提出了模型推理算法研究形式语言与其解释之间的关系,也就是形式语言的语法与语义之间的关系。模型论把形式语言中的公式、句子理论和它们的解释模型

31

当作数学对象进行研究。萨皮罗模型推理算法只要输入有限的事实就可以得到一种理论输出。1984年瓦伦特提出一种新的学习框架。它仅要求与目标概念具有高概率的近似,而并不要求目标概念精确的辨识。豪斯勒(Hassler)应用瓦伦特框架分析了变型空间和归纳偏置问题,并给出了样本复杂性的计算公式。

二、记忆

1. 记忆的概念　记忆是人脑对经历过事物的识记、保持、再现或再认,它是进行思维、想象等高级心理活动的基础。由于记忆,人类才能保持过去的反映,使当前的反映在以前反映的基础上进行,使反映更全面、更深入。有了记忆,人类才能积累经验,扩大经验。记忆是心理在时间上的持续,有了记忆,先后的经验才能联系起来,使心理活动成为一个发展的过程,使一个人的心理活动成为统一的过程,并形成他的心理特征。记忆是反映功能的一个基本方面。

记忆是在人脑中积累、保存和提取个体经验的心理过程。运用信息加工的术语,就是人脑对外界输入的信息进行编码、存储和提取的过程。人们感知过的事物,思考过的问题,体验过的情感和从事过的活动,都会在头脑中留下不同程度的印象,这个就是记的过程;在一定的条件下,根据需要这些储存在头脑中的印象又可以被唤起,参与当前的活动,得到再次应用,这就是忆的过程。从向脑内存储到再次提取出来应用,这个完整的过程总称为记忆。

记忆包括三个基本过程:信息进入记忆系统编码,信息在记忆中储存,信息从记忆中提取出来。编码是记忆的第一个基本过程,它把来自感官的信息变成记忆系统能够接收和使用的形式。一般而言,通过各种感觉器官获取的外界信息,首先要转换成各种不同的记忆代码,即形成客观物理刺激的心理表征。编码过程需要注意的参与,注意使编码有不同的加工水平或采取不同的表现形式。例如对于一个汉字,你可以注意它的字形结构、字的发音或字的含义,形成视觉代码、声音代码或语义代码。编码的强弱直接影响记忆的长短。当然,强烈的情绪体验也会加强记忆效果。总之,如何对信息编码直接影响记忆的储存和以后的提取。一般情况下,对信息采用多种方式编码会收到更好的记忆效果。

已经编码的信息必须在头脑中得到保存,在一定时间后才可能被提取。信息的保存并不都是自动的,但在大多数情况下,为了以后的应用,必须想办法努力将信息保存下来,已经储存的信息还可能受到破坏出现遗忘。心理学家研究记忆主要关心的就是影响记忆储存的因素,以便与遗忘做斗争。

2. 记忆系统　记忆系统指记忆过程中有组织的整体,根据信息输入到提取所经过的时间间隔和信息编码的方式,可分为三个不同的子系统:感觉记忆系统、短时记忆系统和长时记忆系统。三者的关系可以由图2-14表示出来。来自环境的信息首先到达感觉记忆,如果这些信息被注意,它们则进入短时记忆。正是在短时记忆中,个体把这些信息加以改组和利用并做出反应。为了分析存入短时记忆的信息,就会调出储存在长时记忆中的知识。同时,短时记忆中的信息如果需要保存,也可以经过复述存入长时记忆。在图2-14中,箭头表明信息流在三种存储模型中的运行方向。

(1) 感觉记忆:感觉记忆又称感觉寄存器或瞬时记忆,是感觉信息到达感官的第一次直接印象。感觉寄存器只能将来自各个感官的信息保持几十到几百毫秒。在感觉寄存器中,信息可能受到注意,经过编码获得意义,继续进入下一阶段的加工活动,如果不被注意或编码,它们就会自动消退。各种感觉信息在感觉寄存器中以其特有的形式继续保存一段时间并起作用,这些存储形式就是视觉表象和声音表象,称为视象和声象。表象可以说是最直接、最原始的记忆。表象只能存在

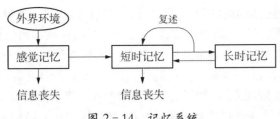

图 2-14　记忆系统

很短的时间,如最鲜明的视象也不过持续几十秒。感觉记忆具有下列特征:记忆非常短暂;有能力处理像感受器在解剖学和生理学上所能操纵的同样多的物质刺激能量;以直接的方式编码信息。目前关于感觉记忆的研究主要在听觉和视觉通道上进行。视觉的感觉记忆被称为图像记忆,听觉的感觉记忆被称为声象记忆。

(2) 短时记忆:在感觉记忆中经过编码的信息,进入短时记忆后经过进一步的加工,再从这里进入可以长久保存的长时记忆。信息在短时记忆中一般只保持 20～30 s,但如果加以复述,便可以继接保存复述保证了它的延缓消失。短时记忆中储存的是正在使用的信息,在心理活动中具有十分重要的作用。首先,短时记忆扮演着意识的角色,使人们知道自己正在接收什么以正在做什么。其次,短时记忆使人们能够将许多来自感觉的信息加以整合构成完整的图像。再者,短时记忆在思考和解决问题时起着暂时寄存器的作用。最后,短时记忆保存着当前的策略和意愿。这一切使得人们能够采取各种复杂的行为直至达到最终的目标。正因为发现了短时记忆的这些重要作用,在当前大多数研究中被改称为工作记忆。和感觉记忆中可用的大量信息对比,短时记忆的能力是相当有限的。

图 2-15 给出短时记忆复述缓冲器。短时记忆由若干槽构成,每一个槽相当于一个信息通道。来自感觉记忆的信息单元分别进入不同的槽。缓冲器的复述性加工有选择地将槽中的信息进行复述。被复述的槽中的信息将进入长时记忆中,而没有被复述的槽中的信息将被清除出短时储存区而丧失。

各槽中的信息保持的时间是不一样的。信息在槽中保持的时间越长,越有可能进入长时记忆中,也越有可能被来自感觉记忆的新的信息冲挤掉。相对而言,长时记忆才是一个真正的信息储存库,但其中的信息也有可能因消退、干扰和强度丧失等原因而产生遗忘。短时记忆信息提取过程相当复杂,它涉及许多问题,并且引出不同的假说,迄今没有一致的看法。

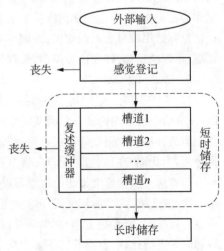

图 2-15　短时记忆复述缓冲器

(3) 长时记忆:长时记忆是指保持时间在 1 min 以上的信息存储。长时记忆的能力,是一切记忆系统中最大的一个。一个东西记住以后能持续多长时间,测量的结果是不定的。因为注意不稳定,保持时间就短;如果加以复述,保持时间就可以很长。长时记忆的容量是无限的。在长时记忆中,有些东西比较容易被提取,因为它们的阈限低。有些阈限高,需要多一些线索才能提取出来。没有完成的工作阈限很低,容易激活和扩散。扩散随网络进行,达到该事件所在的位置时就提取出来了。

很多心理学家已经提出感觉记忆和短时记忆迅速的、被动的消失,但是很少心理学家赞成长

33

时记忆有这样简单的衰退机制,因为很难解释为什么有些材料比另一些材料被遗忘得快些? 遗忘是否与原来学习材料的完善程度有关? 遗忘是否受学习材料时间和回忆材料时间之间发生的事情的影响? 研究这些问题的很多心理学家相信,长时记忆的消失是由于干扰。这是一种被动的观点。有些关于遗忘的观点提出一个比较主动的过程,作为干扰的一种补充或替代。弗洛伊德(S. Freud)提出由于压抑而遗忘的观点。如果记住一种东西在心理上是极其痛苦和有威胁的,那么这种东西就难于回忆。另一个主动遗忘观点来自巴特莱特(Bartlett)的"创见性的遗忘"。当没有得到精确的记忆时,模仿创造一点与记忆相像的东西,你就接近这个记忆。表2-2给出了记忆系统中三种不同类型的记忆的特点。

表2-2 三种记忆类型的比较

记忆系统	操作的时间间隔	组织或编码类型	能力	遗忘机制
感觉记忆	<1 s	物质刺激的相当直接的后像	只限于感受器所能记下的多少	消极的衰退
短时记忆	<1 min	间接的编码包括大量听觉组织	只有少数项	消极的衰退
长时记忆	1 min以上~多年	很复杂的编码	很大,几乎无限	干扰和忘却,创见性的遗忘

人类的记忆系统与计算机的存储系统极其相似。在计算机系统中存储层次可分为高速缓冲存储器、主存储器、辅助存储器三级,构成速度由快到慢、容量由小到大的多级层次存储器,以最优的控制调度算法和合理的成本,构成其有可接受性能的存储系统。人类的记忆可以分为程序性记忆和命题记忆,程序性记忆是保持有关操作的技能,主要由知觉运动技能和认知技能组成。命题记忆是存储用符号表示的知识,反映事物的实质。长时记忆的模型包括层次网络模型、激活扩散模型、集理论模型、特征比较模型、人联想记忆模型等。

3. 记忆相关理论

(1) 遗忘理论:记忆是一种高级心理过程,受许多因素影响,旧联想主义者只是从结果推论原因,没有给予科学的论证。然而艾宾浩斯(Hermann Ebbingaus)冲破冯特(Wilhelm Wundt)认为不能用实验方法研究记忆等高级心理过程的禁区,从严格控制原因来观察结果,对记忆过程进行定量分析,为此他专门创造了无意义音节和节省法。

节省法是从数量上检测每次学习(记忆)的效果。他要求被试者一遍遍地诵读识记材料,直至第一次(或连续两次)能流畅无误地背诵出来,并记下诵读到能背诵所需要的重读次数和时间。然后过一定时间(通常是24 h)再学再背,看看能背诵需要的重读次数和时间,把第一次和第二次的次数和时间进行比较,看看节省了多少次数和时间,这就是节省法或重学法。节省法为记忆实验创造了一个数量化的统计标准。例如艾宾浩斯的实验结果证明:7个音节的音节组,只要诵读1次即能成诵,这就是后来被公认的记忆广度。12个音节的音节组需要读16.6次才能成诵,16个音节的音节组则要30次才能成诵。如果识记同一材料,诵读次数越多记忆越巩固,以后(第二日)再学时节省下的诵读时间或次数就越多。

为了使学习和记忆尽量少受旧的和日常工作经验的影响,他应用了无意义音节作为学习、记忆的材料。他以自己做受试者,把识记材料学到恰能成诵,过了一定时间,再重学,以重学时节约的诵读时间或次数作为记忆的指标。他一般以10~36个音节作为一个字表。在七八年间先后学了几千个字表。根据研究成果做出一条曲线,一般称为遗忘曲线,如图2-16所示。

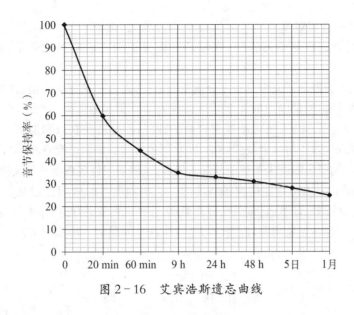

图 2-16 艾宾浩斯遗忘曲线

艾宾浩斯的研究是心理学史上第一次对记忆的实验研究,是一项首创性的工作,为实验心理学打开新局面,即用实验法研究高级心理过程。艾宾浩斯虽然对记忆实验做出历史性的贡献,但其主要缺点是:该实验只是对记忆过程的发展做了定量分析,对记忆内容性质上的变化没有进行分析;所使用的无意义音节是人为的,脱离实际,具有一定的局限性;只是把记忆当作机械重复的结果,没有考虑到记忆是个复杂的主动过程。

(2)动态记忆理论:记忆是如何组织的?记忆是怎样从过去经验中获得智能而自动改变和增长的?为了解释这些记忆过程的问题,沙克(Schank)在1982年提出了动态记忆理论。当证实过去的经验失败就存储新的经验,即由经验中学习用联想及从联想中归纳的方法改变结构以适应预测的失败。动态记忆依赖持续运行的神经冲动,或者依赖于可能由重复到达的冲动所强化的神经元内某些活跃的代谢变化和电位变化的保持。通过联系神经元的封闭环(或神经冲动)可能是这种动态记忆机制,每个记忆项目依赖于特定的神经元环或网的活动。事实上人们的记忆容量比神经元多,因此,不同的记忆可能共用部分通路。如果冲动实际上没有留下长时持续的痕迹,那么活动一旦停止,记忆便完全地、不可改变地消失掉。

(3)记忆-预测理论:记忆-预测理论认为智能是以对世界模式的记忆和预测能力来衡量的,这些模式包括语言、数学、物体的物理特性以及社会环境。大脑从外界接收模式,将它们存储成记忆,然后结合它们以前的情况和正在发生的事情进行预测。大脑的记忆模式为预测创造了充分条件,可以说智能就是基于记忆的预测行为。大脑皮层的记忆具有如下属性:存储的是序列模式;以自联想方法回忆模式;以恒定的形式存储模式;按照层次结构存储模式。

三、机器学习

机器学习是一门多领域交叉学科,涉及概率论、统计学、逼近论、凸分析、算法复杂度理论等多门学科。专门研究计算机怎样模拟或实现人类的学习行为,以获取新的知识或技能,重新组织已有的知识结构使之不断改善自身的性能。深度学习是机器学习领域中一个新的研究方向,它被引入机器学习使其更接近于最初的目标——人工智能。深度学习是学习样本数据的内在规律和表示层次,这些学习过程中获得的信息对诸如文字、图像和声音等数据的解释有很大的帮助。

35

它的最终目标是让机器能够像人一样具有分析学习能力,能够识别文字、图像和声音等数据。深度学习是一个复杂的机器学习算法,在语音和图像识别方面取得的效果,远远超过先前相关技术。

机器学习在人工智能的研究中具有十分重要的地位,因为不具有学习能力的智能系统难以称得上是真正的智能系统,但是以往的智能系统都普遍缺少学习的能力。例如,以往的智能系统遇到错误时不能自我校正;不会通过经验改善自身的性能;不会自动获取和发现所需要的知识。以往的智能系统的推理仅限于演绎而缺少归纳,因此至多只能够证明已存在事实、定理,而不能发现新的定理、定律和规则等。随着人工智能的深入发展,这些局限性表现得愈加突出。正是在这种情形下,机器学习逐渐成为人工智能研究的核心之一。机器学习的应用已遍及人工智能的各个分支,如专家系统、自动推理、自然语言理解、模式识别、计算机视觉、智能机器人等领域。尤其是在专家系统中的知识获取存在瓶颈问题,机器学习是克服这个问题的一种重要方法。机器学习的详细内容见第六章。

第五节　思　　维

一、思维的概述

思维科学认为思维是人接收信息、存储信息、加工信息以及输出信息的活动过程,而且是概括地反映客观现实的过程。从生理学上讲,思维是一种高级生理现象,是脑内一种生化反应的过程,是产生第二信号系统的源泉。从思维的本质来说,思维是具有意识的人脑对客观现实的本质属性、内部规律的自觉的、间接的和概括的反映。思维是认识的理性阶段,在这个阶段,人们在感性认识的基础上形成概念,并用其构成判断(命题)、推理和论证。

思维最显著的特征是概括性和间接性。思维之所以能够揭示事物的本质和内在规律性的关系,主要来自抽象和概括的过程。概括的反映是指所反映的内容不是个别事物或个别特征,而是一类事物的共同本质的特征。间接的反映是指通过其他事物的媒介来反映客观事物。思维凭借知识经验,能对没有直接作用于感觉系统的事物及其属性或联系加以反映。例如,临床医师通过问诊和"望触叩听"的诊断手段获得各种信息,可以了解患者的症状和体征,通过现象揭示事物的本质和内在规律性的关系。思维的间接性关键在于知识和经验的作用,随着主体知识经验的丰富而发展起来。思维的间接性反映了思维与记忆的相互关系,记忆为思维提供材料,记忆是思维的基础。正是由于思维的概括的和间接的性质,通过思维,人类可以认识那些没有直接作用于人类的各种事物或其属性,也可以预见事物的发展变化进程。

二、思维的形态

思维最初是人脑借助语言对客观事物的概括和间接的反应过程。思维以感知为基础又超越感知的界限,通常意义上的思维,涉及所有的认知或智力活动。思维是探索与发现事物的内部本质联系和规律性,是认识过程的高级阶段。思维对事物的间接反映,是指它通过其他媒介作用认识客观事物,及借助已有的知识和经验,已知的条件推测未知的事物。思维的概括性表现在它对一类事物非本质属性的摒弃和对其共同本质特征的反映。人类思维的形态主要有感知思维、形象思维、抽象(逻辑)思维和灵感思维。

1. **感知思维**　是一种初级思维形态,在人类开始认识世界时,只是把感性材料组织起来,使之构成有条理的知识,所能认识到的仅是现象。在此基础上形成的思维形态即感知思维。人类在实践过程中,通过感观系统直接接触客观外界获得各种事物的表面现象的初步认识,它的来源都是客观的和丰富的。

2. 形象思维 主要是指人类在认识世界的过程中,对事物表象进行取舍时形成的,是用直观形象的表象解决问题的思维方法。形象思维是对形象信息传递的客观形象体系进行感受、储存的基础上,结合主观的认识和情感进行识别,并用一定的形式、手段和工具创造和描述形象的一种基本的思维形式。形象思维始终伴随着形象,是通过所谓的象,来构成思维流程的。形象思维始终伴随着感情,形象思维离不开想象和联想。形象思维是与神经机制的连接论相适应的,模式识别、图像处理、视觉信息加工都属于这个范畴。

3. 抽象思维 是以概念为起点进行思维,进而再由抽象概念上升到具体概念。抽象思维是一种具有抽象概念的思维形式,通过符号信息处理进行思维。物理符号系统是抽象思维的基础。抽象思维与形象思维是相对而言、相互转换的。只有穿透到事物的背后,暂时撇开偶然的、具体的、繁杂的、零散的事物的表象,在感觉所看不到的地方去抽取事物的本质和共性,形成概念,才具备进一步推理、判断的条件。没有抽象思维,就没有科学理论和科学研究。然而,抽象思维不能走向极端,必须与具体思维相结合,由抽象上升到具体。

4. 灵感思维 也称顿悟,它是人们借助直觉启示所猝然迸发的一种领悟或理解的思维形式。灵感思维是在经过长时间的思索,问题没有得到解决,但是突然受到某一事物的启发,问题一下子解决的思维方法。灵感来自信息的诱导、经验的积累、联想的升华、事业心的催化。灵感思维是指人们在科学研究、科学创造、产品开发或问题解决过程中突然涌现、瞬息即逝,使问题得到解决的思维过程。灵感思维有偶然性、突发性、创造性等特点。灵感是新东西,即过去从未有过的新思想、新念头、新答案。灵感思维是三维的,它产生于大脑对接收到的信息的再加工,储存在大脑中沉睡的潜意识被激发,即凭直觉领悟事物的本质。

人的思维过程中,注意发挥重要作用。注意使思维活动有一定的方向和集中,保证人类能够及时地反映客观事物及其变化,使人类能够更好地适应周围环境。人类思维的层次模型如图2-17所示。

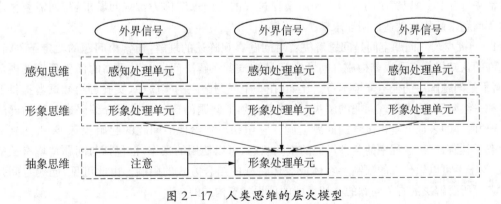

图 2-17 人类思维的层次模型

图中的感知思维是极简单的思维形态,形成初级的思维;形象思维以神经网络的连接论为理论基础,可以高度并行处理;抽象思维以物理符号形态为理论基础,用语言表述抽象的概念。由于注意的作用,其处理基本上是串行的。

三、推理

推理是指由一个或几个已知判断推出一个新判断的思维形式。首先,推理属于理性认识阶段的逻辑思维形式,是人们思维活动的主要体现者;其次,推理是由概念组成的判断构成的,但推理与概念和判断不同,推理能够从已知的判断推出未知的判断;最后,推理的客观基础是客观事物相互之间的关系。推理的思维形式不是先天具有的,也不是人们相互之间随意约定的,而是客观事物相互之间的关系在人脑中的反映。

1. 演绎推理 演绎推理是根据已有的事实,得到其他的一些事实,然后可以用其他数据来验证。常见如公式的逻辑推理,譬如推导 $(x+y)^2 = x^2 + 2xy + y^2$,演算得到不同的公式形式,微分和积分等得到特别的公式形式从而发现特别的规律。

2. 归纳推理 归纳推理就是根据已有的数据或事实,去寻找规律,甚至找到方程式,然后带入或者外推到未知的数据,譬如预测人口,可以根据已有的数据推出一个人口数与年份的拟合公式,然后带入年份外推即可。

3. 反绎推理 反绎推理也称溯因推理。在反绎推理中,给定规则 $p \Rightarrow q$ 和 q 的合理信念。然后希望在某种解释下得到 p 为真。基于逻辑的办法则是建立在解释的更高级概念的基础上。对一个给定的现象可能会有很多潜在的解释集。基于逻辑的反绎解释的定义暗示了发现知识库系统中的内容的解释有相应的机制。

4. 类比推理 类比推理亦称类推,是根据两个对象在某些属性上相同或相似,通过比较而推断出它们在其他属性上也相同的推理过程。它是从观察个别现象开始的,因而近似归纳推理。但它又不是由特殊到一般,而是由特殊到特殊,因而又不同于归纳推理。类推分完全类推和不完全类推两种形式。完全类推是两个或两类事物在进行比较的方面完全相同时的类推;不完全类推是两个或两类事物在进行比较的方面不完全相同时的类推。

四、问题求解

问题求解是由一定的情景引起的,按照一定的目标,应用各种认知活动和技能,经过一系列的思维活动,使问题得以解决的过程。采用现存过程的问题求解称为常规问题求解,而需要做出新的过程问题求解称为创造性问题求解。

1. 问题空间 问题空间是问题解决者对问题客观陈述的理解,通常由问题的给定条件、目标和允许的认知操作三种成分构成。问题空间是被试者在解决问题时对面临的任务环境的内部表征,而不是问题解决的任务环境本身。比如,在一个问题解决的实验中,实验者给被试者提供若干指令和一组刺激;为了实现问题的解决,被试者必须把问题的这些构成成分编码成某种内部的表征,这种内部的表征就是被试者的问题空间。它包括呈现给他的问题的起始状态、要求达到的目标状态、问题在解决过程中的各种可能的中间状态、可以使用的操作,也包括与问题情境有关的约束,如关于不可以做什么的限制及客体或客体特征的结合方式的限制。由此可见,问题空间是由被试者对所要解决的有关问题的一切可能的认识状态构成的。

问题空间会随着问题解决的进程而逐渐丰富和扩展。而且在解决某一特定问题时,不同个体的问题空间可能是有差别的,尤其是对那些规定不良的问题,问题空间的差异较为明显。问题解决的信息加工理论认为,一个被试者对问题的解决过程,就是穿越其问题空间搜索一条通往问题目标状态的路径。

2. 解决问题的策略 解决问题的策略是指个体在信息加工活动中,根据一定要求和情况而采用的一些解决问题的方式方法。它直接控制在何种时候应使用哪些知识技巧,以及怎样使用这些技巧。

(1)思维策略方法:思维策略按结构不同可分为特殊策略、一般策略和核心策略。特殊策略是指在特定学科内使用的策略,如数学领域里的换元策略、数形变换策略等。这种策略与学科知识结合紧密,对特定学科的学习有直接的帮助。一般策略是指能在广泛情境范围内运用的策略。核心策略是指一般思维活动中最起作用的策略。核心策略通常包括:①联系性搜索策略,即用于发现当前问题与过去知识经验的联系;②刺激分析策略,即用来分析刺激情境中各要素的特性及其相互关系;③检查策略,即对自己的认知活动进行评价,以便修正不恰当的解题方法。

(2)算法式策略和启发式策略:现代认知心理学按思维的搜索方式把思维策略分为算法式策略和启发式策略。

1)算法式策略:该策略是一种按逻辑解决问题的策略,即要求遵从一套清楚的、固定的且能保证解决问题的步骤。例如,假定一个问题是求 26×12,你可能会用下面的算法:最右边的数字相乘(6×2)得到它们的乘积;在个位纵列写下个位上的数字(2),进位写下十位上的数字(1);用第二个数最右边的那个数乘第一个数的最左边的那个数(2×2);用乘积结果加上进位数字(1)。以此类推。

使用这种策略的时候,如果解存在,正确地遵循步骤,就一定能够找到解,而且能找到所有的解,选出最佳的解。但是该策略经常是以效率为代价的,即要对所有的可能都进行尝试,太费时,而且有时候不现实。例如,假设想查找一个朋友现在住的地方,你知道他原来住的地方,以及一些关于他可能居住的地方类型。你可能用这样一个算法来解决此问题:仔细搜索世界上他可能住的每一个地方,但是这种算法是不现实的。

2)启发式策略:是一种单凭经验来做的、不正式的、直觉的并且经常是推测的策略,它可能解决一个问题,但并不能保证做得很好。例如,上面例子中寻找你的朋友的一个启发式可以是,从问他原来居住地的一些朋友开始。你不能确保找到他,但是这个计划要比找遍世界的每一个角落更实际。启发式提高了效率,但是不一定能找到正确的解答办法,即如果你受到已有经验的误导,走了错误的途径,往往会导致解决问题的失败。常用的启发式策略有以下几种。

① 手段目标分析法:该方法是解决明确限定性问题的核心策略,它要求问题解决者通过观察目标来分析问题,发现问题解决的当前状态与目标状态之间的差别,然后尽量缩小当前状态和目标状态的距离。比如学生为完成一篇复杂的学期论文,把问题分解成一些更小的问题或是次级目标,然后依次完成各个次级目标,这时学生就是使用了手段目标分析法。

② 顺推法:该方法类同于"倒树状"的搜索策略和"爬山"策略。问题解决者以对学生的当前状态的分析作为开始,并尽力从开始到最后解决问题。在这过程中,会出现许多决策点,必须连续成功地做出正确的决策,沿着正确的途径前进,才能获得成功。学生在自己开始之前,列出需要完成学期论文所有步骤的清单,这时使用的就是顺推法。

③ 倒推法:问题解决者从问题的最后开始,或者是从目的开始,并尽量从那里倒着推回来。这种方法适合于那些从起始状态出发可以有多种走法,但只有一条路能够达到目标状态的问题,如几何问题。

④ 产生和检测法:该方法也称试误法。问题解决者简单地产生行动选择路线,不必用一种系统的方式,然后思考每一种行动路线是否有效。比如,用这种启发式的学生,在自己确定需要做研究之前,可以坐下来商讨和写出学期论文的简介。尽管这种启发式通常被认为效率不高,但在一个完全新的环境中,有时用它来收集信息是很好的。

五、智能决策支持系统

智能决策支持系统是决策支持系统与人工智能相结合的系统。许多应用领域运用了智能决策支持系统,例如税务稽查、渔业专家系统、中国工商银行风险投资决策。智能决策系统的详细内容见第十三章。

第六节　意识和认知结构

一、意识

心理学界对意识的理解分广义和狭义两种。广义的意识概念是指大脑对客观世界的反应,这表现了心理学脱胎于哲学的一种特殊的学术现象,而狭义的意识概念则是指人们对外界和自身的觉察与关注程度,现代心理学中对意识的论述则主要是指狭义的意识概念。

意识具有自觉性、目的性和能动性三大作用特性,其中意识的能动性是产生人的兴趣、意志等人格倾向,意识的自觉自知性产生人的饥饿、寒冷、欲望需求等内在意向,意识的目的目标性是产生人的清醒、糊涂、注意力集中与分散等外在意识。现在狭义的意识一般是指广义的意识概念中知、情、意相统一中的意志部分,但由于意志本身实际上只是意识能动性的一种体现,它只是包含于意识之中,所以心理过程的知、情、意三分法中的意实质上应该是指意识。按狭义意识在行为中的倾向,可分为外在意识和内在意向两种。

外在意识是指人们在行为中大脑对外界事物觉察的清醒程度和反应灵敏程度。人们在睡眠时外在意识水平最低,在注意力高度凝聚时外在意识水平最高。意向是指人们对待或处理客观事物的活动,表现为欲望、愿望、希望、意图等。意向是个体对态度对象的反应倾向,即行为的准备状态,准备对态度对象做出一定的反应,因而是一种行为倾向,或称意图、意动。通过内省和外在表现,可以区别出意识的清晰性程度。通常意识清晰度最高的状态称为注意,相当于意识的注视点或意识点。意识的注视点周围,被同时意识到的领域,称为意识野。注意力或意识点越集中,则意识点周围意识野的清晰度越低。

关于与保持意识有很大关系的脑部位的学说中,有的着重于大脑皮质,有的认为与丘脑的弥散性投射系统关系密切,有的认为在间脑、中脑的中央部有以丘脑为中心的中央脑系,有的认为与网状结构上行性激活系统有关,有的认为与丘脑下部的激活系统有关等。

二、注意及注意力机制

注意是心理活动或意识在某一时刻所处的状态,表现为对一定对象的指向集中。注意是伴随着感知觉、记忆、思维、想象等心理过程的一种共同的心理特征。在大多数时候人们可以有意识地控制自己的注意方向。

注意有两个明显的特点:指向性和集中性。注意的指向性是指人在每一瞬间的心理活动或意识选择了某个对象,而忽略了其余对象。在大千世界中,每时每刻都有大量的信息作用于我们,但是我们无法对所有的信息都做出反应,只能把意识指向其中一些事物。例如,你去商店买东西,你只注意到了你需要的东西,而忽略了其他的商品。所以,注意的指向性是指心理活动或意识在哪个方面进行活动。指向性不同,人们从外界接收的信息也不同。

当心理活动或意识指向某个对象可以说注意的指向性是心理活动或意识朝向哪个对象;那

么,集中性就是指心理活动或意识对象的时候,它们会在这个对象上集中起来,即精神贯注,兴奋性提高。这就是注意的集中性在一定方向上活动的强度或紧张程度。人在高度集中自己的注意时,注意指向的范围就缩小;指向的范围广泛而不集中时,整个强度就降低。人在注意高度集中时,除了对目标事物之外,对自己周围的其他事物都会变得视而不见、听而不闻了。

1. 注意的功能　　注意的功能包括选择功能、保持功能、调节功能、监督功能。

(1)选择功能:注意的基本功能是对信息进行选择,使心理活动选择有意义的、符合需要的和与当前活动任务相一致的各种刺激;避开或抑制其他无意义的、附加的,干扰当前活动的各种刺激。

(2)保持功能:外界信息输入后,每种信息单元必须通过注意才能得以保持,如果不加以注意,就会很快消失。因此,需要将注意对象的一项或内容保持在意识中,直至完成任务,达到目的。

(3)调节功能:有意注意可以控制活动向一定的目标和方向进行,使注意力适当分配和适当转移。

(4)监督功能:注意在调节过程中需要进行监督,使注意向规定方向集中。

2. 注意的生理基础　　注意从其产生方式上说是一种定向反射。定向反射是指当新异刺激出现时,有机体将感官朝向刺激物,试图探明它是什么的反射。当新异刺激出现时,有机体将感官朝向刺激物,就是力图用各种相应的外部感官去把握和占有各种新的事物。定向反射一开始带有非条件反射性质,当环境中有新异刺激物出现时,有机体不由自主地去注意它,这就是定向反射初期的具体表现。在这种非条件定向反射的基础上,又进一步发展了条件性的定向反射,如人类有意识地观察、探索活动等。这种条件性的定向反射主要受人们的需要、动机和活动目的所支配。

3. 注意力机制　　注意力机制源于对人类视觉的研究。在认知科学中,由于信息处理的瓶颈,人类会选择性地关注所有信息的一部分,同时忽略其他可见的信息。上述机制通常被称为注意力机制。人类视网膜不同的部位具有不同程度的信息处理能力,即敏锐度,只有视网膜中央凹部位具有最强的敏锐度。为了合理利用有限的视觉信息处理资源,人类需要选择视觉区域中的特定部分,然后集中关注它。例如,人们在阅读时,通常只有少量要被读取的词会被关注和处理。注意力机制主要有两个方面:决定需要关注输入的哪部分;分配有限的信息处理资源给重要的部分。

(1)注意力分类:注意力一般分为两种,一种是自上而下的有意识的注意力,称为聚焦式注意力。聚焦式注意力是指有预定目的、依赖任务的、主动有意识地聚焦于某一对象的注意力。另一种是自下而上的无意识的注意力,称为基于显著性的注意力。基于显著性的注意力是由外界刺激驱动的注意,不需要主动干预,也和任务无关。如果一个对象的刺激信息不同于其周围信息,一种无意识的"赢者通吃"或者门控机制就可以把注意力转向这个对象。不管这些注意力是有意还是无意,大部分的人脑活动都需要依赖注意力,比如记忆信息、阅读或思考等。

在认知神经学中,注意力是一种人类不可或缺的复杂认知功能,指人可以在关注一些信息的同时忽略另一些信息的选择能力。在日常生活中,人们通过视觉、听觉、触觉等方式接收大量的感觉输入。但是人脑在这些外界的信息轰炸中还能有条不紊地工作,是因为人脑可以有意或无意地从这些大量输入信息中选择小部分的有用信息来重点处理,并忽略其他信息。这种能力就称为注意力。注意力可以体现为外部的刺激(听觉、视觉、味觉等),也可以体现为内部的意识(思考、回忆等)。

(2)注意力机制的人工智能应用:神经注意力机制可以使神经网络具备专注于其输入(或特征)子集的能力,选择特定的输入。注意力可以应用于任何类型的输入而不管其形状如何。在计算能力有限情况下,注意力机制是解决信息超载问题的主要手段,是一种资源分配方案,将计算资源分配给更重要的任务。

41

注意力机制最成功的应用是机器翻译。基于神经网络的机器翻译模型也称神经机器翻译模型。一般的神经机器翻译模型采用"编码-解码"的方式进行序列到序列的转换。这种方式有两个问题：编码向量的容量瓶颈问题，即源语言所有的信息都需要保存在编码向量中，才能进行有效解码；编码和解码过程中在长距离信息传递中的信息丢失问题。通过引入注意力机制，将源语言中每个位置的信息都保存下来。在解码过程中生成每一个目标语言的单词时，通过注意力机制直接从源语言的信息中选择相关的信息作为辅助。这样的方式可以有效地解决上述两个问题：无须让所有的源语言信息都通过编码向量进行传递，在解码的每一步都可以直接访问源语言所有位置上的信息；源语言的信息可以直接传递到解码过程中的每一步，缩短了信息传递的距离。

三、认知结构

认知结构是指认知活动的组织形态和操作方式，包含了在认知活动中的组成成分及成分之间的相互作用等一系列操作过程，即心理活动的机制。认知结构理论以认知结构为研究核心；强调认知结构建构的性质、认知结构与学习的互动关系。智能科学探索智能的机制，要研究认知结构的组织形态和操作方式。纵观认知结构的理论发展，主要有皮亚杰（Jean Piaget）的图式理论、格式塔的顿悟理论、托尔曼（Edward Tolman）的认知地图理论、布鲁纳的归类理论、奥苏伯尔（David Ausubel）的认知同化理论等。

认知结构理论认为存在于人脑中的认知结构始终处于变动与建构之中，学习过程就是认知结构不断变化和重组的过程。其中，环境和学习者的个体特征是决定性因素。皮亚杰用同化、顺应、平衡等过程表征认知结构建构的机制，强调了外在整体环境的重要性，认为环境为学习者提供的丰富、良好的多重刺激是促使认知结构完善和发生变化的根本条件。现代认知心理学家奈瑟尔（Ulric Neisser）认为，认知过程是建构性质的，它包括两个过程：个体对外界刺激产生反应的过程和学习者有意识地控制、转换和建构观念以及映象的过程。认知结构就是在外在刺激和学习者个体特征相结合的情况下进行具有渐进性的自我建构的过程。

为了研究认知结构的无矛盾性问题，需要以逻辑系统为基础。符号逻辑倡导的形式化方法已广泛渗入各个领域。程序逻辑、算法逻辑、动态逻辑、时态逻辑在形式化方法中有许多应用。在儿童心理学的研究中，皮亚杰改造了数理逻辑并用来描述儿童不同智力水平的认知结构。这种用来刻画儿童不同智力阶段认知结构的逻辑在目的、特点和作用等方面都不同于经典的数理逻辑，形成心理逻辑系统。

四、智能机器人

智能机器人是一类以知识为基础，具有思维决策、理解目的、理解环境，制定行动规划的机器人。智能机器人拥有相当发达的人工大脑，可以按目的安排动作，还具有传感器和效应器。机器人技术的发展是国家高科技水平和工业自动化程度的重要标志和体现，对人类生活工作、思维的方式以及社会发展产生无可信量的影响。

机器人现在已被广泛用于生产和生活的许多领域，按其拥有智能的水平可以分为三个层次。

（1）工业机器人：只能死板地按照人给它规定的程序工作，不管外界条件有何变化，自己都不能对程序也就是对所做的工作做相应的调整。如果要改变机器人所做的工作，必须由人对程序做相应的改变，因此它是毫无智能的。

（2）初级智能机器人：它和工业机器人不一样，具有像人那样的感受、识别、推理和判断能力。可以根据外界条件的变化在一定范围内自行修改程序，也就是它能适应外界条件变化对自己做相应调整。不过,修改程序的原则由人预先予以规定。这种初级智能机器人已拥有一定的智能,虽然还没有自动规划能力,但它已开始走向成熟,达到实用水平。

(3)高级智能机器人:它和初级智能机器人一样,具有感觉识别、推理和判断能力,同样可以根据外界条件的变化,在一定范围内自行修改程序。所不同的是,修改程序的原则不是由人规定的,而是机器人自己通过学习和总结经验来获得修改程序的原则。所以它的智能高出初级智能机器人,这种机器人已拥有一定的自动规划能力,能够自己安排工作。

智能机器人的具体内容见第十五章智能机器人部分。

五、类脑智能

1. **类脑智能概述** 类脑智能是受大脑神经运行机制和认知行为机制启发,以计算建模为手段,通过软硬件协同实现的机器智能。类脑智能具备信息处理机制上类脑、认知行为表现上类人、智能水平上达到或超越人的特点。类脑智能是人工智能的发展趋势之一,在信息处理算法上仿生人脑,利用人脑的结构和功能原理来研制机械或各种新技术的科学技术。

类脑智能主要包括两个研究方向:以类脑芯片为代表的硬件方向和以学习系统为代表的软件方向。

现有计算机技术发展存在下列问题:①摩尔定律表明,未来10~15年器件将达到物理微缩极限。②受限于总线的结构,在处理大型复杂问题上编程困难且能耗高。③在复杂多变实时动态分析及预测方面不具有优势。④不能很好地适应海量数据的信息处理需求。⑤经过长期努力,计算机的运算速度达到千万亿次,但是智能水平仍很低下。类脑芯片旨在从组织结构和构成要素上实现对人脑的仿真和建模,通过对大脑进行物理和生理解构,研制能够模拟神经元和神经突触功能的微纳光电器件,并将数以亿计的光电器件按照人脑结构进行集成,最终构造出人脑规模的神经网络芯片系统。这种新型架构突破了"冯·诺依曼"架构的束缚,为类脑智能的发展提供了物质基础。

尽管类脑芯片为类脑智能的实现提供了物质基础,但固定硬件不能实现智能的可塑性,仅有类脑芯片无法实现高层次的智能。类脑智能的学习系统则旨在通过软件方式实现对类脑硬件的调度和管理并通过对类脑硬件系统进行信息刺激、训练和学习,使其产生与人脑类似的智能甚至涌现出自主意识,实现智能培育和进化。类脑智能将成为弱人工智能通往强人工智能的途径。强人工智能观点就认为有可能制造出真正能推理和解决问题的智能机器,并且,这样的机器将被认为是有知觉的,有自我意识的。目前类脑智能取得的进展只是对脑工作原理初步的借鉴,未来的机器智能研究需与脑神经科学、认知科学、心理学深度交叉融合,结合"硬技术"和"软设计"(算法)的突破。

2. **认知计算** 认知是人类的一个复杂行为动作,是人们推测和判断客观事物的心理过程,是在过去的经验及对有关线索进行分析的基础上形成的对信息的理解、分类、归纳、演绎和计算,人类的认知活动包括思维、语言、定向和意识四部分。认知科学是包含了心理学、语言学、神经科学和脑科学、计算机科学,以及哲学、教育学、人类学等许多不同领域学科的一门广泛的综合性学科。其中认知计算是认知科学的子领域之一,也是认知科学的核心技术领域。

认知计算是指模仿人类大脑的计算系统,利用计算模型模仿人类思维过程,让计算机像人一样思维。认知计算的目标是创建自动的信息技术系统能够解决问题,而无须人类的干预。认知计算系统利用机器学习算法,通过挖掘反馈给它们的信息数据不断获取知识。该系统完善寻找模式和处理数据的方法,使它们成为有能力预测新的问题和建模可能的解决方案。人脑与计算机各有所长,认知计算系统可以成为一个很好的辅助性工具,配合人类进行工作,解决人脑所不擅长解决的一些问题。认知计算时代,计算机将成为人类能力的扩展和延伸。认知计算意味着更高效的信息处理能力。

理想状态下,认知计算系统应具备以下四个特性。①辅助功能:认知计算系统可以提供百科全书式的信息辅助和支撑能力,让人类利用广泛而深入的信息,轻松成为各个领域的资深专家。②理解能力:认知计算系统应该具有卓越的观察力和理解能力,能够帮助人类在纷繁的数据中发现不同信息之间的内在联系。③决策能力:认知计算系统必须具备快速的决策能力,能够帮助人类定量地分析影响决策的方方面面的因素,从而保障决策的精准性。认知计算系统可以用来解决大数据的相关问题,比如通过对大量交通数据的分析,找出解决交通拥堵的办法。④洞察与发现:认知计算系统的真正价值在于,可以从大量数据和信息中归纳出人们所需要的内容和知识,让计算系统具备类似人脑的认知能力,从而帮助人类更快地发现新问题、新机遇以及新价值。

认知系统集成信息检索、知识表示、交互式建模以及社会学习能力与逻辑推理在不确定条件下的概率决策。认知计算获得广泛应用,包括专家系统、自然语言处理、神经网络、机器人。

3. 智能科学发展规划　中国人工智能学会提出智能科学发展路线图的三个阶段:①初级类脑计算阶段,实现目标是计算机可以完成精准的听、说、读、写。②高级类脑计算阶段,计算机不但具备"高智商",还将拥有"高情商"。③超级脑计算阶段,智能科学与纳米技术结合,发展出神经形态计算机,具有全意识的超脑计算。

(1) 初级类脑智能:近几年来,纳米、生物、信息和认知等当前迅猛发展的四大科学技术领域的有机结合与融合会聚成为科技界的热点。这四个领域中任何技术的两两融合、三种会聚或者四者集成,都将加速科学和社会发展。脑与认知科学的进展将可能引发信息表达与处理方式新的突破,基于脑与认知科学的智能技术将引发一场信息技术的新革命。

初级类脑计算使机器能听、说、读、写,能方便地与人沟通,突破数据含义处理的难关。数据本身没有任何意义,只有被赋予含义的数据才能够被使用,这时候数据就转化为了信息。数据含义是对数据符号的解释,可以简单地看作数据所对应的现实世界中的事物所代表的概念的含义,以及这些含义之间的关系,是数据在某个领域上的解释和逻辑表示。对于计算机科学来说,数据含义一般是指用户对于那些用来描述现实世界的计算机表示的解释,也就是用户用来联系计算机表示和现实世界的途径。计算机数据呈现的形态是多种多样的,目前常见的有文本、语音、图形、图像、视频、动画等。在初级阶段,机器要像人一样理解这些媒体的内容,必须突破媒体的数据含义理解。

(2) 高级类脑智能:智能科学的目标是使机器达到高级类脑智能,实现具有高智商和高情商的人造系统。智商是指数字、空间、逻辑、词汇、记忆等能力,是人类认识客观事物并运用知识解决实际问题的能力。情商是一种自我认识了解控制情绪的能力。情商的核心内容包括认知和管理情绪、自我激励、正确处理人际关系三方面的能力。

(3) 超脑智能:智能科学的第三阶段是到达超脑智能,实现具有意识功能的人造系统,具有高智能、高性能、低耗能、高容错、全意识等特点。

1) 高智能:是指人工制造的系统所表现出来的人类水平的智能,在理解人类智能机制的基础上,对人类大脑的工作原理给出准确和可测试的计算模型,使机器能够执行需要人类的智能才能完成的功能。类脑计算实质上是一种神经计算机,它模拟人类大脑神经信息处理功能,通过并行分布处理和自组织方式,由大量基本处理单元相互连接而成的系统,通过大脑的结构,动力学,功能和行为的逆向工程,建立脑系统的心智模型,进而在工程上实现类心智的智能机器,智能科学将为类脑计算机的研究提供理论基础和关键技术,建立神经功能和集群编码模型、脑系统的心智模型、探索学习记忆、语言认知、不同脑区协同工作、情感计算、智力进化等机制,实现人脑水平的人工智能。

2) 高性能:主要指运行速度,计算机的性能在 40 年内将增长 $10^8 \sim 10^9$ 倍,运算速度到达每秒 10^{24} 次。传统的信息元件和设备系统在复杂性、成本、功耗等方面已经遇到巨大障碍,急切期待颠覆性的新技术。另外,未来芯片要汇集计算、存储、通信等多种功能,满足多品种、短设计周期等特点,需要新的技术路线支持。

3) 低能耗:人脑运行时只消耗相当于点燃一只 20 W 灯泡的能量;然而,即使在最先进的巨型计算机上再现脑的功能,也需要一座专用的电厂。脑拥有一些人们还不能再现的原件,最关键的是,脑还可以在大约 100 mV 的电压下工作。对于互补金属氧化物半导体逻科电路,则需要电压(接近于 1 V)才能使其正确运作,而更高的工作电压意味着在电线传送信号的过程中会消耗更多的能量。目前计算机执行每个运算,在电路级耗能是皮焦耳量级;在系统层是微焦耳量级,均大大高于物理学给出的理论下限。降低系统的能耗还有很大的空间。低能耗技术涉及材料、器件、系统结构、系统软件和管理模式等各个方面。从原理上创新,突破低能耗核心技术已成为今后几十年芯片和系统设计的重大挑战问题。

4) 高容错:容错是指一个系统在内部出现故障的情况下,仍然能够向外部环境提供正确服务的能力。容错计算的概念是指,如果一个系统的程序在出现逻辑故障的情况下仍能被正确执行,那么称这个系统是容错的。人脑和神经网络均具有高容错的特性,部分单元失效时,仍然能够继续正确地工作。因此超脑计算系统必须具备这种高可靠的性能。

5) 全意识:意识也许是人类大脑最大的奥秘和最高的成就之一。意识是生物体对外部世界和自身心理、生理活动等客观事物的知觉。意识的脑机制是各种层次的脑科学共同研究的对象,也是心理学研究的核心问题。人类进行意识活动的器官是脑。为了揭示意识的科学规律,建构意识的脑模型,不仅需要研究有意识的认知过程,而且需要研究无意识的认知过程,即脑的自动信息加工过程,以及两种过程在脑内的相互转化过程。同时,自我意识和情境意识也是需要重视的问题。自我意识是个体对自己存在的觉察,是自我知觉的组织系统和个人看待自身的方式,包括自我认知、自我体验、自我控制三种心理成分。情境意识是个体对不断变化的外部环境的内部表征。在复杂动态变化的社会信息环境中,情境意识是影响人们决策和绩效的关键因素。

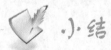 小结

突触传递是神经系统中信息交流的一种重要方式。反射是在中枢神经系统参与下,机体对内外环境刺激所做出的适应性反应。人工神经网络从信息处理角度对人脑神经元网络进行抽象,建立某种简单模型,按不同的连接方式组成不同的网络。

人类通过视觉系统,能感知外界物体的特征。计算机视觉是指用感知设备代替人眼对目标进行识别、跟踪和测量的机器视觉。卷积神经网络是包含卷积计算且具有深度结构的

前馈神经网络,具有特征学习能力,能够按其阶层结构对输入信息进行平移不变分类。

听觉的外周感受器官是耳,它由外耳、中耳和内耳的耳蜗组成。语音识别就是让智能设备听懂人类的语音,其目标是将人类语音中的词汇内容转换为计算机可读的输入。

语言是人类最重要的交际工具,是人们进行沟通的主要表达方式。自然语言处理主要是应用计算机技术,通过可计算的方法对自然语言处理的各级语言单位进行转换、传输、存储、

分析等加工处理的学科。

学习是指通过阅读、听讲、研究、实践等手段获得知识或技能的过程。记忆是人脑对经历过事物的识记、保持、再现或再认,是进行思维等高级心理活动的基础。机器学习是一门多领域交叉学科,涉及概率论、统计学、逼近论、凸分析、算法复杂度理论等多门学科。

思维是人接收信息、存储信息、加工信息以及输出信息的活动过程。意识概念是指大脑对客观世界的反应,是赋予现实的心理现象的总体,是作为直接经验的个人的主观现象。智能机器人是一类以知识为基础,具有思维决策、理解目的、理解环境、制定行动规划的机器人。

类脑智能将基于神经形态工程,借鉴人脑信息处理方式,研究具有自主学习能力的超低功耗新型计算系统。

习　题

1. 请阐述医学与人工智能的关系。
2. 请阐述医学人工智能的概念和内涵。
3. 简单介绍神经科学的生理基础。
4. 简单介绍人类大脑高级功能及其相应的工作机制。
5. 简单介绍人工智能模拟人类大脑高级功能的内容。

第三章
医学人工智能的编程基础

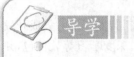

1. 掌握 Python 编程的基本内容。
2. 熟悉 Python 的安装和环境设置。
3. 了解 Python 语言的历史。

Python 是目前数据科学和人工智能领域最流行的开发语言之一。Python 是一个高层次的结合了解释性、编译性、互动性和面向对象的脚本语言。本章首先介绍 Python 语言，包括 Python 的安装和使用，然后主要介绍 Python 程序设计和编写。

第一节 Python 概述

一、Python 介绍

Python 是一个高层次的结合了解释性、编译性、互动性和面向对象的脚本语言。Python 是 20 世纪 80 年代末和 90 年代初由荷兰人吉多·范罗苏姆（Guido van Rossum）在荷兰国家数学和计算机科学研究所设计出来的。Python 简单直观，开源，容易理解且适合快速开发。Python 语法简洁清晰，强制用空白符（whitespace）作为语句缩进。Python 语言具有易于学习、阅读和维护，跨平台，可扩展性好，有丰富的标准库等特点。Python 已经成为最受欢迎的程序设计语言之一。

Python 主要应用于系统编程、科学计算、文本处理、数据库编程、网络编程、Web 编程、图形处理和多媒体应用等领域。国外一些知名大学已经采用 Python 来教授程序设计课程。例如卡耐基梅隆大学的编程基础、麻省理工学院的计算机科学及编程导论就使用 Python 语言讲授。众多开源的科学计算软件包都提供了 Python 的调用接口，例如著名的计算机视觉库 OpenCV。目前业内几乎所有大中型互联网企业都在使用 Python，如 YouTube、Google、Yahoo、Facebook、NASA、豆瓣、知乎、百度、腾讯、美团等。互联网公司广泛使用 Python 进行自动化运维、自动化测试、大数据分析、爬虫等工作。

Python 语言简洁、易读且可扩展，对软件开发人员友好，开发效率高。同时 Python 语言是一种简单、易用但专业、严谨的通用组合语言（胶水语言），能够把用其他语言制作的各种模块（尤其是 C/C++）很轻松地联结在一起。通常软件开发，使用 Python 快速生成程序的原型，然后对其中有特别要求的部分，用更合适的语言改写，比如 3D 游戏中的图形渲染模块，性能要求特别高，就可以用 C/C++ 重写，而后封装为 Python 可以调用的扩展类库。

47

Python 是目前数据科学和人工智能领域最流行的开发语言之一。因其简洁性、易读性、可扩展性以及胶水语言特点,拥有众多开发者,进而可以快速开发出大量优秀、成熟、易用的数据分析库以及人工智能框架。Python 的 numpy、pandas、scipy、statsmodel、matplotlib 等第三方库,主要用于数据分析,提供了向量和矩阵操作的数据处理,数据可视化,统计计算,统计推断,统计分析和建模等功能。Python 的 gensim、scikit-learn、tersorflow、pytorch、keras 等第三方软件库,主要用于人工智能应用,提供了自然语言处理、机器学习框架和深度学习框架。

二、Anaconda Python 安装

Anaconda 是 Python 的集成开发环境(IDE)软件,是适合数据分析和人工智能开发的集成开发环境,包括常用的科学计算、数据分析、图形绘制、自然语言处理、机器学习、深度学习等软件包,并且所有的模块几乎都是最新的。Anaconda 集成了 Jupyter Notebook,被国内外数据科学和人工智能工作者和高校教师广泛使用,成为 Python 数据科学和人工智能领域标准的集成开发环境工具。Anaconda 使用 conda 和 pip 软件包管理工具,使安装第三方软件包非常方便,避免了管理各个库之间依赖性的麻烦。

Anaconda 可以在 Anaconda 官方网站下载(https://www.anaconda.com),找到相应操作系统的版本下载(图 3-1),本书使用 Windows 操作系统。

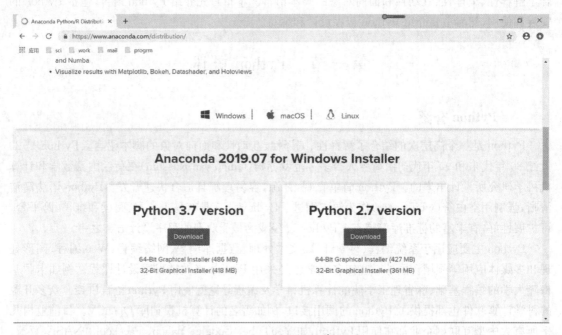

图 3-1　Anaconda 下载网页

本书下载 Anaconda 的版本为 Anaconda3-2019.03-Windows-x86_64.exe,包含 Python 3.7 版本。Windows 用户下载后,安装上述.exe 文件。安装时请勾选"Add Anaconda to my PATH environment variable"选项,该选项是把 Anaconda 的路径信息添加到环境变量中去。安装好 Anaconda 后,可以在开始菜单中看到 Anaconda3(64-bit)程序,下级菜单有 Anaconda Powershell Prompt 等程序(图 3-2)。

图 3-2　Anaconda 安装成功界面

双击"Anaconda Prompt",进入 Shell 模式,可以在命令提示符下,输入"python--version",可以查看 Python 的版本号,输入 conda-V 可以查看 Anaconda 的版本号。本书的 Python 版本为 Python 3.7.3,Anaconda 版本为 4.6.14(图 3-3),表明 Anaconda 和 Python 安装成功。

图 3-3　Python 和 Anaconda 版本查看界面

本书的 Python 系统配置环境为:CPU-Intel® Core™i7-8550U 四核,内存 16 GB,存储 500 GB,Windows10(64 位)操作系统。

三、Jupyter Notebook 使用

Jupyter Notebook 是在网页页面中直接编写代码和运行代码,代码的运行结果也会直接在代码块下显示。如在编程过程中需要编写说明文档,可在同一个页面中直接编写,便于做及时的说明和解释。Jupyter Notebook 是 Anaconda 默认提供的交互式开发环境,该环境集成 Python。安装 Anaconda 后,Windows 用户打开 Anaconda Powershell Prompt,切换到目的目录,输入 jupyter notebook 命令开启程序。此后浏览器会自动弹出 Jupyter Notebook 主界面,主界面显示当前文件系统,选择 New 菜单点击"Python3"选项,在当前工作目录下创建扩展名为.ipynb 的 Notebook 文件,如图 3-4 所示。

49

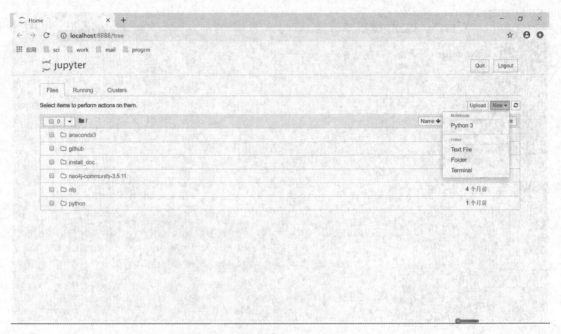

图 3-4　创建 Notebook 文件界面

图 3-5 所示是在 Python 中进行数据运算。

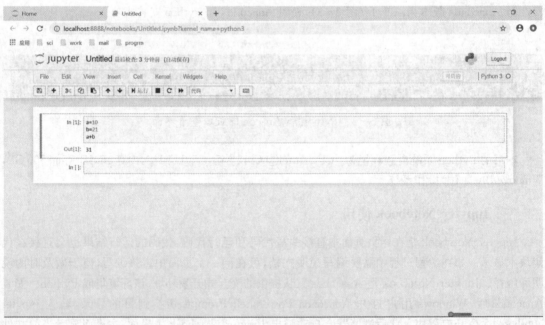

图 3-5　使用 Jupyter Notebook 进行 Python 数据运算

四、Python 第三方库管理

Anaconda 提供了 pip 和 conda 工具管理第三方的软件库和模块。在 Windows 的命令窗口界面中,输入 pip 命令,提供了第三方软件库的安装、升级、更新等功能。Anaconda 集成了 conda 工具,在管理第三方软件库方面具有与 pip 类似的功能。本书主要介绍 pip 的使用。

双击"Anaconda Powershell Prompt",进入 Shell 模式,使用命令"pip--version"查看 pip 版本。具体地,安装第三方软件库,使用命令"pip install 软件库或模块名",以 pygame 为例,具体如图 3-6 所示。更新第三方软件库,使用命令"pip install --upgrade 软件库或模块名"。卸载第三方软件库,使用命令"pip uninstall 软件库或模块名"。

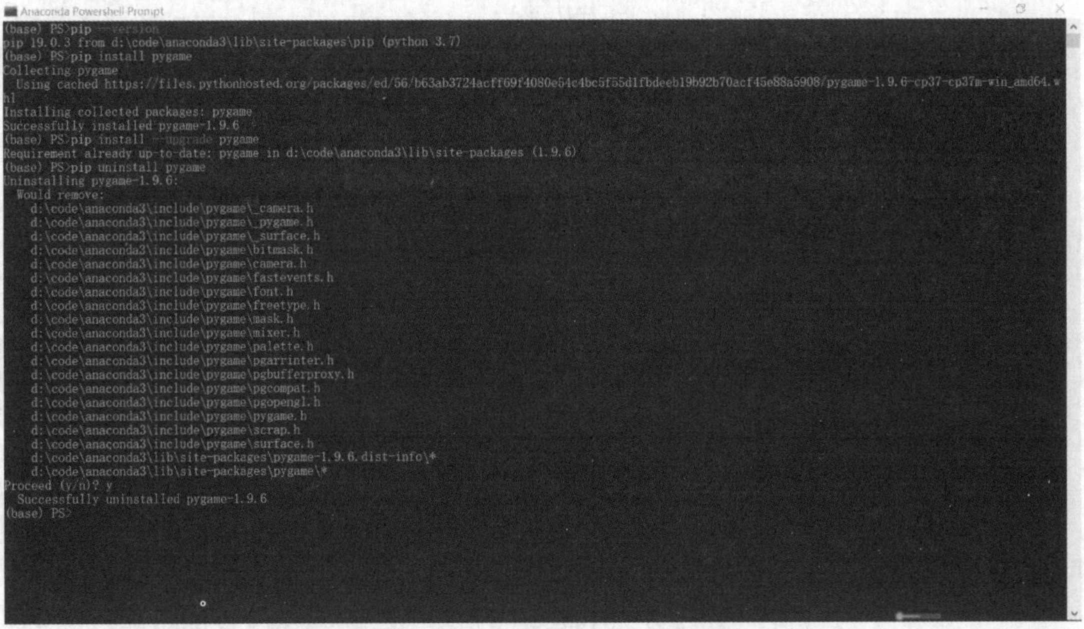

图 3-6 使用 pip 工具管理 Python 第三方软件库

第二节 Python 编程基础

Python 编程基础包括 Python 的基本数据类型,Python 的基本数据结构,Python 的程序控制,Python 的函数,Python 的类,Python 的模块,Python 的数据读写等内容。

一、Python 的基本数据类型

Python 的基本数据类型包括:字符串(str),整数(int),浮点数(float),布尔类型(True/Flase),复数(complex)。Python 中单引号、双引号、三引号都是字符串,见代码 3-1。♯表示注释,Python 是以强制用空白符作为语句缩进。Python 中字符串支持一些格式化输出,如"\n"表示行符。通过引号前加 r,表示字符串的原始输出,见代码 3-2。加运算符可以连接字符串,见代码3-3。

51

代码 3 - 1

```
In[1]:    "hello world"  #字符串
Out[1]:   "hello world"
```

代码 3 - 2

```
In[2]:    print("c:\code\name")   #"\n"表示换行符
          print(r"c:\code\name")  #引号前加 r,表示原始输出
Out[2]:   c:\code
          ame
          c:\code\name
```

代码 3 - 3

```
In[3]:    "Dr."+""+"Tang"  #字符串支持加运算   表示字符串拼接
Out[3]:   'Dr.Tang'
```

Python 可以处理任意大小的整数,在程序中各类数的表示方法和运算形式与数学上的表达是一样的,见代码 3 - 4～代码 3 - 10。算数运算包括:加减乘除,取模(返回余数),求商,乘方等运算。

代码 3 - 4

```
In[4]:    10+3  #加法
Out[4]:   13
```

代码 3 - 5

```
In[5]:    10-3  #减法
Out[5]:   7
```

代码 3 - 6

```
In[6]:    10*3  #乘法
Out[6]:   30
```

代码 3 - 7

```
In[7]:    10/3  #除法
Out[7]:   3.3333333333
```

代码 3 - 8

```
In[8]:    10%3  #求余数
Out[8]:   1
```

52

代码 3 - 9

```
In[9]:    10//3  #求商
Out[9]:   3
```

代码 3-10

```
In[10]:  10**3  #10 的 3 次方
```

Out[10]: 3000

Python 的布尔值只有两个结果：True/False，一般通过逻辑判断产生。整型、浮点型的 0 和复数 0+0j 可以表示 False，其余的数值被判断为 True。Python 提供了比较运算：==(等于)，!=(不等于)，>(大于)，>=(大于等于)，<(小于)，<=(小于等于)，见代码 3-11～代码 3-14。Python 提供了逻辑值的运算：and(与)，or(或)，not(非)运算，见代码 3-15～代码 3-17。

代码 3-11

```
In[11]:  x=3  #x 变量赋值 3
         y=1  #y 变量赋值 1
         x==y   #比较运算符==(等于)，表示比较对象是否相等
```

Out[11]: False

代码 3-12

```
In[12]:  x!=y  #比较运算符  !=(不等于)，表示比较对象是否不相等
```

Out[12]: True

代码 3-13

```
In[13]:  x> y  #比较运算符   >（大于），返回 x 是否大于 y；>=（大于等于）
```

Out[13]: True

代码 3-14

```
In[14]:  x< y  #比较运算符   <（小于），返回 x 是否小于 y；<=（小于等于）
```

Out[14]: False

代码 3-15

```
In[15]:  a=True   #布尔变量 a 赋值 True
         b=False   #布尔变量 b 赋值 False
         a and b  #逻辑运算：与 and，True and True 返回 True，其他返回 False
```

Out[15]: False

代码 3-16

```
In[16]:  a or b  #逻辑运算：或 or，False or False 返回 False，其他返回 True
```

Out[16]: True

代码 3-17

```
In[17]:  not a  #逻辑运算：非 not，取反
```

Out[17]: False

53

Python 中还有一些特殊的数据类型,无穷值(-inf),非数值 nan(not a number),空(None)。Python 也提供了成员运算:in, not in;身份运算:is, not is;位运算:&, |, ^, ~, <<, >>。

二、Python 的基本数据结构

Python 的基本数据结构包括:列表(list),元组(tuple),字典(dict),集合(set)。这些数据结构表示自身的 Python 中的存储形式,可以用 type 命令查看数据类型。

列表(list)是 Python 内置的数据结构,是有序的集合,用来存储元素的容器。列表使用"[]"创建,也可以用 list()函数创建,其中元素的数据类型可以不同,见代码 3-18～代码 3-24。列表可以通过索引进行访问或修改,list1[0]表示列表第一个元素,list1[-1]表示列表最后 1 个元素,list1[0:4]表示列表第一个元素开始连续 4 个元素。列表内置了 append 方法和 extend 方法,append 方法实现现有的列表将新的元素或列表添加成 1 个元素,extend 方法是将 2 个列表合并成 1 个列表。

代码 3-18

```
In[18]:  list1=[1,2,3,"a","ab",3,2,"2"]  #创建列表
         list1
Out[18]:  [1,2,3,'a','ab',3,2,'2']
```

代码 3-19

```
In[19]:  list2=list([1,"a",3])  #list()函数创建列表
         list2
Out[19]:  [1,'a',3]
```

代码 3-20

```
In[20]:  list1[0]  #通过索引访问列表元素
Out[20]:  1
```

代码 3-21

```
In[21]:  list1[-1]  #通过索引访问列表元素
Out[21]:  '2'
```

代码 3-22

```
In[22]:  list1[0:4]  #通过索引访问列表元素
Out[22]:  [1,2,3,'a']
```

代码 3-23

```
In[23]:  #append 方法是将 list2 所有元素作为一个元素加入 list1 最后的位置
         list1.append(list2)
         list1
Out[23]:  [1,2,3,'a','ab',3,2,'2',[1,'a',3]]
```

54

代码 3-24

```
In[24]: #extend方法是将 list1 和 list2 元素合并成一个列表
        list1.extend(list2)
        list1
```

Out[24]: [1,2,3,'a','ab',3,2,'2',[1,'a',3],1,'a',3]

元组(tuple)与列表类似,元组中的元素不可更改,只能读取。元组通过"()"进行构建,也可以用 tuple()函数创建,见代码 3-25~代码 3-28。元组类对象支持通过索引访问元素,支持加运算,合并元组。

代码 3-25

```
In[25]: tuple1=(1,2,3,4,3,1)  #通过()构建元组
        tuple1
```

Out[25]: (1,2,3,4,3,1)

代码 3-26

```
In[26]: list0=[1,2,1]
        tuple2=tuple(list0)   #通过 tuple()函数构建元组
        tuple2
```

Out[26]: (1,2,1)

代码 3-27

```
In[27]: tuple1[0]   #通过索引访问列表元素
```

Out[27]: 1

代码 3-28

```
In[28]: tuple1+tuple2   #加运算合并元组
```

Out[28]: (1,2,3,4,3,1,1,2,1)

字典(dict)使用键-值(key-value)形式进行存储,具有极快的查找速度,其格式是用{}括起来 key:value 进行表示,见代码 3-29~代码 3-32。字典本身是无序的,可以通过方法 keys 和 values 取字典键值对的键和值。字典支持按照键访问相应值的形式。字典的键不能重复,否则重复的键值会覆盖原来的键值。

代码 3-29

```
In[29]: dict1={"a":12,"b":15,"d":25}   #字典构建
        dict1
```

Out[29]: {'a':12,'b':15,'d':25}

55

代码 3-30

```
In[30]: dict1.keys()   #通过 keys 获取字典的键
```

Out[30]: dict_keys(['a','b','d'])

代码 3 - 31

```
In[31]:  dict1.values()  #通过 values 获取字典的值
```

```
Out[31]:  dict_values([12,15,25])
```

代码 3 - 32

```
In[32]:  dict1["d"]  #通过字典的 keys 访问相应的 value
```

```
Out[32]:  25
```

集合(set)是一组值的集合,其中值不能重复。集合可以通过"{}"进行创建,也可以通过 set()函数进行创建,见代码 3 - 33~代码 3 - 38。Python 中集合数据结构可以进行集合运算,另外一个功能是消除重复元素。Python 支持数学意义上的集合运算:差集,交集,补集,并集等。

代码 3 - 33

```
In[33]:  set1={1,3,"2",3,"4",5,6,4}  #通过{}创建集合
         set1
```

```
Out[33]:  {1,'2',3,4,'4',5,6}
```

代码 3 - 34

```
In[34]:  list0=[1,2,3,"5"]
         set2=set(list0)  #通过 set()函数创建集合
         set2
```

```
Out[32]:  {1,2,3,'5'}
```

代码 3 - 35

```
In[35]:  A={1,2,3,4}
         B={3,4,5,6}
         A-B  #差集运算,即 A 的元素去除 AB 共有的元素
```

```
Out[35]:  {1,2}
```

代码 3 - 36

```
In[36]:  A|B  #并集运算,即 A 与 B 的全部唯一的元素
```

```
Out[36]:  {1,2,3,4,5,6}
```

代码 3 - 37

```
In[37]:  A&B  #交集运算,即 A 和 B 的共有元素
```

```
Out[37]:  {3,4}
```

代码 3 - 38

56

```
In[38]:  A^B  #对差集,即(A|B)-(A&B)
```

```
Out[38]:  {1,2,5,6}
```

三、Python 的程序控制

程序控制是编程语言的核心，Python 的编程结构有三种：顺序结构，选择结构和循环结构（图 3 - 7）。

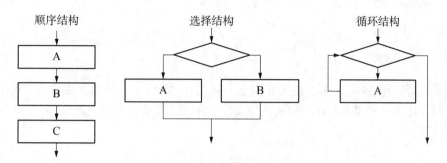

图 3 - 7 Python 程序控制

顺序结构的特点是代码按照次序执行，并返回相应的结果，如打印列表元素，见图 3 - 7。选择结构多出条件判断，满足某个条件就继续执行，否则跳转另外的条件执行代码。Python 使用 if，elif，else，冒号（:）与缩进表达，见图 3 - 7。循环结构是处理可以迭代的对象，通过循环去迭代对象，然后对循环体的对象执行并产生结果。Python 使用 for 和 while 循环结构，循环语句用于遍历可迭代对象的所有取值和元素，见代码 3 - 39～代码 3 - 42。

代码 3 - 39

```
In[39]:  list0=["a","b","d"]  #构建一个列表
         print(list0[0])  #打印列表第一个元素
         print(list0[1])  #顺序打印第二个元素
```

```
Out[39]: a
         b
```

代码 3 - 40

```
In[40]:  var=3  #var 变量赋值 3
         if var< 0: #选择结构
             print("negative")
         elif x==0:
             print("zero")
         else:
             print("positive")
```

```
Out[40]: positive
```

代码 3 - 41

```
In[41]:  for i in list0:  #for 循环结构
             print(i)  #循环体执行代码
```

```
Out[41]: a
         b
         d
```

57

代码 3-42

```
In[42]:   x=0   #x变量赋值 0
          while x< 3:   #while 循环结构
              print(x)   #循环体执行代码
              x+=1   #循环体执行代码
Out[42]:   0
           1
           2
```

循环结构可以使用 break 表示满足条件时,直接终止循环;continue 则是在当前循环,跳过后续循环体代码。Python 的基本数据结构列表、元组、字典、集合都是可以迭代对象,可以用 for 循环进行遍历,见代码 3-43。

代码 3-43

```
In[43]:   list0=[1,2,3,5,6]   #构建列表 list0
          list1=[i/10 for i in list0]   #for 循环进行列表 list0 遍历计算
          print(list1)
Out[43]:   [0.1,0.2,0.3,0.5,0.6]
```

四、Python 的函数

函数是用来封装特定功能的实体,对不同类型和结构的数据进行操作和处理,到达预定目标。Python 使用 def 定义函数,函数由函数名和函数参数组成,函数参数分为形式参数(简称形参)和实际参数(简称实参),见代码 3-44～代码 3-48。根据实参的类型不同,可分为值传递和引用传递。进行值传递,改变形参的值,实参的值不变;进行引用传递,改变形参值,实参值也同时改变。参数可以设置默认值,默认的形参必须在所有参数的最后。Python 可以定义可变参数,即不定长参数。Python 在函数体内使用 return 语句为函数指定返回值,只要执行 return 语句,不管在什么位置,直接结束函数的执行。

代码 3-44

```
In[44]:   #定义函数,print_user 为函数名,name 为形参
          def print_user(name):
              print("name:",name)   #函数体

          print_user("tang")   #调用 print_user 函数,"tang"为实参
Out[44]:   name:tang
```

代码 3-45

```
In[45]:   def print_demo(obj):   #定义函数,print_demo 为函数名,obj 为形参
              print("origin:",obj)
              obj+=obj

          obj1="tang"   #obj1 为字符串,值传递
```

```
#调用 print_demo 函数,"tang"作为实参传递给形参 obj,是值传递
print_demo(obj1)
print(obj1)   #obj1 的值没有改变
```

Out[45]:
```
origin:tang
tang
```

代码 3-46

In[46]:
```
obj2=["a","b"]   #obj2 为列表数据类型,引用传递
#调用 print_demo 函数,列表["a","b"]作为实参传递给形参 obj,是引用传递
print_demo(obj2)
#obj2 的值由['a','b']经函数执行体 obj+=obj 修改成['a','b','a','b']
print(obj2)
```

Out[46]:
```
origin:['a','b']
['a','b','a','b']
```

代码 3-47

In[47]:
```
def print_arg(*arg):   #定义函数,print_arg 为函数名,arg 为可变参数
    print(len(arg))   #打印传入函数中实参的个数

print_arg("a",1,3)   #调用 print_arg 函数,传入函数有 3 个实参
print_arg("a","b",1,2,3)   #调用 print_arg 函数,传入函数有 5 个实参
```

Out[47]:
```
3
5
```

代码 3-48

In[48]:
```
def sum_num(a):   #定义函数,sum_num 为函数名,a 为形参
    s=0   #s 为局部变量
    for i in a:   #for 循环,将传入的列表元素求和
        s+=i
    return s   #返回列表元素和

list0=[1,2,3,4,5,6,7,8,9,10]   #定义列表 list0
s0=sum_num(list0)   #调用 sum_num 函数,将列表 list0 元素求和,返回给变量 s0
print(s0)   #打印 s0
```

Out[48]: 55

常用的 Python 内置函数 print(),len(),range(),map(),zip(),enumerate(),sorted(),min(),max(),sum()等。

五、Python 的类

类是面向对象编程的核心概念,面向对象程序设计是在面向过程程序设计的基础上发展而来的,比面向过程编程更具灵活性和扩展性。面向对象程序设计具有封装、继承和多态的特点。封装是面向对象编程的核心思想,将对象的属性和方法封装起来。类是封装对象的属性和行为的载体,类通常隐藏其具体实现的细节。采用封装思想保证了类内部数据结构的完整性,该类的用户不能直接看到类中的数据结构,而只能执行类公开的数据和方法,避免外部对内部数据的影响,提

高程序的可维护性。

　　Python 的类表示具有相同属性和方法的对象集合,首先定义类,然后再创建类的实例,通过类的实例访问类的属性和方法。Python 中使用 class 关键字定义类,见代码 3-49 和代码 3-50。

代码 3-49

```
In[49]: class Person:  #定义类 Person,封装属性和方法
            def __init__(self,name,age,gender="male"):  #Person 实例传入 self
                #初始化属性 name,age 和 gender,默认 gender="male"
                self.name=name
                self.age=age
                self.gender=gender

            def print_name(self):  #方法 print_name()打印 name
                print("name:",self.name)
            def print_info(self):  #方法 print_info()打印 age,gender
                print("information:\n age:%s\n gender:%s"%(self.age,self.
gender))

        #创建 p1 为 Person 类的实例,属性 name="ming",age=18
        p1=Person("ming",18)
        p1.print_name()  #访问方法 print_name()
        p1.print_info()  #访问方法 print_info()
        p1.name="xiao"  #修改属性 name
        p1.print_name()
```

```
Out[49]: name:ming
         information:
           age:18
           gender:male
         name:xiao
```

代码 3-50

```
In[50]: p2=Person("mei",17,"female")  #创建另外一个实例 p2
        p2.print_info()  #访问方法 print_info()
```

```
Out[50]: information:
         age:17
         gender:female
```

　　继承是实现重复利用的重要方法,子类通过继承复用父类的属性和行为,同时可以添加子类特有的属性和方法,见代码 3-51。

代码 3-51

```
In[51]: class Student(Person):  #类 Student 继承类 Person
            def __init__(self,name,age,gender,sid):  #添加子类 Student 新属性 sid
                #初始化父类,super()调用父类 __init()__
                super().__init__(name,age,gender)
                self.sid=sid  #初始化属性 sid
```

```
        def print_name(self):  ＃重写父类方法 print_name()
            print("student name:",self.name)
        def print_sid(self):  ＃添加子类 Student 新方法
            print("sid:",self.sid)

s1＝Student("xiao",19,"female","s118")  ＃创建子类 Student 的实例 s1
s1.print_name()  ＃访问子类修改后的方法 print_name()
s1.print_info()  ＃访问继承父类的方法 print_info()
s1.print_sid()  ＃访问子类的新方法 print_sid()
```

Out[51]: student name:xiao
information:
  age:19
  gender:female
sid:s118

    多态是将父类对象应用于子类的特征,子类继承父类特征的同时,也具备自己的特征,并且能够实现不同的效果,见代码 3－52。

代码 3－52

In[52]:
```
class Doctor(Person):  ＃类 Doctor 继承类 Person,同时区别子类 Student,类的多态性
    def __init__(self,name,age,gender,hospital):  ＃类的多态性,类 Doctor 新属性 hospital 区别 Student 的属性 sid
        super().__init__(name,age,gender)
        self.hospital＝hospital

    def print_hospital(self):  ＃添加子类 Doctor 新方法
        print("hospital:",self.hospital)

d1＝Doctor("tang",30,"male","huashan")  ＃创建子类 Doctor 的实例 d1
d1.print_name()  ＃访问继承父类 Person 的方法 print_name()
d1.print_hospital()  ＃访问子类 Doctor 的新方法 print_hosptial()
```

Out[52]: name:tang
hospital:huashan

六、Python 的模块

    模块(module)是将函数存储在独立的文件中,再将模块导入主程序中。Python 的一个模块是一个扩展名为.py 的文件,把能够实现某一特点功能的代码放置在模块中,方便其他程序导入。使用模块可以避免函数名和变量名冲突。Python 的模块有自定义模块和第三方库,以 import 命令实现模块的导入。自定义模块 test_module.py,内容见代码 3－53。首先创建 test_module.py 置于当前目录下,然后用 import 命令导入模块内容,执行 average() 函数,见代码 3－54。用 import 命令可以载入已经下载好的第三方库,使用方法一致,如载入 numpy 模块,进行 mean()计算,见代码 3－55。

61

代码 3 - 53

```
In[1]:   #test_module.py
         def average(x):
             return sum(x)/len(x)
```

代码 3 - 54

```
In[53]:  import test_module as tm   #导入 test_module.py,设 tm 为别名
         list0=[1,2,3,4,5,6,7,8]     #创建列表 list0
         #tm 的 average 函数计算 list0 的平均值,返回给变量 avg
         avg=tm.average(list0)
         print(avg)   #打印 avg
```

4.5

代码 3 - 55

```
In[54]:  import numpy as np   #导入第三方库 numpy 模块,设 np 为别名
         np.mean(list0)   #使用 numpy 模块的 mean()函数计算 list0 的均值
```

4.5

Python 常用的数据处理分析和人工智能第三方库见表 3 - 1。

表 3 - 1   Python 常用的数据处理分析和人工智能第三方库

第三方库	描　　述	第三方库	描　　述
numpy	数组、矩阵的存储和运算,科学计算框架	scikit-learn	机器学习框架
pandas	结构化数据,数据整合,数据处理框架	genism	自然语言处理框架
scipy	提供统计、线性代数等科学计算框架	tersorflow	深度学习框架
statsmodel	常见的统计分析模型框架	pytorch	深度学习框架
matplotlib	数据可视觉化框架	keras	深度学习高级抽象框架

七、Python 的数据读写

Python 提供 with 语句打开读写文件,实现处理文件时,无论是否抛出异常,都能保证 with 语句执行完毕后关闭已经打开的文件,见代码 3 - 56～代码 3 - 58。Python 的 pandas 第三方库提供了读取本地结构化数据的方法,以 excel 数据为例,Pandas 的 read_excel()函数可以实现 excel 文件数据读取,pd 为 pandas 别名,pd. read_excel()读取指导路径下的 excel 文件,返回一个 DataFrame 对象。

代码 3 - 56

```
In[55]:  with open("test_file_read.txt","r",encoding="utf-8")as file: #打开 test_
         file_read.txt 文件
             str1=file.read() #读取文件 test_file_read.txt 内容,赋值 str1
         print(str1) #打印 str1
```

```
This is a text file.
Hi,python,thanks!
```

代码 3 - 57

In[56]:
```
#赋值变量 str_write 字符串内容
str_write="test a write file...\n a new sentence..."
#打开 test_file_write.txt 文件
with open("test_file_write.txt","w",encoding="utf-8") as file:
    file.write(str_write)    #str_write 内容写入文件 test_file_write.txt
```

代码 3 - 58

In[57]:
```
import pandas as pd    #导入 pandas,设 pd 为别名
filename="test_file_excel.xlsx"
#读取 test_file_excel.xlsx 内容,返回一个 DataFrame 对象
dt=pd.read_excel(filename,encoding="utf-8")
dt.head()    #展示 dt 前 5 行内容
```

	id	name	age	gender
0	1	xiaoming	18	male
1	2	xiaoli	19	female
2	3	xiaoliu	20	female
3	4	xiaotang	23	male
4	5	meimei	22	male

 小 结

Python 是目前数据科学和人工智能领域最流行的开发语言之一。Python 是高层次地结合了解释性、编译性、互动性和面向对象的脚本语言。Anaconda 是 Python 的集成开发环境软件,是适合数据分析和人工智能开发的集成开发环境。Jupyter Notebook 是在网页页面中直接编写代码和运行代码,代码的运行结果也会直接在代码块下显示。Anaconda 提供了 pip 和 conda 工具管理第三方的软件库和模块。Python 编程基础包括 Python 的基本数据类型、Python 的基本数据结构、Python 的程序控制、Python 的函数、Python 的类、Python 的模块、Python 的数据读写等内容。

习　　题

1. Python 语言的特点是什么?
2. 简述 Python 是目前数据科学和人工智能最常用的语言的原因。
3. Python 的基本数据结构有哪些?
4. Python 的程序控制有几种? 并举例说明。
5. Python 的常用内置函数有哪些?

第四章

医学人工智能的数据分析基础

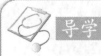 **导学**

1. 掌握大数据的基本概念及其数据处理的流程；掌握临床研究的基本类型。
2. 熟悉数据、信息、知识和智能的概念及其四者之间的关系；熟悉医学数据分析方法的类型。
3. 了解医学数据的特点。

　　数据是医学人工智能的基石，医学人工智能很大程度上是由数据推动的。由经典的数据-信息-知识-智能模型理解数据、信息、知识和智能的概念和关系。数据是形成信息、知识和智能的基础。医学数据具有大数据和不确定性等特点，医学数据处理是对医学及相关数据进行分析和加工的技术过程。医学数据分析是指用数据分析方法对收集的医学相关数据进行分析，提取有用信息和形成结论，并对数据加以详细研究和概括总结的过程。医学数据分析是医学知识发现和获取的重要途径，是医学人工智能的基础。本章首先介绍数据和人工智能关系，医学数据特点以及医学数据处理流程，然后介绍医学数据分析，最后以骨质疏松症关联因素分析为实例，按照数据处理和分析流程，进行数据分析。

第一节　医学数据及处理

一、数据与人工智能

　　数据科学（data science）是关于数据的科学或者研究数据的科学，主要以统计学、机器学习、数据可视化以及领域知识为理论基础，其主要研究内容包括数据科学基础理论、数据预处理、数据计算和数据管理。数据科学主要是研究数据本身，研究数据的各种类型、状态、属性及变化形式和变化规律；也为自然科学和社会科学研究提供一种新的方法，称为科学研究的数据方法，其目的在于揭示自然界和人类行为现象和规律。数据科学的方法和技术包括：数据获取、数据存储与管理、数据安全、数据分析、可视化等。

　　由经典的数据-信息-知识-智能模型理解数据、信息、知识和智能的概念及其四者之间的关系，如图4-1所示。数据是使用约定俗成的关键字，对客观事物的数量、属性、位置及其相互关系进行抽象表示，以适合人工或自然的方式进行保存、传递和处理。信息是具有时效性的，具有含义和逻辑的、经过加工处理的、对决策有价值的数据，可以认为是减少不确定性的数据集。知识就是保存并与已有人类知识库进行结构化的有价值信息。通过归纳、演绎、比较等手段进行数据挖掘，保存

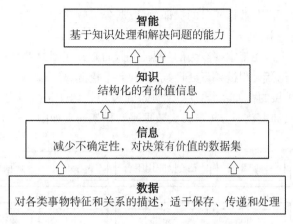

图 4-1　数据-信息-知识-智能模型

其中有价值的部分,并与已存在的人类知识体系相结合,这部分有价值的信息就转变成知识。智能是人类基于知识,针对现实世界产生的问题,根据获得的信息进行分析、对比、演绎,进而找出解决方案的能力。

由图 4-1 可知,数据是该模型中最底层,也是最基础的一个概念。数据是形成信息、知识和智能的基础。信息＝数据＋时间＋处理,信息必然来源于数据并高于数据。知识是从定量到定性的过程得以实现的、抽象的、逻辑的东西,是结构化的信息。知识需要通过信息使用、归纳、演绎的方法得到。知识在数据与信息之上,更接近行动,与决策相关,有价值的信息沉淀并结构化后就形成了知识。智能是该模型中的最高一级,同时也是人类区别于其他生物的重要特征。知识的选择应对的行动方案可能有多种,但选择哪个靠智能。智能是人类基于知识,针对现实世界产生的问题,根据获得的信息进行思考找出解决方案的能力。

二、大数据

大数据(big data)是指无法在一定时间范围内用常规软件工具进行收集、管理和处理的数据集合。大数据由巨型数据集组成,这些数据集大小常超出人类在可接受时间下的收集、管理和处理能力。有研究机构给出了这样的定义:大数据是需要新处理模式才能具有更强的决策力、洞察发现力和流程优化能力来适应海量、高增长率和多样化的信息资产。麦肯锡全球研究所给出的定义是:大数据是一种规模大到在获取、存储、管理、分析方面大大超出传统数据库软件工具能力范围的数据集合,具有海量的数据规模、快速的数据流转、多样的数据类型和价值密度低等特征。

(一)大数据的特点

大数据的 5V 特点:volume(大量)、velocity(高速)、variety(多样)、value(低价值密度)、veracity(真实性)。①数据体量巨大:大数据的单个文件大量性的级别至少为几十至几百 GB,现在相当多的机构拥有的数据总量超过 PB 级。②数据类型多样:现在的数据类型不仅是文本形式,更多的是图片、视频、音频、地理位置信息等多类型的数据,可以把数据的结构归纳为结构化、半结构化和非结构化数据。③处理速度快:反映在数据的快速产生及数据变更的频率上。数据处理遵循"1 s 定律",可从各种类型的数据中快速获得高价值的信息。④价值密度低:以视频为例,1 h 的视频,在不间断的监控过程中,可能有用的数据仅仅只有 1~2 s。⑤数据的真实性:不同方式、不同渠道收集到的数据在质量上会有很大差异。数据分析和输出结果的错误程度和可信度在很大程度上取

65

决于收集到的数据质量。没有数据质量的保证,大数据分析就毫无意义。

（二）大数据的核心技术

大数据技术的意义不是在于掌握庞大的数据信息,而是在于对这些含有意义的数据进行专业化处理。大数据的技术包括大规模并行处理数据库、数据挖掘、分布式文件系统、分布式数据库、云计算平台、互联网和可扩展的存储系统。大数据的管理和处理体系可以分为大数据存储层、大数据计算层、大数据整合层和大数据分析层。大数据平台构架通常如图4-2所示。

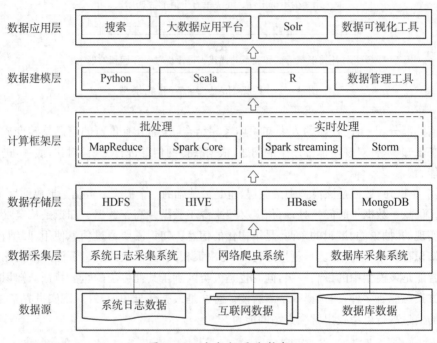

图 4-2 大数据平台构架

1. **大数据存储技术** 大数据存储主要包括分布式文件系统和分布式数据库技术。分布式文件系统主要是 Hadoop 分布式文件系统 HDFS,管理的数据存储在分散的物理设备或节点上,存储资源通过网格逻辑。分布式数据库主要的类型有满足传统信息化系统的数据规模的关系型数据库,满足计算机集群并行处理的非关系型(NoSQL)数据库,以及满足医疗场景的实时要求的实时数据库。

2. **大数据计算技术** 大数据计算主要有分布式批处理计算、流计算和实时计算技术。分布式批处理计算主要有最具代表性的 Hadoop MapReduce 和 Spark Core 批处理计算框架。分布式流计算主要是处理适用于日志类流数据处理的技术,代表性分布式流计算技术有 Spark streaming 微批处理计算框架。实时计算处理技术最重要的是能够实时响应计算结果,代表性实时计算技术有 Apache Storm 和 Flink 计算框架。

3. **大数据整合技术** 目前大数据整合做法是基于 HL7 和 IHE 等标准进行医疗大数据共享整合。HL7 基于消息的交换,实现医疗信息系统或医疗机构之间的信息共享和系统协同;基于文档的交换和整合,实现电子病历和健康档案之间的信息共享和系统协同。IHE 定义医疗信息系统之间进行信息共享和系统协同的流程规范和数据格式。

4. **大数据分析技术** 大数据分析的主要特点是可视化分析,数据挖掘算法,预测性分析,语义引擎,数据质量和数据管理。数据挖掘是探讨用以解析大数据分析的重要方法。数据挖掘进行数据分析常用方法有分类、回归分析、聚类、关联规则、特征、变化和偏差分析、Web 页挖掘等,分别从不同的角度对数据进行挖掘。

(三) 大数据处理的流程

大数据处理的流程通常需要 5 个方面的步骤:数据采集,数据预处理,数据存储,数据分析,数据可视化,如图 4-3 所示。

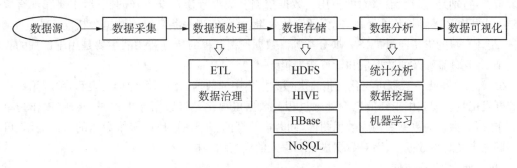

图 4-3　大数据处理流程

1. **数据采集**　大数据的采集是指利用多个数据库来接收发自客户端(Web、App 或者传感器形式等)的数据,并且用户可以通过这些数据库进行简单的查询和处理工作。比如,电商会使用传统的关系型数据库 MySQL 和 Oracle 等来存储每一笔事务数据;此外,Redis 和 MongoDB 等 NoSQL 数据库也常用于数据采集。在大数据的采集过程中,其主要特点和挑战是并发数高,因为同时可能会有成千上万的用户来进行访问和操作,所以需要在采集端部署大量数据库才能支撑。

2. **数据预处理**　数据预处理包括抽取、转换、导入(ETL)和数据治理。抽取可以分为数据抽取、数据清洗、数据校验。转换也需要关注数据安全脱敏,进入大数据仓库的数据需要分级。数据治理包括数据标准制定、数据清洗与校验、数据转换、数据复制分发、数据访问。虽然采集端本身会有很多数据库,但是如果要对这些海量数据进行有效的分析,还是应该将这些来自前端的数据导入一个集中的大型分布式数据库,或者分布式存储集群,并且可以在导入基础上清洗和预处理工作。导入与预处理过程的特点和挑战主要是导入的数据量大,每秒的导入量经常会达到百兆,甚至千兆级别。

3. **数据存储**　大数据通常是数量巨大,难于收集、处理、分析的数据集,也包括在传统基础设施中长期保存的数据。大数据存储是将这些数据以某种格式记录在计算机内部或外部存储介质上。分布式系统包含多个自主的处理单元,通过计算机网络互连来协作完成分配的任务,其分而治之的策略能够更好地处理大规模数据分析问题。大数据存储管理需要多种技术的协同工作,其中文件系统为其提供最底层存储能力的支持。分布式文件系统 HDFS 是一个高度容错性系统,被设计成适用于批量处理,能够提供高吞吐量的数据访问。分布式键值系统用于存储关系简单的半结构化数据,获得广泛应用和关注的对象存储技术也可以视为键值系统,其存储和管理的是对象而不是数据块。NoSQL 数据库的优势:可以支持超大规模数据存储,灵活的数据模型可以很好地支持大数据应用,具有强大的横向扩展能力等,典型的 NoSQL 数据库包含:键值数据库、列族数据库、文档数据库和图形数据库。

4. **数据仓库**　数据仓库是一个面向主题的、集成的、相对稳定的、反映历史变化的数据集合,用于支持管理决策。数据仓库研究和解决从数据库中获取信息的问题。数据仓库的特征在于面

67

向主题、集成性、稳定性和时变性。数据仓库是在数据库已经大量存在的情况下,为了进一步挖掘数据资源、为了决策需要而产生的,并不是所谓的大型数据库。数据仓库的方案建设,是为前端查询和分析打基础,由于有较大的冗余,所以需要的存储也较大。

5. 数据分析　统计与分析主要利用分布式数据库,或者分布式计算集群来对存储于其内的海量数据进行普通的分析和分类汇总等,以满足大多数常见的分析需求,而一些批处理或者基于半结构化数据的需求可以使用 Hadoop。统计与分析的主要特点和挑战是分析涉及的数据量大,其对系统资源,特别是 I/O 会有极大的占用。数据挖掘一般没有预先设定好的假设,主要在现有数据基础上进行基于各种算法的计算,起到预测的效果,从而实现一些高级别数据分析的需求,如聚类分析、统计学习的支持向量机(SVM)分类等。数据挖掘过程的特点和挑战主要是用于挖掘的算法很复杂,并且计算涉及的数据量和计算量都很大。

6. 数据可视化　数据可视化是指将大型数据集中的数据以图形图像形式表示,并利用数据分析和开发工具发现其中未知信息的处理过程。数据可视化是将数据库中每一个数据项作为单个图元素表示,大量的数据集构成数据图像,同时将数据的各个属性值以多维数据的形式表示,可以从不同的维度观察数据,从而对数据进行更深入的观察和分析。

(四) 大数据的存储

随着大数据应用的爆发性增长,已经衍生出了独特的架构,而且也直接推动了存储、网络以及计算技术的发展。处理大数据这种特殊的需求是一个新的挑战。大数据分析应用需求正在影响数据存储基础设施的发展。大数据存储的挑战主要包括:容量问题,延迟问题,安全问题,成本问题,数据的积累,存储的灵活性。

1. 容量问题　大容量通常可达到 PB 级的数据规模,因此,海量数据存储系统也一定要有相应等级的扩展能力。同时,存储系统的扩展一定要简便,可以通过增加模块或磁盘柜来增加容量,甚至不需要停机。大数据应用除了数据规模巨大之外,还拥有庞大的文件数量。如何管理文件系统层累积的元数据是一个难题,处理不当会影响系统的扩展能力和性能。基于对象的存储架构可以在一个系统中管理十亿级别的文件数量,而且不会像传统存储一样遭遇元数据管理的困扰。

2. 安全问题　某些特殊行业的应用都有自己的安全标准和保密性需求。大数据分析往往需要多类数据相互参考,而在过去并不会有这种数据混合访问的情况,因此大数据应用也催生出一些新的、需要考虑的安全性问题。

3. 数据的积累　许多数据要求长期保存,要实现长期的数据保存,就要求存储厂商开发出能够持续进行数据一致性检测的功能以及其他保证长期可用的特性。同时还要实现数据直接在原位更新的功能需求。

4. 存储的灵活性　大型的数据存储基础设施一旦投入使用,就很难再调整了,因此必须能够适应各种不同的应用类型和数据场景。大数据存储系统的基础设施规模通常都很大,因此必须经过仔细设计,才能保证存储系统的灵活性,使其能够随着应用分析软件一起扩容及扩展。

三、医学数据的特点

医学数据包括:基础医学的生物医学数据如基因序列、蛋白质组等,生物制药研发产生的数据,临床研究的科研数据,以及医院信息系统(HIS)的医疗数据。医院信息系统包括:电子病例系统(EMRS)、实验室信息系统(LIS)、医学影像存档与通信系统(PACS)、放射信息管理系统(RIS)、临床决策支持系统(CDSS)等。各种健康设备可以帮助收集用户的生命体征信息,包括呼吸、血压、体温、脉搏、心电数据、血氧浓度、运动量等。

医学数据根据数据集的格式分类,可以分为结构化数据、半结构化数据、非结构化数据。结构化数据是指可以使用关系型数据库表示和存储,是由二维逻辑表结构来逻辑表达和实现的数据,严格遵循数据格式与长度规范,主要通过关系型数据库进行存储和管理。数据以行为单位,一行数据表示一个实体的信息,每一行数据的属性是相同的。通常关系型数据库存储的数据为结构化数据,临床科研数据通常以结构化数据存储。结构化数据的存储和排列是很有规律的,这对查询和修改等操作很有帮助,但是扩展性不好。半结构化(自描述的结构)数据是结构化数据的一种形式,它并不符合关系型数据库或其他数据表的形式关联起来的数据模型结构,但包含相关标记,用来分隔语义元素以及对记录和字段进行分层。半结构化数据属于同一类实体,可以有不同的属性,属性的顺序和个数可以不同。半结构化数据的扩展性很好,常见的半结构化数据有 XML 和 JSON,很多电子病历是半结构化数据。非结构化数据是数据结构不规则或不完整,没有预定义的数据模型,不方便用数据库二维逻辑表来表现的数据,包括所有格式的医疗文档、文本、图片、各类医疗报表、图像和音频或视频信息等。非结构化数据其格式非常多样,标准也是多样性的,而且在技术上非结构化信息比结构化信息更难标准化和理解。非结构化数据的处理是数据处理的难点。

基于医院信息系统的医学数据具有典型大数据特点,具有 volume(HIS 数据规模巨大)、variety(数据类型繁多,包括数值、文本、图形、图像、声音等数据)、velocity(医学数据产生的数据非常快)、veracity(分析结果取决于数据准确性)、value(医学数据具有重要的价值)的特点。但是其作为医疗领域产生的数据也同样具备医疗性:多态性、时效性、不完整性、冗余性、隐私性。多态性是指医师对患者的描述具有主观性而难以达到标准化;时效性是指数据仅在一段时间内有用;不完整性是指医疗分析对患者的状态描述有偏差和缺失;冗余性是指医疗数据存在大量重复或无关的信息;隐私性是指用户的医疗健康数据具有高度的隐私性,泄露信息会造成严重后果。

从不确定性角度考虑,医学数据具有不确定性特点,即随机性、模糊性、粗糙性、不完全性。一般情况,人们关注医学数据的随机性特点,随着不确定性研究的进展,表明医学数据还具有模糊性、粗糙性及不完全性特点。比如临床医疗过程中,患者的症状和体征数据具有随机性、模糊性、粗糙性和不完全性特点。

多模态数据是指对于一个待描述事物,通过不同的方法或角度收集到的数据,数据的每一个方法或视角称为一个模态。例如视频数据,视频可以被分解为字幕、音频和图像等模态;网页中的文字和图片也可以看作不同的模态,它们从不同的角度描述了网页所要表达的信息。在多模态数据中,每个模态均为其余的模态提供了一定的信息,即模态之间存在一定的关联性。多模态医学数据是指来自多个渠道且具有相对独立语义的医学数据。医学数据包括多种类型:检查手段产生的测量数值,如体温、血压、血氧饱和度和化验值等;仪器记录的信号,如心电图、脑电图等;医学影像设备生成的图像,如 X 线图像、CT 图像、MRI 图像等;文本形式呈现的报告结果,如医师给出的针对测量数值、信号、图像的解释和病理诊断等。医学影像数据是典型的多模态医学数据,除了图像内容,还包含成像参数等文本数据。这些不同类型的医学数据来自不同的渠道,拥有相对完整且独立的语义,虽然互为差异,但是都从特定的角度表达了医学信息的内容和特点,构成了多样且互补的数据集合。多模态数据融合通过分析多模态数据中各个模态的数据在表达能力或者信息倾向上的相关性和互补性,达到对数据高层语义的深层次理解。

四、医学数据处理

医学数据处理(medical data processing)是对医学数据的采集、存储、检索、加工、变换和传输,是对数据进行分析和加工的技术过程,包括对各种原始数据的整理、分析、计算、编辑等的加工和处理。基本目的是从大量的、可能是杂乱无章的、难以理解的医学数据中抽取并推导出有价值、有意义的信息。医学数据处理流程大致分为数据准备、数据分析和数据结果输出三个阶段，主要包括数据收集、数据预处理、数据存储、数据分析、数据展示、数据应用等环节。

数据收集是指根据系统自身需求、用户需要或研究设计收集相关的数据，一般经过明确数据收集的目的，确定数据收集对象，选择合适的数据收集方式，展开数据收集活动，进而收集数据。收集数据的方法主要有普查和抽样调查两种方式。抽样调查就是在被调查的数据中随机抽取一些数据组成一个样本，通过对样本中数据的分析去估计全体数据的情况。抽样调查一般抽取数据的方式不同，得到的统计数据不同，但是只要做到随机抽样，所得数据就具有代表性。

数据预处理是指在主要的处理以前对数据进行的一些处理，对所收集数据进行分类或分组前所做的审核、筛选、排序等必要的处理。数据预处理包括数据清理、数据集成、数据变换、数据归约等。数据清理是通过填写缺失的值、光滑噪声数据、识别或删除离群点，并解决不一致性来"清理"数据，主要目标是格式标准化，异常数据清除，错误纠正，重复数据的清除。数据集成是将多个数据源中的数据结合起来并统一存储，建立数据仓库的过程实际上就是数据集成。医学数据通常面对的是多源异构数据，数据融合和集成技术是医学数据预处理的重要步骤。数据变换是通过平滑聚集、数据概化、规范化等方式将数据转换成适用于数据分析的形式。数据归约是指在对数据分析任务和数据本身内容理解的基础上，寻找依赖于发现目标的数据的有用特征，以缩减数据规模，从而在尽可能保持数据原貌的前提下，最大限度地精简数据量，主要方法包括数据立方体聚集、维度归约、数据压缩、数值归约、离散化和概念分层等。

数据存储是指数据以某种格式记录在计算机内部或外部存储介质。数据存储对象包括数据流在加工过程中产生的临时文件或加工过程中需要查找的信息。数据库是以一定方式储存在一起、能与多个用户共享、具有尽可能小的冗余度、与应用程序彼此独立的数据集合。通常数据存储以数据库的方法进行高效管理。

数据分析是指用适当的统计分析方法对收集来的大量数据进行分析，提取有用信息和形成结论，并对数据加以详细研究和概括总结的过程。数据分析的目的是把隐没在一大批看似杂乱无章的数据中的信息集中、萃取和提炼出来，以找出所研究对象的内在规律。通常数据分析划分为描述性统计分析、探索性数据分析以及验证性数据分析。医学数据分析是医学数据处理的核心环节，下节将详细阐述。

数据展示或可视化是关于数据视觉表现形式的科学技术研究，主要旨在借助图形化手段，清晰有效地传达与沟通信息。

第二节　医学数据分析

医学数据分析是指用数据分析方法对收集来的医学相关数据进行分析，提取有用信息和形成结论，并对数据加以详细研究和概括总结的过程。通常数据分析划分为描述性统计分析、探索性数据分析以及验证性数据分析；探索性数据分析侧重于在数据之中发现新的特征，而验证性数据分析侧重于已有假设的证实或证伪。医学数据分析通常需要结合医学研究设计和方法，才能对结果进行有效的解读，得出相应的信息，进而转化成医学证据。而医学证据是医学知识的重要组成部分。医学数据分析是医学知识发现和获取的重要途径，是医学人工智能的基础。根据医学数据特点和医学数据分析的目的，医学数据分析可以分为描述分析、比较分析、关系分析和决策分析。随着医学大数据的兴起，医学大数据分析是医学数据分析的重要部分。

一、医学研究方法

医学数据分析通常需要与医学研究设计和方法相结合,医学数据分析的结果需要结合研究设计才能更好地解读。医学研究主要分为基础医学、临床医学、预防医学研究。研究对象包括正常人、患者、实验动物和自然社会环境因素。具体类型包括调查研究、临床医学研究和实验研究。调查研究是指研究者为了解人群的健康状况(疾病的分布、患病率、发病率、病死率和死亡率等),研究环境因素的致病或保护作用,必须结合专业进行周密的调查设计。临床医学研究是以疾病的诊断、治疗、预后、病因和预防为主要研究内容,以患者为主要研究对象,以医疗服务机构为主要研究基地,由多学科人员共同参与组织实施的科学研究活动,包括病因学、诊断学、疗效和预后诸领域的研究。实验研究是将若干随机抽取的实验对象随机分配到两个或多个处理组,观察比较不同处理因素的效应的研究。

临床医学研究是医学研究的主要组成部分,也是医学研究的重点,临床研究分类如图 4-4 所示。临床医学研究方法可分为原始研究和二次研究。原始研究包括观察性研究和试验性研究,二次研究包括 Meta 分析和系统综述。

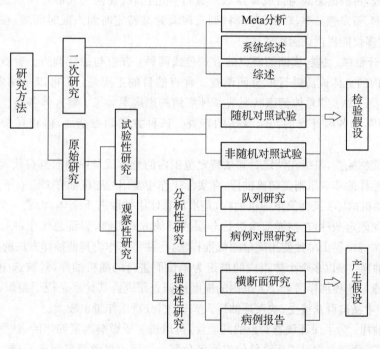

图 4-4　临床研究设计的分类

观察性研究(observational study),是指在自然状态下对研究对象的特征进行观察、记录,并对结果进行描述和对比分析;根据是否有对照组分为描述性研究和分析性研究。描述性研究主要包括横断面研究(cross-sectional study),是通过对特定时点(或期间)和特定范围内人群中的有关变量(因素)与疾病或健康状况关系的描述。横断面研究可以发现疾病和有关变量的关联关系,但是不能得出因果关系结论。

分析性研究包括病例对照研究(case-control study)和队列研究(cohort study)。病例对照研究亦称回顾性研究,是比较患某病者与未患某病的对照者暴露于某可能危险因素的百分比差异,分析这些因素是否与该病存在联系。

试验性研究是指在研究者控制下,对研究对象施加或消除某种因素或措施,以观察此因素或措施对研究对象的影响。实验性研究可划分为临床试验、现场试验和社区干预试验三种试验方式。临床试验,指任何在人体(患者或健康志愿者)进行药物或干预手段的系统性研究,以证实或揭示试验药物或干预手段的作用、毒副作用及(或)试验药物的吸收、分布、代谢和排泄,目的是确定试验药物或干预手段的疗效与安全性。临床试验根据是否随机选取样本,分为随机对照研究(randomized controlled trial)和非随机对照研究。随机对照试验的基本方法是,将研究对象随机分组,对不同组实施不同的干预,以对照效果的不同,能够最大限度地避免临床试验设计、实施中可能出现的各种偏倚,平衡混杂因素,提高统计学检验的有效性,被公认为是评价干预措施的金标准。

(一) 横断面研究

横断面研究是指某一时点(或期间)内对某一特定人群中的疾病患病状况及其影响因素(暴露)进行的调查分析。由于是在短时间内完成,如1日、1周或1个月,且调查的是患病频率,又称现况研究。

1. 横断面研究的特点　在设计阶段一般不预设对照组,通常先对全部研究对象进行调查后,在资料处理阶段,再根据患病与否或暴露状态进行分组比较;在同一人群定期重复开展横断面调查可获得发病率、新发感染率,转归等资料;调查时间是某特定时间点或时间段;在确定因果联系时受到限制,大多仅能提供病因线索。

2. 研究设计框架　进行横断面研究的方式分成两种:普查与抽样调查。普查是指在特定时间对特定范围内的全体成员进行的全面调查。普查的目的主要是:①可以早期发现、早期诊断和早期治疗患者。②了解总体健康状况或某种疾病的患病率。③了解人体各类生理生化指标的正常参考值范围,如各国开展的儿童身高的普查。该种方式调查全面,但相对费时、费力、质控较难。

抽样调查简称抽查,是指在特定时间从特定范围内的全体成员中抽取具有代表性的部分成员进行的调查。抽样的基本原则是随机抽样,在实际工作中常用的随机抽样方法有下列几种。

(1) 单纯随机抽样:又称简单随机抽样,是指从总体中抽取若干个体,构成一个样本。抽样过程中不附加任何限定条件,在抽样前未进行分层或其他方式处理,保证总体中的每个个体被抽到的机会相等。调查中很少单独使用简单随机抽样法,往往将其作为其他抽样方法的基础。

(2) 整群抽样:是以多个个体组成的群组为单位而进行的随机抽样,对被选中单位内的每个成员都进行调查。这种抽样适合于大范围的横断面调查研究。其优点是便于组织、节约人力和物力,在实际工作中易被群众接受;缺点是抽样误差较大,分析工作量也较大。

(3) 分层抽样:为了保证调查对象的同质性,可以按主要影响因素如年龄、性别和职业等先分成若干层,大型断面调查则可按行政单位或地区分层。各层内再做简单随机抽样。该法的优点是分层后,层内各单元的特征比较齐同,变异较小,精确度提离,从而有利于节省样本量。

(4) 系统抽样:系统抽样是指按照一定的顺序,每隔若干单位机械地抽取一个单位的抽样方法,又称机械抽样。优点是简便易行、样本的观察单位在总体中分布均匀、抽样的代表性较好;缺点是如果总体各单元的排列顺序有周期性规律,抽取的样本可能存在偏倚。

(5) 多阶段抽样:是指从总体中先抽取范围较大的单元,例如省和市等。再从抽中的一级单元中抽取范围较小的级单元如县和乡等,依此类推,最后抽取其中范围更小的单元如社区、行政村作为调查对象。

在实际的调查工作中,普查与抽查往往是相对的,如整群抽样时,在被抽中的基层单位内实际上是进行了普查,但在总体看来却是抽查。在规模较大的横断面调查中,各种抽样方法常常结合运用。

3. 研究执行流程

(1)研究对象的选择:基于研究目的,对调查对象的特点和范围进行界定,同时还要结合实际情况。考虑在目标人群中开展普查或抽样调查的可行性。在设计时可以将研究对象规定为某个社区或乡镇内的全体居民或其中的一部分,如儿童即选择该社区内小于14岁者。

(2)样本量的估计:样本的大小与抽样的方法有关。简单随机抽样的样本量大小与预期患病率和调查的精确度要求有关。预期的患病率(P)或感染率高,样本量则可以小一些;要求的精确度高,则样本量大。精确度又与容许误差(δ)和显著性水平(α)有关。其样本量的大小可以用下列公式进行计算

$$n = KQ/P$$

式中:n 为样本量;P 为预期患病率;$Q = 1 - P$;K 为系数。在 $\alpha = 0.05$ 水平上,当容许误差 δ 为 $0.1P$ 时,$K = 400$;当容许误差为 $0.20P$ 时,$K = 100$。

(3)资料的收集:所收集的资料信息因研究目的不同而有所差异,通常主要包括个人基本情况,如年龄、性别等人口学资料,生活习惯,环境资料等。相关资料一般可从临床和实验室检查、调查询问和常规资料记录中获得。

4. 横断面研究的主要应用 包括:描述疾病的分布,提出病因线索,确定高危人群,评价防治效果。横断面研究的优点:容易实施,科学性较强,研究对象代表性好,一次研究可观察多种疾病的患病状况及多种相关的可能影响因素;局限性:横断面调查难以确定暴露与疾病之间的因果关系,尤其是在开展大规模调查时,需投入很多人力、物力。

(二)病例对照研究

病例对照研究是选择一组患有所研究疾病的参与者作为病例组,选择一组不患有该疾病的参与者作为对照组,调查这两组人对某些因素的既往暴露情况,通过比较两组间暴露率或暴露水平的差异,用以判断该疾病与这些因素的关系。因为这种研究方法是比较病例组与对照组既往的暴露史,在时间上是回顾性的,故又称为回顾性研究。

病例对照研究特点包括:按发病与否分成病例组与对照组,病例对照研究是在疾病中进行的;调查的暴露情况是由研究对象从现在对过去的回顾;由果推因,研究中是先有结果,即已知研究对象患某病或不患某病,再追溯其可能与疾病有关的原因。

1. 研究设计

(1)病例对照研究:病例对照研究的基本原理如图4-5所示。若病例组某因素的暴露率或暴露水平明显高于对照组,且研究过程又无明显的偏倚,则该因素或措施与所研究的疾病有联系。病例对照研究可分为成组病例对照研究和配对病例对照研究。

1)成组病例对照研究在设计时对病例组和对照组人群在数量上没有严格的配比关系,对照组人群数量可等于、多于或少于病例组人数。

2)配对病例对照研究要求对照组在某些因素或特性上与病例组保持相同,形成匹配关系,而且数量上也要是配比关系,如1:1或1:2等。

(2)巢式病例对照研究:病例对照研究与队列研究作为探讨疾病病因等观察性研究的主要方法,已为国内外广泛使用。由于这两种方法各有其优势与不足,且两法正好优势互补,因此在实践过程中产生了一扬长避短的新研究类型。

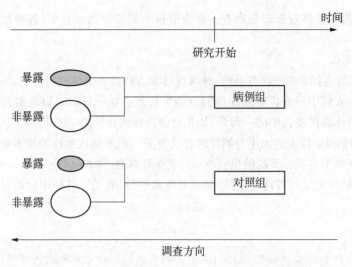

图 4-5 病例对照研究设计基本原理示意图

巢式病例对照研究是队列研究和病例对照研究的结合,其设计模式是:首先设计一项队列研究,收集基线资料,采集所研究生物学标志物的组织或体液标本储存备用,继之随访至能满足病例对照研究样本量的病例数。将这些病例作为病例组,按病例进入队列的时间与性别、年龄等配比条件,从同一队列中选择一例或数例做对照,抽取病例与对照的基线资料并检测收集的标本。资料按病例对照研究的分析方法进行统计分析和因果推论。这种设计模式的主要优点是研究对象选择偏倚小,可以较好地避免回忆偏倚,研究和统计检验效率高,论证强度明显强于传统的病例对照研究。

2. 研究执行流程

(1) 研究对象的选择:研究对象选择的原则有两个。第一,具有代表性,病例组应厘清目标人群中患该病的总体,对照组能代表目标人群中未患该病的总体。第二,具有可比性,病例组与对照组在年龄、性别、居住地、社会经济文化等主要特征方面应可比。

(2) 样本量的估计:病例对照研究的样本量估算需要预先掌握 4 种参数,包括病例组和对照组各自研究对象对被研究因素的暴露率,预期优势比(OR),容许误差的 α 值和 β 值。

$$n = \frac{\left[Z_\alpha\sqrt{2\bar{P}(1-\bar{P})} + Z_\beta\sqrt{P_1(1-P_1)+P_0(1-P_0)}\right]^2}{(P_1-P_0)^2}$$

或简便公式

$$n = \frac{(Z_\alpha + Z_\beta)^2 2\bar{P}(1-\bar{P})}{(P_1-P_0)^2}$$

式中:n 为样本含量;P_0 为对照组暴露率;P_1 为病例组暴露率;$\bar{P} = (P_1+P_0)/2$。其中,Z_α、Z_β 可根据标准正态分布简表查出;P_1 可根据 P_0 与 OR 推算,公式为

$$P_1 = ORP_0/(1-P_0+ORP_0)$$

(3) 资料的收集:

1) 资料来源:主要来源于设计良好的调查问卷,如医院病例记录、疾病登记报告等,能够满足

研究所需,也可从中摘录,对调查表进行补充。

2) 收集方法:主要通过询问调查、查阅病历等方法收集资料,最常用的是访谈、信访及电话调查等,还可以通过查阅资料来收集。

3) 调查表设计,其基本原则包括:①调查条目的设置要全而精;②每个条目应定义明确;③调查条目应有具体的量化标准;④条目中的问题要通俗易懂,尽量口语化等。

(4) 应用场景:病例对照研究主要用于疾病危险因素的探索,但也可用于临床筛检,治疗效果评价等的研究。具体包括:探索病因和危险因素;评价筛检试验效果,评价干预和治疗效果,研究药物的不良反应。病例对照研究的优点:所需样本量小,研究对象易找,工作量小,人力、物力也较少,易于进行,出结果快,可以对一种疾病的多种病因同时进行探讨,往往是罕见病病因研究的唯一设计模型;局限性:主要是容易受到回忆偏倚的影响,合理的对照选择又较困难,偏倚可能较大,论证强度不高,另外病例对照研究无法计算发病率,只能推算出优势比。

(三) 队列研究

队列研究是将特定的人群按其是否暴露于某因素或按不同暴露水平分为多个组群或队列,追踪观察一定时间,比较各组的发病率或死亡率,以检验该因素与某疾病联系的假设。暴露是指研究对象接触过某种因素,或具有某些特征,如性别、遗传行为。暴露可以是危险因素,也可以是保护因素。

队列研究特点包括:属于观察性研究,研究因素的暴露情况及其变化是由研究者观察获得的;属于前瞻性研究,研究开始时,研究的疾病尚未发生,随访一段时间后,才能观察到研究的结局是否发生;由因推果,符合先因后果的推理逻辑。

1. 研究设计架构 队列研究按其研究时间的起止点,又可分为三种设计模式:前瞻性队列研究、回顾性队列研究和双向性队列研究。

(1) 前瞻性队列研究:是指观察时间从现在开始,追踪观察到将来某个时间,了解其发病或死亡情况,以确定某暴露因素与疾病的关系。这种研究是队列研究的基本形式。

(2) 回顾性队列研究:是指以过去某个时间为起点,收集基线和暴露资料,以当时人群对研究因素的暴露情况将其分为暴露组和非暴露组,追踪观察到现在发病或死亡的结局情况,以研究暴露与疾病的关系。回顾性队列研究的前提是过去有关暴露与发病的记录必须准确和完整。尽管收集暴露与结局资料的方法是回顾性的,但究其性质而言仍是从因到果的研究方法。

(3) 双向性队列研究:是指在回顾性队列研究之后,继续追踪观察到将来某个时间,又称为混合型队列研究,它是前瞻性队列研究和回顾性队列研究方法的结合,有上述两种队列研究的优点,并在一定程度上弥补了相互的不足。

2. 研究执行流程 在确定开展某因素和结局因果关联的队列研究后,实施方案的制订是研究成败的关键一环。

(1) 研究对象的选择:由于大多队列研究的随访时间较长,因此研究现场人口需要相对稳定,便于随访。

(2) 研究人群:研究人群包括暴露组和非暴露组,根据研究目的和研究条件的不同,研究人群有不同的选择方式。

1) 暴露组:即对研究因素有暴露的人群。通常可以选择在某社区或地理区域内居住的全体人群,其中暴露于某研究因素(如吸烟)的人群即为暴露组。

2) 非暴露组:即对照人群。观察人群确定后,将其中暴露于所研究因素的对象作为暴露组,其余即为非暴露组,如不吸烟者。但非暴露组人群与暴露组要有可比性。对照人群除未暴露于所研究因素外,其他因素或一般人口学特征(年龄、性别、民族等)都尽可能地与暴露组人群相同。

（3）样本量的估计

1）样本量：估计样本量之前,必须确定下述参数。①非暴露人群或全人群中被研究疾病的发病率(P_0),可通过查阅文献或预测获得。P_0越接近0.5,所需样本量越大。②暴露人群中的发病率(P_1),可通过查阅文献或预调查获得。③显著性水平(α值),是检验假设时的Ⅰ型错误α值。假阳性错误出现的概率越小,所需样本量越大,一般情况取$\alpha=0.05$或0.01。④把握度($1-\beta$)：又称检验效能(power),反映能够发现疾病与病因之间确实存在关系的概率。β是检验假设时Ⅱ型错误的概率,把握度越高,β值越小,所需的样本量越大。通常取$\beta=0.10$或0.20。

2）样本量估算方法：估计样本量常用两种方法,即查表法与公式法。查表法根据已知的上述α、β、P和RR(等于P_1/P_0)四个基本参数,可从参考书的相应的量表上查出。公式法是在暴露组和对照组样本量相等的情况下,可用下式计算出各组所需的样本量。

$$n=\frac{(Z_\alpha\sqrt{2\bar{P}\bar{Q}}+Z_\beta\sqrt{P_0Q_0+P_1Q_1})^2}{(P_1-P_0)^2}$$

式中：P_0为对照组某结局的预期发生率；P_1为暴露组某结局的预期发生率；$\bar{P}=(P_0+P_1)/2$；$\bar{Q}=1-\bar{P}$；$Q_0=1-P_0$；$Q_1=1-P_1$；Z_α为α水平相应的μ值；Z_β为β水平相应的μ值；n为计算所得一个组的样本大小。在计算样本量时候一般按$10\%\sim20\%$估计失访率,故实际样本量在原有的基础上加$10\%\sim20\%$。

队列研究应用场景通常包括：疾病预后研究；检验病因；评价预防效果；新药上市后监测及疗效比较。队列研究的优点：符合病因链先因后果的时间顺序,验证病因与疾病之间的因果关系,论证强度高；可以直接计算暴露组和对照组的发病率或死亡率,获得危险度(RR)等指标,可以获得病因与多种疾病的可能因果关系。局限性：所需研究时间长,样本量大,人力和物力投入大,容易产生失访偏倚,通常不适用于发病率低、潜伏期长的疾病病因研究。

（四）随机对照试验

随机对照试验(RCT)是将研究对象随机分组,对不同组实施不同的干预,以对照效果的不同,具有能够最大限度地避免临床试验设计、实施中可能出现的各种偏倚,平衡混杂因素,提高统计学检验的有效性,被公认为是评价干预措施的金标准。

1. 随机对照试验的特点

随机对照试验的设计遵循三个基本原则,即对研究对象进行随机分组,设置对照组,以及应用盲法。随机分组是双盲设计的前提条件,双盲设计导致研究者和受试者双方均无法知晓分组结果,又保护了随机化不被破坏。正因为以上的设计原则,随机对照试验被公认为评价干预措施的金标准。

（1）随机化原则(randomization)：随机化是临床科研的重要方法和基本原则。对于随机化最简单的理解就是使所有的参与者有相同的机会被分配到干预组或对照组。相比于与其他对照组的选择方法,随机对照试验有3个优势,而这些优势恰恰是由随机化而体现。①随机化可以在分配治疗方案时消除偏倚。②随机化有利于对研究者、参加者和评价者进行干预措施的设盲,包括可能使用安慰剂。③随机化允许用概率来表示各组之间的结局差异仅仅是由机遇造成的可能性。

（2）对照原则(control)：对照组的选择分为阳性对照(活性药物或其他有效干预手段)和阴性对照(安慰剂)。需要注意的是,根据伦理学原则,参与者必须知晓有关治疗目的、方法、预期风险和疗效的全面、精确的信息,并且参与者在任何时候都有权退出试验。如果设计阴性对照组,参与者势必知晓安慰剂组的存在，而自己也有一定概率接受安慰剂的治疗，因此设置阴性对照存在着较大的局限性。更为常用的对照方式是阳性对照，但阳性对照的选择也有一定局限性，它必须是相关领域内公认的对研究的适应证疗效最为肯定并最安全的药物。并且原则上必须与治疗药物的药理作用类似，此外剂型、给药途径等因素也需保证较好的同质性。

（3）盲法原则（blinding）：设计良好的随机对照试验通常采用双盲设计，意味着所有参与者——无论是患者还是研究者都不知道具体的干预措施，从而避免数据收集和评价过程中带来的可能的偏倚。如果由于客观条件限制（如手术干预）无法采用双盲设计，则采用单盲设计和其他方法降低偏倚的产生。

2. 研究设计架构

（1）两组平行随机对照试验：随机对照试验是采用随机分配的方法，将符合纳排标准的研究对象分别分配到试验组与对照组，然后接受相应的试验措施，在一致的条件环境中，同步进行研究和观察试验效应，并用客观的效应指标对试验结果进行测量和评价的试验设计。正因为有了随机化的概念，所以这种试验设计是临床研究中避免选择偏倚和混杂因素的唯一方法。

（2）非等量随机对照试验：在临床研究中，常常会遇到的实际情况是当与"标准治疗"作为对照时，参加试验组（新药组）的研究对象不会很多，或者由于对照组设计为"安慰对照"，则参加对照组的人数也不会很多，并且可能会长期无人问津。出于加快试验完成进度或节约经费的目的，可以考虑设计试验组或对照组较少的纳入对象比例，即非等量随机对照试验。需要注意的是，通常接受组间疗效差异的显著水平为 $P<0.05$，所以随着组间样本量比例的差距增大，检验效能也随之降低，因此应当选择合适比例以保证统计学的检验效能和正确的结论，通常可按照 2：1 或 3：2 的样本量比例，随机地分配于试验组和对照组，以保证非均衡比例对于检验效能的影响可以接受。

（3）群组随机对照试验：在单个个体不适宜被作为试验个体单位的情况时（如同病房内或同社区内的试验对象），群组随机对照试验是一种可以整个医院或者社区作为随机对照试验的一个对象单位，将其随机地分配在试验组或对照组，分别接受试验措施的研究。除了研究单位的不同，其试验设计和要求基本与一般随机对照试验相同，需要注意的是群组随机对照试验一般需要的样本含量比普通随机对照试验要大得多，此外，群组随机对照试验的准备和组织实施也更为复杂。

（4）实用性随机对照试验：传统随机对照试验的目的是确证干预措施的生物学效应，通常在理想条件下，对某一种或几种精确定义的干预措施在严格筛选的研究人群中实施的效果。尽管来自设计良好的随机对照试验的结果是临床证据体系中的Ⅰ级证据也是金标准，但正如前文所述，它在获得结果的同时也因为严格的纳排标准、精确定义的干预措施和较为理想的研究环境造成了其结果的外推性受限，而实用性随机对照试验着眼于指导现实中的临床和卫生服务决策，其纳入的研究对象通常更为宽松，以临床表现而不是确诊实验为纳排标准，通常比较的是临床上可行的两种或多种干预措施，对照组常选用常规治疗而非安慰对照，且干预措施也可不完全一样，根据实际情况及研究手册进行调整。结局指标的选择通常能够反映患者真正关心的结局，包括整体健康状况、预后及生活质量而不仅着眼于实验室检查或特定症状体征的改变。此外，卫生经济学评价也通常作为结局指标。尽管实用性随机对照试验的优势弥补了随机对照试验的部分不足，但需要注意的是实用性随机对照试验由于一般不对研究对象和试验人员实施盲法，会影响其内部真实性。由于常展开多中心大样本的研究，且伴随长时间随访，需要更多资源支持完成。

（5）多中心临床试验：多中心临床试验（multicenter clinical trial）是由多位研究者按照统一试验方案在不同的地点和单位同时进行临床试验，各个中心同期开始于结束试验。多中心试验由一位主要研究者总负责，并作为临床试验各中心的协调者。大型多中心合作的临床研究通常有以下两种：一种是大样本随机临床试验，另一种是Ⅲ期新药临床试验。两者均是为了评估某种治疗方案的临床效果。不同之处是，大样本随机临床试验是医学科研人员发起的，旨在解决医学领域某些尚待解决的问题进行的临床研究，用以评估某种治疗方案对患者生存率及重要临床事件的影响；而Ⅲ期新药临床试验是药品生产厂家按照药品法规定，为达到新药注册目的所进行的试验研究，旨在评估该药的临床疗效及毒副作用。

3. 研究执行流程

（1）研究对象的选择：基于不同的研究目的，选择与之相适应的研究人群，在收集目标人群基线资料的基础上，按照事先制定的、严格的纳入和排除标准来选择，以避免某些外来因素的影响。选择的主要原则有以下几点：①应有纳入标准和排除标准，在明确的疾病诊断标准基础上，根据研究目的和具体条件，对受试者制定统一的纳入和排除标准；②选择干预措施有效且可以获益的人群，要考虑受试者的具体病情，使得他们既能从该临床试验中获得健康效益，又承担较小的风险；③选择干预对其无害的人群，若干预对其有潜在伤害，不宜作为研究对象；④选择有代表性的人群，在上述原则规定的范围内，应注意所选人群的代表性，如性别、年龄、种族、职业等特征是否与总体一致，以保证研究结果的外部真实性；⑤选择能完成试验的人群，在试验过程中有可能被剔除、不能完成试验者不宜作为研究对象；⑥应获得受试者的知情同意书，这是医学伦理的基本要求。

（2）样本量估计：为了控制Ⅰ、Ⅱ型错误率，在试验设计阶段，就应对研究所需的样本量加以估计。一般情况下，样本量越大，错误率就越低。但样本最过大，不仅导致人力、物力、财力和时间的浪费，而且会给试验的质量控制带来诸多困难。

1）影响样本大小的主要因素：①干预措施的效应大小：干预措施的效应越大，试验组和对照组的研究事件（疾病）发生率的差异越大，所需样本量越小；反之，所需样本量越大。②Ⅰ型错误（α）出现的概率，即出现假阳性错误的概率。确定的α越小，即要求的显著性水平越高，所需样本量就越大。通常将α定为0.05。③功效（$1-\beta$）：β为出现假阴性错误的概率（Ⅱ型错误率）。要求的功效越高，则所需样本量越大。通常将β定为0.10～0.20。④单侧检验或双侧检验：单侧检验比双侧检验所需样本量小。⑤研究对象分组数量：分组数量越多，则所需总样本量越大。

2）样本量计算：计数资料样本大小的估计：如果结局变量是计数指标，如发病率、感染率、病死率和治愈率等，则可按下列公式计算样本量

$$N = \frac{\left[Z_\alpha\sqrt{2\bar{P}(1-\bar{P})} + Z_\beta\sqrt{P_1(1-P_1) + P_2(1-P_2)}\right]^2}{(P_1 - P_2)^2}$$

式中：P_1为对照组某结局的发生率；P_2为试验组某结局的发生率；$\bar{P} = (P_1 + P_2)/2$；Z_α为α水平相应的μ值；Z_β为β水平相应的μ值；N为计算所得一个组的样本大小。

计量资料的样本量估计：如果结局变量是计量资料，如血压、血糖等，则可按下列公式计算样本量

$$N = \frac{2(Z_\alpha + Z_\beta)^2\sigma^2}{d^2}$$

式中：σ为估计的标准差；d为两组结局变量均值之差；Z_α、Z_β和N所示意义同上述计数资料的计算公式。

（3）资料收集：在随机对照试验中，应对所有的研究对象进行随访。观察时间较短的试验，在随访终止时一次性收集资料即可；如果观察时间较长，则需要在整个观察期内分几次随访，其间隔

以及随访次数视具体研究的需要而定。

1) 随访观察的内容：干预措施的实施和标准化；某些影响因素的变化，如饮食、其他疾病等；有关结局或判断结局变量的各种临床和实验资料。

2) 随访观察的原则：对试验组和对照组要采用同等的随访和资料收集方法；对所有研究对象都要求随访到观察终止期，尽量避免失访或中途退出；对随访调查人员应事先进行统一培训、统一资料收集的方法和标准。

3) 资料收集方法：随访研究对象或知情人；体检或采样进行实验室检测；到有关单位收集现成的资料，包括档案和记录等；环境调查等。

随机对照试验最常用于治疗性或预防性研究，特定的病因学研究，非临床试验的系统工程。随机对照试验的优点：可以验证因果关系，可比性好，有效控制偏倚，对研究对象诊断和实施标准化，资料统计分析效能高；局限性：成本高，外部真实性受限，医学伦理问题。

（五）真实世界研究

随着医学大数据及其技术的快速发展，真实世界证据研究成为临床医学研究的重要研究方法。真实世界研究（real world study）是指基于较大样本量的真实世界数据，根据患者的实际病情和意愿非随机选择治疗措施，开展长期评价，并注重有意义的结局治疗，以进一步评价干预措施的外部有效性和安全性。其涵盖的范围较随机对照试验更宽，除治疗性研究外，还可用于诊断、预后、病因等方面的研究。

真实世界研究是在真实临床、社区或家庭环境下，获取多种数据，从而评价某种治疗措施对患者健康真实影响的研究。真实世界研究包括观察性真实世界研究和试验性真实世界研究，并具有如下特点：相比于随机对照研究，真实世界研究纳入的人群均为临床实际的患者群体，对患者的病情限定较宽泛，覆盖人群广，样本量通常较大；基于患者意愿或临床的实际选择进行分组，不一定要随机化；真实世界研究评价结果基于临床真实环境，外部真实性好；真实世界研究强调综合利用多种数据，包括电子医疗记录、医疗保险理赔数据、药品相关数据、疾控机构数据等，这些数据的随访时间长，涵盖患者人群广，可以收集大量患者的长期随访信息；与传统的前瞻性试验相比，规模更大，证据资源更丰富。

真实世界研究是对临床常规产生的真实世界数据进行系统性收集并进行分析的研究，与随机对照临床试验是互补的关系，并不对立。真实世界研究和随机对照试验一样，都需要科学合理的研究设计、研究方案以及统计计划。另外，判断真实世界研究和随机对照试验的标准不是试验设计和研究方法，而是研究实施的场景。真实世界研究数据源自医疗机构、家庭和社区等，而非存在诸多严格限制的理想环境。

1. 研究设计架构　真实世界研究的开展需从临床问题的确定、现有数据情况的评估切入（采用既往回顾性数据或是前瞻性采集数据），进一步到研究设计的选择以及统计分析方法的确定、数据的管理、统计分析、结果解读和评价，以及根据需求判断是否加入事后分析等步骤。由于真实世界研究可能存在一些内在的偏倚，这些偏倚可能限制了真实世界数据在因果关系上的推理和解读。因此，为了减少潜在的偏倚，需要谨慎而周密的研究设计，并且应该确定研究问题后尽早开始制订研究方案和统计分析计划。

2. 研究执行流程

（1）真实世界研究的样本量计算：在评估样本量大小的过程中，需要重点考虑效应量大小和统计学把握度。预期的效应量越小，需要的样本量越大；设定的统计学把握度越高，需要的样本量越大。真实世界研究往往采用较宽泛的标准，应尽量选择较大的样本量以保证其能够覆盖更广大的患者群体。在具有异质性的患者群体中可进行亚组分析,从而拓展研究的意义。

(2)真实世界研究的伦理评估:真实世界临床研究是基于临床科研一体化理念,参与者既有临床医师也有研究者。从医师的角度来看,真实世界临床研究的首位目标与常规诊疗相同。真实世界研究仍属于临床研究的范畴,有必要按照通行的临床研究伦理审查原则和方法对其伦理学问题进行评价;具体可参考国家食品药品监督管理总局发布的《药物临床试验伦理审查工作指导原则》进行真实世界研究的伦理审批。

(3)真实世界研究的数据管理:临床试验数据质量是评价临床试验结果的基础,因此确保所收集数据的真实完整、准确可靠是临床研究的必要前提和保证。参照国家食品药品监督管理总局2016年颁布的《临床试验数据管理工作技术指南》,真实世界研究也要从数据管理相关人员、数据管理信息系统、试验数据的标准化、数据管理工作流程四个方面进行全面的规范和指导。

(4)真实世界研究的数据分析:

1)真实世界研究数据的预处理:在真实世界研究实践的过程中,会纳入不同来源、不同格式的数据。在开始数据分析之前,需要对数据进行适当的预处理,主要包括以下步骤:①评估各类数据的相关性、真实性与可溯源性;②整合各个来源的数据;③处理离群值与缺失值;④缺失数据的处理。

在真实世界研究的数据分析过程中,要集中精力回答研究中的主要科学和临床问题。分析过程中可参考以下步骤:①基线资料评估;②目标评估;③亚组分析;④影响效应的因素。

2)真实世界研究数据统计处理方法:真实世界研究中常用的统计学方法与随机对照试验或其他类型的临床研究之间无本质的差别,常用的分析方法包括参数检验、非参数检验、回归分析、生存分析、聚类分析和结构方程模型等。

(5)真实世界研究的质量控制:真实世界研究的质量控制的根本在于最初的研究设计的科学可行。真实世界研究强调还原真实世界,研究对象的纳入和排除标准较宽泛。要确保在患者随访过程中核心随访节点的随访质量。其次,真实世界研究质量控制要保证患者数据的真实可溯源,需要建立系统的随访规范并对研究人员进行规范培训与监管。真实世界研究易受真实临床环境下各类混杂因素和偏倚的干扰,因此在开展一项真实世界研究前应考虑有哪些可能的研究偏倚和混杂因素,在制订研究计划和编制病例报告表时包含可能引起偏倚和混杂因素的测量和记录,并在数据分析阶段采用分层分析、多因素分析以及倾向性评分等统计方法来控制、校正这些因素。

3. 真实世界研究的应用场景　真实世界研究需要根据不同的研究目标和内容选择设计方案。真实世界研究包括观察性研究和试验性研究。观察性研究包括描述性研究和分析性研究。观察性研究设计方案中若按照论证强度从高到低依次为前瞻性队列研究、回顾性队列研究、巢式病例对照研究、横断面研究、病例系列及病例个案报告等。

真实世界研究还可采用试验性研究的设计方法,即真实世界的临床试验,首推实效性临床试验,其理论假设和试验设计均基于日常临床实践,所设置的结局指标也是从临床实际出发,侧重于分析真实世界的实际效果。真实世界研究也可采用随机分组加计划性干预的设计。近年来随着医学大数据的兴起,基于医疗管理信息数据库的信息分析与大数据挖掘也成为真实世界研究的一个重要发展方向。

4. 真实世界研究意义　在循证医学体系中,随机对照试验研究一直处于核心地位。随机对照试验的进行需要严格限定研究人群与诊疗措施,其优点在于显著降低试验结果的偏倚,其试验结果在其规定范围内较为可信;但缺点在于脱离了真实临床应用环境,对于具体患者的个体化治疗仅能提供参考意见。真实世界研究通过对真实临床患者诊疗数据进行总结,最大限度地为特定类型临床患者的诊疗提供参考。真实世界研究的数据来源广,利用当前发达的电子病历系统以及大数据网络,可以累积大样本的临床数据,经过规范系统的统计分析整理可产生大量的真实临床证据。综上,真实世界研究可以作为随机对照试验的重要延续和补充。

(六) 循证医学的证据

临床医学研究是提供医学证据的重要方式,也是医学知识发现和获取的重要途径。根据循证医学的证据分级,临床医学研究依据按质量和可靠程度大体可分为Ⅰ~Ⅴ五级(可靠性依次降低),如图4-6所示。

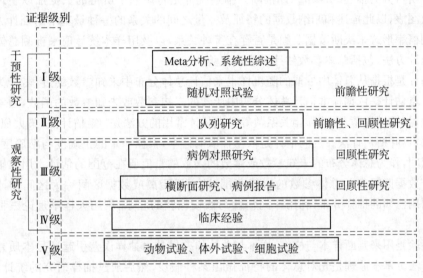

图4-6 循证医学的证据级别

Ⅰ级:按照特定病种的特定疗法收集所有质量可靠的随机对照试验后所做的系统评价或Meta分析。Ⅱ级:单个样本量足够的随机对照试验结果。Ⅲ级:设有对照组但未用随机方法分组的研究。Ⅳ级:无对照的系列病例观察,其可靠性较上述两种降低。Ⅴ级:专家意见。在没有这些金标准的情况下,可使用其他级别的证据作为参考依据但应明确其可靠性依此降低,当以后出现更高级别的证据时就应尽快使用。非治疗性的研究依据(病因、诊断和预后等)则不一定强调随机对照试验。临床医学研究是提供医学证据及医学知识发现和获取的有效方式,是医学人工智能的基础。

二、医学数据分析的基础

医学数据(特别是临床数据)具有不确定性(uncertainty)特点,即随机性、模糊性、粗糙性、不完全性。随机数据是主要的医学数据类型,并且随机数据分析的理论是最完善的,相关的研究也最多。本书的医学数据分析主要是指随机数据的分析,相应的数据分析方法是基于统计学内容,主要是统计分析方法。统计学是应用数学的一个分支,主要通过利用概率论建立数学模型,收集所观察系统的数据,进行量化分析,进行推断和预测,为相关决策提供依据和参考。本小节主要介绍基本的统计学概念。

总体是包含所研究的全部个体(数据)的集合,它通常由所研究的一些个体组成,如多个医院构成的集合,多个患者构成的集合等。总体具有同质性、大量性和差异性三个主要特点。研究中实际观测或调查的一部分个体称为样本。样本中个体的数目称为样本容量。总体参数是描述总体特性的指标,如总体的均值、方差等。样本统计量是指样本的函数,并且此函数不含有未知参数,常见的统计量有样本均值、样本方差、样本极差等。总体参数大多情况下是未知的,而样本统计量是可以通过样本计算的。抽样就是从研究总体中选取一部分代表性样本的方法。随机抽样又称概率抽样,是指严格按照随机原则来抽取样本,要求总体中每个单位都有被抽取的同等机会。由随机抽样所抽取的样本称为随机样本,这类样本具有较高的代表性。随机抽样包括简单随机抽样、系统抽样、分层随机抽样和分群随机抽样等方法。

统计分析可分为描述统计和统计推断。描述统计是将研究中所得的数据加以整理、归类、简化或绘制成图表,以此描述和归纳数据的特征及变量之间的关系的一种最基本的统计方法。统计推断是指用概率形式来决断数据之间是否存在某种关系,以及用样本统计值来推测总体特征的一种重要的统计方法,包括总体参数估计和假设检验。

参数估计是根据从总体中抽取的随机样本来估计总体分布中未知参数的过程,分为点估计与区间估计。点估计是依据样本估计总体分布中所含的未知参数或未知参数的函数,通常是总体的某个特征值,如数学期望、方差和相关系数等。点估计常用的方法是:矩估计法,最大似然估计法,最小二乘法,贝叶斯估计法。区间估计是依据抽取的样本,根据一定的正确度与精确度要求,构造出适当的区间,作为总体分布的未知参数或参数的函数的真值所在范围的估计。用数轴上的一段距离或一个数据区间表示总体参数的可能范围,这一段距离或数据区间称为区间估计的置信区间。通常利用已知的抽样分布,利用区间估计与假设检验的联系,利用大样本理论三种方法求置信区间。

假设检验是用来判断样本与样本、样本与总体的差异是由抽样误差引起还是本质差别造成的统计推断方法。基本原理是先对总体的特征做出某种假设,然后通过抽样研究的统计推理,对此假设应该被拒绝还是接受做出推断。假设检验的基本思想是小概率反证法思想。小概率思想是指小概率事件($P<0.01$ 或 $P<0.05$)在一次试验中基本不会发生。反证法思想是先提出假设(检验假设 H_0),再用适当的统计方法确定假设成立的可能性大小,如可能性小,则认为假设不成立;若可能性大,则还不能认为假设不成立。假设检验基本步骤:①提出检验假设(H_0)和备择假设(H_1)。H_0:样本与总体或样本与样本间的差异是由抽样误差引起的;H_1:样本与总体或样本与样本间存在本质差异;预先设定的检验水准为 0.05;当检验假设为真,但被错误地拒绝的概率,记作 α,通常取 $\alpha=0.05$ 或 $\alpha=0.01$。②选定统计方法,由样本观察值按相应的公式计算出统计量的大小。③根据统计量的大小及其分布确定检验假设成立的可能性 P 的大小并判断结果。检验一个假设 H_0 时可能犯两类错误:一是原假设是正确的,而你判断它为错误的(第一类错误,Type I error);二是原假设是错误的,而你判断它为正确的(第二类错误,Type II error)。

三、描述性分析

描述分析是指运用制表和分类,图形以及计算概括性数据来描述数据特征的各项活动。描述分析要对样本所有变量的有关数据进行统计性描述,主要包括数据的频数分析、集中趋势分析、离散程度分析、分布以及基本的统计图形。①数据的频数分析:在数据的预处理部分,利用频数分析和交叉频数分析可以检验异常值。②数据的集中趋势分析:用来反映数据的一般水平,常用的指标有平均值、中位数和众数等。③数据的离散程度分析:主要用来反映数据之间的差异程度,常用的指标有方差和标准差。④数据的分布:在统计分析中,通常要假设样本所属总体的分布属于正态分布,因此需要用偏度和峰度两个指标来检查样本数据是否符合正态分布。⑤绘制统计图:用图形的形式来表达数据,比用文字表达更清晰、更简明。

医学数据分析的数据类型按照变量值是否连续可分为无序分类变量、有序分类变量与连续型变量。无序分类变量(unordered categorical variable)是指所分类别或属性之间无程度和顺序的差别。二项分类,如性别(男、女);多项分类,如血型(O、A、B、AB)。无序分类变量的数据分析,先按类别分组,统计各组的观察单位数,编制分类变量的频数表,所得资料为无序分类资料,亦称计数资料。二项分类变量一般按 0、1 编码,一般 0 表示阴性或较轻情况,而 1 表示阳性或较严重情况。无序的多分类变量,则需要采用哑变量(dummy variables)进行编码,假如专业分类为理工、文学、医学、商学 4 类,则可定义 4 个哑变量。描述无序分类变量的统计量有频次和百分比。

有序分类变量(ordinal categorical variable)各类别之间有程度的差别,如疗效按治愈、显效、好转、无效分类。有序分类变量的数据分析,先按等级顺序分组,统计各组的观察单位个数,编制有序变量(各等级)的频数表,所得资料称为等级资料。有序分类变量,一般可按对因变量影响由小到大的顺序编码为 1,2,3,…或按数据的自然大小,将它当作连续型变量处理。有序分类变量的统计量有频次、百分比、累积频次和累积百分比。

连续型变量(continuous variable)是在一定区间内可以任意取值的变量,其数值是连续不断的,相邻两个数值可做无限分割,如空腹血糖值(6.81 mmol/L 等)。描述连续型变量的统计量,主要用于描述数据的集中趋势、离散趋势、偏态程度和尖峰程度。数据的集中水平是使用某个指标代表数据的集中趋势,常见的指标有平均数、中位数与众数。描述数据离散程度的常见指标有极差、方差、标准差和平均绝对偏差。描述数据分布的对称和高矮指标有偏度和峰度。很多统计方法都要求连续变量的数值服从或近似服从正态分布,进行数据分析之前需要进行正态性检验,常用的检验有 K-S 检验。四分位数(quartile)是把所有数值由小到大排列并分成四等份,处于三个分割点位置的数值就是四分位数。第三四分位数与第一四分位数的差距又称四分位距(inter quartile range,IQR)。通常将服从正态分布的连续型变量的平均数的上下 3 个标准差的数值称为异常值,非正态分布的连续型变量的上下 1.5 倍 IQR 范围外的数据称为异常值。

四、比较性分析

比较性分析是统计分析的重要内容,主要是分析两个或多个变量的某个参数之间是否有差异,通常分为参数检验和非参数检验方法。参数检验(parameter test)全称参数假设检验,是指对参数平均值、方差进行的统计检验。参数检验是推断统计的重要组成部分。当总体分布已知(如总体为正态分布),根据样本数据对总体分布的统计参数进行推断。常用的假设检验方法有 U 检验法、t 检验法、F 检验法、卡方检验等。非参数检验(nonparametric test)是在总体方差未知或知道甚少的情况下,利用样本数据对总体分布形态等进行推断的方法,非参数检验方法在推断过程中不涉及有关总体分布的参数,主要方法有秩和检验、二项检验、游程检验等。

(一) 参数检验

1. t 检验法　t 检验,亦称 student t 检验(student's t test),主要用于样本含量较小(如 $n < 30$),总体标准差 σ 未知的正态分布。t 检验是用 t 分布理论来推论差异发生的概率,从而比较两个平均数的差异是否显著。t 检验的适用条件为正态分布资料。t 检验可分为单样本检验,双样体检验,以及配对样本检验。

单样本 t 检验是检验一个样本平均数与一个已知的总体平均数的差异是否显著。当总体分布是正态分布,如总体标准差未知且样本容量小于 30,那么样本平均数与总体平均数的离差统计量呈 t 分布。单总体 t 检验统计量为

$$t = (\bar{X} - \mu)/(S/\sqrt{n})$$

式中：$\bar{X}$ 为样本均值；S 为样本标准差；n 为样本数；统计量 t 在 H_0：$\mu = \mu_0$ 为真的条件下服从自由度为n 的 t 分布。单样体 t 检验适用条件：已知一个总体均值，可得到一个样本均值及该样本标准误，样本来自正态或近似正态总体。

双样体 t 检验是检验两个样本平均数与其各自所代表的总体的差异是否显著。独立样本 t 检验（各实验处理组之间毫无相关存在，即为独立样本），该检验用于检验两组非相关样本被试所获得的数据的差异性。t 检验统计量为

$$t = \frac{\bar{X}_1 - \bar{X}_2}{\sqrt{\dfrac{(n_1 - 1)S_1^2 + (n_2 - 1)S_2^2}{n_1 + n_2 - 2}\left(\dfrac{1}{n_1} + \dfrac{1}{n_2}\right)}}$$

式中：S_1^2 和 S_2^2 为两样本标准差的平方；n_1 和 n_2 为两样本容量。

配对样本 t 检验，用于检验匹配而成的两组被试获得的数据或同组被试在不同条件下所获得的数据的差异性，这两种情况组成的样本即为相关样本。配对样本 t 检验可视为单样本 t 检验的扩展，二配对样本 x_{1i} 与 x_{2i} 之差为 $d_i = x_{1i} - x_{2i}$ 独立，且来自常态分配。t 检验统计量为

$$t = \frac{\bar{d}}{S_d/\sqrt{n}}$$

式中：$\bar{d}$ 为配对样本差值之平均数；S_d 为配对样本差值之标准偏差；n 为配对样本数。统计量 t 在 H_0：$\mu = \mu_0$ 为真的条件下服从自由度为 n 的 t 分布。

t 检验的步骤：①建立 H_0：$\mu_1 = \mu_2$，即先假定两个总体平均数之间没有显著差异。②计算统计量 t 值，对于不同类型的问题选用不同的统计量计算方法，如果要评断一个总体中的小样本平均数与总体平均数之间的差异程度，统计量 t 值的见上式，如果要评断两组样本平均数之间的差异程度，统计量 t 值的见上式。③根据自由度 $df = n - 1$，查 t 值表，找出规定的 t 理论值并进行比较。理论值差异的显著水平为 0.01 级或 0.05 级。④比较计算得到的 t 值和理论 t 值，推断发生的概率，依据 t 值与差异显著性关系表做出判断。

t 检验的适用条件：①样本来自正态分布总体。②随机样本。③均值比较时，要求两样本总体方差相等（方差齐性）。方差齐性的假设可进行 Levene's 检验。如果不满足这些条件，可以采用校正的 t 检验，或者换用非参数检验代替 t 检验进行两组间均值的比较。涉及多组间比较时，慎用 t 检验。医学研究和临床实践中，经常需要进行两组以上比较，或含有多个自变量并控制各个自变量单独效应后的各组间的比较（如性别、药物类型与剂量），需要用方差分析进行数据分析。

2. 方差分析　方差分析（analysis of variance, ANOVA）是用于两个及两个以上样本均值差别的显著性检验。基本原理是认为不同因素组的均值间的差别基本来源有两个：一是由不同的因素造成的差异（组间差异）；二是随机误差（组内差异），如测量误差造成的差异。基本思想是：通过分析研究不同来源的变异对总变异的贡献大小，从而确定可控因素对研究结果影响力的大小。方差假设条件为残差服从正态分布，其条件等价于：各样本是相互独立的随机样本，各样本均来自正态分布总体，各样本的总体方差相等（方差齐性），各样本是相互独立的。在不满足正态性时可以用非参数检验。方差分析主要用途：均值差别的显著性检验，分离各有关因素并估计其对总变异的作用，分析因素间的交互作用，方差齐性检验。方差分析可以分为单因素方差分析和多因素方差

分析。

单因素方差分析是研究单个因素的不同水平是否对观测变量产生了显著影响。单因素方差分析的过程,首先是明确观测变量和影响因素;然后是剖析观测变量的方差,方差分析认为:观测变量值的变动会受影响因素和随机变量两方面的影响,将观测变量总的离差平方和分解为组间离差平方和与组内离差平方和两部分,用数学形式表述为:$SS_T = SS_A + SS_E$(SS_A 为组间离差平方和,SS_E 为组内离差平方和);最后是通过比较观测变量总离差平方和各部分所占的比例,推断影响因素是否给观测变量带来显著影响。在观测变量总离差平方和中,如果组间离差平方和 SS_A 所占比例较大,则说明观测变量的变动主要是由控制变量引起的,即影响因素给观测变量带来了显著影响。

单因素方差分析基本步骤:①提出原假设(H_0)和备用假设(H_1)。②选择检验统计量:方差分析采用的检验统计量是 F 统计量$\left[F \text{ 检验}, F = \dfrac{SS_A/(k-1)}{SS_E/(n-k)}\right]$,$k$ 为组数,n 为样本数。③计算检验统计量的观测值和概率 P 值。④给定显著性水平,并做出决策。方差分析若拒绝 H_0,只能说明多个样本总体均值不相等或不全相等。若要得到各组均值间比较差异,则进行多个样本均值的两两比较,即多重比较检验。多重比较检验利用了全部观测变量值,实现对各个水平下观测变量总体均值的逐对比较。常用最小显著性差异(least significant difference, LSD)法。LSD 方法的字面就体现了其检验敏感性高的特点,即水平间的均值只要存在一定程度的微小差异就可能被检验出来。LSD 方法利用全部观测变量值,而非仅使用某两组的数据,LSD 方法适用于各总体方差相等的情况,但它并没有对第一类错误的概率问题加以有效控制。多个样本均值间两两比较常用 q 检验的方法,即 SNK-q(student-newman-kueuls)法。

多因素方差分析用来研究两个及两个以上因素是否对观测变量产生显著影响。多因素方差分析原理也是利用方差比较的方法,通过假设检验的过程来判断多个因素是否对观测变量产生显著性影响。在多因素方差分析中,由于影响观测变量的有多个因素,某些因素除了自身对观测变量产生影响之外,各因素之间也有可能会共同对观测变量产生影响。在多因素方差分析中,把各因素单独对观测变量产生的影响称为主效应;把因素之间共同对观测变量产生的影响,即除了主效应之外附加影响,称为交互效应。多因素方差分析不仅要考虑每个因素的主效应,还要考虑因素之间的交互效应。通常多因素方差分析假定因素与观测变量之间的关系是线性关系,方差分析的模型用线性模型表述:观测变量=因素1主效应+因素2主效应+…+因素 n 主效应+因素交互效应1+因素交互效应2+…+因素交互效应 m+随机误差。通常多因素方差分析选用一般线性模型(general linear model)进行参数估计。

多因素方差分析的基本步骤:①提出原假设:首先是明确观测变量和若干个影响因素,并在此基础上提出原假设。多因素方差分析的原假设是:各因素的不同水平下观测变量各总体的均值无显著性差异,各因素的主效应和交互效应同时为 0。②观测变量方差的分解:观测变量取值的变动会受到三个方面的影响:包括各因素独立作用的影响,各因素之间交互作用的影响,随机因素的影响。多因素方差分析将观测变量的总变差分解为(以两个影响因素为例):$SS_T = SS_A + SS_B + SS_{AB} + SS_E$。其中,$SS_T$ 为观测变量的总变差;SS_A 和 SS_B 分别为因素 A、B 独立作用引起的变差;SS_{AB} 为因素 A、B 两两交互作用引起的变差;SS_E 为随机因素引起的变差。通常称 $SS_A + SS_B + SS_{AB}$ 为主效应,SS_{AB} 为 N 向交互效应,SS_E 为剩余效应。③比较观测变量总离差平方和各部分所占的比例,计算检验统计量的观测值和相伴概率 P 值。通过比较观测变量总离差平方和各部分所占的比例,推断各因素以及各因素的交互作用是否给观测变量带来了显著影响。④给定显著性水

85

平 α,并做出决策。给出显著性水平 α,与检验统计量的相伴概率 P 值做比较。

3. 卡方检验　卡方检验(χ^2 检验)是比较两个及两个以上样本率(构成比)以及两个分类变量的关联性分析。其思想是比较理论频数和实际频数的吻合程度或拟合优度问题。在分类资料统计推断中的应用,包括:①两个率或两个构成比比较的卡方检验;②多个率或多个构成比比较的卡方检验以及分类资料的相关分析等。

卡方检验的步骤:①假设 H_0(观察频数与期望频数没有差别);②基于数据计算出卡方检验的统计量 χ^2 值(表示观察值与理论值之间的偏离程度);③根据 χ^2 分布及自由度可以确定在 H_0 成立的情况下,获得统计量 χ^2 及更极端情况的概率 P;④给定显著性水平 α,并做出决策,如果 P 值小于显著性水平 α,说明观察值与理论值偏离程度太大,应当拒绝无效假设,表示比较资料之间有显著差异。

统计量 χ^2 表示观察值与理论值之间的偏离程度,计算公式为

$$\chi^2 = \sum \frac{(A-E)^2}{E} = \sum_{i=1}^{k} \frac{(A_i - E_i)^2}{E_i}$$

式中:A 代表某个类别的观察频数,$k = r \times c$(r 代表行数,c 代表列数),A_i 为 i 水平的观察频数;E 代表基于 H_0 计算出的期望频数,E_i 为 i 水平的期望频数。当 n 比较大时,χ^2 统计量近似服从($r-1$)$\times$($c-1$)个自由度的卡方分布。

卡方检验的应用条件:①所有的理论数 $t \geqslant 5$ 并且总样本量 $n \geqslant 40$,用 Pearson 卡方进行检验;②如果理论数 $t < 5$ 但 $t \geqslant 1$,并且 $n \geqslant 40$,用连续性校正的卡方进行检验;③如果有理论数 $t < 1$ 或 $n < 40$,则用 Fisher's 检验。

卡方检验常用于考查某无序分类变量各水平在两组或多组间的分布是否一致。卡方检验用途主要还包括以下几个方面:①检验某个连续变量的分布是否与某种理论分布相一致,如是否符合正态分布、均匀分布、Poisson 分布等;②检验某个分类变量各类的出现概率是否等于指定概率;③检验某两个分类变量是否相互独立;④检验控制某种或某几种分类因素的作用以后,另两个分类变量是否相互独立;⑤检验某两种方法的结果是否一致。

(二) 非参数检验

非参数检验又称任意分布检验,其方法简便,易于理解,应用范围广,可用于等级资料、总体分布为偏态分布、个别数据偏大或数据的某一端无确定值的资料,以及各组离散程度悬殊的资料等。非参数检验不足之处在于,符合参数检验的资料若用非参数检验,因没有充分利用资料提供的信息,检验效率低于参数检验,一般增大犯第二类错误的概率,若要降低此概率,需更多的样本例数。故适合参数检验条件的资料,应首选参数检验(表 4-1)。

表 4-1　参数检验与非参数检验的区别及优缺点

	参 数 检 验	非 参 数 检 验
区别	已知总体分布为假定条件,对总体参数进行区间估计或假设检验	不依赖总体分布的具体形式,比较分布的位置,根据分布形状而不是总体参数做出推论
优点	符合条件时,检验效能高	应用范围广、简便、易掌握
缺点	对资料要求严格,要求资料分布类型已知,资料总体满足正态性和方差齐性	若对符合参数检验条件的资料用非参数检验,则降低检验效能

非参数检验的方法很多,其中秩和检验较为常用。秩和检验是用数据的秩次代替原始数据进行假设检验。秩次是按照数值大小排序设定的编码,秩和指同组秩次之和。秩和检验基本思想是:

先将原始资料在不分组别的情况下从小到大编秩,然后按分组将秩次相加。若比较组之间的秩和接近,则认为各组间没有差别;反之,如果各组间的秩和悬殊,则认为各组间存在差别。

秩和检验的关键在于编秩次,方法是:把所有的观察值按从小到大排列并依次编秩次,遇到相同观察值取平均秩次。秩次编得正确与否,可用公式 $t=1+2+3+\cdots+n=n(n+1)/2$($t$ 为总秩和,n 为参加编秩次的所有观察值的个数)验证。秩和检验是一种常用的效率较高的非参数检验方法,可用于配对设计、完全随机设计和随机区组设计等样本间的比较。

五、关系性分析

关系性分析主要是分析两个或多个变量之间的关联性,通常有相关分析、线性回归分析、多因素回归分析、Logistics 回归分析、生存分析。

(一) 相关分析

相关分析是研究两个或两个以上处于同等地位的随机变量间的相关关系的统计分析方法。相关分析是描述客观事物相互间关系的密切程度并用适当的统计指标表示出来的过程。

相关分析与回归分析区别:回归分析中侧重于一个随机变量 Y 对另一个随机变量 X 的依赖关系的函数形式。相关分析中,所讨论的变量的地位一样,分析侧重于随机变量之间的种种相关特征。确定相关变量之间的关系,首先该收集一些数据,这些数据应该是成对的;然后在直角坐标系上描述这些点,这组数据的点集称为散点图,根据散点图,当自变量取某一值时,因变量对应为一概率分布,如果对于所有的自变量取值的因变量的概率分布都相同,则说明因变量和自变量是没有相关关系的。反之,自变量的取值不同,因变量的分布也不同,则说明两者是存在相关关系的。

相关系数是研究变量之间线性相关程度的量(通常用字母 r 表示),是用以反映变量之间相关关系密切程度的统计指标。简单相关系数,又称相关系数或线性相关系数,用来度量两个变量间的线性关系。定义公式

$$r(X,Y)=\frac{\mathrm{Cov}(X,Y)}{\sqrt{\mathrm{Var}[X]\mathrm{Var}[Y]}}$$

式中:$\mathrm{Cov}(X,Y)$ 为 X 与 Y 的协方差;$\mathrm{Var}[X]$ 为 X 的方差;$\mathrm{Var}[Y]$ 为 Y 的方差。

两个变量(X 和 Y 变量)之间的相关程度通过相关系数 r 来表示。相关系数 r 的值在 -1 和 1 之间。正相关时,r 值在 0 和 1 之间,散点图是斜向上的,这时一个变量增加,另一个变量也增加;负相关时,r 值在 -1 和 0 之间,散点图是斜向下的,此时一个变量增加,另一个变量将减小。r 的绝对值越接近 1,两变量的关联程度越强;r 的绝对值越接近 0,两变量的关联程度越弱。通常情况下通过以下取值范围判断变量的相关强度:相关系数 $0.8\sim1.0$ 极强相关,$0.6\sim0.8$ 强相关,$0.4\sim0.6$ 中等程度相关,$0.2\sim0.4$ 弱相关,$0.0\sim0.2$ 极弱相关或无相关。

Pearson、Kendall 和 Spearman 三种相关分析方法应用比较广泛。两个连续变量间呈线性相关时,使用 Pearson 积差相关系数,不满足积差相关分析的适用条件时,使用 Spearman 秩相关系数来描述。Spearman 相关系数又称秩相关系数,是利用两变量的秩次大小做线性相关分析,对原始变量的分布不做要求,属于非参数统计方法,适用范围要广些。Kendall 等级相关系数:用于反映分类变量相关性的指标,适用于两个分类变量均为有序分类的情况。对相关的有序变量进行非参数相关检验;取值范围在 $-1\sim1$,此检验适合于正方形表格。计算相关系数:当资料不服从双变量正态分布或总体分布未知,或原始数据用等级表示时,宜用 Spearman 或 Kendall 相关。

(二) 线性回归分析

回归分析(regression analysis)指的是确定两种或两种以上变量间相互依赖的定量关系的一种

统计分析方法。回归分析按照涉及变量的多少,分为一元回归分析和多元回归分析;按照因变量的多少,可分为简单回归分析和多重回归分析;按照自变量和因变量之间的关系类型,可分为线性回归分析和非线性回归分析。

线性回归(linear regression)是利用数理统计中回归分析,来确定两种或两种以上变量间相互依赖的定量关系的一种统计分析方法,运用十分广泛。其表达形式为 $y=w'x+e$,e 为误差服从均值为 0 的正态分布。回归分析中,只包括一个自变量和一个因变量,且两者的关系可用一条直线近似表示,这种回归分析称为单因素线性回归分析(univariate regression analysis)。如果回归分析中包括两个或两个以上的自变量,且因变量和自变量之间是线性关系,则称为多因素线性回归分析(multiple variables regression analysis)。

线性回归是利用称为线性回归方程的最小二乘函数对一个或多个自变量和因变量之间关系进行建模的一种回归分析。这种函数是一个或多个称为回归系数的模型参数的线性组合。

1. 数学模型　假设变量 x 与 y 满足一元线性方程:$y=a+bx+\varepsilon$,$\varepsilon \sim n(0, \sigma^2)$,$\sigma^2=SS_E/(n-2)=S_1(1-r)/(n-2)$,$SS_E$ 是不能被回归直线解释的变异,$S_1=\sum(y-\bar{y})^2$ 代表 y 的平方和,r 是相关系数,代表变异被回归直线解释的比例,b 为直线斜率,a 为截距。回归分析的主要任务就是通过 n 组样本观测值 (x_i, y_i),$i=1, 2, \cdots, n$ 对 a 和 b 进行估计,称 $y'=a'+b'x$ 是 y 关于 x 的一元线性经验回归方程。

2. 参数估计　由样本数据得到回归参数 a 和 b 的理想估计值,使每一个样本观测值 (x_i, y_i) 与其回归值 $E[y_i]$ 的离差平方和达到极小时的回归系数值。得到 a 和 b 的最小二乘估计:$a'=\bar{y}-b'x$,$b'=\sum(x_i-\bar{x})(y_i-\bar{y})/(x_i-\bar{x})$ 为最小二乘法计算回归系数表达式。

3. 模型检验和参数检验　模型的显著性检验通常由 F 检验进行检验。

4. 回归分析研究的主要问题　①确定 Y 与 X 间的定量关系表达式,这种表达式称为回归方程;②对求得的回归方程的可信度进行检验;③判断自变量 X 对因变量 Y 有无影响;④利用所求得的回归方程进行预测和控制。

(三) 多因素回归分析

多因素回归分析(multiple variable regression analysis)是指在相关变量中将一个变量视为因变量,其他一个或多个变量视为自变量,建立多个变量之间线性或非线性数学模型数量关系式并利用样本数据进行分析的统计分析方法。另外也有讨论多个自变量与多个因变量的线性依赖关系的多元回归分析,称为多元多重回归分析模型。

1. 数学模型　设因变量为 Y,影响因变量的 k 个自变量分别为 X_1,X_2,$\cdots$,X_k,假设每一个自变量对因变量 Y 的影响都是线性的。也就是说,在其他自变量不变的情况下,Y 的均值随着自变量 X 的变化均匀变化,这时把 $Y=\beta_0+\beta_1 X_1+\beta_2 X_2+\cdots+\beta_k X_k+\varepsilon$ 称为总体回归模型,把 β_0,β_1,β_2,$\cdots$,β_k 称为回归参数。

2. 参数估计　对于多元回归方程,在模型和数据满足前文所述的基本假定的前提下,参数估计可以通过最小二乘估计来得到,同样假设 $Q=\sum(Y_i-\hat{Y}_i)^2$。即

$$Q=\sum(Y_i-\hat{Y}_i)=\sum(Y_i-\hat{\beta}_0-\hat{\beta}_1 X_1-\hat{\beta}_2 X_2-\cdots-\hat{\beta}_k X_k)^2$$

使得 Q 最小。$\hat{Y}$ 为因变量 Y 的估计值,$\hat{\beta}$ 为 β 的估计值。

根据高等数学知识,Q 分别对 $\hat{\beta}_0$,$\hat{\beta}_1$,$\hat{\beta}_2$,$\cdots$,$\hat{\beta}_k$ 求偏导数,令其等于 0,得到

$$\begin{cases} \dfrac{\partial Q}{\partial \hat{\beta}_0} = \sum (Y_i - \hat{\beta}_0 - \hat{\beta}_1 X_1 - \hat{\beta}_2 X_2 - \cdots - \hat{\beta}_k X_k)(-1) = 0 \\[2mm] \dfrac{\partial Q}{\partial \hat{\beta}_1} = \sum (Y_i - \hat{\beta}_0 - \hat{\beta}_1 X_1 - \hat{\beta}_2 X_2 - \cdots - \hat{\beta}_k X_k)(-X_1) = 0 \\[2mm] \qquad\qquad\qquad\qquad\qquad\vdots \\[2mm] \dfrac{\partial Q}{\partial \hat{\beta}_k} = \sum (Y_i - \hat{\beta}_0 - \hat{\beta}_1 X_1 - \hat{\beta}_2 X_2 - \cdots - \hat{\beta}_k X_k)(-X_k) = 0 \end{cases}$$

求解上式中的方程组,即可得到参数的估计值 $\hat{\beta}_0$, $\hat{\beta}_1$, $\hat{\beta}_2$, $\cdots$, $\hat{\beta}_k$。

3. 模型检验和参数检验

(1) 拟合程度的测定:与一元线性回归中可决系数 R^2 相对应,多元线性回归中也有多重可决系数 R^2,它是在因变量的总变化中,由回归方程解释的变动(回归平方和)所占的比重,R^2 越大,回归方各对样本数据点拟合的程度越强,所有自变量与因变量的关系越密切。计算公式为

$$R^2 = \frac{\sum (\hat{y} - \bar{y})^2}{\sum (y - \bar{y})^2} = 1 - \frac{\sum (y - \hat{y})^2}{\sum (y - \bar{y})^2},$$

其中　　　　$\sum (y - \hat{y})^2 = \sum y^2 - (b_0 \sum y + b_1 \sum x_1 y + b_2 \sum x_2 y + \cdots + b_k \sum x_k y)$

$$\sum (y - \bar{y})^2 = \sum y^2 - \frac{1}{n} (\sum y)^2$$

(2) 估计标准误差:即因变量 y 的实际值与回归方程求出的估计值之间的标准误差,估计标准误差越小,回归方程拟合程度越深。

$$S_y = \sqrt{\frac{\sum (y - \hat{y})^2}{n - k - 1}}, \quad v_k = \frac{S_y}{y}$$

式中:k 为多元线性回归方程中自变量的个数。

(3) 回归方程的显著性检验:即检验整个回归方程的显著性,或者说评价所有自变量与因变量的线性关系是否密切。能常采用 F 检验,F 统计量的计算公式为

$$F = \frac{\sum (\hat{y} - \bar{y})^2 / k}{\sum (y - \hat{y})^2 / (n - k - 1)} = \frac{R^2 / k}{(1 - R^2) / (n - k - 1)}$$

根据给定的显著水平 α,自由度 $(k, n - k - 1)$ 查 F 分布表,得到相应的临界值 F_α,若 $F > F_\alpha$,则回归方程具有显著意义,回归效果显著;$F < F_\alpha$,则回归方程无显著意义,回归效果不显著。

(4) 回归系数的显著性检验:在一元线性回归中,回归系数显著性检验(t 检验)与回归方程的显著性检验(F 检验)是等价的,但在多元线性回归中,这个等价不成立。t 检验是分别检验回归模型中各个回归系数是否具有显著性,以便使模型中只保留那些对因变量有显著影响的因素。检验时先计算统计量 t_i;然后根据给定的显著水平 α,自由度 $n - k - 1$ 查 t 分布表,得临界值 t_α 或 $t_{\alpha/2}$,则回归系数 b_i 与 0 有显著差异,反之,则与 0 无显著差异。统计量 t 的计算公式为

$$t_i = \frac{b_i}{s_y \sqrt{C_{ij}}} = \frac{b_i}{s_{bi}}$$

式中：C_{ij} 是多元线性回归方程中求解回归系数矩阵的逆矩阵 $(x'x)$ 的主对角线上的第 j 个元素。

（5）多重共线性判别：若某个回归系数的 t 检验通不过，可能是这个系数相对应的自变量对因变量的影响不显著所致，此时，应从回归模型中剔除这个自变量，重新建立更为简单的回归模型或更换自变量。也可能是自变量之间有共线性所致，此时应设法降低共线性的影响。多重共线性是指在多元线性回归方程中，自变量之间有较强的线性关系，这种关系若超过了因变量与自变量的线性关系，则回归模型的稳定性受到破坏，回归系数估计不准确。需要指出的是，在多元回归模型中，多重共线性是难以避免的，只要多重共线性不太严重就可以。判别多元线性回归方程是否存在严重的多重共线性，可分别计算每两个自变量之间的可决系数 r，若 $r^2 > R^2$（通常设为 0.8）或接近于 R^2，则应设法降低多重共线性的影响。降低多重共线性的办法主要是转换自变量的取值，如变绝对数为相对数或平均数，或者更换其他的自变量。

4. 适用条件及应用　建立多元线性回归模型时，为了保证回归模型具有优良的解释能力和预测效果，应首先注意自变量的选择，其准则是：自变量对因变量必须有显著的影响，并呈密切的线性相关；自变量之间应具有一定的互斥性；自变量应具有完整的统计数据，其预测值容易确定；要求应变量的观测值相互独立，对于传染性疾病等数据应谨慎处理。

多元线性回归是研究一个因变量与多个自变量之间线性依存关系的统计方法，可以对自变量的作用进行评价，也可以用作预测和判断。具体包括：确定几个特定的变量之间是否存在相关关系；根据一个或几个变量的值，预测或控制另一个变量的取值；进行因素分析。

（四）Logistics 回归分析

Logistic 回归是一种广义线性回归（generalized linear regression model），与多因素线性回归分析有类似之处。模型形式基本上相同，都具有方程主体 $w'x+a$，其中 w 和 a 是待求参数，其区别在于它们的因变量不同，多因素线性回归直接将 $w'x+a$ 作为因变量，即 $y=w'x+a$，而 Logistic 回归则通过连接函数 L 将 $w'x+a$ 对应一个隐状态 p，$p=L(w'x+a)$，然后根据 p 与 $1-p$ 的大小决定因变量的值。如果 L 是 Logistic 函数，就是 Logistic 回归，如果 L 是多项式函数就是多项式回归。Logistic 回归的因变量可以是二分类的，也可以是多分类的；但是二分类的更为常用，也更加容易解释，多分类可以使用 softmax 方法进行处理。

1. Logistic 回归的数学模型　假设有一个二值应变量 Y，取值为 1，出现阳性结果（发病、有效、死亡、复发等）；取值为 0，出现阴性结果（未发病、无效、生存、未复发等）。另有 m 个影响 Y 取值的自变量 X_1，X_2，$X_3 \cdots$，X_m，观察到 n 例样本数据。记在这 m 个自变量作用下阳性结果发生的概率为 $P=P(Y=1 \mid X_1, X_2, X_3, \cdots, X_m)$，则 Logistic 回归模型可表示

$$P = 1/\{1 + \exp[-(\beta_0 + \beta_1 X_1 + \beta_2 X_2 + \cdots + \beta_m X_m)]\}$$

式中：β_0 称为常数项或截距；β_1，β_2，β_3，$\cdots$，β_m 称为模型的回归系数。若用 Z 表示 m 个自变量的线性组合 $Z=\beta_0+\beta_1 X_1+\beta_2 X_2+\cdots+\beta_m X_m$，则 Z 与 P 之间关系的 Logistic 曲线特点为：当 Z 趋于 $+\infty$ 时，P 值渐近于 1；当 Z 趋于 $-\infty$ 时，P 值渐近于 0；P 值的变化在 $0 \sim 1$ 范围之内，并且随 Z 值的增加或减少呈 S 形变化。

2. 参数估计　在 Logistic 回归模型中，回归系数的估计通常用最大似然法（maximum likelihood estimate），其基本思想是先建立一个样本的似然函数，求似然函数达到最大值时参数的取值，即为参数的极大似然估计值。样本似然函数可表示为

$$L = \prod_{i=1}^{n} P_i^{Y_i} (1 - P_i)^{1-Y_i}$$

式中：P_i 表示第 i 例观察对象在自变量作用下阳性结果发生的概率,若实际出现的是阳性结果,取 Y $=1$,否则取 $Y=0$。为了求出当 L 值最大时的参数取值,通常取 L 的对数形式以简化计算,即

$$\ln L = \sum_{i=1}^{n}\left[Y_i \ln P_i + (1-Y_i)\ln(1-P_i)\right]$$

然后用迭代方法使对数似然函数达到极大值,此时参数的取值 b_0, b_1, b_2, $\cdots b_m$ 即为 β_0, β_1, β_2, $\cdots \beta_m$ 的最大似然估计值。由上述公式可得,某因素两个不同水平比数比的估计值为

$$\hat{OR}_j = \exp[b_j(c_1-c_0)]$$

OR 的可信区间可以利用 b 的抽样分布来估计,在样本含量较大的情况下,它近似服从正态分布。若 c_1 和 c_0 分别表示暴露和非暴露,则比数比 OR 的 $1-\alpha$ 可信区间可按下式计算

$$\exp(b_j - z_{\alpha/2}S_{b_j}) < OR_j < \exp(b_j + z_{\alpha/2}S_{b_j})$$

式中：$z_{\alpha/2}$ 为标准正态分布的双侧上分位点；S_{b_j} 为回归系数的标准误。

3. 模型和参数检验　得到回归系数的估计值后,还需要对其进行假设检验。对回归系数的假设检验,可用来证明自变量对应变量 Y 的影响是否具有统计学意义。具体分为对模型整体的检验和对单个偏向归系数的检验,对应的检验假设分别为

$$H_0: \beta_1, \beta_2, \beta_3, \cdots, \beta_m = 0；H_1: \beta_1, \beta_2, \beta_3, \cdots, \beta_m \text{ 不全为 0}$$
$$(\text{或者 } H_0: \beta_j = 0；H_1: \beta_j \neq 0)$$

常用的检验方法有似然比检验、Wald 检验。

(1) 似然比检验：似然比检验的基本思想是比较两种不同假设条件下的对数似然函数值,看其差别大小。具体做法是先拟合一个不包含准备检验因素在内的 Logistic 模型,求出它的对数似然函数值 $\ln L_0$,然后把需要检验的因素加入模型中再进行拟合,得到一个新的对数似然函数值 $\ln L_1$,假设前后两个模型分别包含 1 个自变量和 p 个自变量,似然比统计量 G 的计算公式为

$$G = 2(\ln L_1 - \ln L_0)$$

当样本含量较大时,在零假设下得到的 G 统计量近似服从自由度为 $d(d = p-l)$ 的 χ^2 分布。若 $G \geqslant \chi^2_{a,d}$ 时,表示新加入的 d 个自变量对回归有显著的贡献。如果只对一个回归系数检验,则 $d=1$。

(2) Wald 检验：Wald 检验只需要将各参数的估计值 b_j 与 0 比较,而用它的标准误作为参照,为检验 $\beta_j = 0$ 是否成立,计算统计量 $x^2 = (b_j/S_{b_j})$。对于大样本资料,在零假设下 z 近似服从标准正态分布,而 x 则近似服从自由度 $v=1$ 的 χ^2 分布。

似然比检验可以对自变量增减时所得到的不同回归模型进行比较,既适合单个自变量的假设检验,又适合多个自变量的同时检验。Wald 检验比较适合单个自变量的检验,但结果略为保守。实际工作中应注意所使用的统计软件采用的是何种检验方法,不同的方法所得的结果可能不同。在大样本情况下,使用两种方法得到的检验结果是一致的。

4. 适用条件　Logistic 回归模型的适用条件：①因变量为二分类的分类变量或某事件的发生率,并且是数值型变量(重复计数现象指标不适用于 Logistic 回归)；②残差和因变量都要服从二项分布,最大似然法进行方程估计和检验问题；③自变量和 Logistic 概率是线性关系；④各观测对象间相互独立。

5. 应用　Logistic 回归分析的应用：①寻找危险因素,可以寻找某一疾病的危险因素等；②预测,如果已经建立了 Logistic 回归模型,则可以根据模型,预测在不同的自变量情况下,发生某病或

某种情况的概率有多大；③判别，根据 Logistic 模型，判断某人属于某病或某种情况的概率有多大。

（五）生存分析

生存分析是用来研究生存时间的分布规律以及生存时间和相关因素之间关系的一种统计分析方法。主要方法包括：①统计描述：包括求生存时间的分位数、中数生存期、平均数、生存函数的估计、判断生存时间的图示法，不对所分析的数据做出任何统计推断结论。②非参数检验：检验分组变量各水平所对应的生存曲线是否一致，对生存时间的分布没有要求，并且检验危险因素对生存时间的影响。③半参数模型回归分析：在特定的假设之下，建立生存时间随多个危险因素变化的回归方程，这种方法的代表是 Cox 比例风险回归分析法。④参数模型回归分析：已知生存时间服从特定的参数模型时，拟合相应的参数模型，更准确地分析确定变量之间的变化规律。

1. Log-rank 分析　Log-rank 检验，其基本思想是，当检验假设 H_0（即比较组间生存率相同）成立时，根据在各个时刻尚存活的患者数和实际死亡数计算理论死亡数，然后将各组实际死亡数与理论死亡数进行比较，其检验统计量为

$$\chi^2 = \frac{(\sum d_{ki} - \sum T_{ki})^2}{\sum V_{ki}}, \ k = 1, 2, \cdots, g$$

式中：d_{ki} 和 T_{ki} 为各组在时间 t_i 上的实际死亡数和理论死亡数；g 为组数；$T_{ki} = n_{ki} d_i / n_i$；第 k 组的方差估计值为

$$V_{ki} = \frac{n_{ki}}{n_i} \left(1 - \frac{n_{ki}}{n_i}\right) \left(\frac{n_i - d_i}{n_i - 1}\right) d_i$$

检验统计量 χ^2 近似服从自由度 $v = g - 1$ 的 χ^2 分布。当各组生存率相同时（H_0 为真），实际死亡数和理论死亡数较接近，则 χ^2 值较小，可按相应自由度查 χ^2 界值表得到 P 值，做出推断结论。

2. Cox 回归　在多变量分析情况下，由于生存分析中的因变量需要同时考虑生存结局和生存时间，而生存时间不服从正态分布，同时可能含有截尾数据，因此多元线性回归和 Logistic 回归都不适合对生存数据进行多因素分析。对此可以使用 Cox 比例风险回归模型，简称 Cox 模型。

3. 数学模型

（1）模型的基本形式：Cox 回归模型可以表示为

$$h(t, X) = h_0(t) \exp(\beta_1 X_1 + \beta_2 X_2 + \cdots + \beta_m X_m)$$

式中：$h(t, X)$ 为观察对象生存到 t 时刻的风险函数；$X = (X_1, X_2, \cdots, X_m)$ 是可能与生存时间有关的 m 个自变量；$h_0(t)$ 为 $X_1 = X_2 = \cdots = X_m = 0$ 时在 t 时刻的风险函数，称为基础风险函数 $\beta = (\beta_1, \beta_2, \cdots, \beta_m)$ 为 Cox 模型的回归系数，是一组待估计的参数。

（2）模型参数解释及相对危险度计算：Cox 模型经过简单变换，可以写成

$$\ln\left(\frac{h(t, X)}{h_0(t)}\right) = \beta_1 X_1 + \beta_2 X_2 + \cdots + \beta_m X_m$$

Cox 回归系数表示当因素 X_j 改变一个单位时 $\ln[h(t, x)/h_0(t)]$ 的改变量，它与衡量危险因素作用大小的风险比（hazard ratio，HR）有一个对应的关系。

设自变量 X 的两个不同取值为 $X_j = c_1$ 和 $X_j = c_0$，假定其他因素的水平相同，两个不同暴露水平 $X_j = c_1$ 和 $X_j = c_0$ 下的风险比 HR_j 的自然对数为

$$\ln \mathrm{HR}_j = \ln\left[\frac{h(t, X)}{h(t, X^*)}\right] = \ln\left[\frac{h(t, X)/h_0(t)}{h(t, X^*)/h_0(t)}\right]$$

$$= \left(\beta_j c_1 + \sum_{t \neq j}^{m} \beta_i X_t\right) - \left(\beta_j c_0 + \sum_{t \neq j}^{m} \beta_i X_t\right)$$

$$= \beta_j(c_1 - c_0)$$

X^* 表示另外一组自变量取值。取反对数后可得

$$\mathrm{HR}_j = \exp[\beta_j(c_1 - c_0)]$$

特殊地，如果 X 赋值为 1 或 0，分别表示暴露和非暴露两个水平，则其风险比为

$$\mathrm{HR}_j = \exp(\beta_j)$$

当 $\beta_j = 0$ 时，$\mathrm{HR}_j = 1$，说明 X_j 对生存时间不起作用；当 $\beta_j > 0$ 时，$HR_j > 1$，说明 X_j 是一个危险因素；当 $\beta_j < 0$ 时，$\mathrm{HR}_j < 1$，说明 X_j 是一个保护因素。在具体研究中可结合 X 所代表的因素对其做出适当的解释。

4. 参数估计 由于上式对 $h(t)$ 未做任何假定，所以不能用普通的最大似然法来估计回归系数 β，对此可以构造偏似然函数，并引用最大似然法进行估计。参数检验的零假设为 $\mathrm{H}_0: \beta_j = 0$ 与 Logistic 回归相似，Cox 回归常用的检验方法有似然比检验、Wald 检验和 Score 计分检验。三种检验方法均为卡方检验，自由度为模型中待检验的参数个数。

5. 适用条件及应用 进行 Cox 回归分析时，要求资料满足比例风险恒定假设。若资料不满足此假设，说明某些危险因素的作用强度随时间而变化，使得相对风险函数也随时间而改变。生存分析的应用包括：描述生存过程，比较生存过程，分析危险因素，建立数学模型。

六、诊断试验

诊断试验是指应用临床各种试验、医疗仪器等检查手段对就诊的患者进行检查，从就诊者实验室检查结果来诊断和鉴别诊断疾病的试验。诊断性研究是研究对疾病进行诊断的试验方法，包括对各种实验室检查、各种影像学检查以及放射性核素、内镜等诊断方法的研究。诊断性研究可以涉及临床医学各领域及环节。在临床工作中，疾病准确且快速的诊断甚为重要。

为了提高临床诊断水平和效率，不仅需要发现高水平的诊断试验应用于临床，同时也需要对现有的诊断试验进行科学的评估和判定，以指导临床医师正确认识和应用。为增加诊断试验研究的科学性，提高诊断试验研究结论的可信度，前人从研究实践中总结了具有指导性意义的评阅标准，为后来者检验自身及他人诊断试验研究提供借鉴，以提高诊断试验研究的效率和准确性。

评阅标准有 8 个部分：①诊断试验与金标准盲法比较和评价；②纳入研究病例的分析与评价；③病例来源和研究工作的安排是否叙述；④诊断试验的重复性及其临床意义是否明确；⑤诊断试验所确定的正常值是否合理、可靠；⑥系列试验的应用是否正确；⑦诊断试验方法叙述及其重复性分析；⑧诊断试验的实用性如何。

（一）诊断试验的评价指标

由表 4-2 表示诊断方法的检测结果和实际患病情况，其中 a 表示实际患病并且诊断检测结果为阳性的受试人数，b 表示实际患病但是诊断检测结果为阴性的受试人数，c 表示实际没有患病但是诊断检测结果为阳性的受试人数，d 表示实际没有患病并且诊断检测结果为阴性的受试人数。

表 4 - 2　诊断试验结果的数据格式

金标准诊断结果	诊断方法检测结果		合计
	阳性(T_+)	阴性(T_-)	
病例组(D_+)	真阳性(a)	假阴性(b)	$a+b(n_1)$
对照组(D_-)	假阳性(c)	真阴性(d)	$c+d(n_2)$
合计	$a+c$	$b+d$	$a+b+c+d(n)$

　　灵敏度(sensitivity)是评价诊断试验最基本和最重要的指标之一。在诊断试验中,灵敏度是指实际患病的诊断试验结果为阳性的比例,即实际患病且被诊断为患病的概率(记为 Sen)。灵敏度的估计值为

$$Sen = a/(a+b)$$

　　在临床实践中,如果疾病的发现较为重要,尤其是漏诊真实病例的潜在代价高于将非病例误诊为有病(即假阳性)时,具有较高的灵敏度非常重要。临床上以排除可能疾病为目的时,具有高灵敏度试验较为实用,此时的阴性诊断试验结果提示患者患有该疾病的可能性不大。

　　特异度(specificity)也是评价诊断试验最基本和最重要的指标之一。在诊断试验中,特异度是指实际没有患病的诊断试验结果为阴性的比例,即实际没有患病而被诊断没有患病的概率(记为 Spe)。特异度的估计值为

$$Spe = d/(c+d)$$

　　特异度的值越大,诊断假阳性的概率越小,即误诊的可能性越小,具有高特异度的筛查试验方法临床上较为有用,给出的阳性结果意味着实践患病的概率相对较高。如在对患病率很低的肿瘤进行人群筛查时,高特异度可以避免产生大量假阳性结果,免去为了确定其实际无病状态而进行的临床检查。

　　灵敏度和特异度是反映诊断试验准确性的两个最基本的统计指标,同时提高两个指标值是诊断试验期望的目标。但是实际中两者同时提高比较困难。不同的临床实践往往选择不同的诊断标准,对于疾病筛检通常希望灵敏度要高一些,而临床诊断上则希望特异度要更高一些。

(二) 患病率

　　患病率是指诊断试验的全部例数中,真正有病例数所占的比例。灵敏度和特异度提示有病患者和无病对象出现诊断试验阳性和阴性结果的机会分别有多大。但临床医师需要了解的是,诊断试验结果阳性或阴性时,患病和不患病的机会有多大,即诊断试验结果对疾病判断的可靠性。诊断试验的阳性结果并不意味着肯定"有病",阳性结果提示患病的机会取决于诊断试验的灵敏度、特异度以及检测人群中该病的患病率。但患病率对预测值的影响比灵敏度和特异度的影响更为重要。受试对象的患病率越低,阴性结果提示无病的把握越大,而阳性结果提示有病的把握越小。当诊断试验用于患病率很低的人群时,即使灵敏度很高,阳性预测值也不会很高,即在阳性结果中可能存在较多的假阳性。同样,当用于患病率很高的人群时,即使特异度很高的诊断试验,阴性结果中仍然会有不少假阴性结果的出现。

(三) 阳性预测值与阴性预测值

　　预测值是评估诊断试验价值的指标,表示诊断试验的临床意义,是指在已知某诊断试验结果为阳性或阴性前提下,正确评判有无疾病的概率,分为阳性预测值(PV_+)和阴性预测值(PV_-)。阳性预测值是指诊断试验阳性结果中真正有疾病的概率,其值为

$$PV_+ = P(D_+ \mid T_+) = \pi Sen / [\pi Sen + (1-Sen)(1-Spe)]$$

阴性预测值是指诊断试验阴性结果中真正无病的概率,其值为

$$PV_- = P(D_- \mid T_-) = (1-\pi)Spe / [(1-\pi)Spe + \pi(1-Sen)]$$

式中:π 为检测人群的患病率,称为先验概率。

(四) 受试者工作曲线

受试者工作曲线(receiver operator characteristic curve,ROC 曲线)在诊断试验中,通过多次连续分组测定的数据进行制图。制图时以该试验灵敏度(真阳性率)为纵坐标,以 1－特异度(假阳性率)为横坐标,依据连续分组测定所得数据,分别计算出的灵敏度和特异度坐标于图中,连成曲线,即为 ROC 曲线(图 4-7)。曲线上的任意一点代表某项诊断试验的特定阳性标准值所相对应的灵敏度和特异度。

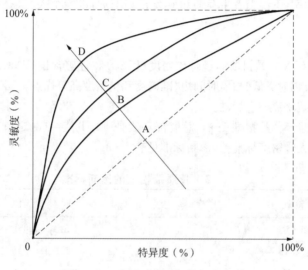

图 4-7　受试者工作曲线示意图

A、B、C、D 四条曲线分别代表四个诊断试验:由 A 到 D,诊断试验的临床价值逐渐递增。好的诊断试验其曲线远离中间的对角线,并十分接近左上角(如图中所示 D 曲线)。差的试验则非常接近中间的对角线(如图中所示 A 曲线)。通常可以通过计算曲线下的面积来评价试验的准确性,面积越大,表示试验越好。同时,一般选择以曲线距左上角最近的一点为正常值的最佳临界点,这点下的面积最大。用该点区分正常与异常,其灵敏度和特异度均为最高,即误诊和漏诊病例最少。

ROC 曲线用途:①ROC 曲线能很容易地查出任意界限值时对疾病的识别能力用途。②选择最佳的诊断界限值。ROC 曲线越靠近左上角,试验的准确性就越高。③两种或两种以上不同诊断试验对疾病识别能力的比较,一般用 ROC 曲线下面积反映诊断系统的准确性。

第三节　临床数据处理及分析实例

一、原发性骨质疏松症数据分析实例

骨质疏松症(osteoporosis)是由于多种原因导致的骨密度和骨质量下降,骨微结构破坏,造成

骨脆性增加，从而容易发生骨折的全身性骨病。骨质疏松症分为原发性和继发性两大类。原发性骨质疏松症又分为绝经后骨质疏松症（Ⅰ型）、老年性骨质疏松症（Ⅱ型）和特发性骨质疏松症（包括青少年型）三种。绝经后骨质疏松症一般发生在妇女绝经后 5～10 年；老年性骨质疏松症一般指老人 70 岁后发生的骨质疏松；而特发性骨质疏松症主要发生在青少年，病因尚不明。

（一）临床表现

骨质疏松症本身包括三大类症状：①疼痛，患者可有腰背酸痛或周身酸痛，负荷增加时疼痛加重或活动受限，严重时翻身、起坐及行走有困难。②脊柱变形，骨质疏松严重者可有身高缩短和驼背。椎体压缩性骨折会导致胸廓畸形，腹部受压，影响心肺功能等。③骨折，非外伤或轻微外伤发生的骨折为脆性骨折，是低能量或非暴力骨折，如从站高或小于站高跌倒或因其他日常活动而发生的骨折。发生脆性骨折的常见部位为胸、腰椎、髋部、桡、尺骨远端和肱骨近端。

疼痛本身可降低患者的生活质量，脊柱变形、骨折可致残，使患者活动受限、生活不能自理，增加肺部感染、褥疮发生率，不仅患者生命质量和死亡率增加，也给个人、家庭和社会带来沉重的经济负担。

（二）诊断标准

双能 X 线吸收法（DXA）是目前测量骨矿密度（BMD）和骨矿含量（BMC）的最常用方法，具有自动化程度高、放射线辐射量低、扫描时间短、准确度和精密度高等优点。DXA 的测定值是目前全世界公认的诊断骨质疏松症的金标准。

临床上推荐的测量部位是腰椎 1～4、总髋部和股骨颈。T 值＝（测定值－同性别同种族正常成人骨峰值）/正常成人骨密度标准差，诊断标准见表 4-3。

表 4-3　骨质疏松症的诊断标准

诊断	T 值
正常	T 值≥－1.0SD
骨量减少	－2.5SD＜T 值＜－1.0SD
骨质疏松	T 值≤－2.5SD

世界卫生组织（WHO）建议根据 BMD 值对骨质疏松症进行分级，规定正常健康成年人的 BMD 值加减 1 个标准差（SD）为正常值，较正常值降低（1.0～2.5）SD 为骨质减少；降低 2.5SD 以上为骨质疏松症；降低 2.5SD 以上并伴有脆性骨折为严重的骨质疏松症。原发性骨质疏松症的诊断需要排除继发性骨质疏松症。

（三）预防

青少年期就加强运动、保证足够的钙质摄入，同时防止和积极治疗各种疾病，尤其是慢性消耗性疾病与营养不良、吸收不良等，防止各种性腺功能障碍性疾病和生长发育性疾病；避免长期使用影响骨代谢的药物等，可以尽量获得理想的峰值骨量，降低今后发生骨质疏松的风险。成人期补充钙剂是预防骨质疏松的基本措施，不能单独作为骨质疏松治疗药物，仅作为基本的辅助药物。成年后的预防主要包括两个方面：一是尽量延缓骨量丢失的速率和程度；二是预防骨质疏松患者发生骨折，避免骨折的危险因素可明显降低骨折发生率。

（四）关联分析

生活习惯，特别是饮食习惯，对骨质疏松症的发生和发展具有一定的影响，通常富含钙质、蛋白质、维生素 C 和维生素 D 的食物为骨质疏松症患者适用食物。本示例主要在普通男性人群中，研究鱼类饮食习惯与骨质疏松症的关联关系。

二、研究设计

本研究是基于社区普通人群的横断面研究设计。2010年1月—2013年12月，征集来自上海某社区（随机选取地点）的男性普通人群作为研究样本。该研究的纳入标准为：①男性。②年龄大于30岁。③该社区常住居民。排除标准主要是排除能引起继发性骨质疏松症因素的参与者，还有排除严重肝肾功能不全的参与者。参与者数据收集的场地为该社区卫生服务中心。

收集数据项包括参与者的一般情况、既往病史、生活习惯等信息。骨矿密度是用DXA测量。主要研究变量包括鱼类饮食习惯和骨质疏松症，其中鱼类饮食习惯是用问卷形式衡量参与者进食鱼类的频率进行量化，问卷的内容将参与者进食鱼类的频率分为经常进食、很少进食、从不进食鱼类三个等级。其他饮食习惯情况的数据也是用问卷的形式收集。骨质疏松症的诊断标准是WHO建议根据BMD值对骨质疏松症进行分级，规定正常健康成年人的BMD值降低2.5SD以上为骨质疏松症。其他既往病史的数据是根据患者在社区医院的健康档案获取。

三、数据分析流程

该研究的数据分析整个流程包括：研究设计、数据收集、数据预处理、数据分析、数据结果解读，如图4-8所示。研究设计和数据收集前面部分已经介绍。

在原数据集中随机抽取了1000例男性样本以及部分变量作为数据分析示例。数据预处理分为数据清理、数据集成、数据变换、数据归约等。具体操作包括异常数据清除、离群点的删除、缺失值的填充、连续变量的正态分布检验、连续变量离散化、离散变量的编码。完成数据预处理，得到可以用于数据分析的数据集。

数据分析过程包括描述性分析、比较性分析和关联性分析。描述性分析主要是描述数据集各变量的情况，本示例应用均值、标准差、频数分析。比较性分析主要是明确不同鱼类饮食习惯组各变量的差异情况，本示例应用方差分析和 χ^2 检验进行数据集基本变量的差异比较。本示例的关系性分析主要是进行鱼类饮食习惯与骨质疏松症关联性分析，首先应用单因素Logistic回归分析进行鱼类饮食习惯与骨质疏松症单变量关联分析，同时也分析其他变量与骨质疏松症的关联性；然后应用多因素Logistic回归分析，控制混杂因素，进行鱼类饮食习惯与骨质疏松症的独立性关联分析，$P<0.05$ 被认为考查变量与骨质疏松症具有显著关联性。

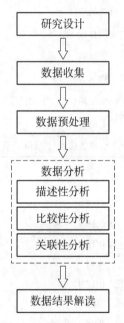

图4-8　数据分析流程

四、数据处理及分析

(一) 描述性分析

描述性分析根据不同鱼类饮食习惯的组别以及总样本量，进行各变量的统计描述。该示例的数据集的参与者的平均年龄为64.06岁，平均身高168.1 cm，平均体重指数是23.42 kg/m²。在总样本中，高血压的患病率达45.24%，糖尿病的患病率达8.83%，骨质疏松症的患病率是9.6%（表4-4）。

表4-4　骨质疏松症样本的描述性分析结果

变量	组1	组2	组3	总样本	P值
基本信息					
例数(个)	83	617	226	1 000	
年龄(岁)	64.02±10.48	64.6±9.87	62.96±9.64	64.06±9.84	0.017
身高(cm)	168.22±3.12	168.04±2.08	168.20±2.79	168.10±2.50	0.007
体重(kg)	65.16±6.49	66.06±5.56	66.82±7.17	66.21±6.16	0.004
体重指数	23.01±2.01	23.39±1.86	23.58±2.23	23.42±1.96	0.027
生活习惯					
吸烟　是(%)	42(50.60%)	221(35.88%)	103(34.33%)	366(36.64%)	0.040
体育锻炼　是(%)	45(54.22%)	393(63.70%)	104(34.67%)	650(65.00%)	0.016
牛奶　是(%)	39(46.99%)	354(57.37%)	34(11.33%)	572(57.20%)	0.101
蔬菜　是(%)	76(91.57%)	566(91.73%)	7(2.33%)	909(90.90%)	0.133
水果　是(%)	49(59.04%)	483(78.28%)	179(59.67%)	770(77.00%)	0.001
既往病史					
高血压　是(%)	34(40.96%)	281(45.92%)	132(44%)	447(45.24%)	0.350
糖尿病　是(%)	6(7.32%)	62(10.23%)	28(9.33%)	96(9.83%)	0.810
痛风　是(%)	3(3.70%)	18(2.99%)	14(4.67%)	35(3.58%)	0.577
临床结局					
T值	−1.69±0.90	−1.45±0.82	−1.34±0.85	−1.45±0.83	0.034
骨质疏松症　是(%)	15(18.07%)	61(9.89%)	20(6.67%)	96(9.6%)	0.019

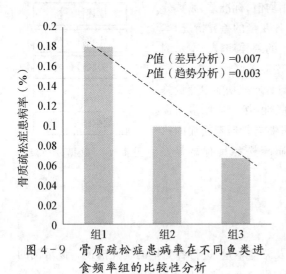

图4-9　骨质疏松症患病率在不同鱼类进食频率组的比较性分析

P值（差异分析）=0.007
P值（趋势分析）=0.003

（二）比较性分析

比较性分析主要是应用 χ^2 检验进行不同的鱼类饮食习惯组别的骨质疏松症患病率的差异。数据集的鱼类饮食习惯组别分为三个组，即经常进食、很少进食、从不进食，分别编码为3、2、1。比较性分析结果如图4-9所示，趋势性分析表明骨质疏松症的患病率随鱼类进食频率增加而减小。

（三）关系性分析

本示例中，关系性分析主要分两个步骤，首先应用单因素 Logistic 回归分析进行鱼类饮食习惯与骨质疏松症的关联性分析，同时将其他变量与骨质疏松症关联性也进行分析；然后，根据专业知识和第一步分析的结果，选取需要控制的混杂因素，应用多因素 Logistic 回归分析进行鱼类饮食习惯与骨质疏松症的独立关联性分析。在该数据集中,单因素 Logistic 回归分析结果见表 4-5,结果表明年龄、体重指数、鱼类饮食习惯与骨质疏松症相关联。

表 4-5　相关变量与骨质疏松症患病率的单因素关系性分析

变量	β 参数	标准误	P 值	比数比(OR)	OR 的 95% 置信区间
年龄	0.067	0.013	0.000	1.069	1.043~1.097
体重指数	−2.585	0.258	0.000	0.075	0.046~0.125
吸烟	−0.728	0.252	0.004	0.483	0.295~0.792
体育锻炼	−0.218	0.220	0.323	0.804	0.523~1.238
牛奶	0.051	0.218	0.813	1.053	0.687~1.613
蔬菜	0.896	0.523	0.087	2.449	0.879~6.827
水果	0.283	0.273	0.299	1.328	0.777~2.267
高血压	−0.046	0.217	0.832	0.955	0.624~1.462
糖尿病	0.085	0.353	0.809	1.089	0.545~2.175
痛风	−1.327	1.020	0.194	0.265	0.036~1.960
鱼类饮食习惯	−0.545	0.187	0.004	0.580	0.402~0.836

多因素 Logistic 回归分析中,年龄、体重指数、体育锻炼、高血压、糖尿病,以及牛奶、蔬菜、水果饮食习惯被选择为需要控制的变量,结果见表 4-6。结果表明鱼类饮食习惯与骨质疏松症的患病率是显著的、独立的相关联。

表 4-6　相关变量与骨质疏松症患病率的多因素关系性分析

变量	β 参数	标准误	P 值	比数比(OR)	OR 的 95% 置信区间
鱼类饮食习惯	−0.408	0.200	0.041	0.665	0.449~0.984

注：多因素 Logistic 回归模型校正变量包括：年龄、体重指数、体育锻炼、高血压、糖尿病,以及牛奶、蔬菜、水果饮食习惯。多因素回归分析中,$P \leq 0.05$ 被认为对于检测变量具有显著关联意义。

结论：在中国男性人群中,食用鱼类的生活习惯与骨质疏松症患病率是独立和显著相关;平时喜欢吃食鱼类的人群的骨质疏松症患病率显著低于平时不喜欢吃食鱼类的人群。

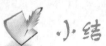

小结

数据科学是关于数据的科学或者研究数据的科学,其主要研究内容包括数据科学基础理论、数据预处理、数据计算和数据管理。由经典的数据-信息-知识-智能模型理解数据、信息、知识和智能的概念及其四者之间的关系。

大数据是规模大到在获取、存储、管理、分析方面超出了传统数据库软件工具能力范围的数据集合。大数据具有 5 个 V 特性,常见的大数据处理平台和工具包括 Hadoop 分布式技术框架和 Spark 计算框架,以及数据库 HIVE 和 HBase。基于医院信息系统的医学数据具有典型大数据特点,同时具备医疗性,包括多态性、不完整性、冗余性、时间性、隐私性。

医学数据分析是医学知识发现和获取的重要途径,是医学人工智能的基础。根据医学数据特点和医学数据分析的目的,医学数据分析可以分为描述分析、比较分析、关系分析和决策分析。临床医学研究是医学研究的主要组成部分,主要研究包括观察性研究和试验性研究。真实世界研究是指基于较大样本量的真实世界数据的一系列临床研究。

描述性分析是指运用制表和分类,图形以及计算概括性数据来描述数据特征的各项活动。比较性分析是分析两个或多个变量的某个参数之间的差异。关系性分析主要是分析两个或多个变量之间的关联性。

习　　题

1. 数据、信息、知识和智能的概念及其四者之间的关系是什么?
2. 大数据的特点是什么?
3. 请阐述医学数据处理的流程。
4. 医学研究类型有哪些?
5. 医学数据分析的内容有哪些?

第五章

医学知识图谱

知识是智力的基础，人类的智力活动主要是获得并运用知识。计算机必须具有知识，才能使自己具有智能，能够模拟人类的智力行为。知识需要用适当的模式表示出来才能存储到计算机中。所以，知识表示成为人工智能重要的研究课题。本章首先介绍概念表示的理论和内容，然后介绍知识表示的概念和目前人工智能中应用比较广泛的知识表示方法：产生式，框架，语义网络等表示方法；再者，介绍知识图谱的概念、框架和内容；接下来介绍医学知识图谱的概念和构建过程；最后以呼吸系统为实例说明医学知识图谱构建过程。

第一节　概念表示

一、概念理论

概念（concept）是人类在认识过程中，从感性认识上升到理性认识，把所感知的事物的共同本质特点抽象出来，加以概括，是自我认知意识的一种表达，形成概念式思维惯性。概念是人类所认知的思维体系中最基本的构筑单位。

经典概念通常由三部分组成：概念名及概念的内涵和外延，即其含义和适用范围。概念名由一个词语来表示，属于符号世界或认知世界。概念的内涵就是指这个概念的含义，即该概念所反映的事物对象所特有的属性，反映和揭示概念的本质属性，是人类主观世界对概念的认识，可存于人的心智，属于心智世界，通常用命题来表示。命题是指一个判断（陈述）的语义（实际表达的概念），这个概念是可以被定义并观察的现象。命题不是指判断（陈述）本身，而是指所表达的语义。概念的外延就是指这个概念所反映的事物对象的范围，即具有概念所反映的属性的事物或对象，是一个由满足概念的内涵表示的对象构成的经典集合。概念的内涵和外延具有反比关系，即概念的内涵越多，外延就越小；反之亦然。

经典概念大多隶属于科学概念，如奇数。奇数的概念名为奇数，奇数的内涵表示为如下命题：奇数指不能被 2 整除的数，数学表达形式为：$2k+1$，奇数可以分为正奇数和负奇数。奇数的外延表示为经典集合正奇数{1，3，5，7，…}，负奇数{－1，－3，－5，－7，…}。经典的概念在科学研究和日常生活中具有重要的意义。如果限定概念都是经典概念，则既可以使用其内涵进行计算（数理逻辑），也可以使用其外延进行计算（集合论）。

二、数理逻辑和集合论

数理逻辑是用数学方法研究逻辑或形式逻辑的学科，属形式上符号化、数学化的逻辑。其研究对象是对证明和计算这两个直观概念进行符号化以后的形式系统。数理逻辑包括集合论、模型论、证明论、递归论，命题逻辑和谓词逻辑是两个最基本的组成部分。

（一）命题逻辑

命题逻辑是指以逻辑运算符结合原子命题来构成代表命题的公式，以及允许某些公式建构成定理的一套形式证明规则。命题逻辑是研究关于命题如何通过一些逻辑连接词构成更复杂的命题以及逻辑推理的方法。

命题是指具有具体意义的又能判断它是真还是假的句子，即命题是一个非真即假的陈述句。判断一个句子是否是命题，首先要判断它是否为陈述句，再判断它是否有唯一的真值。如果命题的意义为真，称它的真值为真，记为 T；如果命题的意义为假，称它的真值为假，记为 F。例如，"5＞3"是真值为真的命题。

在命题逻辑中，命题通常用大写的英文字母表示，例如，可以用英文字母 P 表示"北京是个古老的城市"这个命题。简单命题是指不包含其他命题作为其组成部分的命题，即在结构上不能再分解出其他命题的命题。复合命题是指由简单命题用联结词联结而成的命题。在命题逻辑中，简单命题通常以小写字母表示，如 p、q 等。复合命题则用简单命题和逻辑词进行符号化。常见的逻辑联结词有：否定联结词、合取联结词、析取联结词、蕴涵联结词、等价联结词。

设 p 是任意命题，复合命题"非 p"称为 p 的否定（非），记为 $\bar{p}$。

设 p 和 q 是任意命题，复合命题"p 且 q"称为 p 和 q 的合取（与），记为 $p \wedge q$。

设 p 和 q 是任意命题，复合命题"p 或 q"称为 p 和 q 的析取（或），记为 $p \vee q$。

设 p 和 q 是任意命题，复合命题"如果 p 则 q"称为 p 蕴涵 q，记为 $p \rightarrow q$。

设 p 和 q 是任意命题，复合命题"p 当且仅当 q"称为 p 与 q 等价，记为 $p \leftrightarrow q$。

上述定义中的非（negation）、合取（conjunction）、析取（disjunction）、蕴涵（implication）和等价（equivalence）是命题逻辑中的术语，而引号中给出的复合命题是自然语言中的典型用法。复合命题与简单命题之间的真值关系见表 5 - 1，其中 0 代表假，1 代表真。

表 5 - 1　复合命题与简单命题之间的真值关系

p	q	$\neg p$	$p \wedge q$	$p \vee q$	$p \rightarrow q$	$p \leftrightarrow q$
0	0	1	0	0	1	1
0	1	1	0	1	1	0
1	0	0	0	1	0	0
1	1	0	1	1	1	1

命题逻辑中，命题是最基本的单位，不再分解，不再考虑命题内部各成分之间的关系，这样忽略了命题本身的丰富内涵，使得有些直觉上很正确的推理在命题逻辑中无法描述。例如，"李四是医生""张三是医生"这两个命题，用命题逻辑表示时，无法把两者的共同特征（都是医生）形式化地

表示出来。由于命题是陈述句,根据语法可以分为主语谓语结构或者主语谓语宾语结构。将命题进一步分解研究的逻辑称为谓词逻辑。

(二)谓词逻辑

谓词逻辑是基于命题中谓词分析的一种逻辑。谓词逻辑中,命题被分解为个体和谓词名两部分。个体是指可独立存在的客体,可以是一个具体的事物,也可以是一个抽象的概念;谓词名用于表述个体的性质、状态或个体之间的关系。

1. 谓词 谓词一般形式是:$P(x_1, x_2, x_3, \cdots, x_n)$,其中,$P$ 是谓词名,$x_1, x_2, x_3, \cdots, x_n$ 是个体。谓词名是用来表述个体词的性质及事物关系的词,常用大写字母 F、G、H 等表示。谓词中包含的个体数目称为谓词的元数,$P(x)$ 是一元谓词,$P(x, y)$ 是二元谓词,$P(x_1, x_2, x_3, \cdots, x_n)$ 是 n 元谓词。在谓词中,个体可以是常量,也可以是变元,还可以是一个函数。

个体常量表示具体或者特指的客体的个体词,常用小写字母 a、b、c 等表示。例如,命题:老李是一名医生,可以表示为一元谓词 DOCTOR(Li);命题:5>3,可以表示为二元谓词 GREATER(5, 3),GREATER 表示 5 与 3 之间的大于关系。

个体变元表示泛指的个体词,常用小写字母 x、y、z 等表示。例如,命题:$x<5$,可以表示 LESS(x, 5),其中 x 是变元。当变量用一个具体的个体代替时,则变量被常量化。当谓词中的变元都用特定的个体取代时,谓词就具有一个确定的真值:T 或 F。个体变元的取值范围称为个体域。

个体是函数,表示一个个体到另一个个体的映射。例如,命题:小张的父亲是医生,可以表示为一个一元谓词 DOCTOR[FATHER(Zhang)],FATHER(Zhang)是函数。函数和谓词是有区别的,谓词的真值是"真"或"假",而函数的值是个体域中的某个个体,函数无真值的概念,只是在个体域中从一个个体到另外一个个体的映射。

在谓词 $P(x_1, x_2, x_3, \cdots, x_n)$ 中,如果 $x_i(i=1, 2, \cdots, n)$ 都是个体常量、变元或函数,称为一阶谓词。如果某个 x_i 本身又是一个一阶谓词,则称为二阶谓词,由此类推。例如,命题:小王是一个工程师,为 Google 工作,可以表示为二阶谓词 WORKS[ENGINEER(Wang), Google]。

2. 联结词 无论是命题逻辑还是谓词逻辑,均可以用逻辑词将简单命题联结构成复合命题,常见的逻辑联结词有否定联结词、合取联结词、析取联结词、蕴涵联结词、等价联结词(见命题逻辑部分)。例如,命题:如果小李制作了一张桌子,且这张桌子不能用,那么小李或者在下午进行修理,或者在晚上把桌子交给老王,可以表示为

$$PRODUCES(Li, Desk) \wedge \neg(WORKS(Desk)) \rightarrow$$
$$FIX(Li, Desk, Afternoon) \vee GIVE(Desk, Wang, Evening)$$

如果后项取值 T(不管其前项的值如何),或者前项取 F(不管后项的值如何),则蕴涵取值 T,否则蕴涵取值 F,即只有前项取值为 T,后项取值为 F 时,蕴涵才为 F。蕴涵联结词与汉语中的"如果……则……"是有区别的,汉语中前后要有联系,而命题中可以毫无关系。例如,命题:如果太阳从西边出来,则血液是红色的,是一个真值为 T 的命题。

3. 量词 在谓词逻辑中用量词来表示参与判断的个体的数量。对于谓词所作用的个体数量,谓词逻辑只关心两种情况:全称量词和存在量词。

一种情况是谓词作用个体域中所有的个体,这时用全称量词(使用符号"$\forall$")来表示。例如,命题:所有人的血液是红色的,可以表示为

$$(\forall x)[BLOOD(x) \rightarrow COLOR(x, Red)]$$

103

一种情况是谓词作用个体域中某些个体,这时用存在量词(使用符号"∃")来表示。例如,命题:2号桌子上有个物体,可以表示为

$$(\exists x)\mathrm{Desk}(x, \mathrm{No}.2)$$

量词的辖域是指量词后面的单个谓词或者用括弧括起来的谓词公式,辖域内与量词中同名的变元称为约束变元,不受约束的变元称为自由变元。例如

$$(\exists x)[P(x, y) \rightarrow Q(x, y)] \vee R(x, y)$$

式中:$[P(x, y) \rightarrow Q(x, y)]$是$(\exists x)$的辖域,辖域内的变元$x$是受$(\exists x)$约束的变元,而$R(x, y)$中的$x$是自由变元,公式中所有的$y$都是自由变元。

当概念的内涵表示为命题时,概念之间的组合运算可以通过数理逻辑进行,即可以利用谓词、个体词和量词将命题符号化,然后在谓词逻辑范围进行推理演算。如"……比……跑得快",表示为$F(x, y)$,即"x比y跑得快"。如"任给$\varepsilon > 0$,存在$\delta > 0$,如果$|x-a| < \delta$,则$|f(x)-b| < \varepsilon$",符号化为:$(\forall \varepsilon)(\varepsilon > 0) \rightarrow (\exists \delta)((\delta > 0) \wedge ((|x-a| < \delta) \rightarrow (f(x)-b| < \varepsilon)))$。

4. **谓词公式**　谓词公式是由谓词符号、常量符号、变量符号、函数符号以及括号、逗号等按一定语法规则组成的字符串的表达式。在谓词公式中,联结词的优先级别由高到低排列是

$$\neg, \wedge, \vee, \rightarrow, \leftrightarrow$$

(1) 谓词公式可以按照如下规则得到:

1) 单个谓词是谓词公式,称为原子谓词公式。

2) 如果P是谓词公式,则$\neg P$也是谓词公式。

3) 如果P、Q都是谓词公式,则$P \wedge Q$、$P \vee Q$、$P \rightarrow Q$、$P \leftrightarrow Q$都是谓词公式。

4) 如果P是谓词公式,则$(\forall x)P$、$(\exists x)P$也是谓词公式。

5) 有限步应用1)~4)生成的公式也是谓词公式。

谓词公式的解释:在命题逻辑中,对命题公式中各个命题变元的一次真值指派称为命题公式的一个解释。一旦命题确定后,根据各联结词的定义就可以求出命题公式的真值(T或F)。

对于谓词公式P,如果至少存在一个解释使得公式P在此解释下的真值为T,则称公式P可满足,否则称公式P不可满足。

谓词公式的等价性:设P和Q是两个谓词公式,D是P和Q共同的个体域,如果对D上的任何一个解释,P和Q都有相同的真值,则称公式P和Q在D上是等价的。如果D是任意个体域,则称P和Q是等价的,记为$P \Leftrightarrow Q$。主要的等价关系有

$P \vee Q \Leftrightarrow Q \vee P$

$\neg(P \wedge Q) \Leftrightarrow \neg P \vee \neg Q, \neg(P \vee Q) \Leftrightarrow \neg P \wedge \neg Q, \neg(\neg P) \Leftrightarrow P$

$P \vee (P \wedge Q) \Leftrightarrow P, P \wedge (P \vee Q) \Leftrightarrow P$

$P \vee \neg P \Leftrightarrow T, P \wedge \neg P \Leftrightarrow F$

$P \rightarrow Q \Leftrightarrow \neg P \vee Q, P \rightarrow Q \Leftrightarrow \neg Q \rightarrow \neg P, P \leftrightarrow Q \Leftrightarrow (P \wedge Q) \vee (\neg P \wedge \neg Q)$

$\neg(\forall x)P \Leftrightarrow (\exists x)\neg P, \neg(\exists x)P \Leftrightarrow (\forall x)\neg P$

$(\forall x)(P \wedge Q) \Leftrightarrow (\forall x)P \wedge (\forall x)Q, (\exists x)(P \vee Q) \Leftrightarrow (\exists x)P \vee (\exists x)Q$

(2) 谓词公式的永真蕴涵:对于谓词公式P与Q,如果$P \rightarrow Q$永真,则称公式P永真蕴涵Q,记作$P \Rightarrow Q$,且称Q为P的逻辑结论,P为Q的前提。主要的永真蕴涵式有:

1）假言推理：P，$P \rightarrow Q \Rightarrow Q$，即 P 为真及 $P \rightarrow Q$ 为真，可以推出 Q 为真。

2）拒取式推理：$\neg Q$，$P \rightarrow Q \Rightarrow \neg P$，即 Q 为假及 $P \rightarrow Q$ 为真，可以推出 P 为假。

3）假言三段论：$P \rightarrow Q$，$Q \rightarrow R \Rightarrow P \rightarrow R$，即 $P \rightarrow Q$，$Q \rightarrow R$ 为真，可以推出 $P \rightarrow R$ 为真。

4）全称固化：$(\forall x)P(x) \Leftrightarrow P(y)$，其中 y 是个体域中的任一个体，利用此永真蕴涵式可以消去公式中的全称量词。

5）存在固化：$(\exists x)P(x) \Leftrightarrow P(y)$，其中 y 是个体域中的某一个可以使 $P(y)$ 为真的个体，利用此永真蕴涵式可以消去公式中的存在量词。

6）反证法：Q 为 P_1，P_2，P_3，$\cdots$，P_n 的逻辑结论，当且仅当 $(P_1$，P_2，P_3，$\cdots$，$P_n) \wedge \neg Q$ 是不可满足的。

上面列出的等价及永真蕴涵式是进行演绎推理的重要依据，这些公式又称为推理规则。

（三）集合

集合（set）是数学中最基本的概念之一，一些对象的整体就称为一个集合，这个整体的每个对象称为该集合的一个元素。用大写字母 A、B、C 等表示集合，用小写字母 a、b、c 等表示集合的元素。$a \in A$ 表示：a 是集合 A 的元素，或说 a 属于集合 A；$a \notin A$ 表示：a 不是集合 A 的元素，或说 a 不属于集合 A。集合中的元素是无序的，不重复的。

集合通常使用两种方法：①枚举表示法：是指列出某集合的所有元素，如：$A = \{0, 1, 2, 3, 4, 5, 6, 7, 8, 9\}$ 表示所有小于 10 的自然数所构成的集合；$B = \{a, b, \cdots, z\}$ 表示所有小写英文字母所构成的集合。②谓词表示法：是用谓词来概括集合中的元素的属性。该谓词是与集合对应的概念的内涵表示，即其命题表示的谓词符号化中的谓词。例如，集合 $X = \{x \mid x \in \mathbf{R} \wedge x^2 - 2 = 0\}$，表示方程 $x^2 - 2 = 0$ 的解集；又如 $A = \{n \mid n$ 是小于 10 的自然数$\}$；$C = \{n \mid n$ 是质数$\}$ 表示所有质数所构成的集合。

如果 A 和 B 是两个集合，且 A 中任意元素都是集合 B 中的元素，则称集合 A 是集合 B 的子集，也称 B 包含 A，记作 $A \subseteq B$。包含的谓词符号化为：$A \subseteq B \Leftrightarrow (\forall x)(x \in A \rightarrow x \in B)$。

如果 A 和 B 是两个集合，且 $A \subseteq B$ 与 $B \subseteq A$ 同时成立，则称集合 A 与集合 B 相等，记作 $A = B$。相等的符号化表示为：$A = B \Leftrightarrow A \subseteq B \wedge B \subseteq A$。如果 A 与 B 不相等，则记作 $A \neq B$。

如果 A 和 B 是两个集合，且 $A \subseteq B$ 与 $A \neq B$ 同时成立，则称集合 A 是集合 B 的真子集，记作 $A \subset B$。真子集的符号化表示为：$A = B \Leftrightarrow A \subset B \wedge A \neq B$。如果 A 不是 B 的真子集，则记作 $A \not\subset B$。

集合 A 的全体子集构成的集合称为集合 A 的幂集，记作 $P(A)$。如果 A 为 n 元素的集合，则 $P(A)$ 有 2^n 个元素。在一个具体的问题中，如果涉及的集合都是某个集合的子集，则称该集合为全集，记作 E。

集合作为概念的外延表示，对应于概念之间的运算，最基本的集合运算有并、交、对称差和相对补。设 A 和 B 为集合，A 与 B 的并集 $A \cup B$，交集 $A \cap B$，对称差 $A \oplus B$，B 对 A 的相对补集 $A - B$ 分别定义如下

$$A \cup B = \{x \mid x \in A \vee x \in B\}$$
$$A \cap B = \{x \mid x \in A \wedge x \in B\}$$
$$A \oplus B = \{x \mid (x \in A \wedge x \notin B) \wedge (x \in B \wedge x \notin A)\}$$
$$A - B = \{x \mid x \in A \wedge x \notin B\}$$

如果两个集合的交集为空集，则称这两个集合是不交的。在给定全集 E 以后，$A \subseteq E$，A 的绝

105

对补集 $\neg A$ 可以定义如下

$$\neg A = E - A = \{x \mid x \in E \wedge x \notin A\}$$

由此可以具体计算集合之间的并、交、对称差、相对补和绝对补。当概念的外延表示为经典集合时，概念之间的计算可以由集合运算来替代。当集合不能用枚举表示法来表示时，可以使用集合的特征函数来表示论域中的元素与集合的关系。

三、概念的表示理论

概念的经典理论假设是概念的内涵表示由一个命题表示，外延表示由一个经典集合表示。但是对于自然界和现实生活中使用的概念，这个假设比较难成立，如常见的概念美、丑、人等概念很难给出其内涵表示和外延表示。而且命题的真假与对象是否属于某个经典集合都是二值假设，即非 0 即 1，但是现实生活中的很多事情难以用这种方法表示。目前认为所有的概念都存在经典的内涵表示（命题表示）这种假设是不正确的。但是概念的内涵表示在没有发现时，该概念就不能被正确使用。实际上，人类对于日常生活中的概念应用得很好，但是其相应的内涵表示不一定存在。认知科学家提出一些新的概念表示理论，如原型理论、样例理论和知识理论。

原型理论认为一个概念可以由一个原型来表示，一个原型既可以是一个实际的或者虚拟的对象样例，也可以是一个假设性的图例。通常原型为概念的最理想的代表。如"科学家"这个概念很难由一个命题表示，但是科学家通常用爱因斯坦来表示，则爱因斯坦是科学家的原型。在原型理论里，同一个概念中的对象对于概念的隶属度并不都是 1，会根据其与原型的相似度而变化。现实生活中这类概念很多，如美、丑、疼痛等，这些概念的边界并不清晰，严格意义上其边界是模糊的。现代提出模糊集合的概念，与经典集合的最大区别在于：对象属于集合的特征函数不再是非 0 即 1，而是一个介于 0 和 1 的实数。从而，基于模糊集合发展出模糊逻辑。

通常找到概念的原型是不简单的事情，一般需要辨识属于同一个概念的许多对象，或者事先有原型可以展示。进而提出概念的样例理论，认为概念不可能由一个对象样例或者原型代表，但是可以由多个已知样例来表示。如一个儿童可以对一只猫的概念的几个样例，就可以对这几个样例所属的概念进行辨识，但是没有形成相应概念的原型。在样例理论中，一个样例属于某个特定的概念而不是其他概念，是因为该样例更像这个特定概念的样例表示，而不是其他概念的样例表示。在样例理论中，概念的样例表示通常有：由该概念的所有已知样例来表示；由该概念的已知最佳或最典型的样例来表示；由该概念的经过选择的部分已知的样例来表示。

知识理论认为概念是特定知识框架的一个组成部分。认知科学总是假设概念在人的心智中是存在的，概念在人的心智中的表示称为认知表示，其属于概念的内涵表示。研究发现概念具有不同的内涵表示，可能是由命题表示，可能是原型表示，可能是样例表示，也可能是知识表示等。对于一个具体的概念，到底是哪一种表示，需要根据实际情况具体研究。

第二节 知识表示

一、知识的概念

知识是人类在实践中认识客观世界的成果，包括事实、信息的描述或在教育和实践中获得的技能。实践中获得的信息关联在一起，形成了知识，即把相关的信息关联在一起形成结构化的信息结构称为知识。知识由一个完整体系组成,包括对象、事实、规则和元知识四个层次,如图 5-1 所示。

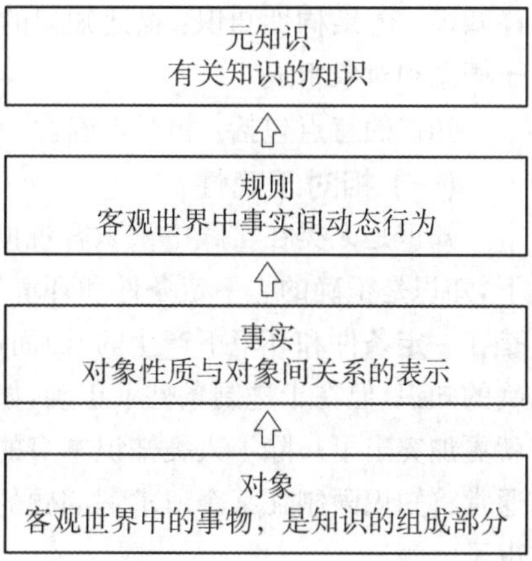

1. 对象 是客观世界中的事物,如人类、树木等。对象并不组成完整的认识和经验,因此它并不是知识,而是知识的一个组成部分,在知识构成中起到核心作用。对象是知识的最基本与关键组成部分。

2. 事实 是关于对象性质和对象间关系的表示。事实是一种知识,表示的是一种静态的知识。在知识体系中,事实属于最底层、最基础的知识,如地球围绕太阳进行公转,表示对象"地球"和"太阳"的关系。

3. 规则 是客观世界中事实之间的动态行为。规则是知识,反映了知识之间与动作相联系的知识,也称为推理。事实之间的关联有多种形式,用得最多的一种是"如果……则……"表示的形式。例如,如果咳嗽并且流鼻涕,则有可能患感冒。

```
┌─────────────────────────┐
│         元知识           │
│     有关知识的知识        │
└─────────────────────────┘
            ⇧
┌─────────────────────────┐
│         规则             │
│  客观世界中事实间动态行为  │
└─────────────────────────┘
            ⇧
┌─────────────────────────┐
│         事实             │
│  对象性质与对象间关系的表示 │
└─────────────────────────┘
            ⇧
┌─────────────────────────┐
│         对象             │
│ 客观世界中的事物,是知识的组成部分 │
└─────────────────────────┘
```

图 5-1 知识的层次结构图

4. 元知识 是有关知识的知识。元知识是知识体系中最顶层的知识,表示的是控制性知识和使用性知识,如规则使用的知识、事实间约束性知识等。

上述四个知识层次,对象是最基础的,事实由对象组成,规则由事实组成,元知识是控制和约束事实和规则的知识。知识是人类从各个途径获得的经过提升总结与凝练的系统的认识。知识也可以看成构成人类智慧的最根本的因素,具有一致性、公允性,判断真伪要以逻辑,而非主观为立场。

二、知识的特征

知识的分类:按知识的作用范围可分为常识性知识和领域性知识;按知识的作用及表示可分为事实性知识、过程性知识和控制性知识;按知识的结构和表示形式可分为逻辑性知识和形象性知识;按知识的确定性可分为确定性知识和不确定性知识。由认知心理和各种知识表示技术,以及将这些技术能够最佳地表示知识类型,可以将知识大致分为陈述性知识、过程性知识、元知识、启发性知识和结构性知识,见表 5-2。

表 5-2 知识的类型

知识类型	具体内容	知识类型	具体内容
陈述性知识	对象,概念,事实	启发性知识	浅知识,经验法则
过程性知识	规则,策略,过程	结构性知识	规则级,概念关系,对象关系的概念
元知识	有关知识的知识		

①陈述性知识:描述客观事物的性状等静态信息,主要分为事物、概念、命题三个层次。其中事物指特定事或物,概念是对一类事物本质特征的反映,命题是对事物之间关系的陈述。命题有非概括性命题和概括性命题,非概括性命题表示特定事物之间的关系,概括性命题描述概念之间的普遍关系。②过程性知识:描述问题如何求解等动态信息,可以分为规则和控制结构两种类型,其中规则描述事物的因果关系,控制结构描述问题的求解步骤。③启发式知识:描述引导推理过程的经验法则,启发式知识常称为浅知识,是经验性的,并且表示专家通过以往问题求解的经验编

107

译知识。④结构性知识：描述知识的结构。这类知识描述专家对此问题的整体智力模型，由概念、子概念和对象组成。

知识的特点包括：相对正确性，不确定性，可表示性和可利用性。

(一) 相对正确性

知识是人类在实践中认识客观世界的成果，并且受到长期实践的检验。在一定的条件和环境下，知识是正确的。一定条件和环境的条件是必不可少的，是知识正确性的前提。因为任何知识都是在一定条件和环境下产生的，因而也就是在这种条件和环境下才是正确的。如 $1+1=2$，这是正确的知识，但在十进制条件下正确，如果是二进制，就不正确了。在人工智能中，知识的相对正确性就更加突出了。除了人类知识本身的相对正确性外，在构造专家系统时，为了减少知识库的规模，通常将知识限制在某个所求解问题的范围内，即只要这些知识对某个所求解的问题是正确的就可以了。

(二) 不确定性

不确定性是客观世界的重要特点，是指客观事物在发展与联系的过程中，存在无序的，或然的，未知的，近似的属性。任何一个复杂的系统都存在不确定性因素，不确定性因素的产生不仅仅涉及主观因素，还会涉及很多客观因素，而且两者交互影响。由于信息的产生及其传播的过程条件不同，不确定信息的表现会有不同的特征。结合化的信息组成知识，知识具有不确定性的特点。引起知识不确定性的有：随机性，模糊性，经验性，不完全性。

1. 由随机性引起的不确定性　在随机现象中，事件结果是确定的，由于偶然因素干扰，使得几种确定结果呈或然性出现。即在某次试验中事件在相同的情况下却有不同的结果，这种试验称为随机试验。由随机试验得到的信息称为随机信息，如市场价格波动、彩票中奖情况等。由随机性引起的不确定性称为随机不确定。先前认为不确定性都是随机性导致的，随着研究的进展，不确定性还包括模糊性、粗糙性和不完全性。

2. 由模糊性引起的不确定性　因为事物的复杂性，事物的自身概念外延不明确，即事物特征界限不明确，其概念不能准确地被描述和评定。事物从一方概念到另一方概念存在过渡的过程，它提供的很难说清边界的信息称为模糊信息，如稳定、不稳定、健康、不健康等；如患者以主诉胸痛就诊，疼痛的程度就是模糊的。由模糊性引起的不确定性称为模糊不确定。

3. 由经验性引起的不确定性　知识一般是由领域专家提供的，这种知识大多是领域专家在长期的实践和研究中积累起来的经验性知识。比如临床医师在长期的临床实践中积累了大量症状和体征到临床诊断的联系和相关知识，并且得到大量的验证。尽管领域专家以前多次运用这些知识取得成功，但是不能保证每次都能成功。尽管领域专家能够熟练地运用这些知识，正确地解决领域内的相关问题，但是让专家精确地表述出来却是相当困难的。另外，经验性自身就蕴涵着模糊性和不精确性。因此专家系统的大部分知识都具有不确定性。

4. 由不完全性引起的不确定性　人类对客观世界的认识是逐渐提高的，只有在积累了大量的感性认识后才能上升到理性认识的高度，形成某种知识，即知识有一个逐步完善的过程。在此过程中，由于客观事物表露不够充分，致使人们对事物的认识不够全面，或者对充分表露的事物暂时抓不住本质，使得人们对事物的认识不够准确。这种认识上的不完全、不准确必然导致相应的知识不精确和不确定性。

(三) 可表示性和可利用性

知识的可表示性是指知识可以用适当的形式表示出来，如文字、图像、语言等，这样知识可以被存储和传播。知识的可利用性是指知识可以被利用，有不同的适用场景。

三、知识表示的概念

知识表示就是将人类的知识形式化或者模型化，是对知识的一种描述，或者说是对知识的一组约定，一种计算机可以接受的用于描述知识的数据结构。知识表示的目的是能够让计算机存储和应用人类知识。在人工智能中，知识表示就是把问题求解中所需要的对象、前提条件、算法等知识构造为计算机可处理的数据结构以及解释这些数据结构的某些过程。这种数据结构与解释过程的结合，将导致智能的行为。智能活动主要是一个获得并应用知识的过程，而知识必须有适当的表示方法才便于在计算机中有效地存储、检索、使用和修改。知识表示可视为数据结构及其处理机制的综合：知识表示＝数据结构＋处理机制。

在人工智能领域已经发展了许多种知识表示方法，常用的有一阶谓词逻辑、产生式、框架、状态空间、人工神经网络、语义网、遗传编码等。知识表示方法的选择需根据知识的作用范围、知识的组织形式、知识的利用程度、知识的理解和实现。在建立一个具体的智能系统时，究竟采用哪种表示模型还没有统一标准，也不存在一个万能的知识表示模式。从其知识表示特性来看，可归纳为两类：说明型表示和过程型表示。

1. 说明型表示　知识是已知的客观事实，实现知识表示时，把与事实相关的知识与利用这些知识的过程明确区分开来，并重点表示与事实相关的知识，如谓词逻辑。说明型表示方法的优点是：具有透明性，知识以显示的准确的方法存储，容易修改；具有灵活性，可以独立于推理方法；具有推理性，容许显式的、直接的、类似于数学方式的推理。

2. 过程型表示　知识是客观存在的规律和方法，实现知识表示时，对事实型知识和利用这些知识的方法不做区分，使两者融为一体，例如产生式规则方法。过程型表示方法的好处是：能自然地表达如何处理问题的过程；易于表达不适合用说明型方法表达的知识，例如概率推理的知识；容易表达有效处理问题的启发式知识；知识与控制相结合，使得知识的相互作用性较好。过程型表示方法常用于表示关于系统状态变化、问题求解过程的操作、演算和行为的知识。

在大多数领域中既需要状态方面的知识，也需要知道如何应用这些知识，如：有关事物的事实以及事物之间的关系，以及周围事物的状态。知识系统通常需要综合运用两类知识表示方法。好的知识表示方法通常需要满足以下要求：①具有良好定义的语法和语义。②有充分的表达能力，能清晰地表达有关领域的各种知识。③便于有效的推理和检索，具有较强的问题求解能力，适合于应用问题的要求，提高推理和检索的效率。④便于知识共享和知识获取。⑤容易管理，易于维护知识库的完整性和一致性。

（一）逻辑表示法

逻辑表示法是一种叙述性知识表示方法，以谓词形式来表示动作的主体、客体。利用逻辑公式，人们能描述对象、性质、状况和关系，主要用于自动定理的证明。逻辑表示研究的是假设与结论之间的蕴涵关系，即用逻辑方法推理的规律。逻辑表示可以看作自然语言的一种简化形式，因为它精确、无二义性，容易为计算机理解和操作，同时又与自然语言相似。逻辑表示具有自然性（最接近自然语言）、精确性、灵活性和模块性等优点；其主要的缺点是知识表示与知识运用分离。

逻辑表示法主要分为命题逻辑和谓词逻辑。命题逻辑是数理逻辑的一种，数理逻辑是用形式化语言（逻辑符号语言）进行精确（没有歧义）的描述，用数学的方式进行研究。谓词逻辑相当于数学中的函数表示。谓词逻辑表示法是指各种基于形式逻辑的知识表示方式，利用逻辑公式描述对象、性质、状况和关系。谓词逻辑表示法是人工智能领域中使用最早和最广泛的知识表示方法之一。其根本目的在于把数学中的逻辑论证符号化，能够采用属性演绎的方法，证明一个新语句是从哪个已知正确的语句推导出来的,那么也就能够断定这个新语句也是正确的。在这种方法中,知识库可以看成一组逻辑公式的集合,知识库的修改是增加或删除逻辑公式。使用逻辑法表示知识,需要将以自然语言描述的知识通过引入谓词、函数来加以形式描述,获得有关的逻辑公式,进而以机器内部代码表示。逻辑表示法可采用归结法或其他方法进行准确的推理。

用谓词公式表示知识的一般步骤为:

(1) 定义谓词及其个体,确定每个谓词及其个体的确切定义。

(2) 根据要表达的事物,为谓词中的变元赋以特定的值。

(3) 根据语义用适当的联结符号将各个谓词连接,形成谓词公式。

例如,用一阶谓词逻辑表示"每个储蓄钱的人都得到利息"。定义谓词: $SAVE(x, y)$ 表示某人 x 储蓄 y, $MONEY(y)$ 表示 y 是钱, $INTEREST(y)$ 表示 y 是利息, $OBTAIN(x, y)$ 表示某人 x 获得 y;则"每个储蓄钱的人都得到利息"可以表示为

$$(\forall x)[(\exists y)(MONEY(y) \wedge SAVE(x, y)) \rightarrow (\exists z)(INTEREST(z) \wedge OBTAIN(x, z))]$$

谓词逻辑表示法建立在形式逻辑的基础上,具有下列优点:谓词逻辑表示法对如何由简单说明构造复杂事物的方法有明确、统一的规定,并且有效地分离了知识和处理知识的程序,结构清晰;谓词逻辑与数据库,特别是与关系数据库有密切的关系;一阶谓词逻辑具有完备的逻辑推理算法;逻辑推理可以保证知识库中新旧知识在逻辑上的一致性和演绎所得结论的正确性;逻辑推理作为一种形式推理方法,不依赖于任何具体领域,具有较大的通用性。

谓词逻辑表示法也存在下列缺点:难于表示过程和启发式知识;由于缺乏组织原则,使得知识库难以管理;由于弱证明过程,当事实的数目增大时,在证明过程中可能产生组合爆炸;表示的内容与推理过程的分离,推理按形式逻辑进行,内容所包含的大量信息被抛弃,这样使得处理过程加长、工作效率低;谓词逻辑适合表示事物的状态、属性、概念等事实性的知识,以及事物间确定的因果关系,但是不能表示不确定性的知识,以及推理效率很低。

(二) 产生式表示法

产生式表示(规则表示或称为 IF-THEN 表示),表示一种条件-结果形式,是一种比较简单表示知识的方法。IF 后面部分描述了规则的先决条件,而 THEN 后面部分描述了规则的结论。规则表示方法主要用于描述知识和陈述各种过程知识之间的控制,及其相互作用的机制。

产生式规则是逻辑蕴涵、操作、推理规则以及各种关系(包括经验性联想)的一种逻辑抽象,适用于描述建议、指示及策略等有关知识,尤其是专家的启发式知识。产生式规则是人工智能常用的知识表示方法,在医疗诊断、地质勘探等领域有广泛的应用。产生式规则的最大优点是知识模块化、一致性和自然性较好,知识易于理解,便于知识库维护,方便操作;最大缺点是推理效率低和难以跟踪控制。

1. 产生式规则表示

(1) 产生式规则的表达形式:依据推理的方向,产生式规则分为正向规则和逆向规则;依据逻辑的确定性,规则可分为确定规则和不确定规则;依据规则对知识内容的概括程度,又可分为特殊规则和一般性规则;依据使用功能还有元规则。

(2) 确定性规则的产生式表示:基本形式是 IF P THEN Q,其中 P 是产生式的前提,用于指出该产生式是否可用的条件;Q 是一组结论或操作,用于指出当前 P 所指示的条件满足时,应该得出的结论或应该执行的操作。整个产生式的含义是:如果前提 P 被满足,则结论 Q 成立或执行 Q 所规定的操作。

（3）确定性事实的产生式表示：基本形式是三元组表示[（对象，属性，值）或（关系，对象 1，对象 2）]；如"患者（ID＝1）年龄是 56 岁"表示为（patient 1，age，56），"心力衰竭是原发性高血压的并发症"表示为（complication，primary hypertension，heart failure）。

（4）不确定性规则的产生式表示：基本形式是 IF P THEN Q（置信度：0.0～1.0）；整个产生式的含义是：如果前提 P 被满足，则结论 Q 成立或执行 Q 所规定的操作的可以相信的程度为置信度的值。置信度的值表示知识的强度。

（5）不确定性事实的产生式表示：基本形式是四元组表示——（对象，属性，值，置信度）或（关系，对象 1，对象 2，置信度）；如"患者（ID＝1）年龄可能是 56 岁"表示为（patient 1，age，56，0.8），"心力衰竭是原发性高血压的常见并发症"表示为（complication，primary hypertension，heart failure，0.85）。

产生式与谓词逻辑中蕴涵式的基本形式是相同的，但是蕴涵式只是产生式的一种特殊情况。因为产生式除了逻辑蕴涵外，还包括各种操作、规则、变换、算子、函数等。产生式描述了事物之间的一种对应关系，包括因果关系和蕴涵关系，其外延十分广泛；另外，蕴涵式只能表示确定性知识，其真值或者为真，或者为假，而产生式不但可以表示确定性知识，而且可以表示不确定性知识。

2. **产生式系统**　产生式系统是由多个产生式相结合而成的，为解决某一问题或完成某一作业而按一定层次联结组成的认知规则系统。每一产生式规则由条件（即当前的状态或情境）和行动两部分组成，其基本规则是"IF P THEN Q"，即当一个产生式中的条件得到满足，则执行该产生式规定的某个行动。产生式系统通常由产生式规则库、全局数据库和推理机三部分组成。

产生式规则库是用于描述相应领域内知识的产生式规则的集合。规则库式产生式系统求解问题的基础。因此，需要对规则库的知识进行合理的组织和管理，检测并排除冗余及其矛盾的知识，保持知识的一致性。

全局数据库用于存放问题的初始状态、原始证据、推理中得到的中间结论以及最终结论等信息。当产生式规则库中某条产生式的前提可与全局数据库的某些已知事实匹配时，该产生式就被激活，并把推出的结论放入全局数据库中作为后面推理的已知事实，全局数据库的内容是动态变化的。

推理机是一组程序，用来控制和协调整个系统，是在一定的控制策略下，专家系统根据问题信息及规则库中的规则执行对问题求解。推理机的主要功能是：

（1）推理：按一定的策略从规则库中选择与全局数据库中的已知事实进行匹配，如果两者一致或者近似一致且满足预先规定的条件，则称匹配成功，进而相应的规则可被适用；否则称为匹配不成功。

（2）冲突消除：如果匹配成功的规则有多条（发生冲突），此时推理机需要调用相应的解决冲突的策略进行消解，以便从匹配成功的规则中选出一条执行。

（3）执行规则：如果某一规则的右边是一个或多个结论，则把结论加入全局数据库中，如果规则的右边是操作，则执行操作。对于不确定性知识，在执行每一条规则时还要按照一定算法计算结论的不确定性程度。

（4）检查推理终止条件：检查全局数据库中是否包含了最终结论，决定是否停止系统运行。

3. **产生式表示法的特点**

（1）产生式表示法的主要优点。

1）自然性：产生式表示法用"如果……则……"的形式表示知识，这是人类常用的一种表达因果关系的知识表示形式。

111

2) 模块性：产生式是规则库中最基本单元，它们同推理机相对独立，而且每条规则都具有相同的形式，这就便于对其进行模块化处理。

3) 有效性：产生式表示法既可以表示确定性知识，又可以表示不确定性知识；既有利于启发式知识，又可以方便地表示过程性知识。

4) 清晰性：产生式有固定的格式，每一条产生式规则都由前提与结论组成，而且每一部分所含的知识量都比较少。这样便于规则的设计，又易于规则库中知识的一致性及其完整性。

（2）产生式表示法的主要缺点。

1) 效率不高：在产生式系统求解问题的过程中，首先要用产生式的前提部分与数据库中的已知事实进行匹配，从规则库中选出可用的规则，然而选出的规则可能很多，就需要按一定的策略进行冲突消除，然后把选中的规则启动执行。因此，产生式系统求解问题的过程是一个反复匹配—冲突消除—执行的过程。因此工作效率不高，而且大量的产生式规则容易导致组合爆炸。

2) 不能表达结构化的知识：产生式适合于表达具有因果关系的过程性知识，是一种非结构化的知识表示方法，所以对结构关系的知识无能为力，不能把具有结构关系的事物之间的区别与联系表示处理。但是产生式表示法可以与其他表示法结合起来表示特定领域的知识。

4. 产生式表示法适合表示的知识　产生式表示方法可以表示确定性知识和不确定性知识；可以表示启发式知识，又可以表示过程性知识。产生式表示法适合表示具有下列特定的领域知识：①由许多相对独立知识元组成的领域知识，如化学反应方面的知识；②具有经验性及不确定性知识，而且相关领域中对这些知识没有严格和统一的理论，如医疗诊断等方面知识；③领域问题的求解过程可以被表示一系列相对独立的操作，而且每个操作可以被表示为一条或多条产生式规则。

（三）框架表示法

框架（frame）是一种结构化的知识表示方法，是一种描述所论述对象属性的数据结构。从认知学的角度，框架理论继承了人类认识世界的方式，对现实世界中各事物，人类都是以一种类似框架的结构存储在记忆中。当面临一个新事物时，人类就从记忆中找出一个合适的框架，并根据实际情况对框架中的具体值进行填充，填充部分称之为槽，而框架以及槽的粒度则根据人类对事物认知程度而定。框架将所有事物进行了抽象，并用来表示事物各方面的属性以及事物之间的类属关系。

表 5 - 3　框架结构

〈框架名〉
槽名 1：侧面名 1：值 1
...
侧面名 k1：值 k1
...
槽名 n：侧面名 1：值 1
...
侧面名 kn：值 kn
约束：约束条件 1：const 1
...
约束条件 n：const n

1. 框架结构　框架的组成包括槽、侧面、值三部分组成（每一部分可以有多个值），框架的形式见表 5 - 3。框架的主体是固定的，表示某个固定的概念、对象或事件，其下层由一些槽组成，表示主体每个方面的属性。框架是一种层次的数据结构，框架下层的槽可以看作一种子框架，子框架本身还可以进一步分层次为侧面。槽和侧面所具有的属性值分别称为槽值和侧面值。槽值可以是逻辑型或数字型的，具体的值可以是程序、条件、默认值或一个子框架。相互关联的框架连接起来组成框架系统，或称框架网络。

一个框架可以有任意有限数目的槽，一个槽可以有任意有限数目的侧面，一个侧面可以有任意有限数目的侧面值。槽值或者侧面值既可以是数值、布尔值、字符串，也可以是一个满足某个给定条件时要执行的动作或过程，还可以是另一个框架的名字，从而实现一个框架对另一个框架的调用，表示出框架之间的横向联系。约束条件是任选的，当不指出约束条件时，表示没有约束。

例如一个医生框架的建立法,见表5-4。

表5-4 医生框架

框架名:〈医生〉	
姓名:	单位(姓,名)
年龄:	单位(岁)
性别:	范围(男,女)默认:男
职称:	范围(主任医师,副主任医师,主治医师,住院医师)
部门:	单位(科室)
住址:	〈住址框架〉
工资:	〈工资框架〉
开始工作时间:	单位(年,月)
截止工作时间:	单位(年,月)默认:现在

该框架共有9个槽,分别描述了医生9个方面的情况,或者说是描述了医生的9个属性。每个槽里都指出了一些说明性的信息,用于对槽的填值给出某些限制。对于上述框架,把具体信息填入槽或侧面后,就得到了相应框架的一个事例框架,例如表5-5,把某医生的一组信息填入医生框架的各个槽,就可以得到。

2. 框架推理 在框架表示的知识库中,主要有两种活动:一是填槽,即框架中未知内容的槽需要填写;二是匹配,根据已知事件寻找合适的框架,并将该内容填入槽中。上述两种操作均将引起推理,其主要推理形式有默认推理和匹配。

表5-5 某医生的事例框架

框架名:〈医生-1〉	内容
姓名	李四
年龄	35
性别	男
职称	主治医师
部门	内分泌科
住址	〈adr-1〉
工资	〈sal-1〉
开始工作时间	2002,08
截止工作时间	现在

(1)默认推理:在框架网络中,各框架之间通过"是一个"(ISA)槽构成半序的继承关系。在填槽过程中,如果没有特别的说明,子框架的槽值将继承父框架相应的槽值,称为默认推理。

(2)匹配:有框架所构成的知识库,当利用它进行推理,形成概念和做出决策、判断时,其过程往往是根据已知的信息,通过与知识库中预先存储的框架进行匹配,找出一个或几个与该信息所提供的情况最适合的预选框架,形成初步假设,即由输入信息激活相应的框架。然后再在该假设框架引导下,收集进一步信息。

按照某种评价规则,对预选的框架进行评价,以决定最后接受或放弃预选的框架,即在框架引导下的推理。这个过程可以用来模拟人类利用已有的经验进行思考、决策,以及形成概念、假设的过程。

3. 框架表示法的特点

(1)结构性:善于表达结构性的知识,能够把知识的内容结构关系及知识间的联系表示出来,是一种经组织起来的结构化的知识表示方法。框架表示法的知识单位是框架,而框架是由槽组成的,槽又可分为若干侧面,这样就可以把知识的内部结构显式地表示出来。

（2）继承性：框架表示法通过使槽值为另一个框架的名字实现框架间的联系，建立起表示复杂知识的框架网络。在框架网络中，下层框架可以继承上层框架的槽值，也可以进行补充和修改，这样不仅减少了知识的冗余，而且较好地保证了知识的一致性。

（3）自然性：框架表示法体现了人们在观察事物时的思维活动，当遇到新事物时，通过从记忆中调用类似事物的框架，并将其中某些细节进行修改、补充，就形成了对新事物的认识，这与人们的认识活动是一致的。

（4）局限性：框架表示法的主要不足之处是不善于表达过程性的知识。因此，它经常与产生式表示法结合起来使用，以取得互补的效果。

（四）状态空间表示法

状态空间法是一种基于解答空间的问题表示和求解方法，是以状态变量和操作符为基础的。在人工智能中，许多问题的求解过程都采用了试探搜索的方法，通过在某个可能的解空间内找到一个可接受的解进行问题求解。这种基于解空间的问题表示和求解方法就是状态空间法，是以状态变量和操作符为基础进行问题求解和问题表示的，是讨论其他形式化方法和问题求解技术的出发点。

1. 状态空间表示　状态（state）是为描述某一类事物中各个不同事物之间的差异而引入的最少的一组变量 S_0，S_1，S_2，…，S_n 的有序组合，通常表示成：$S = (S_0, S_1, S_2, …, S_n)^T$。当给每一个分量以确定的值时，就得到一个具体的状态，每一个状态都是一个节点。实际上任何一种类型的数据结构都可以用来描述状态，只要它有利于问题求解，就可以选用。

操作（operator）是把问题从一种状态变成另一种状态的手段。当对一个问题状态使用某个可用操作时，它将引起该状态中某一些分量发生变化，从而使问题由一个具体状态变成另一个具体状态。操作可以是一个机械步骤、一个运算、一条规则或一个过程。操作可理解为状态集合上的一个函数，它描述了状态之间的关系。通常可表示为：$O = (O_1, O_2, …, O_m)$。

状态空间（state space）是利用状态变量和操作符号表示系统或问题的有关知识的符号体系。状态空间通常用四元组表示为：(S, S_0, O, G)；$S = (S_0, S_1, S_2, …, S_n)^T$ 为问题所有可能的状态集合；S_0：$S_0 \subseteq S$ 为问题所有可能的开始状态集合；$O = (O_1, O_2, …, O_m)$ 为操作集合，其中 $O_i (i = 1, 2, 3, …, m)$ 为操作 O_i：$S_i \to S_j$，$(S_i, S_j \in S)$；G：$G \subseteq S$ 为目标状态集合。

从 S_0 节点到 G 节点的路径称为求解路径，求解路径上的操作算子序列为状态空间的一个节。

如操作算子序列 O_1，O_2，…，O_k 使初始状态转换为目标状态：$S_0 \xrightarrow{O_1} S_1 \xrightarrow{O_2} S_2 \xrightarrow{O_3} … \xrightarrow{O_k} G$；则 $(O_1, O_2, …, O_k)$ 即为状态空间的一个解。

对于状态空间表示法，问题的求解过程是从初始状态集合出发，经过一系列的操作，将初始状态变换到目标状态的过程。在问题求解中，每增加一次操作，就要建立起操作符的试验序列，直至达到目标状态。任何类型的数据结构都可以用来描述状态，如数值、字符串、向量、多维数组、树等。所选的数据结构形式与状态所蕴含的结构的某些特性具有相似性。

2. 状态空间的图描述　状态空间也可以用一个赋值的有向图来表示，该有向图称为状态空间图。状态空间图中包含了操作和状态之间的转换关系，节点表示问题的状态，给出了知识中的事实。有向边表示操作，建立了由一种状态到另一种状态的变换，是状态空间中的动态行为，给出了知识中的规则。状态与其操作均可以设置约束，给出了元知识。整个状态空间就是一个知识模型。初始状态对应于实际问题的已知信息，是图中的节点；在状态空间描述中，寻找一种状态转换为另一种状态的某个操作算子序列等价于在图中寻找某一路径。

如图 5-2 所示为用有向图描述状态空间。该图表示对状态 S_0 允许使用操作算子 O_1、O_2、

O_3,分别是 S_0 转换为 S_1、S_2、S_3。这样逐步利用操作算子转换下去,如 $S_9 \in G$,则 O_2、O_6、O_9 就是一个解。

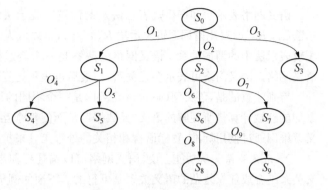

图 5-2 状态空间有向图

3. 状态空间表示法的特点 状态空间表示法是人工智能中常见的一种表示法,其知识表示具有完整性,即可以表示知识体系中的对象、事实、规则及其约束知识四个部分。其次是该方法的表示简单、易于使用,用状态空间方法表示知识无论是对象、事实、规则都很简单,因此易于掌握使用。

状态空间表示法主要应用于知识获取中的搜索策略,同时它的知识表示结构简单,适用于一般的知识体系的表示,对复杂知识的表示有一定的难度。该方法表示的规则仅限于演绎性规则。由于状态空间需要扩展过多的节点,容易出现组合爆炸,因而只适用于表示比较简单的问题。

(五) 语义网络表示法

语义网络(semantic network)是奎廉(J. R. Quillian)于 1968 年在研究人类联想记忆时提出的一种心理学模型,认为记忆是由概念间的联系实现的,并用语义网络做知识表示。随后,一些自然语言理解系统研究中采用了语义网络表示法。1975 年,亨德里克斯(G. G. Hendrix)又对全称量词的表示提出了语义网络分区技术。目前,语义网络已经成为人工智能中应用较多的一种知识表示方法,尤其是在自然语言处理方面的应用。

1. 语义网络的结构 语义网络是一种用实体及其语义关系来表达知识的有向图。节点代表实体,表示各种事物、概念、情况、属性、状态、事件、动作等;弧代表语义关系,表示它所连接的两个实体之间的语义联系。在语义网络中,每一个节点和弧都必须带有标识,这些标识用来说明它所代表的实体或语义。从结构上来看,语义网络一般由一些最基本的语义单元组成。这些最基本的语义单元被称为语义基元,可用三元组来表示:⟨节点1,弧,节点2⟩,例如⟨x, R, y⟩,x 代表节点 1,y 代表节点 2,R 代表节点 1 到节点 2 的关系,如图 5-3 所示。

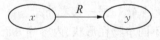

图 5-3 语义网络基本单元

当把多个语义基元用相应的语义联系关联在一起的时候,就形成了一个语义网络。例如,表示"一切教师都是教职员",如图 5-4 所示。

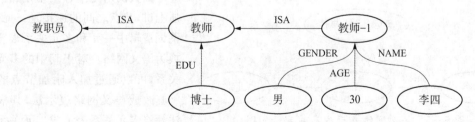

图 5-4 事物特征的语义网络表示

语义网络表示法和产生式表示法及谓词逻辑表示法之间有着对应的表示能力。语义网络表示法(x, R, y)对比谓词逻辑表示法$R(x, y)$,可以认为,语义网络中连接弧上的语义关系对应于逻辑表示法中的谓词关系。语义网络的解答是一个经过推理和匹配而得到的具有明确意义的新语义网络。语义网络可表示多元关系,扩展后可表示更复杂的问题。

特别注意的是,语义网(semantic web)是一个不同的概念,其核心是:通过给万维网上的文档添加能够被计算机所理解的语义"元数据",从而使整个互联网成为一个通用的信息交换媒介。语义万维网通过使用标准、置标语言和相关的处理工具来扩展万维网的能力。

2. **语义关系** 从功能上说,语义网络可以描述任何事物间的任意复杂关系,从一些基本的语义关系组合成任意复杂的语义关系是可行的。下面的例子可以表明一些复杂的语义关系。

(1)类属关系:类属关系是指具体有共同属性的不同事物间的分类关系、成员关系或实例关系。它体现的是"具体与抽象""个体与集体"的概念。类属关系的一个最主要特征是属性的继承性,处在具体层的节点可以继承抽象层节点的所有属性。常用的属性包括:实例关系、分类关系和成员关系。

1)实例关系:Is-a(ISA),表示一个事物是另一个事物的实例。

2)分类关系:A-kind-of(AKO),表示一个事物是另一个事物的一种类型。

3)成员关系:A-member-of,表示一个事物是另一个事物的成员。

在类属关系中,具体层的节点除了具有抽象层节点的所有属性外,还可以增加一些自己的个性。

(2)包含关系:包含关系也称聚类关系,是指具有组织或结构特征的"部分与整体"之间的关系。它和类属关系的最主要的区别就是包含关系一般不具备属性的继承性。常用的包含关系有:Part-of,表示一个事物是另一个事物的一部分。

(3)属性关系:属性关系是指事物和其属性之间的关系。常用的属性的关系有:Have,表示一个节点具有另一个节点所描述的属;Can,表示一个节点能做另一个节点的事情。

(4)时间关系:是指不同事件在其发生时间方面的先后关系。常用的时间关系:Before,表示一个事件在另一个事件之前发生;After,表示一个事件在另一个事件之后发生。

(5)位置关系:位置关系是指不同事物在位置方面的关系。常用的位置关系有:Located_on,某物在另一物之上;Located_at,某物在何位置;Located_under,某物在另一物之下;Located_inside,某物在另一物之中;Located_outside,某物在另一物之外。

(6)相近关系:相近关系是指不同事物在形状、内容等方面相似和接近。常用的相近关系有:Similar_to,相似;Near_to,接近。

(7)推论关系:推论关系是指从一个概念推出另一个概念的语义关系。常用的推论关系有:Reasoning_to,表示某一事物推出另一个事物。

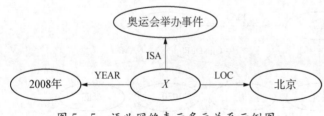

图 5-5 语义网络表示多元关系示例图

语义网络是一种网络结构。从本质上讲,节点之间的连接是二元关系。谓词逻辑中一元和多元关系很容易转换为语义网络。对于其中的多元逻辑关系,可以通过加入附加节点的办法将其改成语义网络表示法,其根本方法是将多元关系表示成二元关系的组合或合取。例如,图 5-5 表示"2008

年,奥运会在北京举办"。

3. 语义网络的推理 用语义网络表示知识的问题求解系统主要由两大部分组成:一部分是由语义网络构成的知识库;另一部分是用于问题求解的推理机构。语义网络的推理过程主要有两种:一种是继承;另一种是匹配。

(1)继承:继承是指把对事物的描述从抽象节点传递到具体节点。通过继承可以得到所需节点的一些属性值,它通常是沿着 Is-a、A-kind-of 等继承弧进行的。继承的一般过程为:建立节点表,存放待求节点和所有以 Is-a、A-kind-of 等继承弧与此节点相连的那些节点。初始情况下,只有待求解的节点检查表中的第一个是否有继承弧。如果有,就从该弧所指的所有节点放入节点表的末尾,记录这些节点的所有属性,并从节点表中删除第一个节点。如果没有,仅从节点表中删除第一个节点。重复检查表中的第一个是否有继承弧,直到节点表为空。记录下来的属性就是待求节点的所有属性。

(2)匹配:语义网络问题的求解一般是通过匹配来实现的。所谓匹配,就是在知识库的语义网络中寻找与待求问题相符的语义网络模式。其主要过程为:根据问题的要求构造网络片断,该网络片断中有些节点或弧为空,标记待求解的问题;根据该语义片断在知识库中寻找相应的信息;当待求解的语义网络片断和知识库中的语义网络片断相匹配时,则与询问处(也就是待求解的地方)相匹配的事实就是问题的解。

在语义网络知识表达方法中,没有形式语义,也就是说,和谓词逻辑不同,对所给定的表达表示什么语义没有统一的表示法。赋予网络结构的含义完全决定于管理这个网络的过程的特性。在已经设计出来的以语义网络为基础的系统中,它们各自采用不同的推理过程。但推理的核心思想是继承和匹配。

4. 语义网络表示法的特点

(1)结构性:语义网络把事物的属性以及事物间的各种语义联系显式地表现出来,是一种结构化的知识表示法。在这种方法中,下层节点可以继承、新增和变异上层节点的属性,从而实现信息共享。

(2)联想性:着重强调事物间的语义联系,体现了人类思维的联想过程。

(3)自索引性:语义网络表示把各节点之间的联系以明确、简洁的方式表示出来,通过与某一节点连接的弧很容易找出相关信息,而不必查找整个知识库。可以有效地避免搜索时的组合爆炸问题。

(4)自然性:是一种直观的知识表示方法,符合人们表达事物间关系的习惯,而且把自然语言转换成语义网络也较为容易。

(5)局限性:节点和边的值没有标准,完全由用户自己定义;多源数据融合比较困难,因为没有标准;无法区分概念节点和对象节点;无法对节点和边的标签进行定义;推理规则不明确。

(六) 本体表示法

本体是一个形式化的、共享的、明确化的、概念化规范。本体论能够以一种显式、形式化的方式来表示语义,提高异构系统之间的互操作性,促进知识共享。目前,本体论被广泛用于知识表示领域。用本体来表示知识的目的是统一应用领域的概念,并构建本体层级体系表示概念之间的语义关系,实现人类、计算机对知识的共享和重用。本体显式的表示定义了领域的概念、关系和公理及其之间的关系,通过定义可以知道本体具有如下四个特征:①概念化,本体是对客观世界中存在的事物或现象以及它们之间关系的概念化抽象。②精确性,本体中的概念、关系以及各种约束被精确地定义。③形式化,本体表示是为了方便人机交互和计算机理解,因此其定义是形式抽象。④共

117

享性,本体的表示要建立在领域内的共同认知基础上,可以有效促进知识共享。

1. **本体表示法的组成** 本体是对领域实体存在本质的抽象,它强调实体间的关联,并通过多种知识表示元素将这些关联表达和反映出来,这些知识表示元素也被称为元本体,主要包括概念、实例、属性、关系、约束、规则、函数、公理。

(1) 概念:表示领域知识元,包括一般意义上的概念以及任务、功能、策略、行为、过程等。在本体的实现中,概念通常用类(class)来定义,而且通常具有一定的分类层次关系。

(2) 实例:表示某个概念类的具体实体。

(3) 属性:描述概念的性质,是一个概念区别于其他概念的特征,通常用槽或者类的属性来定义。

(4) 关系:表示概念之间的关联,例如,常用的关联有父关系、子关系、相等关系。

(5) 约束:采取形式化方式所声明的,关于接受某项断言作为输入而必须成立的情况的描述。

(6) 规则:用于描述可以依据特定形式的某项断言所能够得出的逻辑推论的,if-then(前因-后果)式语句形式的声明。

(7) 函数:表示一类特殊的关系,即由前 $n-1$ 个要素来唯一决定第 n 个要素,如:长方形的长和宽唯一决定其面积。

(8) 公理:表示永真式,在本体论中,对于属性、关系和函数都具有一定的关联和约束,这些约束就是公理。

本体的每一个知识表示元素也可以被看作一个知识片,每一个知识片都包含名称、定义和文档说明。总的来说,构造本体的目的都是实现某种程度的知识共享和重用。

2. **本体表示法的作用** 本体的主要目的有:本体的分析澄清了领域知识的结构,从而为知识表示打好基础。本体可以重用,从而避免重复的领域知识分析;统一的术语和概念使知识共享成为可能。本体的具体作用有交流、互操作和系统工程。

(1) 交流:主要为人与人之间或组织与组织之间的交流提供共同的词汇。

(2) 互操作:在不同的建模方式、范式、语言和软件工具之间进行翻译和映射,以实现不同系统之间的互操作和集成。

(3) 系统工程:本体分析能够为系统工程提供以下方面的好处。

1) 重用:本体是领域内重要实体、属性、工程及其相互关系形式化描述的基础。这种形式化描述可成为软件系统中可重用和共享的组件。

2) 知识获取:当构造基于知识的系统时,用已有的本体作为起点和基础来指导知识的获取,可以提高其速度和可靠性。

3) 可靠性:形式化的表达使自动的一致性检查成为可能,从而提高了软件的可靠性。

4) 规范描述:本体分析有助于确定计算机系统(如知识库)的需求和规范。

3. **本体表示法的特点** 本体作为一种知识表示方法,与谓词逻辑、框架等其他方法的区别在于它们属于不同层次的知识表示方法,本体表达了概念的结构、概念之间的关系等领域中实体的固有特征,即共享概念化,而其他的知识表示方法如语义网络等,可以表达某个体对实体的认识,不一定是实体的固有特征。这正是本体层与其他层次的知识表示方法的本质区别。

知识工程师将本体概念引入知识工程,详细说明模型中涵盖的概念、实例、关系和公理等实体,并以此建立本体。通过使用元属性对属性进行分析,并对属性提出了一种针对本体建模概念化分析的形式化方法,解决了知识共享中的一些问题,有效地促进了来自不同领域的研究人员和组织间的交流。显而易见,基于本体的知识表示法在知识表示方面有很大的应用前景。

第三节　知 识 图 谱

知识图谱是以结构化的方式描述客观世界中的概念、实体及其实体之间的复杂关系。知识图谱技术提供了一种更好的组织、管理和理解互联网海量信息的能力,将互联网的信息表达成更接近于人类认知世界的形式。本质上,知识图谱是一种揭示实体之间关系的语义网络,可以对现实世界的事物及其相互关系进行形式化的描述,如图5-6所示。知识图谱采用本体知识表示,是语义网技术在互联网上的成功应用。知识图谱是结构化的语义知识库,用于以符号形式描述物理世界中的概念及其相互关系。其基本组成单位是"实体-关系-实体"三元组,以及实体及其相关属性值对,实体间通过关系相互联结,构成网状的知识结构。

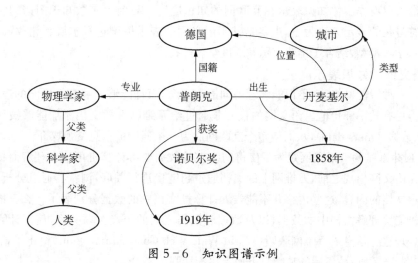

图5-6　知识图谱示例

一、知识图谱的特点

知识图谱在学术界和产业界备受关注,主要特点如下:

(1)知识图谱是人工智能应用不可缺少的基础资源。知识图谱在语义搜索、问答系统、智能客服、推荐系统等应用占据重要地位,在智慧医疗、金融智能、智慧司法等领域具有广阔的应用前景。

(2)语义表达能力丰富,能够支持很多知识服务应用任务。知识图谱源于语义网络,是一阶谓词逻辑的简化形式,在实际应用中通过定义大量的概念和关系类型丰富了语义网络的内涵。知识图谱不仅能够描述概念、事实、规则等各个层次的认知知识,而且能够有效组织和描述人类在自然环境和社会活动形成的大量数据,为各类人工智能的应用奠定知识基础。

(3)描述形式统一,便于不同类型知识的集成和融合。知识图谱以语义网的资源描述框架(RDF)规范形式对知识体系和实例数据进行统一表示,而且可以通过对齐、匹配等操作对异构知识进行集成和融合,从而支撑知识服务。

(4)二元关系为基础的知识表示,便于知识的自动获取。知识图谱对各种类型知识采取统一的二元关系进行定义和描述,为基于自然语言处理和机器学习方法进行知识的自动获取提供便利,从而为大规模和跨领域的知识采集提供技术保障。

(5)基于图结构的数据格式,便于计算机系统的存储和检索。知识图谱以三元组为基础,使得在数据标准化方面更容易推广,结合图数据库技术以及语义网描述体系,为计算机系统对大规模知识系统的存储和检索提供技术保障。

(6)表示方法对计算机友好,支持高效推理。推理是知识表示的重要目标,传统方法在进行知识推理时复杂度很高,难以快速有效地处理。知识图谱的表示形式以图结构为基础,结合图论效果算法,利用对节点和路径的遍历搜索,可以有效提高推理效率。

(7)表示方法对人类友好,为编辑和构建知识提供便利。传统知识表示方法和描述语言需要知识工程师具备一定专业知识和技能,普通用户难以操作。知识图谱以实体和实体关系为基础的简洁表示形式,为普通用户大规模的知识构建提供保证。

二、知识表示

知识图谱可以看作本体知识表示在互联网的知识应用。目前大多数知识图谱的实际存储方式都是传统符号化的表示方法为主,主要是基于语义网的表示模型进行扩展和删改,此外还有基于向量的表示学习模型,结合了稀疏表示和深度学习等技术。

(一)语义网的知识表示

语义网是一种智能网络,它不但能够理解词语和概念,而且能够理解它们之间的逻辑关系,可以使交流变得更有效率和价值。语义网的核心是通过给万维网上的文档添加能够被计算机所理解的语义"元数据"(meta data),从而使整个互联网成为一个通用的信息交换媒介。

1. 语义网体系结构   语义网是为了使得网络上的数据变得计算机可读和理解而提出的一个通用框架。在语义网出现之前,万维网上的文档通过超链接进行关联,浏览器通过分析 HTML 文档的语法显示文档的内容,这些内容并不能告诉计算机文档中的数据分别表示什么。语义网的核心是让计算机能够理解文档中的数据,以及数据和数据之间的语义关联关系,使得计算机可以更加智能化地处理这些信息。万维网联盟(World Wide Web Consortium,W3C)给出了语义 Web 的体系结构,如图 5-7 所示,各层的功能自下而上逐渐增强。

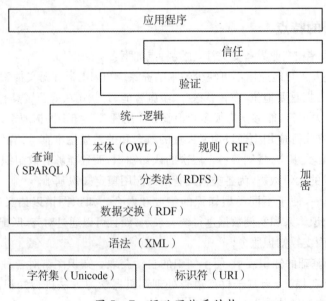

图 5-7　语义网体系结构

第一层：基础层,主要包含 Unicode 和 URI(uniform resource identifier)。其中 Unicode 是一种流行的字符集,采用两字节的全编码,可以表示 65 536 个字符,这使得任何语言的字符都可以被机器容易地接受。URI 即通用资源标识符,是用于唯一标识抽象或物理资源的简单字符串。网络上的任何资源包括 HTML 文档、程序、图片、音视频等都有一个能被 URI 编码的地址,从而实现对 Web 资源的定位。

第二层：根标记语言层,核心是可扩展标记语言(extensible markup language,XML)及相关规范。XML 是标准通用标记语言的一个子集,它以一种自我描述的方式定义数据结构。在描述数据内容的同时能突出对结构的描述,从而体现出数据之间的联系。

第三层：资源描述框架,主要包括资源描述框架(resource description framework,RDF)及相关规范。RDF 是一种用于描述万维网上资源信息的通用框架,比如网页的内容、作者以及被创建和修改的日期等。RDF 可以看成 XML 的扩展或简化,本质上是一种数据模型,用主体、谓词或属性、客体或属性值所构成的三元组来描述资源的元数据。

第四层：本体词汇层,即定义本体。该层在 RDF 的基础上定义了 RDFS(RDF schema)和网络本体语言(web ontology language,OWL)帮助用户构建应用领域相关的轻量级的本体。RDFS 和 OWL 定义了语义,可以支持机器在用 RDFS 和 OWL 描述的知识库和本体中进行推理,以达到语义网的目标。

第五至第七层分别是逻辑层(logic)、验证层(proof)、信任层(trust)。逻辑层在前面各层的基础上进行逻辑推理操作。验证层根据逻辑陈述进行验证,以得出结论。信任层是语义网安全的组成部分,与加密不同的是,该层主要负责发布语义网所能支持的信任评估。

2. RDF　RDF 是最常用的符号语义表示模型,提供了一个统一标准,用于描述实体或资源。RDF 也可以用于表达其他元数据,例如分子的结构、图书的书目信息等。正因为 RDF 的灵活性,它成为诸如生物、化学等许多领域表达元数据的基本方法。可以说,RDF 已经成为知识表达的通用形式。RDF 的基本模型是有向标记图,由节点和边组成,节点表示实体或资源、属性,边则表示了实体和实体之间的关系以及实体和属性的关系。在 RDF 中,知识总是以三元组的形式出现,如图 5-8 所示,都可以被分解为(subject,predicate,object),一个三元组对应于一个逻辑表达式或对世界的陈述。RDF 三元组的主语和宾语可以看成图的节点,谓语看成图的边,并且三元组主谓宾都有一个全局标识的 URI。

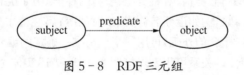

图 5-8　RDF 三元组

3. RDFS　RDF 的表达能力有限,无法区分类和对象,也无法定义和描述类的关系或属性。RDF 是对具体事物的描述,缺乏抽象能力,无法对同一个类别的事物进行定义和描述。RDFS 在 RDF 的基础上提供了一个术语、概念的定义方式,以及那些属性可以应用到哪些对象上,即 RDFS 为 RDF 模型提供了一个基本的类型系统,增加了类属性等 schema 层的定义。RDFS 是一些预定义词汇(vocabulary)构成的集合,用于对 RDF 进行类似的类(class)定义及其属性的定义。RDFS 几个比较重要、常用的词汇有：

(1) rdfs:Class：用于定义类。

(2) rdfs:domain：用于表示该属性属于哪个类别。

（3）rdfs：range：用于描述该属性的取值类型。

（4）rdfs：subClassOf：用于描述该类的父类。

（5）rdfs：subProperty：用于描述该属性的父属性。

4. OWL 通过 RDFS 可以表达一些简单的语义，但在更复杂的场景下，RDFS 语义表达能力显得太弱，还缺少诸多常用的特征。包括对局部值域的属性定义，类、属性、个体的等价性，不相交类的定义，基数约束，关于属性特征的描述等。因此 W3C 提出了 OWL 语言扩展 RDFS，作为语义网上表示本体的推荐语言。OWL 是语义网技术栈的核心之一，主要是在 RDFS 基础上扩展了表示类和属性约束的表示能力，这使得其可以构建更为复杂而完备的主题。这些扩展的本体表达能力包括：复杂类表达，属性约束，基数约束，属性特征。OWL 以描述逻辑为主要理论基础，提供了快速灵活的数据建模能力和高效的自动推理能力，如 OWL 常用描述属性特征的词汇有：

（1）owl：TransitiveProperty：表示该属性具有传递性质。

（2）owl：SymmetricProperty：表示该属性具有对称性。

（3）owl：FunctionalProperty：表示该属性取值的唯一性。

（4）owl：inverseOf：定义某个属性的相反关系。

语义网和语义网络有很大的区别。在语义网络中，对节点和边的描述没有标准，用户按照需要自行进行定义，这样导致不同的用户定义方式不同，不便于知识的分享；还有语义网络中，无法区分知识描述和知识实例。语义网基于 W3C 制定的标准，利用统一的形式对知识进行描述和关联，这种表述方法便于知识的共享和利用。语义网通常语义具化，能够使每个概念、实体、类别、关系、事件等都有一个唯一的标识符，这种唯一性使得知识共享在更大范围成为可能。

（二）知识图谱的知识表示

通常情况下，一个知识体系主要涵盖事物、概念、属性、关系、函数、约束、规则、公理几个方面的内容。实际上，目前大部分知识图谱主要是对事物、概念、属性、关系四部分内容进行建模。目前通用的知识图谱表示方法是三元组，即 $G \in (E, R, S)$，其中 $E = \{e_1, e_2, \cdots, e_n\}$ 是知识库中的实体集合，共包含 n 种不同实体；$R = \{r_1, r_2, \cdots, r_m\}$ 是知识库中的关系集合，共包含 m 种不同关系；$S \subseteq E \times R \times E$ 代表知识库中的三元组集合。三元组的基本形式主要包括：〈实体 1、关系、实体 2〉，用于描述实体之间的关系，如"妊娠呕吐-用药-维生素 B_6"；〈实体、属性、属性值〉，用于描述实体的具体属性，例如"糖尿病-英文名称-Diabetes"。实体是知识图谱中的最基本元素，不同的实体间存在不同的关系。概念主要指集合、类别、对象类型、事物的种类，例如疾病、检查等；属性主要指对象可能具有的属性、特点以及参数，例如诊断名称、就诊时间等；属性值主要指对象指定属性的值，例如 2 型糖尿病等。每个实体（概念的外延）可用一个全局唯一确定的编号来标识，每个属性-属性值对可用来刻画实体的内在特性。关系可用来连接两个实体，描述实体之间的关联。知识图谱本身是一个具有属性的实体通过关系链接而成的网状知识库。从图的角度来看，知识图谱在本质上是一种概念网络，其中的节点表示物理世界的实体或概念，而实体间的各种语义关系则构成网络中的边。

（三）知识图谱的向量化表示

知识图谱的三元组的知识表示是目前通用模式，但是其在计算效率、数据稀疏性等方面却面临着诸多问题。近年来，以深度学习为代表的学习技术取得了重要的进展，可以将实体的语义信息表示为稠密低维的实值向量，进而在低维空间中高效计算实体、关系及其之间的复杂语义关联，对知识库的构建、推理、融合以及应用均具有重要的意义。低维向量表示是一种分布式表示，模仿了人脑中使用多个神经元存储对象的工作机制，使用多维度向量表示对象的语义信息。

人们受到词向量空间平移现象的启发,提出了经典的 TransE 模型,即将知识库中实体之间的关系看成从实体间的某种平移,并用向量表示。将一个三元组表示成(h, r, t),其中 h 表示头实体,r 表示关系,t 表示尾实体。在 TransE 模型中,知识图谱中每个实体和关系都被表示成为向量,可以将关系 r 看作从头实体向量到尾实体向量的翻译,即头实体通过关系向量的翻译得到尾实体,则说明这个三元组在知识图谱中成立。该模型的参数较少,计算的复杂度显著降低,TransE 模型在大规模稀疏数据库上也同样具有较好的性能与可扩展性。

在基于翻译模型的复杂关系模型中,知识库中的实体关系类型可分为 1-to-1、1-to-N、N-to-1、N-to-N 4 种类型,代表性模型有:TransH 模型、TransR 模型、TransD 模型、TransG 模型、KG2E 模型。例如,TransH 模型在通过关系将头实体向量翻译到尾实体之前,先将头实体和尾实体向量投影到一个和当前关系相关的平面上,由于向量空间中的不同向量在同一平面上的投影可以是一样的,可以用 TransE 解决难以处理的一对多(1-to-N)、多对一(N-to-1)、多对多(N-to-N)关系的问题。

三、知识图谱的技术流程

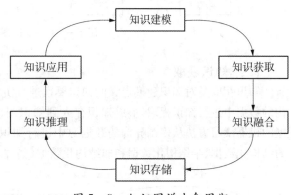

知识图谱的技术流程遵循如图 5-9 所示的知识建模、知识获取、知识融合、知识存储、知识推理和知识应用的生命周期。知识建模和知识获取主要是从领域专家处获得专业知识的过程。获取知识的资源可以分为结构化、半结构化、非结构化数据三类。知识在数据中的分布具有多模态性、隐秘性、分布性、异构性及数据量巨大等特性。

图 5-9　知识图谱生命周期

(一) 知识建模

知识建模是定义领域知识描述的概念、事件、规则及其相互关系的知识表示方法,建立知识图谱的概念模型,即为知识和数据进行抽象建模,如表 5-6 所示为现有结构化比较好的知识图谱。

表 5-6　不同知识图谱的概念信息

知识图谱	概念数	上下位关系数	知识图谱	概念数	上下位关系数
WordNet	25 229	283 070	WikiTaxonomy	111 654	105 418
Freebase	1 450	24 483 434	DBpedia	259	1 900 000

知识建模的核心是构建一个本体对目标知识进行描述,在这个本体中需要定义出知识的类别体系,每个类别下所属的概念和实体,某些概念和实体所具有的属性以及概念之间、实体之间的语义关系,如图 5-10 所示。

知识建模主要包括以下 5 个步骤:①以节点为主体目标,实现对不同来源的数据进行映射与合并(确定节点);②利用属性来表示不同数据源中针对节点的描述,形成对节点的全方位描述(确定节点属性、标签);③利用关系来描述各类抽象建模成节点的数据之间的关联关系,从而支持关联分析(图设计);④通过节点链接技术,实现围绕节点的多种类型数据的关联存储(节点链接);⑤使用事件机制描述客观世界中动态发展,体现事件与节点间的关联,并利用时序描述事件的发展状况(动态事件描述)。

123

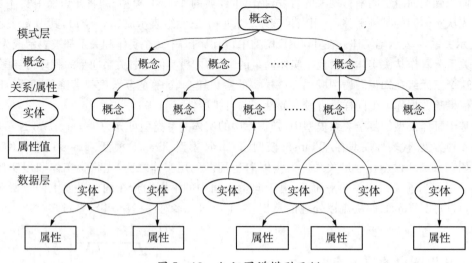

图 5-10　知识图谱模型示例

(二) 知识获取

知识获取是对知识建模定义的知识要素进行实例化的过程。知识获取是从不同来源、不同结构的数据中进行知识提取，形成知识存入到知识图谱的过程。完成知识建模后，通常采取不同类型的机器学习方法从多源异构的数据源中进行知识学习。知识图谱的数据主要来源有各种形式的结构化数据、半结构化数据和非结构化数据（如文本数据），如图 5-11 所示。

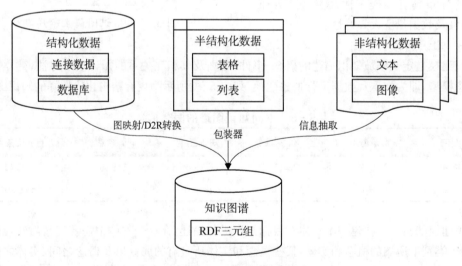

图 5-11　知识获取方法示意图

针对不同种类的数据，将利用不同的技术进行提取。通过 D2R(database to RDF，将关系数据库中的内容转换成 RDF 三元组)从结构化数据库中获取知识，主要的技术难点是复杂表数据的处理。通过图映射的方式从链接数据中获取知识，主要技术难点是数据对齐。使用包装器从半结构化数据中获取知识，主要难点是方便的包装器定义方法、包装器自动生成、更新与维护。非结构化数据抽取是知识图谱构建的核心技术，因为互联网上大部分信息都是以非结构化文本的形式存在,而非结构化文本信息的抽取能够为知识图谱提供大量高质量的三元组事实。目前主要是集中在非结构化文本中实体的识别和实体之间关系的抽取,涉及自然语言处理分析和处理技术,难度较大。

(三) 知识融合

知识融合是将已经从不同的数据源把不同结构的数据提取知识之后,把这些数据融合成一个统一的知识图谱的过程。知识融合是将多个知识库中的知识进行整合,形成一个知识库的过程,在这个过程中,主要需要解决的问题就是实体对齐。不同的知识库,收集知识的侧重点不同,对于同一个实体,有的知识库可能侧重于其本身某个方面的描述,有的知识库可能侧重于描述实体与其他实体的关系,知识融合的目的就是将不同知识库对实体的描述进行整合,从而获得实体的完整描述。

知识融合主要分为数据模式层融合和数据层融合。数据模式层融合是概念合并、概念上下位关系合并、概念的属性定义合并。数据层融合是节点(实体)合并、节点属性融合、冲突检测与解决。领域知识图谱的数据模式通常采用自顶向下(由专家创建)和自底向上(从现有的行业标准转化,从现有高质量数据源转化)结合的方式。通常在模式层基本都经过人工的校验,保证了可靠性,因此数据层的融合是知识融合的关键任务。数据层的融合主要涉及的工作就是实体对齐,也包括关系对齐、属性对齐,可以通过相似度计算、聚合、聚类等技术来实现。

(四) 知识存储

知识存储就是研究采用何种方式将已有知识图谱进行存储。知识图谱的数据存储,既需要完成基本的数据存储,又要能支持上层的知识推理、知识快速查询、图实时计算等应用。需要存储以下信息:三元组知识的存储、事件信息的存储、时态信息的存储、使用知识图谱组织的数据的存储。关键技术在于:大规模三元组数据的存储,知识图谱组织的大数据的存储,事件与时态信息的存储,快速推理与图计算的支持。

知识图谱一般采用图数据库作为最基本的存储引擎。图数据库的优点在于其天然的能表示知识图谱结构,图中的节点表示知识图谱的对象,图中的边表示知识图谱的对象关系。图数据库是使用图形结构进行语义查询的数据库,包含节点、边和属性来表示和存储数据。目前图数据库有很多,如 Neo4j、OpenLink、Bigdata 等,但比较常用且社区活跃的是 Neo4j。Neo4j 是一个原生的图数据库引擎,具有独特的存储结构免索引邻居节点存储方法,且有相应的图遍历算法,所以Neo4j 的性能并不会随着数据的增大而受到影响;图数据结构自然伸展特性及其非结构化的数据格式,使得 Neo4j 的数据库设计可以具有很大的伸缩性和灵活性。同时,Neo4j 是一个开源的数据库,具有查询的高性能表现、易于使用的特性及其设计的灵活性和开发的敏捷性,以及稳定的事务管理特性等特点。

(五) 知识推理

通过知识建模、知识获取和知识融合,基本可以构建一个可用的知识图谱,但是由于处理数据的不完备性,所构建的知识图谱中肯定存在知识缺失,包括实体缺失和关系缺失。由于数据的稀疏性,很难利用抽取或者融合的方法对缺失的知识进行补齐。所以,需要采用推理手段发现已有知识中隐含的知识。知识推理主要是在知识图谱中知识和数据的基础上,通过各种算法,发现其中显式的或隐含的知识、模式或规则等。

知识推理主要包括四个方面:①图挖掘计算:基于图论的相关算法,实现对图谱的探索和挖掘。知识图谱的图挖掘计算主要包括:图遍历,图经典的算法,路径的探寻,权威节点分析,族群分析,相似节点发现。②本体推理:使用本体推理进行新知识发现或冲突检测。③基于规则的推理:

使用规则引擎,编写相应的业务规则,通过推理辅助业务决策。④基于表示学习的推理:即采用学习的方式,将传统推理过程转化为分布表示的语义向量相似度计算任务。当然知识推理不仅应用于已有知识图谱的补全,也可直接应用于相关应用任务。例如自动问答系统需要知识推理,关键问题是如何将问题映射到知识图谱所支撑的结构表示中,在此基础上利用知识图谱的上下语义约束以及已有的推理规则,并结合常识等相关知识,得到正确的答案。

(六)知识应用

1. 知识图谱研究应用 知识图谱用节点和关系所组成的图谱,为真实世界的各个场景直观地建模,运用图这种基础性、通用性的结构,能够比较真实地表达现实世界事物及其各种关系,并且非常直观、自然、直接和高效,不需要中间过程的转换和处理。目前知识图谱研究在语义搜索、自动问答、推荐、决策支持等各个相关任务上得到广泛应用。

(1) 语义搜索:是指搜索不再注重用户所输入请求语句的字面本身,而是透过字面本身,准确地捕捉到用户所输入语句后面的真正意图,并以此来进行搜索,从而更准确地向用户返回最符合其需求的搜索结果。传统的基于关键字的语义搜索并不能很好地理解用户的搜索意图,仅能通过用户提供的关键字与待检索文档间的字符串的相关性进行匹配,用户还需要自己甄别结果。而知识图谱的引入能够有效地利用其良好的定义的结构形式,以有向图的方式提供满足用户需求的结构化语义内容。基于知识图谱的搜索引擎,利用大规模的知识图谱对搜索关键字和文档内容进行语义标注,提供实体搜索、关系搜索、实例搜索等处理,使用户能够直接获得精确度很高的答案。

(2) 决策支持:知识图谱能够把领域内的复杂知识通过信息抽取、数据挖掘、语义匹配、语义计算、知识推理等过程精确地描述出来,并且可以描述知识的演化过程和发展规律,从而为研究和决策提高准确、可追踪、可推理的知识数据。在自动问答方面,可以利用知识图谱中实体及其关系进行推理得到答案。在推荐方面,可以利用知识图谱中实体的关系向用户推荐相关产品。

2. 知识图谱在垂直领域中的应用 在垂直领域中,知识图谱主要集中在社交网络、金融、通信、制造业、医疗和物流等领域。

(1) 企业知识图谱:企业数据包括企业基础数据、投资关系、任职关系、企业专利数据、企业招投标数据、企业招聘数据、企业诉讼数据、企业失信数据、企业新闻数据等。利用知识图谱融合以上企业数据,可以构建企业知识图谱,并在企业知识图谱之上利用图谱的特性,针对金融业务场景有一系列的图谱应用。

1) 企业风险评估,基于企业的基础信息、投资关系、诉讼、失信等多维度关联数据,利用图计算等方法构建科学、严谨的企业风险评估体系,有效规避潜在的经营风险与资金风险。

2) 企业社交图谱查询,基于投资、任职、专利、招投标、涉诉关系以目标企业为核心向外层扩散,形成一个网络关系图,直观立体展现企业关联。

3) 企业之间路径发现,在基于股权、任职、专利、招投标、涉诉等关系形成的网络关系中,查询企业之间的最短关系路径,衡量企业之间的联系密切度。

(2) 交易知识图谱:金融交易知识图谱在企业知识图谱之上,增加交易客户数据、客户之间的关系数据以及交易行为数据等,利用图挖掘技术,包括很多业务相关的规则,来分析实体与实体之间的关联关系,最终形成金融领域的交易知识图谱。在银行交易反欺诈方面,可以从身份证、手机号、设备指纹、IP等多重维度对持卡人的历史交易信息进行自动化关联分析,关联分析出可疑人员和可疑交易。

第四节　医学知识图谱

医学知识图谱是实现智慧医疗的基石,将会带来更高效精准的医疗服务。在医学领域,随着区域卫生信息化及医疗信息系统的发展,积累了海量的医学数据。基于这些数据构建医学知识图谱,可以推进医学智能化,是医学知识检索、临床诊断、医疗质量管理、电子病历及健康档案智能化处理的基础。

一、医学知识图谱的构建

医学知识图谱构建技术分为医学知识表示、知识建模、抽取、融合、推理以及质量评估,即通过从大量的医学数据中提取出实体、关系、属性等知识图谱的组成元素,选择合理高效的方式存入知识库,如图 5-12 所示为胰腺炎的知识图谱。医学知识融合是对医学知识库内容进行消歧和链接,增强知识库内部的逻辑性和表达能力,并通过人工或自动的方式为医学知识图谱更新旧知识或补充新知识。借助知识推理,推出缺失事实,自动完成疾病诊断与治疗。质量评估则是保障数据的重要手段,提高医学知识图谱的可信度和准确度。

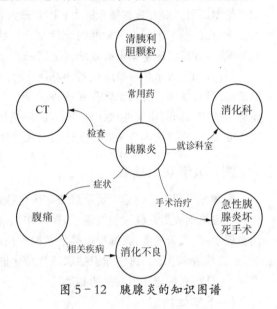

图 5-12　胰腺炎的知识图谱

二、医学知识建模

医学知识图谱属于领域知识图谱,强调专业性与正确性,通常采用自顶向下的方式构建,可以先借助高质量的知识源构造明确完整的本体结构,形成模式层,再将实体及属性逐步加入,形成数据层,如图 5-13 所示。

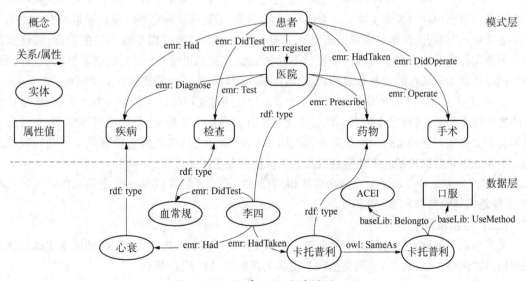

图 5-13　医学知识图谱模型示例

127

三、医学知识表示

知识表示是将人类的知识形式化或者模型化,是对知识的一组约定,是一种计算机可以接受的用于描述知识的数据结构。医学数据种类繁杂,存储方式不一,电子病历格式和标准不同,经常涉及交叉领域等特点,导致医学领域与其他领域在知识表示方面有所差异。本体表示法以网络的形式表示知识,三元组来表示相关联的两个实体,是医学知识图谱的重要表示方法。使用本体表示医学术语可以提升数据整合能力:建立强大、可互操作的医疗信息系统;满足共享传输医疗数据的需求;提供基于不同语义标准的统计聚合。医学领域本体的构建,需要深入分析医学术语的结构和概念,才能将医学知识有效地表达出来。

目前,知识表示学习借助机器学习,将研究对象的语义信息表示为稠密低维向量,有效解决数据稀疏问题,从而提升知识融合和推理性能。如翻译模型和基于翻译模型的复杂关系模型,这些模型考虑实体间的协同性和计算开销,用向量表示实体,再对表示实体的向量或关系进行相应的矩阵变换,提出评价函数来衡量实体间的相关性,并为之后的知识补全和推理提供重要参考。

四、医学知识抽取

医学知识图谱的构建主要是从非结构化数据中提取实体、关系和属性。人工提取是通过专家依据一定规则收集并整理相关信息,提取知识,如 ICD-10、临床医学知识库等。自动提取则是利用机器学习、人工智能、数据挖掘等信息抽取技术,从数据源中自动提取出知识图谱的基本组成元素,如医学语言系统。医学知识抽取的自动化抽取(包括实体、关系和属性抽取)是目前重点的研究方向,也是将来构建知识图谱的趋势。

(一)实体抽取

实体抽取是识别文本中的生物医学实体,其目的是通过识别关键概念进一步提取关系和其他信息,并将识别的概念以标准化的形式表示出来。医学领域的实体抽取是从医学数据源中提取出特定类型的命名实体。医学实体的抽取方法主要是基于医学词典及规则的方法、基于医学数据源的统计机器学习方法以及深度学习方法。

1. **基于医学词典及规则的方法** 该方法通过人工定义规则和模式匹配生成词典或使用现有医学词典从语料中抽取医学实体。该方法有三大问题:①目前没有完整的字典囊括所有类型的生物命名实体;②相同的医学单词或短语其意义可根据上下文的改变而指代不同的物体;③许多医学或药物实体同时拥有多个名称。虽然该方法能达到很高的准确度,但无法彻底解决上述问题,同时过分依赖专家编写的词典和规则,无法适应医学领域词汇不断涌现的现实情况。

2. **基于医学数据源的统计机器学习方法** 该方法通过使用统计机器学习方法,结合医学数据源的特点训练模型,进行实体识别。目前常用方法有隐马尔可夫模型、条件随机场模型、支持向量机模型等。这些方法的实体识别准确率和召回率不高,但为之后的研究人员提供了一条可行的思路。主要原因是数据质量的参差不齐以及人工标注的专业性要求高。

3. **深度学习方法** 医学信息命名实体识别任务中最主要的深度学习模型是双向长短记忆网络-条件随机场模型(LSTM-CRF)。

(二)关系抽取

关系抽取是抽取实体之间关系的过程。医学实体关系抽取分为两类:同类型医学实体层级关系抽取,如"疾病1-疾病2";不同类型医学实体关系抽取,如"疾病-症状"。

(1)同类型医学实体层级关系抽取:同类型医学实体层级关系相对较为单一,主要是 Is-a 和

Part-of 关系。由于医学有其严谨的学科体系和行业规范,因此此类关系往往在医学词典、百科、信息标准中进行。

(2)不同类型医学实体关系抽取:不同类型医学实体间的语义关系识别大致基于两大不同数据源而实现,一是百科或其他结构化数据源;二是半结构化的电子病历。医学实体类型相对有限(主要是疾病、症状、治疗、药品等),目前通常在两个实体间预定义好要抽取的关系类型,再将抽取任务转换为分类问题来处理。如何预定义实体关系目前尚未有统一的标准,这取决于医学知识图谱构建过程中模式图的设置、实体识别情况、语料来源、构建目的及应用场景等。关系抽取方法有预定义关系然后转换为分类任务来处理的方法,还有采用了模板匹配、统计共现等方法来抽取关系。

(三)属性抽取

属性抽取是指对属性和属性值对的抽取,其中属性的抽取是指为医学实体构造属性列表,如药品的属性包括适应证、禁忌证等。属性值的抽取是指为各实体附加具体的属性值,如哌拉西林对青霉素过敏者禁用。常见的抽取方法包括从开放链接数据提取、从结构化数据库提取、从百科类站点提取、从垂直网站进行包装器归纳以及利用模式匹配从查询日志中提取等。

五、医学知识融合

知识融合是高层次的知识组织,使不同来源的知识在同一框架规范下进行数据整合、消除歧义、加工、推理验证、更新等。目的是解决知识复用的问题,增强知识库内部的逻辑性和表达能力。针对知识图谱中不同粒度的知识对象,知识融合可分为实体对齐和知识库融合。

(一)实体对齐

实体对齐是判断多源异构数据中的实体是否指向真实世界同一对象的过程。医疗知识图谱中知识来源的多样性导致了知识重复、知识质量良莠不齐、知识间关联不够明确等问题。医学实体在不同的数据源中存在严重的多元指代问题,例如阿奇霉素在医学百科中别名有阿奇红霉素等,商品名有泰力特、希舒美等,在百度百科中被称为希舒美。因此实体对齐是医学知识融合中非常重要的一步。实体对齐算法有成对实体对齐与集体实体对齐两类。成对实体对齐方法只考虑实例及其属性相似度,包括基于传统概率模型的实体对齐方法和基于机器学习的实体对齐方法。集体实体对齐在成对实体对齐的基础上在计算实体相似度时加入了实体间的相互关系。集体实体对齐分为局部集体实体对齐与全局集体实体对齐。前者典型算法是使用向量空间模型和余弦相似度计算实体相似性;后者通过不同匹配决策之间的相互影响来调整实体间的相似度,又分为基于相似性传播和基于概率模型的集体实体对齐方法。随着知识库规模扩大和实体数量的增加,知识库中的实体对齐越来越受到重视,如何准确高效的实体对齐是未来知识融合的研究重点之一。

(二)知识库融合

知识库融合是对不同的医学知识库进行融合以及将尚未涵盖的知识和不断产生的新知识融合到已有的知识图谱中。构建知识库时,知识库的需求和设计理念不同会导致知识库中数据的多样性和异构性。医学知识图谱的构建是一个不断迭代更新的过程。知识库融合的研究工作始于本体匹配,初期针对本体类别的语义相似性进行匹配。随着知识库规模扩大和结构复杂化,类别、属性以及实体和它们之间的相互关系等也成为考虑的因素。目前医学知识库融合是将医学数据库转换为医疗本体,然后对其他文本语料使用半自动的语言工具进行语义提取,在人工控制下对本体进行扩展和补全,并用启发式规则自动建立知识的概念层次。目前医学领域知识图谱的融合技术虽有一些有意义的尝试,但仍需要大量人工干预,高效的知识融合算法有待进一步研究。

六、医学知识推理

知识推理是指在计算机或智能系统中,模拟人类的智能推理方式,依据推理控制策略,利用形式化的知识进行机器思维和求解问题的过程。在医学知识图谱中,知识推理帮助医师完成病患数据搜集、疾病诊断与治疗,控制医疗差错率。医学知识图谱必须处理大量重复矛盾的信息,这就增加了构建医学推理模型的复杂性。传统的知识推理方法有基于描述逻辑推理,基于规则推理与基于案例推理等。传统的知识推理方法在一定程度推动医疗诊断自动化进程,但是存在学习能力不足、数据利用率不高、准确率待提升等明显缺陷,远未达到实际应用的要求。面对日益增长的医疗数据,诊断时不可避免地会出现信息遗漏,诊断时间延长等问题。

基于图的推理则将知识图谱视为图,以实体为节点,以关系或属性为边,利用关系路径来找到节点间的多步路径。图数据库使知识图谱能以图的数据结构进行存储,与传统数据库相比,图数据库在高维度关联查询的效率明显提高。然而图数据库尚未成熟,暂时无法完成太复杂的知识推理。医学知识图谱还有对跨知识库知识推理、基于模糊本体的知识推理等问题的研究。

七、医学知识图谱的质量评估

医学质量评估是保障数据的重要手段,可以量化数据质量,筛选出置信度高的数据。医学诊断对数据和医学知识图谱的可信度和准确度提出了更高的要求。质量评估并不是构建医疗知识图谱的最后一步,而是贯穿在知识图谱的整个生命周期。知识图谱的评估方法可分为四大类:基于标准的方法,基于本体任务的方法,数据驱动的方法和基于指标的方法。医学知识图谱质量评估还包括对数据质量、专家信息、知识库等方面进行评估。

医学领域的知识图谱评估存在以下特殊性:①鉴于医学的严谨性,评估往往综合多种方法进行多角度的评估;②往往需设置等级较高的警告,如用药过敏警报、非推荐的经验性抗生素治疗警报、治疗方案-症状不匹配警报等;③除了从形式方面评价知识图谱以外,也注重于检验知识差距,因为知识的全面性和准确性将直接影响临床决策支持的置信度。此外,医学知识图谱是融合计算机科学等众多学科的交叉学科,评价指标不能简单地照搬某个学科的指标,而是应该综合考虑众多因素。

八、医学知识图谱的应用

近几年人工智能的飞速发展以及精准医疗、智慧医疗的提出,医学知识图谱应用正受到国内外企业、学界的广泛关注,有望带来更廉价、高效、精准的医疗建议和诊断。

(一)医疗信息搜索引擎

基于医学知识图谱的搜索,不仅提供用户网页间超链接的文档关系,还包括不同类型实体间丰富的语义关系。知识图谱对于传统信息搜索的优化主要体现在查询扩展,从知识图谱中抽取与查询相关的若干实体及实体关系和属性进行扩展查询,以更好地理解用户的查询需求。

国内主流医疗搜索引擎有搜狗名医,是结合了元搜索索引方式和知识库的搜索引擎,聚合权威的知识、医疗、学术网站,为用户提供包括维基百科、知乎问答、国际前沿学术论文等权威、真实内容。基于知识图谱的搜索引擎已成为现今搜索引擎的主要形式,其技术框架也在不断改进和完善。目前的医疗搜索引擎主要受限于医学知识图谱的知识数量和质量,构建完备的医学知识图谱是其关键。

(二)医疗问答系统

医疗问答系统的研究主要集中在信息检索、提取和摘要技术。知识图谱概念的提出,致使问答系统研究热点转移到基于知识图谱的问答系统研究。目前在基于知识图谱的问答系统中采用的方法主要包括：基于信息提取的方法,利用问句信息结合知识库资源获取候选答案;基于语义解析的方法,将自然语言问句解析成一种逻辑表达形式,通过这种结构化表达从知识库中寻找答案;基于向量空间建模的方法,使用向量空间描述自然语言问句以及知识图谱中的实体和关系,通过机器学习、深度学习等方法生成问答模型进行回答。

在中国传统医学领域,已经构建了包括疾病库、证库、症状库、中草药库和方剂库的中医药知识图谱,并基于该知识图谱进行中医药问答和辅助开药。该系统通过基于知识图谱的分词、模板匹配、模板的翻译执行来回答概念、实体、属性、属性值的模板组合问题,并将图谱中存储的数据自动转换成推理引擎适用的推理规则,再结合医师工作站传来的患者事实数据,辅助医师开方。在医疗垂直领域的问答系统研究中,受限于现有医学知识图谱的推理能力,以及医学知识表示的复杂性,尚未出现重大的突破。

（三）医疗决策支持系统

医疗决策支持系统借助医疗知识图谱,可以根据患者症状描述及化验数据,给出智能诊断、治疗方案推荐及转诊指南,还可以针对医师的诊疗方案进行分析、查漏补缺,减少甚至避免误诊。例如,可以通过搜集中文开放链接数据中的医疗信息（ICD-10 等）和主流医学站点中的医疗知识构建医疗知识图谱,并将其应用于处方审核智能系统中,快速判断处方为合理、疑似不合理和不规范处方,从而促进用药的合理性。

基于知识图谱的医学决策系统是目前的研究热点。主要存在着两方面的问题：一是缺少完备的全科医学知识图谱,目前基于知识图谱实际应用的医疗决策系统,主要还是针对特定疾病类型的决策,无法广泛应用。二是医疗决策的可靠性,医疗决策是直接关系到使用者的身体健康问题,依靠人工智能进行医疗决策对结果的准确性和可靠性有更高的要求。现阶段,基于知识图谱的医学决策系统只是处于支持和辅助的作用。

第五节　医学知识图谱构建示例

一、呼吸系统知识图谱概述

呼吸系统是人体与外界空气进行气体交换的一系列器官的总称,包括鼻、咽、喉、气管、支气管及由大量的肺泡、血管、淋巴管、神经构成的肺,以及胸膜等组织。临床上常将鼻、咽、喉称为上呼吸道,气管以下的气体通道（包括肺内各级支气管）部分称为下呼吸道。呼吸系统疾病是一种常见病、多发病,主要病变在气管、支气管、肺部及胸腔,病变轻者多咳嗽、胸痛、呼吸受影响,重者呼吸困难、缺氧,甚至呼吸衰竭而致死。在城市的死亡率占第三位,而在农村则占首位。更应重视的是由于大气污染、吸烟、人口老龄化及其他因素,国内外的慢性阻塞性肺病（简称慢阻肺,包括慢性支气管炎、肺气肿、肺心病）、支气管哮喘、肺癌、肺部弥散性间质纤维化,以及肺部感染等疾病的发病率、死亡率有增无减。该呼吸系统知识图谱是以常见呼吸系统疾病（慢性阻塞性肺病、支气管哮喘、肺癌等）为对象构建该系统的医学知识图谱,主要包括疾病实体,实体之间并发症、症状、诊断、治疗的关系。

二、呼吸系统疾病知识图谱构建流程

呼吸系统疾病知识图谱属于领域知识图谱,按照自上而下的模式进行设计和构建。呼吸系统疾病知识图谱构建流程包括：呼吸系统疾病知识表示,知识图谱建模,实体抽取,关系抽取,属性抽取,知识融合,知识存储和知识图谱应用,如图 5-14 所示。

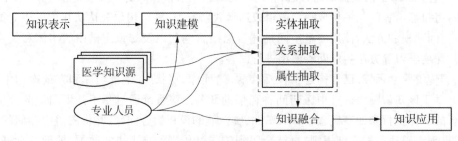

图 5-14 呼吸系统疾病知识图谱构建流程

呼吸系统疾病知识图谱由 RDF 三元组进行知识表示;知识图谱建模主要是明确呼吸系统疾病的概念、实体、关系、属性;知识抽取包括实体、关系、属性抽取,由专业人员从医学知识源(内科学教材、百度百科、医学百科、39 健康网等资源)抽取,以三元组的结构进行保存;专业人员根据抽取出来的三元组进行融合,在呼吸系统疾病知识图谱模型框架规范下进行数据整合、消除歧义、加工、推理验证、更新等操作,将三元组保存在文件中(如.csv 文件);知识存储是将这些三元组导入图数据库(Neo4j)进行存储,并将给节点以图的结构进行连接;最后呼吸系统疾病的知识图谱应用于临床医务人员。

三、呼吸系统疾病知识图谱模型

呼吸系统疾病的知识图谱模型包括概念、实体、关系、属性的明确和定义,如图 5-15 所示。呼吸系统疾病知识图谱概念包括疾病、症状、检查、药物、手术、部位,共 6 个概念类别。

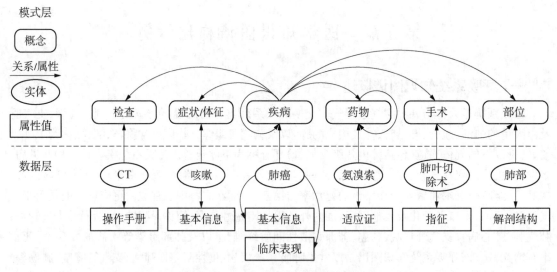

图 5-15 呼吸系统知识图谱模型

知识图谱包括 10 种关系类别,如用药、导致、检查处理、手术处理、发病部位、并发症、鉴别诊断、拮抗作用、联合作用、手术部位,具体见表 5-7;包括 18 种属性类别,例如基本信息、英文名称、临床表现、病因病理、诊断标准、处理、预防、预后、影响、参考值、操作手册、别名、适应证、禁忌证、用法用量、药理毒理、指征、解剖结构。

表 5 - 7　呼吸系统疾病知识图谱的关系类型

关系类型	概念类	关系描述
用药	疾病—药物	治疗过程需要使用的药物
导致	疾病—症状	疾病引起的症状和体征
检查处理	疾病—检查	疾病诊断需要做的检查项目
手术处理	疾病—手术	治疗过程中需要做的手术
发病部位	疾病—部位	身体发生疾病的某个器官
并发症	疾病—疾病	疾病导致另一种或多种疾病的发生
鉴别诊断	疾病—疾病	疾病诊断需要鉴别的其他疾病
拮抗作用	药物—药物	药物和其他药物联用具有拮抗作用
联合作用	药物—药物	药物和其他药物联用具有联合作用
手术部位	手术—部位	手术操作涉及的器官

四、呼吸系统疾病知识图谱实体和关系抽取

本示例的呼吸系统疾病知识图谱的实体、关系和属性抽取系专业人员手动抽取,并进行相关知识融合,最后得到各类实体总数 176 个,关系总数 1 208 个,属性 1 826 个。

五、呼吸系统疾病知识图谱存储

呼吸系统知识图谱的模型构建好,抽取实体和关系,主要存储在图形数据库 Neo4j。图形数据库(graph database)是 NoSQL 数据库家族中特殊的存在,用于存储丰富的关系数据,Neo4j 是目前最流行的图形数据库,支持完整的事务,在属性图中,图是由顶点、边和属性组成的,顶点和边都可以设置属性,顶点也称节点,边也称关系,每个节点和关系都可以有一个或多个属性。Neo4j 创建的图是用顶点和边构建一个有向图,其查询语言 cypher 已经成为事实上的标准。关系型数据库只对单个 Join 操作进行优化查询,而多重 Join 操作查询的性能显著下降。图形数据库适合查询关系数据,由于图形遍历的局部性,不管图形中有多少节点和关系,根据遍历规则,Neo4j 只访问与遍历相关的节点,不受总数据集大小的影响,从而保持期待的性能;相应地,遍历的节点越多,遍历速度越慢,但是变慢是线性的,这使得图形数据库不适合做海量数据统计分析。对于存在大量丰富关系的数据,遍历的性能不受图形数据量大小的影响,这使得 Neo4j 成为解决图形问题的理想数据库。

(一) Windows 环境中的 Neo4j 安装

在安装 Neo4j 之前,需要安装 Java JRE,并配置 Java 开发环境,然后安装 Neo4j 服务。Neo4j 是基于 Java 运行环境的图形数据库,因此,必须在系统中安装 JAVA SE 的 JRE。JDK(Java development kit)包括 Java 运行环境(JRE)和 Java 开发工具。可以从 Oracle 官方网站下载 JDK,地址如下: https://www. oracle. com/technetwork/java/javase/downloads/index. html。

下载界面如图 5 - 16 所示。

通常 Java JRE 安装在 C:\Program Files\Java\jdk-13 目录下。在"我的电脑"→"属性"→"高级系统设置"→"高级"→"环境变量",设置 Java JRE 的环境变量。新建变量 JAVA_HOME,变量值填写 JDK 的安装目录,默认目录是 C:\Program Files\Java\jdk-13;然后编辑 Path 变量,在 Path 变

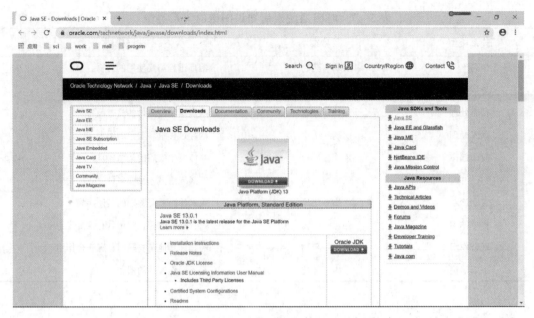

图 5 - 16　JDK 下载界面

量值的最后输入内容为"％JAVA_HOME％\bin;％JAVA_HOME％\jre\bin;"值。检查配置是否成功,运行 cmd,输入 java-version,如果显示 Java 的版本信息,说明 Java 的安装和配置成功,本书使用的版本为 Java version "1.8.0_40"。

从 Neo4j 官网下载最新版本 Neo4j 社区(Community)版本,如图 5 - 17 所示,地址为:https://neo4j.com/download-center/#community,下载 neo4j-community-3.5.11-windows.zip,解压到目录 D:\code\neo4j-community-3.5.11。

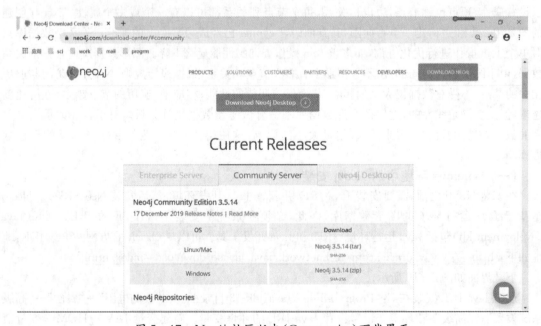

图 5 - 17　Neo4j 社区版本(Community)下载界面

在"环境变量"选项中,设置 Neo4j 的环境变量。新建变量 NEO4J_HOME,变量值填写 Neo4j 的安装目录 D:\code\neo4j-community-3.5.11,如图 5 - 18 所示;然后编辑 Path 变量,在 Path 变量值的输入增加值"%NEO4J_HOME%\bin;"。

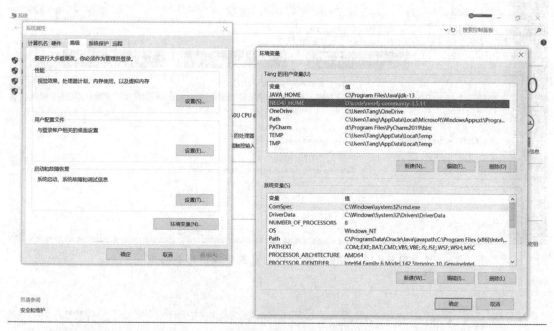

图 5 - 18　Neo4j 环境变量配置

(二) Neo4j 的启动和运行

Neo4j 支持三种网络协议,分别是 Bolt(端口 7687)、HTTP(端口 7474)和 HTTPS(端口 7473),默认的连接器配置有三种,允许通过端口 7687、7474 和 7473 访问本机。默认情况下,不需要配置就可以在本地直接运行。以管理员权限启动 DOS 命令行窗口,切换到图形数据库 Neo4j 安装的目录(D:\code\neo4j-community-3.5.11)下级目录 bin,输入命令:neo4j. bat console。可以把 Neo4j 安装成服务(Windows Services),安装命令为 neo4j install-service,卸载命令为 neo4j uninstall-service。启动服务命令为 neo4j start,停止服务命令为 neo4j stop,重启服务命令为 neo4j restart,查询服务的状态命令为 neo4j status。

Neo4j 服务器具有一个集成的浏览器,在启动 Neo4j 服务之后,可以使用 Neo4j 集成的浏览器管理图形数据库。在运行 Neo4j 服务器主机上访问"http://localhost:7474/",显示界面如图 5 - 19 所示。

默认的 host 是 bolt://localhost:7687,首次登录默认的用户是 neo4j,默认的密码是 neo4j,第一次成功连接到 Neo4j 服务器之后,需要重置密码。

(三) 呼吸系统疾病知识图谱存储

使用 neo4j-admin import 命令导入实体和关系的 csv 文件,构建呼吸系统部分知识图谱,如图 5 - 20 所示,显示慢性支气管炎、慢性阻塞性肺疾病、支气管扩张症之间存在并发症的示意图。完整的数据和命令见 https://github. com/zihuitang/intr_med_ai。

135

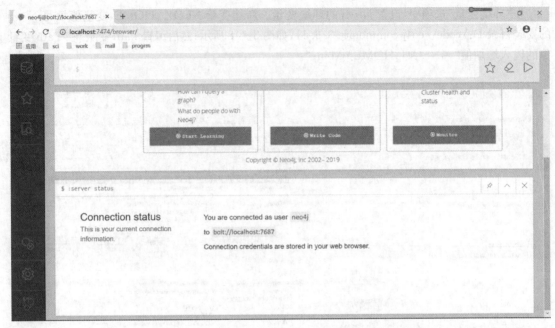

图 5 - 19 Neo4j 集成的浏览器管理图形数据库

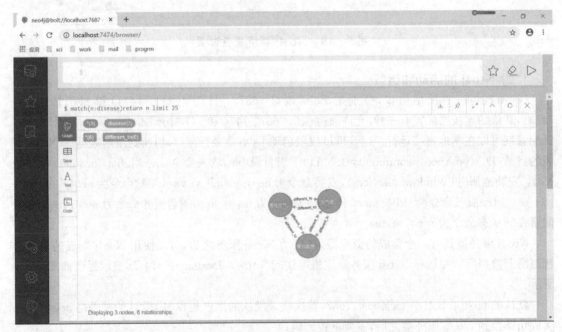

图 5 - 20 基于 Neo4j 图形数据库的呼吸系统知识图谱部分示例

六、呼吸系统疾病知识图谱应用

呼吸系统知识图谱应用主要包括：呼吸系统医学知识搜索和查询,呼吸系统疾病诊断决策支持,呼吸系统疾病治疗决策支持,呼吸系统疾病预后决策支持。

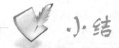 小结

经典概念通常由三部分组成：概念名及概念的内涵和外延，即其含义和适用范围。经典概念则既可以使用其内涵进行计算（数理逻辑），也可以使用其外延进行计算（集合论）。命题逻辑和谓词逻辑是数理逻辑的两个最基本的组成部分。知识是人类在实践中认识客观世界的成果，包括事实、信息的描述或在教育和实践中获得的技能。知识的特点包括相对正确性，不确定性，可表示性与可利用性。

知识表示的目的是能够让计算机存储和应用人类知识，知识表示＝数据结构＋处理机制。逻辑表示法是一种叙述性知识表示方法，以谓词形式来表示动作的主体、客体。产生式表示一种条件-结果形式，是一种比较简单表示知识的方法。框架是一种结构化的知识表示方法，是一种描述所论述对象属性的数据结构。状态空间法是基于解空间的问题表示和求解方法，是以状态变量和操作符为基础进行问题求解和问题表示的。语义网络是通过概念及其语义关系来表达知识的一种网络图。

知识图谱是以结构化的方式描述客观世界中的概念、实体及其实体之间的复杂关系。知识图谱是一种揭示实体之间关系的语义网络，可以对现实世界的事物及其相互关系进行形式化的描述。目前通用的知识图谱表示方法是三元组。知识图谱框架的主要技术包括：知识建模、知识获取、知识融合、知识存储、知识计算。医学知识图谱构建技术分为：医学知识表示、抽取、融合、推理以及质量评估。

习　　题

1. 概念表示理论有哪些？具体内容是什么？
2. 什么是知识表示？主要的方法有哪些？
3. 什么是知识图谱？
4. 知识图谱框架的主要技术有哪些？
5. 医学知识图谱构建的流程是什么？

第六章

机 器 学 习

导学

1. 掌握机器学习的基本概念及其分类;掌握监督学习的基本概念和方法类型;掌握无监督学习的基本概念和方法类型。

2. 熟悉弱监督学习的基本概念;熟悉强化学习的概念和内容;熟悉表示学习的基本概念和内容;熟悉机器学习的医学应用。

3. 了解监督学习的算法推导;了解非监督学习的算法推导。

目前机器学习发展相当迅速,机器学习就是要解决知识自动获取问题。尤其是在 AlphaGo 以绝对优势战胜过去 10 年最强的人类棋手——世界围棋冠军,让人类领略到人工智能的巨大潜力。人工智能所取得的成就很大程度上得益于目前机器学习理论和技术的进步。未来以机器学习为代表的人工智能技术将给人类社会带来深刻的变革。本章主要讨论机器学习中的基本概念、基本问题、基本过程和目前比较重要的机器学习方法。

第一节 机 器 学 习

一、机器学习的概念

机器学习(machine learning, ML)是一门多领域交叉学科,涉及概率论、统计学、逼近论、凸分析、算法复杂度理论等多门学科。机器学习是使用计算机来分析数据背后的真实含义,把无序的数据转换成有用的信息,研究计算机怎样模拟或实现人类的学习行为,以获取新的知识或技能,重新组织已有的知识结构使之不断改善自身的性能。机器学习是人工智能的核心,是使计算机具有智能的根本途径,其应用遍及人工智能的各个领域,主要使用归纳和综合方法。机器学习与人类思维模式的比较如图 6-1 所示。

机器学习是一门人工智能的学科,是如何在经验学习中改善具体算法的性能。学习能力是智能行为的一个非常重要的特征,但至今对学习的机制尚不清楚。机器学习有各种定义,例如,强调学习的外部行为效果的定义:"学习是系统所做的适应性变化,使得系统在下一次完成同样或类似的任务时更为有效。"强调学习的内部过程的定义:"学习是构造或修改对于所经历事物的表示。"从知识工程的实用性角度出发的定义:"学习是知识的获取。"还有其他不同的定义,如:"机器学习是对能通过经验自动改进的计算机算法的研究。""机器学习是用数据或以往的经验,以此优化计算机程序的性能标准。"一个经常引用的英文定义是:"A computer program is said to learn from

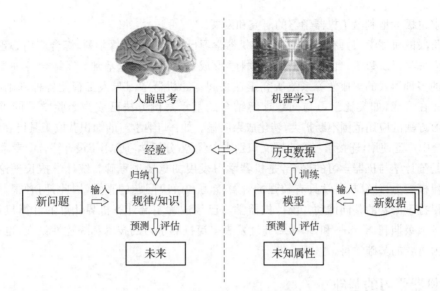

图 6-1　机器学习与人类思维模式的比较

experience E with respect to some class of tasks T and performance measure P, if its performance at tasks in T, as measured by P, improves with experience E."

机器学习在人工智能的研究中具有十分重要的地位,因为不具有学习能力的智能系统难以称得上是真正的智能系统,但是以往的智能系统都普遍缺少学习的能力。例如,以往的智能系统遇到错误时不能自我校正;不会通过经验改善自身的性能;不会自动获取和发现所需要的知识。以往的智能系统的推理仅限于演绎而缺少归纳,因此至多只能够证明已存在事实、定理,而不能发现新的定理、定律和规则等。随着人工智能的深入发展,这些局限性表现得愈加突出。正是在这种情形下,机器学习逐渐成为人工智能研究的核心之一。机器学习的应用已遍及人工智能的各个分支,如专家系统、自动推理、自然语言理解、模式识别、计算机视觉、智能机器人等领域。其中尤其是在专家系统中的知识获取存在瓶颈问题,机器学习是克服这个问题的一种重要方法。

二、机器学习的发展历程

机器学习的研究是根据生理学、认知科学等对人类学习机制的了解,建立人类学习过程的计算模型或认识模型,发展各种学习理论和学习方法,研究通用的学习算法并进行理论上的分析,建立面向任务的具有特定应用的学习系统。机器学习是人工智能研究较为年轻的分支,它的发展过程大体上可分为 4 个时期:第一阶段是 20 世纪 50 年代中叶到 60 年代中叶,属于热烈时期;第二阶段是 20 世纪 60 年代中叶至 70 年代中叶,被称为机器学习的冷静时期;第三阶段是 20 世纪 70 年代中叶至 80 年代中叶,称为复兴时期;第四阶段始于 20 世纪 80 年代中叶,是最新阶段。

第一阶段主要研究"有无知识的学习"。这类方法主要是研究系统的执行能力。这个时期,主要通过对机器的环境及其相应性能参数的改变来检测系统所反馈的数据。

第二阶段主要研究将各个领域的知识植入系统里,在本阶段的目的是通过机器模拟人类学习的过程。同时还采用了图结构及其逻辑结构方面的知识进行系统描述,在这一研究阶段,主要是用各种符号来表示机器语言。

第三阶段,人们从学习单个概念扩展到学习多个概念,探索不同的学习策略和学习方法,且在本阶段已开始把学习系统与各种应用结合起来,并取得很大的成功。同时,专家系统在知识获取方面的需求也极大地刺激了机器学习的研究和发展。

第四阶段的机器学习具有如下特点：①机器学习已成为新的边缘学科，综合应用心理学、生物学和神经生理学以及数学、自动化和计算机科学形成机器学习理论基础。②结合各种学习方法，取长补短的多种形式的集成学习系统研究正在兴起。③机器学习与人工智能各种基础问题的统一性观点正在形成，如类比学习与问题求解结合的基于案例方法已成为经验学习的重要方向。④各种学习方法的应用范围不断扩大，转化成果明显。如：归纳学习的知识获取工具已在诊断分类型专家系统中广泛使用，连接学习在声图文识别中占优势，分析学习已用于设计综合型专家系统。

特别是统计学与机器学习的融合，是机器学习发展的重要里程碑。统计学擅长理论分析，具有较强的建模能力，计算机科学具有较强的计算能力和解决问题的直觉，因此，两者很好的互补，机器学习得益于两者的共同推动。统计机器学习已经成为主流计算机界认可的计算机科学主流分支。近年顶级期刊 *Nature* 和 *Science* 连续发表多篇机器学习的技术和综述性论文，也标志着机器学习成为重要的基础学科。

三、机器学习的基础

（一）数据集

机器学习的处理对象是数据，数据集则是一组具有相似结构的数据样本的合集，将数据（经验）转化为最终的数学模型的算法称为学习算法。样本是对某个对象的描述；属性，也称特征，是对象某个方面的表现和特征；属性值是属性上的取值；维数是描述样本属性的个数。如图6-2所示是心脏自主神经病变的数据集。

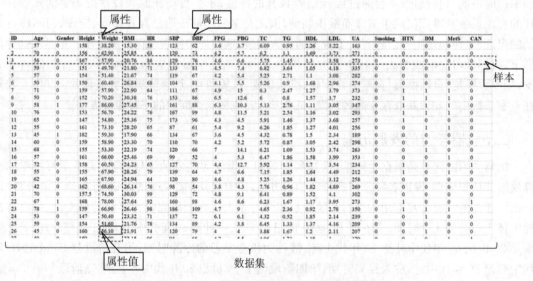

图6-2　心脏自主神经病变的数据集

通过执行某个机器学习算法，从数据中学习得到模型的过程称为学习或训练；训练过程使用的数据称为训练数据，其中每个样本被称为一个训练样本，训练样本组成的集合称为训练集。使用训练得到的模型对验证集数据进行预测，为选出效果最佳的模型，通常用来调整模型参数的样本称为验证样本，验证样本组成的集合称为验证集。得到模型后，使用模型进行预测的过程称为测试，被预测的样本称为测试样本；测试样本组成的集合称为测试集，可用测试集进行模型性能评价。经过机器学习得到的模型适用于新样本的能力,称为泛化能力。

(二) 机器学习的一般过程

机器学习的系统是一个反馈系统,其模型可用图 6-3 所示。环境是指外部信息的来源,为系统学习提供相关信息;知识库代表系统已经具有的知识和通过学习获得的知识;学习代表系统的学习模块,从环境中获取外部信息,然后经过分析、综合、类比、归纳等思维过程获得新知识和更新的知识库;执行环节是基于学习后得到的新知识库,执行一系列任务,同时把执

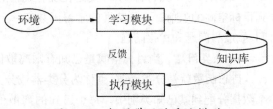

图 6-3 机器学习的系统模型

行结果信息反馈给学习环节,用以完成对新知识库的评价,指导进一步学习工作。

影响机器学习系统设计最重要的因素是环境向系统提供的信息,即信息的质量。这些信息主要通过训练数据体现。知识库存储的是指导执行动作的一般规则。环境向学习系统提供的信息是各式各样的,如果信息质量比较高,与一般规则的差别比较小,则学习部分比较容易处理。因为学习系统获得的信息通常是不完全的,所有学习系统所进行的推理并不完全是可靠的,系统获得的规则可能正确,也可能不正确。这样就需要通过执行环节进行效果的检验。正确的规则能使系统的效能提高,保留规则;不正确的规则应该予以修改或删除。

机器学习系统中学习环节的一般过程如图 6-4 所示。在进行学习过程之前,首先需要确定学习模型,即具体采用何种方法进行机器学习。机器学习的方法很多,选择学习模型要根据具体问题和任务的特点、要求以及约束条件来决定。然后收集和准备训练数据,训练数据就是对事物的观察和历史经验。由于训练数据的质量会影响学习结果,通常在获得原始数据之后要进行数据清洗,就是要根据学习任务和学习模型规范数据格式,进行必要的数据转换,去除无关属性等操作,以便下一步操作。

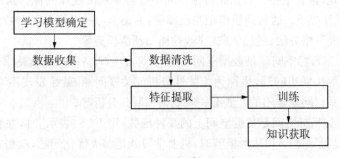

图 6-4 机器学习系统中学习环节的一般过程

数据中包含了非常丰富的信息,但是这些信息并非全部都是与问题求解相关。如果要把所有的信息都包含在学习过程中,那么首先学习过程就会极其复杂,可能是一个无限的过程。其次,过多的信息实际上会成为噪声,干扰学习结果,从而导致学习结果失效。通常需要特征提供环节,从数据中提取对问题求解有用的信息,去除不相关的信息。特征提取通常和特征选择一起进行,就是只保留最有用的信息(特征)用于下一步训练和学习。训练就是运行具体的学习算法,直至结束。学习模型训练结束之后就会得到相关知识,知识的具体形式根据不同的学习模型有不同的表示形式,如规则、网络、树、图等。

141

（三）机器学习的基本问题

机器学习中解决的基本问题主要包括分类、聚类、预测、联想和优化问题。令 S 表示数据空间，T 表示目标空间，机器学习就是在现有观察的基础上求得一个函数 $f: S \rightarrow T$，实现从给定数据到目标空间的映射。不同特征的学习函数实际上表示不同的基本问题：分类问题、聚类问题、预测问题、联想问题和优化问题。

1. 分类问题　当目标空间是已知有限离散值空间（用 C 表示）时，即 $T = C = \{c_1, c_2, c_3, \cdots, c_n\}$，待求函数就是分类函数，也称为分类器或分类模型。此时用机器学习解决分类问题，就是把一个数据分配到某已知类别中。每个已知的离散值代表一个已知类别或已知类别标识。分类问题所用的训练数据是 $\langle D, C \rangle$，其中 $D \subset S$。由于学习时目标类别已知，所有分类算法都是监督学习。分类问题是非常基本和重要的问题。在现实世界中，人类每日都在进行的识别、判断活动都是分类问题。在临床实际中，临床诊断问题可以认为是将收集好患者相关信息归类于某个基本诊断的分类问题。解决分类问题常用的方法有贝叶斯方法、决策树方法、前馈神经网络算法和支持向量机方法等。

2. 聚类问题　当目标空间是未知有限离散值空间（以 X 表示）时，即 $T = X = \{x_1, x_2, x_3, \cdots, x_n\}$，待求函数就是聚类函数（聚类模型）。此时机器学习求解聚类问题，就是把已知数据集划分为不同的子集，并且不同类别之间的差距越大越好，同一类别内的数据差距越小越好。由于目标类别未知，所以聚类提问所用的训练数据是 $D(D \subset S)$。解决聚类问题常用的方法有划分聚类法、层次聚类法、基于密度的聚类、自组织特征映射网络等。聚类问题和分类问题都是要把数据划分到离散的类别中，但是分类问题中的目标类别是已知的先验知识，在学习之前就已知。而聚类问题的目标类别是未知的，在学习之前没有关于类别的知识，通过学习才可获得类别知识。聚类学习可在对事物毫无认识时进行，可以创造出新的类别，可以发现以前完全未知的知识。聚类学习无法明确判定当前学习结果的对错，所以聚类学习是无监督学习。

3. 预测问题　当目标空间是连续值空间（用 R 表示）时，待求函数就是回归曲线。此时机器学习用来解决预测问题，也就是一个数据在目标空间中符合某观测规律的像。预测问题所用训练数据是 $\langle D, R \rangle$，其中 $D \subset S$。通常曲线模型是已知的，需要学习的是模型的参数。解决预测问题常用的方法有人工神经网络方法、线性回归、非线性回归预测模型等。

4. 联想问题　当目标空间就是数据空间本身时，即 $T = S$，待求函数就是求自身内部的一种映射。此时机器学习解决联想问题，也称为相关性分析或关联问题，就是发现不同数据（属性）之间的相互关系。解决联想问题常用的方法有关联规则和回归分析等。

5. 优化问题　当目标空间是数据空间上的某种函数[用 $F(S)$ 表示]时，并且学习目标为使对函数 $F(S)$ 的某种度量 $d[F(S)]$ 达到极值时，机器学习就是解决优化问题，就是在给定数据范围内寻找使某值达到最大（最小）的方法。优化问题一般都是一些约束条件，如时空资源的限制等。解决优化问题对于提高系统效率，保证系统实用性有重要意义。解决优化问题常用的方法有遗传算法和线性规划方法等。

（四）机器学习模型的评估

1. 评估原则　人工智能解决问题的特点就是不能保证 100% 的正确率，机器学习的结果也是如此。机器学习结果并不要求对所有测试都是 100% 正确率，只要达到令人满意或者比已有结果更好。机器学习模型的效果通常从学习结果和合理性的有效性、算法复杂度、模型的鲁棒性、模型的适应性、模型描述的简洁性和可解释性几个方面进行衡量。

（1）学习结果和合理性的有效性：学习结果不但包括对已有数据的处理结果，更重要的是对未知世界的处理结果,即模型的泛化能力。期望处理结果越合理、越有效越好,模型泛化能力越强越好。

(2) 算法复杂度:算法复杂度是指学习模型对时间和空间资源的使用情况。由于计算机硬件性能不断提高和成本降低,机器学习不太考虑空间复杂度。通常所说的算法复杂度是指时间复杂度,减少时间复杂度常用的思路有简化问题,降低要求;用空间换时间;并行化算法,提高并行度等。

(3) 模型的鲁棒性:鲁棒性就是系统的健壮性,就是系统处理各种非正常数据的能力。

(4) 模型的适应性:适应性是指对于不同数据,学习模型本身需要做多少人工调整。一般希望模型本身需要人工指定参数越少越好。具有自适应能力的学习模型可以根据训练数据自动调整模型自身的某些参数。

(5) 模型描述的简洁性和可解释性:模型应该优先选择更简单的假设,模型描述越简洁、越容易理解越好。

2. 测试数据 评估机器学习的结果需要在训练数据集中进行测试,测试数据集至少会包含一些训练数据集中没有的数据,这样才能反映出模型的泛化能力。假设 S 是已有数据集,并且训练数据和测试数据都来自同样的分布规律。从 S 中分割出训练数据和测试数据的常用方法有:保留法,交叉验证法,随机法。

(1) 保留法:这种方法取 S 的一部分(通常是 2/3)作为训练数据,剩下的部分作为测试数据。最后在测试数据集上验证学习结果。

(2) 交叉验证法:这种方法把 S 划分为 k 个不相交的子集,即 $S=\{S_1, S_2, S_3, \cdots, S_k\}$ $(S_i \bigcap S_j = \phi, 1 \leqslant i, j \leqslant k)$,然后取其中一个子集作为测试集,剩下的数据作为训练集。重复 k 次,把每一个子集都做一次测试集,会得到 k 测试结果,最终的测试结果就是这 k 个测试结果的平均值。

(3) 随机法:这种方法随机抽取 S 中的一部分数据作为测试数据,把剩下的数据作为训练数据,然后多次重复这一过程。最终测试结果是所有测试结果的平均值。

3. 学习结果有效性的度量 评估机器学习结果的有效性就是用机器学习的结果与实际结果比较,给出一个量化指标以便于衡量学习质量。评估分类算法学习结果有效性的常用指标有准确率、精确度、召回率。假设原始样本总共有 N 个样本,具有两类数据,分别是阳性(编码 1)和阴性(编码 0)。其中总共有 n_1 个类别为阳性的样本,有 n_2 个类别为阴性的样本;

表 6-1 机器学习的结果分类

类别	实际的类别	
	1	0
预测的类别 1	TP	FP
0	FN	TN

经过分类后,有 TP 个实际类别为阳性的样本被系统正确判定为阳性类别,FP 个实际类别为阴性的样本被系统错误判定为阳性;有 TN 个实际类别为阴性的样本被系统正确判定为类别阴性,有 FN 个实际类别为阳性的样本被系统错误判定为类别阴性,具体见表 6-1。

准确率(accuracy)是被正确处理的数据个数与所有被处理数据个数的比值,即

$$accuracy = (TP + TN)/(TP + FP + TN + FN) = (TP + TN)/N$$

精确度(precision)定义为被分类模型判定为阳性类的数据中实际类别为阳性样本的比率,即

$$precision = TP/(TP + FP)$$

召回率(recall)定义为在实际类别应该属于阳性类的数据中,被正确判定为属于阳性类的数据所占的比率,即

143

$$recall = TP/(TP + FN)$$

精确度和召回率的取值范围都是[0~1]，准确率对学习结果的度量不够精细，无法区分错判和漏判的情况，并且受到数据原始分布的影响较大。精确度反映了被学习模型判定为类中的数据有多少是正确的，召回率反映了应该要被判定为类中的数据有多少被模型判定出来了。精确率越高，错判越少，一般漏判就会多。召回率越高，漏判越少，一般错判会多。给定一个学习模型，精确率变化趋势和召回率变化趋势一般是相反的。为了能够用一个数值综合考虑精确度和召回率，常用 F_{β} 度量（F_{β}-measure）指标，定义为

$$F_{\beta} = (\beta^2 + 1)\mathrm{precision}(T)\mathrm{recall}(T)/[\beta^2\mathrm{precision}(T) + \mathrm{recall}(T)]$$

其中 β 是一个大于 0 的实数，表示精确度相对于召回率的权重，通常为 1，即 F_1 度量

$$F_1 = 2\mathrm{precision}(T)\mathrm{recall}(T)/[\mathrm{precision}(T) + \mathrm{recall}(T)]$$

以上是衡量二分类问题的学习结果。对于多分类问题，就要综合考虑每一个类别上的学习结果，一般采用宏平均法或者微平均法。宏平均法就是先计算各个类别自身的精确度和召回率，即对于每一个类按照二分类的评估方法计算其指标，然后把各个类别的指标加在一起求算术平均值，得到宏平均值。微平均是把整个测试集看作二分类问题，一次性计算所有个体指标的平均值。

假设对于测试集 T，目标类别有 k 个，宏平均精确度定义为

$$\mathrm{precision}_{\mathrm{macro}}(T) = (1/k)\sum_{i=1}^{k}\mathrm{precision}_i(T)$$

宏平均召回率的定义为

$$\mathrm{recall}_{\mathrm{macro}}(T) = (1/k)\sum_{i=1}^{k}\mathrm{recall}_i(T)$$

式中：$\mathrm{precision}_i(T)$ 和 $\mathrm{recall}_i(T)$ 分别是第 i 个类别的精确度和召回率。

微平均精确度定义为

$$\mathrm{precision}_{\mathrm{micro}}(T) = (\sum_{i=1}^{k}TP_i)/(\sum_{i=1}^{k}TP_i + \sum_{i=1}^{k}FP_i)$$

微平均召回率定义为

$$\mathrm{recall}_{\mathrm{micro}}(T) = (\sum_{i=1}^{k}TP_i)/(\sum_{i=1}^{k}TP_i + \sum_{i=1}^{k}FN_i)$$

式中：TP_i 表示对第 i 个类，学习模型判定属于该类并且判定正确的数据；FP_i 表示对第 i 类，学习模型判定属于该类并且判定错误的数据；FN_i 表示对于第 i 类，学习模型判定不属于该类并且判定错误的数据。

四、特征选择与提取

特征选择就是从 n 个度量值集合 $\{x_1, x_2, \cdots, x_n\}$ 中，按某一准则选取出供分类用的子集，作为降维（m 维，$m < n$）的分类特征；特征提取就是使 $\{x_1, x_2, \cdots, x_n\}$ 通过某种变换，产生 m 个特征 $(y_1, y_2, \cdots, y_m)(m < n)$，作为新的分类特征（或称二次特征）；其目的都是在尽可能保留识别信息的前提下，降低特征空间的维数，以达到有效的分类。

特征选择是特征工程里的一个重要问题，其目标是寻找最优特征子集。特征选择是从已有的

n 个特征中选择 m 个特征使得系统的特定指标最优化,是从原始特征中选择出一些最有效特征以降低数据集维度的过程,是提高学习算法性能的一个重要手段,也是模式识别中关键的数据预处理步骤。特征选择能剔除不相关或冗余的特征,从而达到减少特征个数、提高模型精确度、减少运行时间的目的。另外,选取出真正相关的特征简化模型,协助理解数据产生的过程。数据和特征决定了机器学习的上限,而模型和算法只是逼近这个上限,由此可见特征选取的重要性。特征选择的目标是:提高预测的准确性;构造更快,消耗更低的预测模型;能够对模型有更好的理解和解释。

特征选择过程一般包括:①产生过程,是搜索特征子集的过程,负责为评价函数提供特征子集。②评价函数,是评价一个特征子集好坏程度的一个准则。③停止准则,是与评价函数相关的,一般是一个阈值,当评价函数值达到这个阈值后就可停止搜索。④验证过程,在验证数据集上验证选出来的特征子集的有效性。

特征选择的形式可以分为3种:①过滤法:是对每一维的特征进行评估,即给每一维的特征赋予权重,这样的权重就代表着该维特征的重要性,然后依据权重排序。主要的方法有卡方检验、信息增益、相关系数等。②包装法:是将子集的选择看作一个搜索寻优问题,生成不同的组合,对组合进行评价,再与其他组合进行比较。这样就将子集的选择看作一个优化问题,这里有很多的优化算法可以解决,尤其是一些启发式的优化算法。③嵌入法:是在模型既定的情况下学习出对提高模型准确性最好的属性。主要是指在确定模型的过程中,挑选出对模型的训练有重要意义的属性。

特征提取是指利用已有的特征计算出一个抽象程度更高的特征集,也指计算得到某个特征的算法。特征提取通常是对某一模式的组测量值进行变换,以突出该模式具有代表性特征的一种方法。特征提取的主要方法有主成分分析等。

特征选择是从原始特征中挑选出一些最有代表性,分类性能最好的特征。特征选择的方法是从原始特征数据集中选择出子集,是一种包含的关系,没有更改原始的特征空间。特征提取用映射或变换的方法把原始特征变换为较少的新特征。特征提取的方法主要是通过属性间的关系,如组合不同的属性得到新的属性,这样就改变了原来的特征空间。特征提取和特征选择共同作用:减少数据存储和输入数据带宽;减少冗余;低维上分类性往往会提高;能发现更有意义的潜在的变量,帮助对数据产生更深入的了解。特征提取和特征选择统称为降维。

五、机器学习方法分类

机器学习的方法种类很多,根据强调内容的不同可以有多种分类方法。

(一) 基于学习策略的分类

1. 模拟人脑的机器学习 ①符号学习:模拟人脑的宏现心理学习过程,以认知心理学原理为基础,以符号数据为输入,以符号运算为方法,用推理过程在图或状态空间中搜索,学习的目标为概念或规则等。符号学习的典型方法有记忆学习、示例学习、演绎学习、类比学习、解释学习等。②神经网络学习:模拟人脑的微观生理学习过程,以脑和神经科学原理为基础,以人工神经网络为函数结构模型,以数值数据为输入,以数值运算为方法,用迭代过程在系数向量空间中搜索,学习的目标为函数。典型的连接学习有权值修正学习、拓扑结构学习。

2. 数学方法的机器学习 主要有统计机器学习。统计机器学习是基于对数据的初步认识以及学习目的的分析,选择合适的数学模型,拟定超参数,并输入样本数据,依据一定的策略,运用合适的学习算法对模型进行训练,最后运用训练好的模型对数据进行分析预测。

(二) 基于学习方式的分类

基于学习方式分类的机器学习包括监督学习、非监督学习、半监督学习、弱监督学习、强化学习。

第二节　监督学习

监督学习（supervised learning）是利用一组已知类别的样本调整分类器的参数，使其达到所要求性能的过程，也称为监督训练或有教师学习。监督学习是从有标签（label）的训练数据来推断一个功能的机器学习任务，训练数据包括一套训练示例，如图 6-5 所示。在监督学习中，每个实例都由一个输入对象和一个期望的输出值组成。监督学习算法是分析该训练数据，并产生一个推断的功能，其可以用于映射出新的实例。

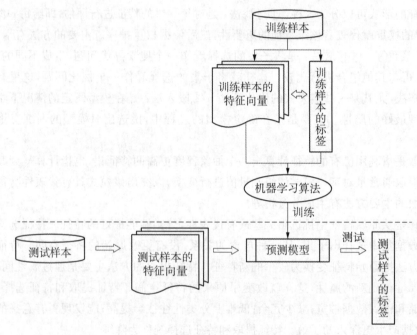

图 6-5　监督学习的一般构建流程

监督学习算法包括回归和分类。回归和分类的算法区别在于输出变量的类型，定量输出称为回归，或者说是连续变量预测；定性输出称为分类，或者说是离散变量预测。监督学习最重要的特点是输入数据要有标签，即必须确定目标变量的值，以便机器学习算法可以发现特征和目标变量之间的关系。其学习的本质是找到特征和标签间的关系，机器学习就是用数学模型抽象和模拟其关系。

监督学习的样本集包括训练数据和测试数据，训练样本通常由特征和目标变量组成，特征通常是训练样本集的列，是独立测量得到的。通常监督学习的执行过程是：首先在训练数据集中训练数据同时拥有输入变量（x）和输出变量（y）；然后算法把从输入到输出的映射关系 $y=f(x)$ 学习出来（学习过程，或数学建模过程）；最后用新的数据或测试数据集 x'，通过已经被学习出的关系 $f(\cdot)$，得到相应的 y'。目标变量是机器学习预测算法的测试结果。监督学习需要注意的问题：偏置方差权衡，功能的复杂性和数量的训练数据，输入空间的维数，噪声中的输出值。

监督学习可以分为生成方法和判别方法，所用到的模型分布称为生成模型和判别模型。生成方法是通过数据学习联合概率分布 $p(x, y)$，然后求出条件概率分布 $p(y \mid x)$ 作为预测的模型。即生成模型为 $p(y \mid x) = p(x, y) / p(x)$，生成方法的优点是能够还原联合概率分布 $p(x, y)$，收敛速度快，并且当存在隐变量时只能用生成方法。常见的生成方法有朴素贝叶斯、隐马尔科夫链。判别方法是直接学习决策函数 $f(x)$ 或者条件概率分布 $p(y \mid x)$ 的模型。判别方法的优点是直接预测，一般准确率更高，并且一般比较简化问题。常用的判别方法有 Logistic 回归和决策树。

监督学习的方法由模型、策略和算法构成，可以简单地表示为：方法＝模型＋策略＋算法。

模型定义了解空间，在监督学习中，模型就是要学习的条件概率分布或者决策函数。模型的解空间包含了所有可能的条件概率分布或者决策函数，因此解空间中的模型有无穷多个。

1. 基于条件概率分布的模型　解空间为条件概率的集合：$F = \{p \mid p(y \mid x)\}$。其中：$x \in X$，$y \in Y$ 为随机变量，X 为输入空间，Y 为输出空间。通常 F 是由一个参数向量 $\theta = (\theta_1, \theta_2, \cdots, \theta_n)$ 决定的概率分布族：$F = \{p \mid p_\theta(y \mid x), \theta \in \mathbf{R}^n\}$，其中：$p_\theta$ 只与 θ 有关，称 θ 为参数空间。

2. 基于决策函数的模型　解空间为决策函数的集合：$F = \{y \mid y = f(x)\}$。其中：$x \in X$，$y \in Y$ 为随机变量，X 为输入空间，Y 为输出空间。F 是由一个参数向量 $\theta = (\theta_1, \theta_2, \cdots, \theta_n)$ 决定的函数族：$F = \{y \mid y = f_\theta(x), \theta \in \mathbf{R}^n\}$。其中：$f_\theta$ 只与 θ 有关，称 θ 为参数空间。解的表示一旦确定，解空间以及解空间的规模大小就确定了。例如，一旦确定解的表示为：$f(y) = \sum \theta_i x_i$，则解空间就是特征的所有可能的线性组合，其规模大小就是所有可能的线性组合的数量。将学习过程看作一个在解空间中进行搜索的过程，搜索目标就是找到与训练集匹配的解。

策略是考虑按照什么样的学习准则定义优化目标。

1. 损失函数　损失函数是度量错误的程度，对于给定的输入 X，由模型预测的输出值 y' 与真实的标记值 y 可能不一致，用损失函数进行评估，记作 $L(y, y')$。常用的损失函数有平方损失函数，绝对损失函数，对数损失函数。

平方损失函数（MSE）：$L(y, y') = (y - y')^2$。

绝对损失函数（MAE）：$L(y, y') = \mid y - y' \mid$。

对数损失函数：$L(y, y') = -\log p(y \mid x)$，相当于二分类问题的真实分布于模型分布之间的交叉熵。

2. 风险函数　通常损失函数值越小，模型就越好。但是由于模型的输入、标记都是随机变量，遵从联合分布 $p(x, y)$，因此定义风险函数为损失函数的期望，即

$$R_{\exp} = E[L(y, y')] = \int_{XY} L(y, y') p(x, y) \mathrm{d}x \mathrm{d}y$$

其中：X, Y 分布为输入空间和输出空间。学习目标是选择风险函数最小的模型。

3. 经验损失　给定训练集 $D = \{(x_1, y_1), (x_2, y_2), \cdots, (x_N, y_N)\}$，模型关于 D 的经验风险定义为

$$R_{\text{emp}} = \frac{1}{N} \sum_{i=1}^{N} L(y_i, y_i')$$

经验风险最小化策略认为，经验风险最小的模型就是最优的模型，即

$$\min_{f \in F} \frac{1}{N} \sum_{i=1}^{N} L(y_i, f(x_i))$$

经验风险是模型在 D 上的平均损失。根据大数定律，当 $N \to \infty$ 时，$R_{\text{emp}} = R_{\exp}$。通常为了防

147

止过拟合,在经验风险上叠加表示模型复杂度的正则化项,给定训练集 $D=\{(x_1,y_1),(x_2,y_2),\cdots,(x_N,y_N)\}$,模型关于 D 的结构风险定义为

$$R_{\mathrm{srm}}=\frac{1}{N}\sum_{i=1}^{N}L(y_i,y'_i)+\lambda J(f)$$

式中:$J(f)$ 为模型复杂度,是定义在解空间 F 上的泛函。f 越复杂,$J(f)$ 越大。$\lambda\geqslant0$ 为系数,用于权衡经验风险和模型复杂度。结构风险最小的模型是最优的模型,即

$$\min_{f\in F}\frac{1}{N}\sum_{i=1}^{N}L(y_i,f(x_i))+\lambda J(f)$$

4. 极大似然估计　极大似然估计是经验风险最小化的例子,已知训练集 $D=\{(x_1,y_1),(x_2,y_2),\cdots,(x_N,y_N)\}$,则出现这种训练集的概率为

$$\prod_{i=1}^{N}p(y_i\mid x_i)$$

根据使得 D 出现概率最大,则

$$\max\prod_{i=1}^{N}p(y_i\mid x_i)\rightarrow\min\sum_{i=1}^{N}\left[-\log p(y_i\mid x_i)\right]$$

定义损失函数为

$$L(y,y')=-\log p(y\mid x)$$

则有

$$\min\sum_{i=1}^{N}(-\log p(y_i\mid x_i))\rightarrow\min\frac{1}{N}\sum_{i=1}^{N}\left[L(y_i,y'_i)\right]$$

即极大似然估计等于经验风险最小化。

5. 最大后验估计　已知训练集 $D=\{(x_1,y_1),(x_2,y_2),\cdots,(x_N,y_N)\}$,假设已知参数 θ 的先验分布为 $g(\theta)$,则出现这种训练集的概率为

$$\prod_{i=1}^{N}p(y_i\mid x_i)g(\theta)$$

根据 D 出现概率最大,则

$$\max\prod_{i=1}^{N}p(y_i\mid x_i)g(\theta)\rightarrow\min\sum_{i=1}^{N}\left[-\log p(y_i\mid x_i)\right]+\log\frac{1}{g(\theta)}$$

定义损失函数为 $L(y,y')=-\log p(y\mid x)$,定义模型复杂度为 $J(f)=\log[1/g(\theta)]$;定义正则化系数 $\lambda=1/N$,则有

$$\min\sum_{i=1}^{N}\left[-\log p(y_i\mid x_i)\right]+\log\frac{1}{g(\theta)}\rightarrow\min\frac{1}{N}\sum_{i=1}^{N}\left[L(y_i,y'_i)\right]+\lambda J(f)$$

即最大后验估计等于经验风险最小化。

目前机器学习中常用的监督学习算法有:朴素贝叶斯法、k 近邻算法、回归分析、决策树、支持向量机、随机森林。

一、朴素贝叶斯法

朴素贝叶斯法是基于贝叶斯定理与特征条件独立假设的分类方法。由于其有着坚实的数学基础,贝叶斯分类算法的误判率很低。朴素贝叶斯方法的特点是结合先验概率和后验概率,既避免了只使用先验概率的主观偏见,也避免了单独使用样本信息的过拟合现象。朴素贝叶斯分类算法在数据集较大的情况下表现出较高的准确率,同时算法本身也比较简单。

朴素贝叶斯分类算法的核心思想是以贝叶斯定理为基础并且假设特征条件之间相互独立的方法,先通过已给定的训练集,以特征词之间独立作为前提假设,学习从输入到输出的联合概率分布,再基于学习到的模型,输入 X 求出使得后验概率最大的输出 Y。

(一) 基本方法

设输入空间 $U \subseteq \mathbf{R}^n$ 为 n 维向量集合,输出空间为类标记集合 $C = \{c_1, c_2, c_3, \cdots, c_n\}$。输入为特征向量 $x \in U$,输出为类标记 $y \in C$。X 是定义在输入空间 U 上的随机向量,Y 是定义在输出空间 C 上的随机变量。$P(X, Y)$ 是 X 和 Y 的联合概率分布。训练集数据:$T = \{(x_1, y_1), (x_2, y_2), (x_3, y_3), \cdots, (x_n, y_n)\}$,由 $P(X, Y)$ 独立同分布产生,其中 $X(j)$ 表示数据集的第 j 个特征,$x_i(j)$ 表示第 i 个样本的第 j 个特征的元素。

朴素贝叶斯分类算法通过训练数据集学习联合概率分布 $P(X, Y)$,学习先验概率分布和条件概率分布。首先学习先验概率分布

$$P(Y = c_k), k = 1, 2, 3, \cdots, K$$

然后学习条件概率分布

$$P(X = x \mid Y = c_k) = P(X(1) = x(1), X(2) = x(2), \cdots, X(n) = x(n) \mid Y = c_k),$$
$$k = 1, 2, 3, \cdots, K$$

可以学习到联合概率分布 $P(X, Y)$,如果估计实际,$P(X = x \mid Y = c_k)$ 需要指数级的计算,所以朴素贝叶斯法对条件概率分布做了条件独立性的假设,上式变成

$$\prod_{j=1}^{n} P(X(j) = x(j) \mid Y = c_k)$$

在分类时,通过学习到的模型计算后验概率分布,由贝叶斯定理得

$$P(Y = c_k \mid X = x) = \frac{P(X = x \mid Y = c_k)P(Y = c_k)}{\sum_k P(X = x \mid Y = c_k)P(Y = c_k)}$$

将条件独立性假设得到的等式代入,并且分母都是相同的,所以得到朴素贝叶斯分类器

$$y = \underset{c_k}{\arg\max} P(Y = c_k) \prod_j P(X(j) = x(j) \mid Y = c_k)$$

式中:argmax 为最大值自变量点集,是对函数求参数(集合)的函数,即 $\arg\max(f(x))$ 是使得 $f(x)$ 取得最大值所对应的变量点 x 或 x 的集合;朴素贝叶斯将实例分到后验概率最大的类中,这等价于期望风险最小化。

(二) 参数估计

在朴素贝叶斯方法中,学习意味着估计 $P(Y = c_k)$ 和 $P(X(j) = x(j) \mid Y = c_k)$,可以应用极大

似然估计进行相应的概率估计。先验概率 $P(Y=c_k)$ 的极大似然估计是

$$P(Y=c_k)=\frac{\sum_{i=1}^{N}I(y_i=c_k)}{N}, \ k=1, 2, \cdots, K$$

设第 j 个特征 $x(j)$ 可以的取值的集合为 $\{a_{j1}, a_{j2}, a_{j3}, \cdots, a_{jm}\}$，条件概率 $P(X(j)=a_{jl}|Y=c_k)$ 的极大似然估计是

$$P(X(j)=a_{jl}\mid Y=c_k)=\frac{\sum_{i=1}^{N}I(x_i(j)=a_{jl}, y_i=c_k)}{\sum_{i=1}^{N}I(y_i=c_k)}$$

$$j=1, 2, \cdots, n; \ l=1, 2, \cdots, m; \ k=1, 2, \cdots, K$$

式中：$x_i(j)$ 是第 i 个样本的第 j 个特征；a_{jl} 是第 j 个特征可能取的第 l 个值；I 为指示函数，即当 $y_i=c_k$ 时，I 为 1，否则为 0。

（三）学习和算法

输入的训练数据集 $T=\{(x_1, y_1), (x_2, y_2), (x_3, y_3), \cdots, (x_n, y_n)\}$，其中 $x_i=[x_i(1),$ $x_i(2), x_i(3), \cdots, x_i(n)]$，$x_i(j)$ 是第 i 个样本的第 j 个特征；$x_i(j)\in\{a_{j1}, a_{j2}, a_{j3}, \cdots, a_{jm}\}$；$a_{jl}$ 是第 j 个特征可能取的第 l 个值，$j=1, 2, 3, \cdots, n; \ l=1, 2, \cdots, m; \ y_i\in\{c_1, c_2, c_3, \cdots, c_k\}$；输出实例 x 的分类。

计算先验概率

$$P(Y=c_k)=\frac{\sum_{i=1}^{N}I(y_i=c_k)}{N}, \ k=1, 2, \cdots, K$$

及条件概率

$$P(X(j)=a_{jl}\mid Y=c_k)=\frac{\sum_{i=1}^{N}I(x_i(j)=a_{jl}, y_i=c_k)}{\sum_{i=1}^{N}I(y_i=c_k)}$$

$$j=1, 2, \cdots, n; \ l=1, 2, \cdots, m; \ k=1, 2, \cdots, K$$

对于给定的实例 $x=(x(1), x(2), x(3), \cdots, x(n))$，计算

$$P(Y=c_k)\prod_{j}P(X(j)=x(j)\mid Y=c_k)$$

确定实例 x 的类

$$y=\underset{c_k}{\mathrm{argmax}}\ P(Y=c_k)\prod_{j}P(X(j)=x(j)\mid Y=c_k)$$

例如，由表 6-2 的训练数据集学习一个朴素贝叶斯分类器并确定测试数据 $x=(2, 0)$ 的类标记 y，表中 $X(1)$ 和 $X(2)$ 为特征，取值的集合分别为 $A_1=\{0, 1, 2\}$ 和 $A_2=\{0, 1, 2\}$，Y 为类标记，$Y\in C=\{-1, 1\}$。

表 6-2 训练数据集

ID	X(1)	X(2)	Y	ID	X(1)	X(2)	Y
T_1	0	0	-1	T_9	1	2	1
T_2	0	1	-1	T_{10}	1	2	1
T_3	0	1	1	T_{11}	2	2	1
T_4	0	0	1	T_{12}	2	1	1
T_5	0	0	-1	T_{13}	2	1	1
T_6	1	0	-1	T_{14}	2	2	1
T_7	1	1	-1	T_{15}	2	2	-1
T_8	1	1	1				

解：计算先验概率和各条件概率。

$P(Y=1)=9/15$

$P(Y=-1)=6/15$

$P(X(1)=0 \mid Y=1)=2/9, P(X(1)=1 \mid Y=1)=3/9, P(X(1)=2 \mid Y=1)=4/9$

$P(X(1)=0 \mid Y=-1)=3/6, P(X(1)=1 \mid Y=-1)=2/6, P(X(1)=2 \mid Y=-1)=1/6$

$P(X(2)=0 \mid Y=1)=1/9, P(X(2)=1 \mid Y=1)=4/9, P(X(2)=2 \mid Y=1)=4/9$

$P(X(2)=0 \mid Y=-1)=3/6, P(X(2)=1 \mid Y=-1)=2/6, P(X(2)=2 \mid Y=-1)=1/6$

对于给定的 $x=(2,0)$，计算

$$P(Y=1)P(X(1)=2 \mid Y=1)P(X(2)=0 \mid Y=1)=9/15 \times 4/9 \times 1/9 = 1/45$$

$$P(Y=-1)P(X(1)=2 \mid Y=-1)P(X(2)=0 \mid Y=-1)=6/15 \times 1/6 \times 3/6 = 1/15$$

所以测试数据 x 的 $y=-1$。

用极大似然估计可能会出现所要估计的概率值为 0 的情况，在累乘后会影响后验概率的计算结果，使分类产生偏差。可以采用贝叶斯估计，在随机变量各个取值的频数上赋予一个正数，如

$$P(X(j)=a_{jl} \mid Y=c_k) = \frac{\sum_{i=1}^{N} I(x_i(j)=a_{jl}, y_i=c_k) + \lambda}{\sum_{i=1}^{N} I(y_i=c_k) + S_j\lambda}$$

式中：S_j 为 j 属性可能取值数量，当 $\lambda=0$ 时就是极大似然估计，常取 $\lambda=1$，称为拉普拉斯平滑。如果是连续值的情况，可以假设连续变量服从高斯分布

$$P(X_i=x_i \mid Y=y_i) = \frac{1}{\sqrt{2\pi}\sigma_{ij}} e^{\frac{(x_i-\mu_{ij})^2}{2\sigma_{ij}^2}}$$

然后用训练数据估计参数。

（四）朴素贝叶斯算法的特点

朴素贝叶斯算法假设了数据集属性之间是相互独立的，因此算法的逻辑性十分简单，并且算法较为稳定，当数据呈现不同的特点时，朴素贝叶斯的分类性能不会有太大的差异。换言之，朴素

151

贝叶斯算法的健壮性比较好,对于不同类型的数据集不会呈现出太大的差异性。当数据集属性之间的关系相对比较独立时,朴素贝叶斯分类算法会有较好的效果。属性独立性的条件同时也是朴素贝叶斯分类器的不足之处。数据集属性的独立性在很多情况下是很难满足的,因为数据集的属性之间往往都存在相互关联,如果在分类过程中出现这种问题,会导致分类的效果大大降低。

二、k 近邻算法

k 近邻算法是一种基本分类与回归方法。k 近邻算法其实是对最小距离法和最近邻法的扩展而得到的较为简单一种分类器。

(一) 最小距离法

设需要对 N 类样本进行分类,类别分别为 w_1,w_2,$\cdots$,w_N,每一类标准样本设为 P_1,P_2,$\cdots$ P_N。基于最小距离分类的方法是将待判断的样本 X 与所得到的标准样本进行计算,然后根据所得的距离进行判别,如果样本 X 与标准样本 P_i 之间的距离最小,那么就把样本 X 判为 P_i。

(二) 距离函数

最小距离分类的原理可以表示为:对任何 $i \neq j$,如果有 $d(X, P_i) \leqslant d(X, P_j)$,$i$,$j = 1$,$2$,$\cdots$,$N$,则将样本 X 归类为与 P_i 同类,即 $X \in P_i$。这里的距离函数可以是欧氏距离、L_p 距离或其他距离函数,对于两个样本 x 和 y,具体的距离函数表达式如下

$$L_p(x, y) = d(x, y) = \left(\sum_i |x_i - y_i|^p \right)^{\frac{1}{p}}$$

式中:p 为正整数,$p = 2$ 时,就是欧氏距离(Euclidean distance),即

$$d(x, y) = \|x - y\| = \left[(x - y)^T (x - y) \right]^{\frac{1}{2}} = \sqrt{\sum_{i=1}^{m} (x_i - y_i)^2}$$

式中:m 为样本 x,y 的维数;x_i,y_i 分别是样本 x,y 的第 i 个分量。距离函数还有很多,可以根据实际的需要选择不同的距离函数。

(三) 最近邻分类方法

基于最小距离的分类方法其实已经假设了一个理想的条件,就是每个标准样本都能准确地表达每类样本的模式。但在实际情况下,每类样本都有可能受到噪声等其他干扰因素的影响,导致同一类别的样本分散在一个较大的范围空间上,这时最近距离分类器就无法准确完成分类的目标。为了当样本在较大空间上分类时仍然能保持一个良好的分类效果,最近邻分类方法被提出。该方法是在所有训练样本集合中寻找到与待分类的样本最邻近的那个样本类别。该方法首先要计算出各类别集合与待测样本的最小距离,即

$$d_{\min}(X, w_i) = \min_{j=1, 2, \cdots, D_i} \{d(X, P_{i,j})\}, \ i = 1, 2, \cdots, N$$

式中:D_i 为第 i 类的样本数。最近邻法的分类准则如下:当 $i \neq j$ 时,$d_{\min}(X, w_i) < d_{\min}(X, w_j)$,$i$,$j = 1$,$2$,$\cdots$,$N$,则将样本 X 判别为类 w_i。

(四) k 近邻法

最近邻法虽然简单且比较实用,但是其计算量大且存储代价较高,此外还受样本噪声污染、畸变点影响较大,从而造成误判的情况发生。一种方法是 k 近邻法,是最近邻法的一种拓展方法。该方法是先计算出待测样本 X 到所有库中每一个训练样本的距离,并按照距离大小将其进行排序。然后从中选取 k 个与测试样本 X 最近的训练样本,并对它们进行类别数统计,k 个训练样本中同

一类别得票数最多的类别即为测试样本的类别。假设有 N 类，所得到的 k 个样本中第 i 类有 k_i，判别规则可以表示为：$k_i > k_j \Rightarrow X \in w_i$，对于任何 $i \neq j$，$i, j = 1, 2, \cdots, N$，其中，$\sum\limits_{j=1}^{N} k_j = K$。

具体算法为：输入的训练数据集 $T = \{(x_1, y_1), (x_2, y_2), (x_3, y_3), \cdots, (x_n, y_n)\}$，其中 $x_i \in X \subseteq \mathbf{R}^n$ 为实例的特征向量，$y_i \in Y = \{c_1, c_2, c_3, \cdots, c_k\}$ 为实例的类别，$i = 1, 2, 3, \cdots, n$；输出为实例 x 所属的类 y。根据给定的距离度量，在训练集 T 中找出与 x 最邻近的 k 个点，涵盖这 k 个点的 x 的邻近记作 $N_k(x)$；在 $N_k(x)$ 中根据分类决策规则绝对 x 的类别 y 为

$$y = \underset{c_j}{\arg\max} \sum_{x_i \in N_k(x)} I(y_i = c_j), \quad i = 1, 2, 3, \cdots, N; \quad j = 1, 2, 3, \cdots, K$$

式中：I 为指示函数，即当 $y_i = c_j$ 时，I 为 1，否则为 0。

（五）k 近邻模型

k 近邻法根据其 k 个最近邻训练实例的类别，通过多数表决等方式进行预测。k 值的选择、距离度量及分类决策规则是 k 近邻法的三个基本要素。

1. 模型　当训练集的距离度量、k 值以及分类决策规则确定后，特征空间已经根据这些要素被划分为一些子空间，且子空间中每个点所属的类也已被确定。

2. 策略　特征空间中两个实例点的距离是相似程度的反映，k 近邻算法一般使用欧氏距离或明氏距离。k 值较小时，整体模型变得复杂，容易发生过拟合；k 值较大时，整体模型变得简单。在应用中 k 一般取较小的值，通过交叉验证法选取最优的 k。

3. 分类决策规则　k 近邻中的分类决策规则往往是多数表决，多数表决规则等价于经验风险最小化。

（六）kd 树

实现 k 近邻时，主要考虑的问题是如何对训练数据进行快速 k 近邻搜索，这点在特征空间的维数大及训练数据容量大时尤其重要。k 近邻法最简单的实现方法是线性扫描，这时计算量十分巨大，这种方法不太可行。为了提高 k 近邻搜索的效率，可以考虑使用特殊的结构存储训练数据，减少距离的次数。kd 树就是一种对 k 维空间中的实例点进行存储以便对其进行快速检索的树形数据结构。kd 树更适用于训练实例数远大于空间维数时的 k 近邻搜索。

1. kd 树构造　kd 树构造可以通过如下递归实现，在超矩形区域上选择一个坐标轴和此坐标轴上的一个切分点，确定一个超平面，该超平面将当前超矩形区域切分为两个子区域；在子区域上重复切分直至子区域内没有实例。通常依次选择坐标轴和选定坐标轴上的中位数点为切分点，这样可以得到平衡 kd 树。

例如，给定一个二维空间的数据集

$$T = \begin{bmatrix} 2 & 3 \\ 5 & 4 \\ 4 & 7 \\ 9 & 6 \\ 8 & 1 \\ 7 & 2 \end{bmatrix}$$

构造一个平衡 kd 树。根据节点对应包含数据集 T 的矩形，选择 $x(1)$ 轴，6 个数据点的 $x(1)$ 坐标的中位数是 7，以平面 $x(1) = 7$ 将空间分为左右两个子矩形；接着，在左矩形以 $x(2) = 4$ 分为两个子矩形，右矩形以 $x(2) = 6$ 分为 2 个子矩形，如此递归，最后得到如图 6-6 所示的 kd 树。

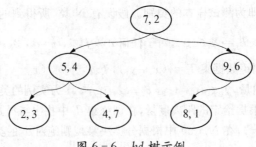

图 6-6 *kd* 树示例

2. 搜索 从根节点出发,若目标点 x 当前维的坐标小于切分点的坐标,则移动到左子节点,否则移动到右子节点,直至子节点为叶节点。以此叶节点为"当前最近点",递归地向上回退,在每个节点:①如果该节点比当前最近点距离目标点更近,则以该节点为"当前最近点"。②"当前最近点"一定存在于该节点一个子节点对应的区域,检查该节点的另一子节点对应的区域是否与以目标点为球心,以目标点与当前最近点之间的距离为半径的超球体相交。如果相交,移动到另一个子节点;如果不相交,向上回退。持续这个过程直至回退到根节点,最后的当前最近点即为最近邻点。

(七) k 近邻算法的特点

k 近邻算法的优点是精度高、对异常值不敏感、无数据输入假定;其缺点包括:计算复杂度高、空间复杂度高。k 近邻算法不仅可以用于分类,还可以用于回归。通过找出一个样本的 k 个最近邻居,将这些邻居的属性的平均值赋予该样本,就可以得到该样本的属性。更有用的方法是将不同距离的邻居对该样本产生的影响给予不同的权重,如权重与距离成反比。实现 k 近邻算法时,主要考虑的问题是如何对训练数据进行快速 k 近邻搜索,这在特征空间维数大及训练数据容量大时非常必要。

三、回归分析

第四章已经详细介绍回归分析,这里再简单介绍 Logistic 回归模型。Logistic 回归模型是统计学中的经典分类方法,属于对数线性模型。

(一) Logistic 分布

设 X 是连续随机变量,X 服从 Logistic 分布是指 X 具有下列分布函数和密度函数

$$F(x) = P(X \leqslant x) = \frac{1}{1 + e^{-(x-\mu)/\gamma}}$$

$$f(x) = F'(x) = \frac{e^{-(x-\mu)/\gamma}}{\gamma[1 + e^{-(x-\mu)/\gamma}]^2}$$

式中:μ 为位置参数;$\gamma > 0$ 为形状参数。Logistic 分布函数 $F(x)$ 的图形是一条 S 形曲线。该曲线以点 $(\mu, 1/2)$ 为中心对称,即满足曲线在中心附近增长速度较快,在两端增长速度较慢。形状参数 γ 的值越小,曲线在中心附近增长得越快。

(二) Logistic 回归模型

对于给定的输入 x,根据

$$P(Y=1 \mid x) = \frac{\exp(wx+b)}{1 + \exp(wx+b)}$$

$$P(Y=0 \mid x) = \frac{1}{1 + \exp(wx+b)}$$

计算出两个条件概率值的大小,将 x 分到概率值较大的那一类。将偏置 b 加入到权值向量 w 中,并在 x 的最后添加常数项 1,得到

$$P(Y=1 \mid x) = \frac{\exp(wx)}{1+\exp(wx)}$$

$$P(Y=0 \mid x) = \frac{1}{1+\exp(wx)}$$

如果某事件发生的概率是 p,则该事件发生的概率(此处概率指该事件发生概率与不发生概率之比)是 $p/(1-p)$,对数概率是 $\log(p/1-p)$,那么

$$\log \frac{P(Y=1 \mid x)}{1-P(Y=1 \mid x)} = wx$$

也就是说,在 Logistic 回归模型中,输出 $Y=1$ 的对数概率是输入 x 的线性函数,线性函数值越接近正无穷,概率值就越接近 1;反之则越接近 0。

(三) 似然估计

给定 x 的情况下,参数 θ 是真实参数的可能性。模型参数估计:对于给定的二分类训练数据集,对数似然函数为

$$\begin{aligned}
L(w) &= \sum_{i=1}^{N} \{y_i \log \pi(x_i) + (1-y_i)\log[1-\pi(x_i)]\} \\
&= \sum_{i=1}^{N} \left\{ y_i \log \frac{\pi(x_i)}{1-\pi(x_i)} + \log[1-\pi(x_i)] \right\} \\
&= \sum_{i=1}^{N} \{y_i(wx_i) - \log[1+\exp(wx_i)]\}
\end{aligned}$$

也就是损失函数。其中 $P(Y=1 \mid x) = \pi(x)$,对 $L(w)$ 求极大值,就可以得到 w 的估计值。问题变成了以对数似然函数为目标函数的最优化问题。

Logistic 回归:当问题是多分类问题时,可以做如下推广,设 Y 有 K 类可能取值。

$$P(Y=k \mid x) = \frac{\exp(w_k x)}{1+\sum_{k=1}^{K-1}\exp(w_k x)}, \ k=1, 2, \cdots, K-1$$

$$P(Y=K \mid x) = \frac{1}{1+\sum_{k=1}^{K-1}\exp(w_k x)}$$

实际上就是 one-vs-all 的思想,将其他所有类当作一个类,问题转换为二分类问题。

四、决策树

决策树是一种树形结构,其中每个内部节点表示一个属性上的测试,每个分支代表一个测试输出,每个叶节点代表一种类别。决策树是一种十分常用的分类方法,属于监督学习。给定一堆样本,每个样本都有一组属性和一个类别,这些类别是事先确定的,那么通过学习得到一个分类器,这个分类器能够对新出现的对象给出正确的分类。

决策树是在已知各种情况发生概率的基础上,通过构成决策树来求取净现值的期望值不低于 0 的概率,评价项目风险,判断其可行性的决策分析方法,是直观运用概率分析的一种图解法。由

于这种决策分支画成图形很像一棵树的枝干,故称决策树。在机器学习中,决策树是一个预测模型,代表的是对象属性与对象值之间的一种映射关系。熵是衡量系统凌乱程度的指标,使用算法ID3 和 C4.5 生成树算法使用熵,这一度量是基于信息学理论中熵的概念。

(一) 决策树模型

分类决策树模型是一种描述对实例进行分类的树形结构。决策树由节点和有向边组成,节点有两种类型:内部节点和叶节点。内部节点表示一个特征(属性),叶节点表示一个类(分类结果),如图 6-7 所示。用决策树分类,从根节点快速对实例的某一特征进行测试,根据测试结果,将实例分配到其子节点;每一个子节点对应该特征的一个取值。然后递归的对实例进行测试和分配,直到叶节点,最后将实例分到叶节点的类中。主要优点是模型具有可读性,分类速度快。

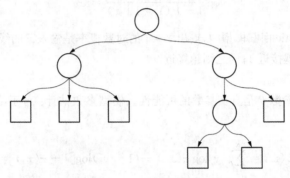

图 6-7　决策树模型

决策树可以表示为 if-then 规则,也可以被认为是定义在特征空间与类空间上的条件概率分布。决策树可以将特征空间划分为互不相交的单元,决策树所表示的条件概率分布由各个单元给定条件下类的条件概率分布组成。假设 X 为表示特征的随机变量,Y 为表示类的随机变量,那么这个条件概率分布可以表示为 $P(Y|X)$。X 取值于给定划分下单元的集合,Y 取值于类的集合。各叶节点上的条件概率通常偏向某一个类,即属于某一个类的概率较大。决策树分类时将该节点的实例强行分到条件概率大的那一类。当某个单元 c 的条件概率满足 $P(Y=+1 \mid X=c) > 0.5$ 时,则认为这个单元属于正类,即落在这个单元的实例都被认为是正类。

(二) 决策树学习

假定给定训练集 $D = \{(x_1, y_1), (x_2, y_2), (x_3, y_3), \cdots, (x_n, y_n)\}$,其中 $x_i = (x_i(1), x_i(2), \cdots, x_i(n))$ 为输入实例(特征向量),n 为特征个数,$y_i \in \{1, 2, 3, \cdots, K\}$ 为类标记,$i=1, 2, 3, \cdots, N$,N 为样本容量。决策树学习的目标是根据给定训练数据集构建一个决策树模型,使其对实例进行正确分类。

决策树学习是由训练数据集估计条件概率模型,基于特征空间划分的类的条件概率模型有无穷多个。选择的条件概率模型应该不仅对训练数据集有很好的拟合,而且对未知数据有很好的预测。通常损失函数表示这个目标,决策树学习的损失函数是正则化的极大似然函数,决策树学习的策略是以损失函数为目标函数的最小化。当损失函数明确以后,学习问题就变为在损失函数意义下选择最优化决策树的问题。因为从所有可能的决策树中选择最优决策树是 NP 问题(即多项式复杂程度的非确定性问题),所以现实中决策树学习算法通常采用启发式方法,近似求解这一优化问题。决策树学习的算法通常是一个递归的选择最优特征,并根据该特征对训练数据集进行分割,使得对各个子数据集有一个最好的分类过程。上述方法生成的决策树可能对训练数据有很好的分类能力,但对未知的测试数据未必有很好的分类能力,即发生过拟合现象。需要对已经生成的决策树进行自上而下的剪枝,将树变得更简单,从而使决策树具有更好的泛化能力。

决策树学习方法包含特征选择、决策树的生成与决策树的剪枝过程,由于决策树表示一个条件概率分布,所以深浅不同的决策树对应着不同复杂度的概率模型。决策树的生成只考虑模型的局部最优,决策树的剪枝则考虑全局最优。决策树学习常用的算法有 ID3、C4.5 和 CART。

(三) 特征选择

特征选择在于选取对训练数据具有分类能力的特征,这样可以提高决策树学习的效率。如果利用一个特征进行分类的结果与随机分类的结果没有很大差别,则称这个特征是没有分类能力的,这类特征可以去掉,而对决策树学习的精度影响不大。通常特征选择的准则是信息增益或信息增益比。

1. 信息熵 在信息论和概率统计中,熵表示随机变量不确定性的度量。一个信息越是确定,那么该信息的熵就越低;在信息论中,变量的不确定性越大,熵也就越大。定义:假设随机变量 X 的可能取值有 x_1, x_2, $\cdots$, x_n;对于每一个可能的取值 x_i,其概率 $P(X=x_i)=p_i (i=1, 2, \cdots, n)$,则随机变量 X 的熵定义为

$$H(X) = -\sum_{i=1}^{n} p_i \log p_i$$

2. 条件熵 条件熵 $H(Y|X)$ 表示一种随机变量 X 的条件下随机变量 Y 的不确定性,定义为 X 给定条件下 Y 的条件概率分布的熵对 X 的数学期望,即

$$H(Y \mid X) = -\sum_{i=1}^{n} p_i H(Y \mid X=x_i)$$

其中 $$p_i = P(X=x_i), i=1, 2, 3, \cdots, n$$

当熵和条件熵由数据估计得到时,所对应的熵与条件熵分别称为经验熵和经验条件熵,如果有 0 概率,则令 $0\log 0 = 0$。

3. 信息增益 信息增益用 Gain(D) 表示,该概念是指信息熵的有效减少量,该量越高,表明目标属性在该参考属性那失去的信息熵越多。特征 A 对训练数据集 D 的信息增益 $g(D, A)$,定义为集合 D 的经验熵 $H(D)$ 与特征 A 给定条件下 D 的经验条件熵 $H(D|A)$ 之差,即

$$g(D, A) = H(D) - H(D \mid A)$$

通常将熵 $H(D)$ 与条件熵 $H(D|A)$ 之差称为互信息,决策树学习中的信息增益等价于训练数据集中类与特征的互信息。计算使用所有特征划分数据集 D,得到多个特征划分数据集 D 的信息增益,从这些信息增益中选择最大的。在决策树构建的过程中,总是希望集合往最快到达纯度更高的子集合方向发展,因此总是选择使得信息增益最大的特征来划分当前数据集 D。

4. 信息增益比 特征 A 对训练数据集 D 的信息增益 $g_R(D, A)$,定义为信息增益 $g(D, A)$ 与训练数据集 D 关于特征 A 的值的熵 $H_A(D)$ 之比,即

$$g_R(D, A) = g(D, A)/H_A(D) = [H(D) - H(D \mid A)]/H_A(D)$$

根据信息增益准则的特征选择方法是:对训练数据集,计算其每个特征的信息增益,并比较它们的大小,选择信息增益最大的特征。设训练数据集为 D,$|D|$ 表示其样本容量(样本数),有 K 个类 C_k, $k=1, 2, 3, \cdots, K$,$|C_k|$ 为属于类 C_k 的样本个数,$\sum_{k=1}^{K} |C_k| = |D|$。设特征 A 有 n 个不

同的取值$\{a_1, a_2, a_3, \cdots, a_n\}$，根据特征$A$的取值将$D$划分为$n$个子集$D_1, D_2, D_3, \cdots, D_n$，$|D_i|$为$D_i$的样本个数，$\sum_{i=1}^{n}|D_i|=|D|$。记子集$D_i$中属于类$C_k$的样本集合为$D_{ik}$，即$D_{ik}=D_i \bigcap C_k$，$|D_{ik}|$为$D_{ik}$的样本个数。信息增益的算法如下：输入训练数据集$D$和特征$A$；输出特征$A$对训练数据集$D$的信息增益$g(D, A)$。

（1）计算训练数据D的经验熵$H(D)$。

$$H(D) = -\sum_{k=1}^{K}\frac{|C_k|}{|D|}\log_2\frac{|C_k|}{|D|}$$

（2）计算特征A对数据集D的经验条件熵$H(D|A)$。

$$H(D|A) = -\sum_{i=1}^{n}\frac{|D_i|}{|D|}\sum_{k=1}^{K}\frac{|D_{ik}|}{|D_i|}\log_2\frac{|D_{ik}|}{|D_i|}$$

（3）计算信息增益。

$$g(D, A) = H(D) - H(D|A)$$

例如，表6-3是一个由15个样本组成的训练数据，数据包括4个特征（属性）：A_1，A_2，A_3，A_4，A_1的取值为$\{0, 1, 2\}$，A_2的取值为$\{0, 1\}$，A_3的取值为$\{0, 1\}$，A_4的取值为$\{0, 1, 2\}$。表的最后一列是类别C，取值为$\{0, 1\}$。

表6-3　训练数据样本集

ID	A_1	A_2	A_3	A_4	C	ID	A_1	A_2	A_3	A_4	C
1	0	0	0	0	0	9	1	0	1	2	1
2	0	0	0	1	0	10	1	0	1	2	1
3	0	0	1	0	1	11	2	0	1	2	1
4	0	1	1	0	1	12	2	0	1	1	1
5	0	0	0	0	0	13	2	1	0	1	1
6	1	0	0	0	0	14	2	1	0	2	1
7	1	0	0	1	0	15	2	0	0	0	0
8	1	1	1	1	1						

解：

计算数据集经验熵$H(D)$

$$H(D) = -(9/15)\times\log_2(9/15) - (6/15)\times\log_2(6/15) = 0.971$$

分步计算各特征对数据集D的信息增益

$$g(D, A_1) = H(D) - H(D|A) = H(D) - (5/15)\times[H(D_1) + H(D_2) + H(D_3)]$$
$$= 0.971 - (5/15)\times\{[-(3/5)\times\log_2(3/5) - (2/5)\times\log_2(2/5)]$$
$$+ [-(2/5)\times\log_2(2/5) - (3/5)\times\log_2(3/5)]$$
$$+ [-(1/5)\times\log_2(1/5) - (4/5)\times\log_2(4/5)]\}$$
$$= 0.083$$

这里的 D_1, D_2, D_3 分别为 A_1 取值为 0, 1, 2 的样本子集,同理计算

$$g(D, A_2) = 0.324$$
$$g(D, A_3) = 0.420$$
$$g(D, A_4) = 0.363$$

最后,比较各特征的信息增益值,由于特征 A_3 的信息增益值最大,所以选择特征 A_3 作为最优特征。

(四) 决策树生成

ID3 算法核心是在决策树各个节点上根据信息增益来选择进行划分的特征,然后递归地构建决策树。具体方法:从根节点开始,对节点计算所有可能的特征的信息增益,选择信息增益值最大的特征作为节点的划分特征;由该特征的不同取值建立子节点;再对子节点递归地调用以上方法,构建决策树;直至所有特征的信息增益都很小或者没有特征可以选择,得到最终的决策树。

ID3 算法:输入训练数据集 D 和特征集 A 值 ε,输出决策树 T。

(1) 如果 D 中所有实例属于同一类 C_k,则 T 为单节点树,并将类 C_k 作为该节点的类标记,返回 T。

(2) 如果 $A = \phi$,则 T 为单节点树,并将 D 中实例数最大的类 C_k 作为该节点的类标记,返回 T。

(3) 否则,按照熵定义计算 A 中各特征对 D 的信息增益,选择信息增益最大的特征 A_g。

(4) 如果 A_g 的信息增益小于阈值 ε,则置 T 为单节点数,并将 D 中实例数最大的类 C_k 作为该节点的类标记,返回 T。

(5) 否则,对 A_g 的每一可能值 a_i,根据 $A_g = a_i$ 将 D 分割为若干非空子集 D_i,将 D_i 中实例数最大的类作为标记,构建子节点,由节点及其子节点构成树 T,返回 T。

(6) 对第 i 个子节点,以 D_i 为训练集,以 $A - \{A_g\}$ 为特征集,递归地调用(1)~(5)步,得到子树 T_i,返回 T_i。

例如,对表 6-3 的训练数据集,利用 ID3 算法建立决策树。

解:由于特征 A_3 的信息增益最大,所有选择 A_3 作为根节点的特征,将训练数据集 D 划分为两个子集 D_1(A_3 取值为 1)和 D_2(A_3 取值为 0)。由于 D_1 只有同一类的样本点,故 D_1 成为一个叶节点,节点的类标记为 1。对 D_2 则需要从特征 A_1、A_2、A_4 中选择新的特征。计算各特征的信息增益。

$$g(D_2, A_1) = H(D_2) - H(D_2 \mid A_1) = 0.918 - 0.667 = 0.251$$
$$g(D_2, A_2) = H(D_2) - H(D_2 \mid A_2) = 0.918$$
$$g(D_2, A_4) = H(D_2) - H(D_2 \mid A_4) = 0.474$$

选择信息增益最大的特征 A_2 作为节点的特征,由于 A_2 有两个可能取值,从这一节点引出两个节点,一个对应 0 的子节点,包含 6 个样本,同属于一类;另一个对应 1 的子节点,包含 3 个样本,同属于一类。

ID3 的局限有没有剪枝,采用信息增益作为选择最优划分特征的标准,然而信息增益会偏向取值较多的特征。C4.5 与 ID3 相似,但对 ID3 进行了改进。C4.5 用信息增益率来选择划分特征,克服了用信息增益选择的不足,在构造树的过程中进行剪枝,可对连续值与缺失值进行处理。

(五) 决策树的剪枝

在学习时过多考虑如何提高对训练数据的正确分类,从而构建出过于复杂的决策树,产生过

拟合现象。解决方法是对已生成的决策树进行简化,称为剪枝。

设树的叶节点个数为 $|T|$,每个叶节点有 N_t 个样本点,其中 k 类样本点有 N_{tk} 个,剪枝往往通过极小化决策树整体的损失函数

$$C_a(T) = \sum_{t=1}^{|T|} N_t H_t(T) + \alpha \, | \, T \, |$$

来实现。其中经验熵为

$$H_t(\mathrm{T}) = -\sum_k \frac{N_{tk}}{N_t} \log \frac{N_{tk}}{N_t}$$

剪枝通过加入 $\alpha|T|$ 项来考虑模型复杂度,实际上就是用正则化的极大似然估计进行模型选择。

剪枝算法的思想是:剪去某一子节点,如果生成的新的整体树的损失函数值小于原树,则进行剪枝;直至不能继续,具体可以由动态规划实现。

(六) CART 算法

CART(classification and regression tree)分类回归树算法,既可用于分类,也可用于回归。递归地构建二叉树,对回归树用平方误差最小化准则,对分类树用基尼(Gini)指数最小化准则。CART 算法由以下两步组成:①决策树生成,基于训练数据集生成决策树,生成的决策树要尽量大。②决策树剪枝,用验证数据集对已经生成的树进行剪枝并选择最优子树,这时用损失函数最小作为剪枝的标准。

1. 回归树的生成   在训练数据集所在的输入空间中,递归地将每个区域划分为两个子区域。选择第 j 个变量和它取的值 s 作为切分变量和切分点,并定义两个区域

$$R_1(j, s) = \{x \mid x(j) \leqslant s\}, \, R_2(j, s) = \{x \mid x(j) > s\}$$

遍历变量 j,对固定的 j 扫描切分点 s,求解

$$\min_{j, s} \left[\min_{c_1} \sum_{x_i \in R_1(j, s)} (y_i - c_1)^2 + \min_{c_2} \sum_{x_i \in R_2(j, s)} (y_i - c_2)^2 \right]$$

用选定的对 (j, s) 划分区域并决定相应的输出值

$$\hat{c}_m = \frac{1}{N_m} \sum_{x_i \in R_m(j, s)} y_i, \, x \in R_m, \, m = 1, 2$$

直至满足停止条件。

2. 分类树的生成   CART 区别于 ID3 和 C4.5 的是假设决策树是二叉树,内部节点特征的取值为"是"和"否",左分支为取值为"是"的分支,右分支为取值为"否"的分支。这样的决策树等价于递归地二分每个特征,将输入空间划分为有限个单元。CART 的分类树用基尼指数来选择最优特征的最优划分点,具体过程如下。

(1)对于给定样本集合 D,从根节点开始,对节点计算现有特征的基尼指数,对每一个特征,例如 A,再对其每个可能的取值如 a,根据样本点对 $A = a$ 的结果的"是"与"否"划分为两个部分,利用

$$\mathrm{Gini}(D) = 1 - \sum_{k=1}^{K} \left(\frac{| \, C_k \, |}{| \, D \, |} \right)^2$$

式中：C_k 是 D 中属于第 k 类的样本子集，k 是类的个数。对于二分类问题，如果样本点属于第一个类的概率是 p，则概率分布的基尼指数为 $\text{Gini}(p) = 2p(1-p)$；在特征 A 的条件下，集合 D 的基尼指数为

$$\text{Gini}(D, A = a) = \frac{|D_1|}{|D|}\text{Gini}(D_1) + \frac{|D_2|}{|D|}\text{Gini}(D_2)$$

（2）在所有可能的特征 A 以及该特征所有的可能取值 a 中，选择基尼指数最小的特征及其对应的取值作为最优特征和最优切分点；然后根据最优特征和最优切分点，将本节点的数据集二分，生成两个子节点。

（3）对两个子节点递归地调用上述步骤，直至节点中的样本个数小于阈值，或者样本集的基尼指数小于阈值，或者没有更多特征后停止。

（4）生成 CART 分类树。

3. 分类树的剪枝　CART 剪枝算法从完全生长的决策树的底端剪去一些子树，使得决策树变小，从而能够对未知数据有更准确的预测。CART 剪枝算法由两个步骤组成：首先从生成算法产生决策树 T_0 底端开始不断剪枝，直至 T_0 的根节点，形成一个子树序列 $\{T_0, T_1, \cdots, T_n\}$；然后通过交叉验证法在独立的验证集上对子树序列进行测试，从中选择最优子树。如果是连续值的情况，一般用二分法来划分。

（七）决策树的特点

决策树的优点：可以生成可以理解的规则；计算量相对来说不是很大；可以处理连续和种类字段；决策树可以清晰地显示哪些字段比较重要。决策树的局限性：对连续性的字段比较难预测；对有时间顺序的数据，需要很多预处理的工作；当类别太多时，错误可能就会增加得比较快；一般算法分类的时候，只是根据一个字段来分类。

决策树法作为一种决策技术，已被广泛地应用于企业的投资决策中，它是随机决策模型中最常见、最普及的一种规策模式和方法，此方法有效地控制了决策带来的风险。所谓决策树法，就是运用树状图表示各决策的期望值，通过计算，最终优选出效益最大、成本最小的决策方法。

五、支持向量机

支持向量机（support vector machine, SVM）是一类按监督学习方式对数据进行二元分类的广义线性分类器，它的基本模型是定义在特征空间上的间隔最大的线性分类器。支持向量机的学习策略是间隔最大化，可以形式化为一个求解凸二次规划的问题，也等价于正则化的合页损失函数的最小化问题。当训练数据线性可分时，通过硬间隔最大化，学习出线性可分支持向量机。当训练数据近似线性可分时，通过软间隔最大化，学习出线性支持向量机。当训练数据线性不可分时，通过使用核技巧及软间隔最大化，学习非线性支持向量机。

当输入空间为欧氏空间或离散集合，特征空间为希尔伯特空间时，核函数表示将输入从输入空间映射到特征空间得到的特征向量之间的内积。通过核函数学习非线性支持向量机等价于在高维的特征空间中学习线性支持向量机，这样的方法称为核技巧。

（一）线性可分支持向量机

考虑一个二类分类问题，假设输入空间与特征空间为两个不同的空间，输入空间为欧氏空间或离散集合，特征空间为欧氏空间或希尔伯特空间。支持向量机都将输入映射为特征向量，所以支持向量机的学习是在特征空间进行的。支持向量机的最优化问题一般通过对偶问题化为凸二

次规划问题求解,具体步骤是将等式约束条件代入优化目标,通过求偏导求得优化目标在不等式约束条件下的极值。

当训练数据集线性可分时,存在无穷个分离超平面可将两类数据正确分开。利用间隔最大化得到唯一最优分离超平面 $w^* \cdot x + b^* = 0$ 和相应的分类决策函数 $f(x) = \text{sign}(w^* \cdot x + b^*)$ 称为线性可分支持向量机,其中 $w^* \cdot x$ 表示 w^* 和 x 的内积,sign 是符号函数,即

$$\text{sign}(x) = \begin{cases} +1, & x \geqslant 0 \\ -1, & x < 0 \end{cases}$$

1. 函数间隔 一般来说,一个点距离分离超平面的远近可以表示分类预测的确信程度。在超平面 $w \cdot x + b = 0$ 确定的情况下,其中 $w \in \mathbf{R}^n$ 称为权值或权向量,$b \in \mathbf{R}$ 称为偏置,$w \cdot x$ 表示 w 和 x 的内积。利用超平面将不同的类别数据分隔开来,例如 $w \cdot x + b < 0$ 时,把数据 x 归为 -1 类别;当 $w \cdot x + b \geqslant 0$ 时,把数据 x 归为 $+1$ 类别。

$|w \cdot x + b|$ 能够相对地表示点 x 距离超平面的远近,而 $w \cdot x + b$ 与 y 的符号是否一致能表示分类是否正确。例如,对于误分类的数据 (x_i, y_i),$-y_i(w \cdot x + b) > 0$ 成立。因为当 $w \cdot x + b > 0$ 时,$y_i = -1$;而当 $w \cdot x + b < 0$ 时,$y_i = +1$。所以可用 $\hat{\gamma}_i = y_i(w \cdot x_i + b)$ 来表示分类的正确性及确信度,这就是函数间隔。注意到即使超平面不变,函数间隔仍会受 w 和 b 的绝对大小影响。

2. 几何间隔 一般地,当样本点被超平面正确分类时,点 x 与超平面的距离是

$$\gamma_i = y_i \left(\frac{w}{\|w\|} \cdot x_i + \frac{b}{\|w\|} \right)$$

式中:$\|w\|$ 是 w 的 L_2 范数。这就是几何间隔的定义。定义超平面关于训练数据集 T 的几何间隔为超平面关于 T 中所有样本点的几何间隔之最小值 $\gamma = \min\limits_{i=1, \cdots, N} \gamma_i$,可知 $\gamma = \dfrac{\hat{\gamma}}{\|w\|}$,当 $\|w\| = 1$ 时几何间隔和函数间隔相等。如果超平面参数 w 和 b 成比例改变(超平面没有改变),函数间隔也按比例改变,而几何间隔不变。

3. 硬间隔最大化 支持向量机学习的基本想法是求解能够正确划分训练数据集并且几何间隔最大的分离超平面,对线性可分的训练数据集而言,线性可分的分离超平面有无穷多个,但是几何间隔最大的分离超平面是唯一的。对线性可分的训练数据集而言,这里的间隔最大化又称硬间隔最大化。直观解释是对训练数据集找到几何间隔最大的超平面意味着以充分大的确信度对训练数据进行分类。求最大间隔分离超平面即约束最优化问题

$$\max_{w, b} \quad \gamma$$
$$\text{s.t.} \quad y_i \left(\frac{w}{\|w\|} \cdot x_i + \frac{b}{\|w\|} \right) \geqslant \gamma, \quad i = 1, 2, \cdots, N$$

将几何间隔用函数间隔表示

$$\max_{w, b} \quad \frac{\hat{\gamma}}{\|w\|}$$
$$\text{s.t.} \quad y_i(w \cdot x_i + b) \geqslant \hat{\gamma}, \quad i = 1, 2, \cdots, N$$

并且注意到函数间隔的取值并不影响最优化问题的解,不妨令函数间隔=1,并让最大化

$1/\parallel w \parallel$ 等价为最小化 $\parallel w \parallel^2/2$,问题变为凸二次规划问题

$$\min_{w,b} \quad \frac{1}{2} \parallel w \parallel^2$$
$$\text{s.t.} \quad y_i(w \cdot x_i + b) - 1 \geqslant 0, \ i = 1, 2, \cdots, N$$

最大间隔法算法:输入线性可分训练数据集 $T = \{(x_1, y_1), (x_2, y_2), (x_3, y_3), \cdots, (x_N, y_N)\}$,其中 $x_i \in X = \mathbf{R}^n$, $y_i \in Y = \{-1, +1\}$, $i = 1, 2, \cdots, N$;输出最大间隔分离超平面和分类决策函数。

构造并求解约束最优化问题

$$\min_{w,b} \quad \frac{1}{2} \parallel w \parallel^2$$
$$\text{s.t.} \quad y_i(w \cdot x_i + b) - 1 \geqslant 0, \ i = 1, 2, \cdots, N$$

求解最优解 w^*, b^*。

由此得到分离超平面 $w^* \cdot x + b^* = 0$,分类决策函数 $f(x) = \text{sign}(w^* \cdot x + b^*)$。

4. 支持向量和间隔边界 如图 $6-8$ 所示,与分离超平面距离最近的样本点的实例称为支持向量,是使最优化问题中的约束条件等号成立的点。因此对 $y = +1$ 的正实例点和 $y = -1$ 的负实例点,支持向量分别在超平面 $H_1: w \cdot x + b = +1$ 和 $H_2: w \cdot x + b = -1$。H_1 和 H_2 平行,两者之间形成一条长带,长带的宽度 $\dfrac{2}{\parallel w \parallel}$ 称为间隔,H_1 和 H_2 称为间隔边界。在决定分离超平面时只有支持向量起作用,所以支持向量机是由很少的"重要的"训练样本确定的。由对偶问题同样可以得到支持向量一定在间隔边界上。

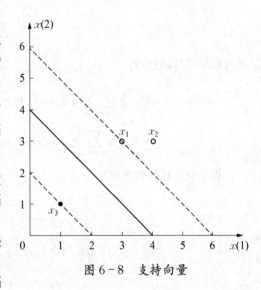

图 $6-8$ 支持向量

例如,如图 $6-8$ 所示训练数据集,正实例点是 $x_1 = (3, 3)$, $x_2 = (4, 3)$,负实例点是 $x_3 = (1, 1)$, x_i 表示第 i 个样本,$x(j)$ 表示第 j 维数据;试求最大间隔分离超平面。

解:

根据训练数据集构造约束最优化问题

$$\min_{w,b} \quad \frac{1}{2}(w_1^2 + w_2^2)$$
$$\text{s.t.} \quad 3w_1 + 3w_2 + b \geqslant 1$$
$$4w_1 + 3w_2 + b \geqslant 1$$
$$-w_1 - w_2 - b \geqslant 1$$

求得此最优化问题的解 $w_1 = w_2 = 1/2$, $b = -2$。于是最大间隔分离超平面为

163

$$\frac{1}{2}x(1) + \frac{1}{2}x(2) - 2 = 0$$

其中 $x_1 = (3, 3)$，$x_3 = (1, 1)$ 为支持向量。

5. **对偶算法**　线性可分支持向量机的对偶算法是将求解线性可分向量机的最优化问题作为原始最优化问题，应用拉格朗日对偶性，通过求解对偶问题得到原始问题的最优解。因为对偶问题通常更容易求解，还可以自然引入核函数，进而推广到非线性分类问题。

引进拉格朗日乘子，定义拉格朗日函数

$$L(w, b, \alpha) = \frac{1}{2} \| w \|^2 - \sum_{i=1}^{N} \alpha_i y_i (w \cdot x_i + b) + \sum_{i=1}^{N} \alpha_i$$

根据拉格朗日对偶性，原始问题的对偶问题是极大极小问题

$$\max_{\alpha} \min_{w, b} L(w, b, \alpha)$$

先求对 w，b 的极小值。将 $L(w, b, \alpha)$ 分别对 w，b 求偏导数并令其等于 0，得

$$w = \sum_{i=1}^{N} \alpha_i y_i x_i$$

$$\sum_{i=1}^{N} \alpha_i y_i = 0$$

代入拉格朗日函数，得

$$L(w, b, \alpha) = \frac{1}{2} \sum_{i=1}^{N} \sum_{j=1}^{N} \alpha_i \alpha_j y_i y_j (x_i \cdot x_j) - \sum_{i=1}^{N} \alpha_i y_i \left[\left(\sum_{j=1}^{N} \alpha_j y_j x_j \right) \cdot x_i + b \right] + \sum_{i=1}^{N} \alpha_i$$

$$= -\frac{1}{2} \sum_{i=1}^{N} \sum_{j=1}^{N} \alpha_i \alpha_j y_i y_j (x_i \cdot x_j) + \sum_{i=1}^{N} \alpha_i$$

将求极大转换为求极小

$$\min_{\alpha} \quad \frac{1}{2} \sum_{i=1}^{N} \sum_{j=1}^{N} \alpha_i \alpha_j y_i y_j (x_i \cdot x_j) - \sum_{i=1}^{N} \alpha_i$$

$$\text{s. t.} \quad \sum_{i=1}^{N} \alpha_i y_i = 0$$

$$\alpha_i \geqslant 0, \ i = 1, 2, \cdots, N$$

由 Karush-Kuhn-Tucker(KKT)条件成立得到

$$w^* = \sum_{i=1}^{N} \alpha_i^* y_i x_i$$

$$b^* = y_j - \sum_{i=1}^{N} \alpha_i^* y_i (x_i \cdot x_j)$$

其中 j 为使 $\alpha_j^* > 0$ 的下标之一。所以问题就变为求对偶问题的解 α^*，再求得原始问题的解 w^*，b^*，从而得分离超平面及分类决策函数。可以看出 w^* 和 b^* 都只依赖训练数据中 $\alpha_i^* > 0$ 的样本点 (x_i, y_i)，这些实例点 x_i 被称为支持向量。

线性可分支持向量机学习算法：输入线性可分训练集 $T = \{(x_1, y_1), (x_2, y_2), (x_3, y_3), \cdots, (x_N, y_N)\}$，其中 $x_i \in X = \mathbf{R}^n$，$y_i \in Y = \{-1, +1\}$，$i = 1, 2, \cdots, N$；输出分离超平面

和分类决策函数。

构造并求解约束最优化问题

$$\min_{\alpha} \quad \frac{1}{2} \sum_{i=1}^{N} \sum_{j=1}^{N} \alpha_i \alpha_j y_i y_j (x_i \cdot x_j) - \sum_{i=1}^{N} \alpha_i$$

$$\text{s. t.} \quad \sum_{i=1}^{N} \alpha_i y_i = 0$$

$$\alpha_i \geqslant 0, \ i = 1, 2, \cdots, N$$

求得最优解 $\alpha^* = (\alpha_1^*, \alpha_2^*, \alpha_3^*, \cdots, \alpha_N^*)$。

计算

$$w^* = \sum_{i=1}^{N} \alpha_i^* y_i x_i$$

并选择 α^* 的一个正分量 $\alpha_j^* > 0$,计算

$$b^* = y_j - \sum_{i=1}^{N} \alpha_i^* y_i (x_i \cdot x_j)$$

求分离超平面 $w^* \cdot x + b^* = 0$ 和分类决策函数 $f(x) = \text{sign}(w^* \cdot x + b^*)$。

例如,数据如图 6-8 所示训练数据集,正实例点是 $x_1 = (3, 3)$,$x_2 = (4, 3)$,负实例点是 $x_3 = (1, 1)$,试用对偶算法求线性可分支持向量机。

解:

根据所给数据,对偶问题是

$$\min_{\alpha} \quad \frac{1}{2} \sum_{i=1}^{N} \sum_{j=1}^{N} \alpha_i \alpha_j y_i y_j (x_i \cdot x_j) - \sum_{i=1}^{N} \alpha_i$$

$$= \frac{1}{2} (18\alpha_1^2 + 25\alpha_2^2 + 2\alpha_3^2 + 2 \times 21\alpha_1\alpha_2 - 2 \times 6\alpha_1\alpha_3 - 2 \times 7\alpha_2\alpha_3) - (\alpha_1 + \alpha_2 + \alpha_3)$$

$$\text{s. t.} \quad \alpha_1 + \alpha_2 - \alpha_3 = 0$$

$$\alpha_i \geqslant 0, \ i = 1, 2, 3$$

解这一最优化问题,将 $\alpha_3 = \alpha_1 + \alpha_2$ 代入目标函数并记为

$$L(\alpha_1, \alpha_2) = 4\alpha_1^2 + \frac{13}{2}\alpha_2^2 + 10\alpha_1\alpha_2 - 2\alpha_1 - 2\alpha_2$$

对 α_1,α_2 求偏导并令其为 0,可知 $L(\alpha_1, \alpha_2)$ 在点 $(3/2, -1)$ 取极值,但该点不满足约束条件 $\alpha_2 \geqslant 0$,所以最小值应在边界上达到。当 $\alpha_1 = 0$ 时,最小值 $L(0, 2/13) = -2/13$;当 $\alpha_2 = 0$ 时,最小值 $L(1/4, 0) = -1/4$。于是 $L(\alpha_1, \alpha_2)$ 在 $\alpha_1 = 1/4$,$\alpha_2 = 0$ 达到最小,此时 $\alpha_3 = \alpha_1 + \alpha_2 = 1/4$。这样 $\alpha_1^* = \alpha_3^* = 1/4$ 对应实例点 x_1,x_3 是支持向量,可以得到 $w_1^* = w_2^* = 1/2$,$b^* = -2$;分离超平面为

$$\frac{1}{2}x(1) + \frac{1}{2}x(2) - 2 = 0$$

分类决策函数为

165

$$f(x) = \text{sign}\left(\frac{1}{2}x(1) + \frac{1}{2}x(2) - 2\right)$$

对于线性可分问题,上述线性可分支持向量机的学习算法是完美的,但是训练数据集线性可分是理想的情形。在现实问题中,训练数据集通常是线性不可分的,即在样本中出现异常点。

(二) 线性支持向量机

如果训练数据是线性不可分的,那么上述方法中的不等式约束并不能都成立,需要修改硬间隔最大化,使其成为软间隔最大化。线性不可分意味着某些特异点不能满足函数间隔大于等于 1 的约束条件,可以对每个样本点引进一个松弛变量,使函数间隔加上松弛变量大于等于 1,约束条件变为

$$y_i(w \cdot x_i + b) \geqslant 1 - \xi_i$$

同时对每个松弛变量,支付一个代价,目标函数变为

$$\frac{1}{2}\|w\|^2 + C\sum_{i=1}^{N}\xi_i$$

式中: $C > 0$ 称为惩罚参数, C 值越大对误分类的惩罚也越大。新目标函数包含了两层含义:使间隔尽量大,同时使误分类点的个数尽量少。

1. 软间隔最大化 学习问题变成如下凸二次规划问题

$$\begin{aligned}
\min_{w, b, \xi} \quad & \frac{1}{2}\|w\|^2 + C\sum_{i=1}^{N}\xi_i \\
\text{s.t.} \quad & y_i(w \cdot x_i + b) \geqslant 1 - \xi_i, \ i = 1, 2, \cdots, N \\
& \xi_i \geqslant 0, \ i = 1, 2, \cdots, N
\end{aligned}$$

可以证明 w 的解是唯一的,但 b 的解存在一个区间,线性支持向量机包含线性可分支持向量机,因此适用性更广。

2. 对偶算法 原始问题的对偶问题是,构造拉格朗日函数

$$L(w, b, \xi, \alpha, \mu) \equiv \frac{1}{2}\|w\|^2 + C\sum_{i=1}^{N}\xi_i - \sum_{i=1}^{N}\alpha_i[y_i(w \cdot x_i + b) - 1 + \xi_i] - \sum_{i=1}^{N}\mu_i\xi_i$$

其中 $\alpha_i \geqslant 0, \mu_i \geqslant 0$。先求对 w, b, ξ 的极小值,分别求偏导并令导数为 0,得

$$w = \sum_{i=1}^{N}\alpha_i y_i x_i, \ \sum_{i=1}^{N}\alpha_i y_i = 0, \ C - \alpha_i - \mu_i = 0$$

代入原函数,再对极小值求 α 的极大值,得到对偶问题

$$\begin{aligned}
\max_{\alpha} \quad & -\frac{1}{2}\sum_{i=1}^{N}\sum_{j=1}^{N}\alpha_i\alpha_j y_i y_j(x_i \cdot x_j) + \sum_{i=1}^{N}\alpha_i \\
\text{s.t.} \quad & \sum_{i=1}^{N}\alpha_i y_i = 0 \\
& C - \alpha_i - \mu_i = 0 \\
& \alpha_i \geqslant 0 \\
& \mu_i \geqslant 0, \ i = 1, 2, \cdots, N
\end{aligned}$$

利用后三条约束消去 μ,再将求极大转换为求极小,得到对偶问题

$$\min_{\alpha} \quad \frac{1}{2}\sum_{i=1}^{N}\sum_{j=1}^{N}\alpha_i\alpha_j y_i y_j(x_i \cdot x_j) - \sum_{i=1}^{N}\alpha_i$$

$$\text{s. t.} \quad \sum_{i=1}^{N}\alpha_i y_i = 0$$

$$0 \leqslant \alpha_i \leqslant C, \, i=1, 2, \cdots, N$$

由 KKT 条件成立可以得到

$$w^* = \sum_{i=1}^{N}\alpha_i^* y_i x_i, \, b^* = y_j - \sum_{i=1}^{N}y_i\alpha_i^*(x_i \cdot x_j)$$

j 是满足 $0 < \alpha_j^* < C$ 的下标之一。问题就变为选择惩罚参数 $C > 0$，求得对偶问题(凸二次规划问题)的最优解 α^*，代入计算 w^* 和 b^*，求得分离超平面 $w^* \cdot x + b^* = 0$ 和分类决策函数 $f(x) = \text{sign}(w^* \cdot x + b^*)$。因为 b 的解并不唯一，所以实际计算 b^* 时可以取所有样本点上的平均值。

3. **支持向量** 在线性不可分的情况下，将对应于 $\alpha_i^* > 0$ 的样本点(x_i, y_i)的实例点 x_i 称为支持向量(软间隔的支持向量机)。如图 6-9 所示，这时的支持向量机要比线性可分时的情况复杂，图中，分离超平面由实线表示，间隔边界由虚线表示，正例由 ○ 表示，负例由 ● 表示。图中实例 x_i 到间隔边界的距离为 $\xi_i/\|w\|$。软间隔的支持向量或者在间隔边界上，或者在间隔边界与分类超平面之间，或者在分离超平面误分一侧。

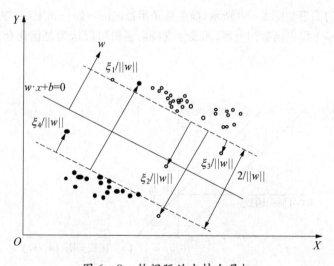

图 6-9 软间隔的支持向量机

如果 $\alpha_i^* < C$，则 $\xi_i = 0$，支持向量 x_i 恰好落在间隔边界上；如果 $\alpha_i^* = C$，则 $0 < \xi_i < 1$，则分类正确，x_i 在间隔边界与分离超平面之间；如果 $\alpha_i^* = C$，则 $\xi_i = 1$，则 x_i 在分离超平面上；如果 $\alpha_i^* = C$，则 $\xi_i > 1$，则 x_i 位于分离超平面误分一侧。

4. **合页损失函数** 对于线性支持向量机学习，其模型为分离超平面 $w^* \cdot x + b^* = 0$ 及决策函数 $f(x) = \text{sign}(w^* \cdot x + b^*)$，其学习策略为软间隔最大化，学习算法为凸二次规划。线性支持向量机学习另一种解释就是最小化以下目标函数：

$$\sum_{i=1}^{N}[1-y_i(w \cdot x_i + b)]_+ + \lambda \|\omega\|^2$$

167

目标函数的第一项是经验损失或经验风险函数

$$L(y(w \cdot x + b)) = [1 - y(w \cdot x + b)]_+$$

称为合页损失函数。下标"+"表示以下取正值的函数。

$$[p]_+ = \begin{cases} p, & p > 0 \\ 0, & p \leqslant 0 \end{cases}$$

当样本点 (x_i, y_i) 被正确分类且函数间隔 $y_i(w \cdot x_i + b) > 1$ 时,损失是 0,否则损失是 $1 - y_i(w \cdot x_i + b)$。

线性支持向量机原始优化问题

$$\min_{w, b, \xi} \quad \frac{1}{2} \parallel w \parallel^2 + C \sum_{i=1}^{N} \xi_i$$

$$\text{s.t.} \quad y_i(w \cdot x_i + b) \geqslant 1 - \xi_i, \ i = 1, 2, \cdots, N$$

$$\xi_i \geqslant 0, \ i = 1, 2, \cdots, N$$

等价于最优化问题

$$\min_{w, b} \sum_{i=1}^{N} [1 - y_i(w \cdot x_i + b)]_+ + \lambda \parallel \omega \parallel^2$$

合页损失函数的图形如图 6-10 所示,横坐标是函数间隔 $y(w \cdot x + b)$,纵坐标是损失。合页函数可以理解是 $0 \sim 1$ 损失函数的上界,而线性支持向量机可以认为是优化合页损失函数构成的目标函数。

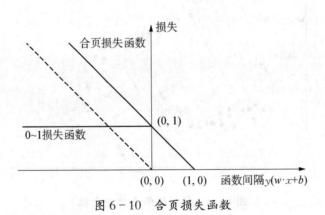

图 6-10　合页损失函数

图 6-10 中虚线显示的是感知机的损失函数 $[-y_i(w \cdot x_i + b)]_+$,当样本点 (x_i, y_i) 被正确分类时,损失是 0,否则是 $-y_i(w \cdot x_i + b)$。合页损失函数不仅要分类正确,而且确信度足够高时损失才是 0。

(三) 非线性支持向量机

如果分类问题是非线性的,就要使用非线性支持向量机,主要特点是使用核技巧。非线性分类问题是用线性分类方法求解非线性分类问题,分为两步:首先使用一个变换将原空间的数据映射到新空间,然后在新空间里用线性分类学习方法从训练数据中学习分类模型。

1. 核函数　设 X 是输入空间(欧氏空间的子集或离散集合),H 为特征空间(希尔伯特空间),

一般是高维甚至无穷维的。如果存在一个从 X 到 H 的映射 $\phi(x)\colon x\to h$ 使得对所有 x，z 属于 X，函数 $K(x,z)$ 满足条件 $K(x,z)=\phi(x)\cdot\phi(z)$，点乘代表内积，则称 $K(x,z)$ 为核函数，其中 $\phi(x)$ 为映射函数。

2. 核函数的选择　基本思想是通过一个非线性变换将输入空间对应于一个特征空间，使得在输入空间中的超曲面模型对应于特征空间中的超平面模型（支持向量机），如图 6‐11 所示。在学习和预测中只定义核函数 $K(x,z)$，而不显式地定义映射函数。对于给定的核函数 $K(x,z)$，特征空间和映射函数的取法并不唯一。注意到在线性支持向量机的对偶问题中，目标函数和决策函数都只涉及输入实例与实例之间的内积，$x_i\cdot x_j$ 可以用核函数 $K(x_i,x_j)=\phi(x_i)\cdot\phi(x_j)$ 来代替。当映射函数是非线性函数时，学习到的含有核函数的支持向量机是非线性分类模型。在实际应用中，往往依赖领域知识直接选择核函数。

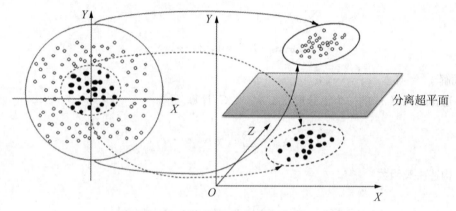

图 6‐11　非线性分类问题与核技巧示例

3. 正定核　通常所说的核函数是指正定核函数，只要满足正定核的充要条件，那么给定的函数 $K(x,z)$ 就是正定核函数。设 K 是定义在 $X\times X$ 上的对称函数，如果任意 x_i 属于 X，$K(x,z)$ 对应的 Gram 矩阵 $K=[K(x_i,x_j)]_{m\times m}$ 是半正定矩阵，则称 $K(x,z)$ 是正定核。这一定义在构造核函数时很有用，但要验证一个具体函数是否为正定核函数并不容易，所以在实际问题中往往应用已有的核函数。

4. 非线性支持向量机学习算法　如上所述，利用核技巧可以将线性分类的学习方法应用到非线性分类问题中去。将线性支持向量机扩展到非线性支持向量机，需将线性支持向量机对偶形式中的内积换成核函数，如图 6‐12 所示。

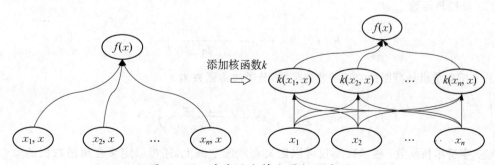

图 6‐12　非线性支持向量机示意图

169

从非线性分类训练集,通过核函数与软间隔最大化,或凸二次规划,学习得到的分类决策函数

$$f(x) = \text{sign}\left(\sum_{i=1}^{N} \alpha_i^* y_i \phi(x) \phi(x_i) + b^*\right) = \text{sign}\left(\sum_{i=1}^{N} \alpha_i^* y_i K(x, x_i) + b^*\right)$$

称为非线性支持向量机,$K(x, z)$ 是正定核函数。

输入线性可分训练集 $T = \{(x_1, y_1), (x_2, y_2), (x_3, y_3), \cdots, (x_N, y_N)\}$,其中 $x_i \in X = \mathbf{R}^n$,$y_i \in Y = \{-1, +1\}$,$i = 1, 2, \cdots, N$;输出分类决策函数。

(1) 选取适当的核函数 $K(x, z)$ 和适当的参数 C,将线性支持向量机对偶形式中的内积换成核函数,构造并求解最优化问题

$$\min_{\alpha} \quad \frac{1}{2} \sum_{i=1}^{N} \sum_{j=1}^{N} \alpha_i \alpha_j y_i y_j K(x_i, x_j) - \sum_{i=1}^{N} \alpha_i$$

$$\text{s.t.} \quad \sum_{i=1}^{N} \alpha_i y_i = 0$$

$$0 \leqslant \alpha_i \leqslant C, \ i = 1, 2, \cdots, N$$

求得最优解 $\alpha^* = (\alpha_1^*, \alpha_2^*, \cdots, \alpha_N^*)$。

(2) 选择最优解 α^* 的一个正分量 $0 < \alpha_j^* < C$,计算

$$b^* = y_j - \sum_{i=1}^{N} \alpha_i^* y_i K(x_i \cdot x_j)$$

(3) 构造决策函数

$$f(x) = \text{sign}\left(\sum_{i=1}^{N} \alpha_i^* y_i K(x \cdot x_i) + b^*\right)$$

当 $K(x, z)$ 是正定核函数时,最优化问题是凸二次规划问题,解是存在的。

5. 常用核函数

(1) 多项式核函数

$$K(x, z) = (x \cdot z + 1)^p$$

对应的支持向量机是一个 p 次多项式分类器,分类决策函数为

$$f(x) = \text{sign}\left(\sum_{i=1}^{N_i} a_i^* y_i (x_i \cdot x + 1)^p + b^*\right)$$

(2) 高斯核函数

$$K(x, z) = \exp\left(-\frac{\|x - z\|^2}{2\sigma^2}\right)$$

对应的支持向量机是高斯径向基函数分类器,分类决策函数为

$$f(x) = \text{sign}\left(\sum_{i=1}^{N_i} a_i^* y_i \exp\left(-\frac{\|x - z\|^2}{2\sigma^2}\right) + b^*\right)$$

(3) 字符串核函数:核函数不仅可以定义在欧氏空间上,还可以定义在离散数据的集合上。字符串核函数给出了字符串中长度等于 n 的所有子串组成的特征向量的余弦相似度。直观上,两

个字符串相同的子串越多，它们就越相似，字符串核函数的值就越大。字符串核函数可以由动态规划快速计算。

6. 序列最小最优化(SMO)算法 序列最小最优化是一种快速求解凸二次规划问题的算法。

$$\min_{\alpha} \quad \frac{1}{2}\sum_{i=1}^{N}\sum_{j=1}^{N}\alpha_i\alpha_j y_i y_j K(x_i, x_j) - \sum_{i=1}^{N}\alpha_i$$

$$\text{s.t.} \quad \sum_{i=1}^{N}\alpha_i y_i = 0$$

$$0 \leqslant \alpha_i \leqslant C, \, i = 1, 2, \cdots, N$$

基本思路是：如果所有变量都满足此优化问题的 KKT 条件，那么解就得到了；否则，选择两个变量，固定其他变量，针对这两个变量构建一个二次规划问题。不断地将原问题分解为子问题并对子问题求解，就可以求解原问题。注意：子问题两个变量中只有一个是自由变量，另一个由等式约束确定。

整个 SMO 算法包括两个部分：求解两个变量二次规划的解析方法和选择变量的启发式方法。两个变量二次规划的求解方法：假设选择的两个变量是 α_1、α_2，其他变量是固定的，于是得到子问题

$$\min_{\alpha_1, \alpha_2} \quad W(\alpha_1, \alpha_2) = \frac{1}{2}K_{11}\alpha_1^2 + \frac{1}{2}K_{22}\alpha_2^2 + y_1 y_2 K_{12}\alpha_1\alpha_2$$

$$- (\alpha_1 + \alpha_2) + y_1\alpha_1\sum_{i=3}^{N}y_i\alpha_i K_{i1} + y_2\alpha_2\sum_{i=3}^{N}y_i\alpha_i K_{i2}$$

$$\text{s.t.} \quad \alpha_1 y_1 + \alpha_2 y_2 = -\sum_{i=3}^{N}y_i\alpha_i = \zeta$$

$$0 \leqslant \alpha_i \leqslant C, \, i = 1, 2$$

ζ 是常数，目标函数式省略了不含 α_1，α_2 的常数项。考虑不等式约束和等式约束，要求的是目标函数在一条平行于对角线的线段上的最优值。使得问题变为单变量的最优化问题。假设初始可行解为 α^{old}，最优解为 α^{new}，考虑沿着约束方向未经剪辑的最优解 $\alpha^{\text{new, unc}}$（即未考虑不等式约束）。对该问题求偏导数，并令导数为 0，代入原式，令

$$E_i = g(x_i) - y_i = \left[\sum_{j=1}^{N}\alpha_j y_j K(x_j, x_i) + b\right] - y_i, \, i = 1, 2$$

得到

$$\alpha_2^{\text{new, unc}} = \alpha_2^{\text{old}} + \frac{y_2(E_1 - E_2)}{\eta}$$

经剪辑后 α_2 的解是

$$\alpha_2^{\text{new}} = \begin{cases} H, & \alpha_2^{\text{new, unc}} > H \\ \alpha_2^{\text{new, unc}}, & L \leqslant \alpha_2^{\text{new, unc}} \leqslant H \\ L, & \alpha_2^{\text{new, unc}} < L \end{cases}$$

式中：L 与 H 是 α_2^{new} 所在的对角线段端点的界。

并解得

$$\alpha_1^{\text{new}} = \alpha_1^{\text{old}} + y_1 y_2 (\alpha_2^{\text{old}} - \alpha_2^{\text{new}})$$

变量的选择方法：在每个子问题中选择两个变量优化，其中至少一个变量是违反 KKT 条件的。第一个变量的选取标准是违反 KKT 条件最严重的样本点，第二个变量的选取标准是希望能使该变量有足够大的变化，一般可以选取使对应的 $|E_1 - E_2|$ 最大的点。在每次选取完点后，更新阈值 b 和差值 E_i。

SMO 算法：输入线性可分训练集 $T = \{(x_1, y_1), (x_2, y_2), (x_3, y_3), \cdots, (x_N, y_N)\}$，其中 $x_i \in X = \mathbf{R}^n$，$y_i \in Y = \{-1, +1\}$，$i = 1, 2, \cdots, N$，精度 ε；输出近似解 $\hat{\alpha}$。

(1) 取初值 $\alpha(0) = 0$，令 $k = 0$。

(2) 选取优化变量 $\alpha_1(k)$，$\alpha_2(k)$，解析求解两个变量的最优化问题，求得最优解 $\alpha_1(k+1)$，$\alpha_2(k+1)$，更新 α 为 $\alpha(k+1)$。

(3) 如果在精度 ε 范围内满足终止条件

$$\sum_{i=1}^{N} \alpha_i y_i = 0, \ 0 \leqslant \alpha \leqslant C, \ i = 1, 2, \cdots, N$$

$$y_i \cdot g(x_i) \begin{cases} \geqslant 1, & \{x_i \mid \alpha_i = 0\} \\ = 1, & \{x_i \mid 0 < \alpha_i < C\} \\ \leqslant 1, & \{x_i \mid \alpha_i = C\} \end{cases}$$

其中

$$g(x_i) = \sum_{j=1}^{N} \alpha_i y_i K(x_j, x_i) + b$$

则转到 d；否则令 $k = k+1$，转到 b。

(4) 取 $\hat{\alpha} = \alpha(k+1)$。

SMO 算法是支持向量机学习的一种快速算法，其特点是不断地将原二次规划问题分解为只有两个变量的二次规划子问题，并对子问题进行解析求解，直至所有变量满足 KKT 条件。这样通过启发式的方法得到原二次规划问题的最优解。因此子问题有解析解，所以每次计算子问题都很快，虽然计算子问题次数很多，但在总体上还是高效的。

（四）支持向量机的特点

1. 广义线性分类器　支持向量机是一个广义线性分类器，通过在支持向量机的算法框架下修改损失函数和优化问题可以得到其他类型的线性分类器，例如将支持向量机的损失函数替换为 Logistic 损失函数就得到了接近于 Logistic 回归的优化问题。支持向量机的稀疏性和稳定性使其具有良好的泛化能力并在使用核方法时计算量更小。

2. 稳定性　支持向量机的优化问题同时考虑了经验风险和结构风险最小化，因此具有稳定性。从几何观点，支持向量机的稳定性体现在其构建超平面决策边界时要求边距最大，因此间隔边界之间有充裕的空间包容测试样本。

3. 稀疏性　支持向量机使用合页损失函数作为代理损失，合页损失函数的取值特点使支持向量机具有稀疏性，即其决策边界仅由支持向量决定，其余的样本点不参与经验风险最小化。在使用核方法的非线性学习中，支持向量机的稳健性和稀疏性在确保了可靠求解结果的同时降低了核矩阵的计算量和内存开销。

172

六、随机森林方法

随机森林是一种集成算法，它属于 Bagging 类型，通过组合多个弱分类器，最终结果通过投票或取均值,使得整体模型的结果具有较高的精确度和泛化性能。

(一) 集成学习

集成学习通过构建并结合多个学习器来完成学习任务,也被称为多分类器系统。集成学习的一般结构:先产生一组"个体学习器",再用某种策略将它们结合起来,如图 6-13 所示。

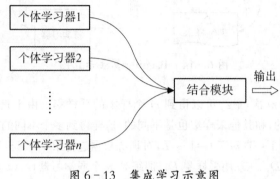

图 6-13　集成学习示意图

个体学习器通常由一个现有的学习算法从训练数据中产生,例如 C4.5 决策算法、神经网络算法等,此时集成中只包含同种类型的个体学习器,例如,决策树集成中全是决策树,神经网络集成中全是神经网络,这样的集成是同质的。同质集成中的个体学习器亦称为基学习器。相应的学习算法称为基学习算法。集成也可包含不同类型的个体学习器,例如,同时包含决策树和神经网络,这样的集成称为异质的。异质集成中的个体学习器由不同的学习算法生成,这时就不再有基学习算法,常称为组件学习器或直接称为个体学习器。

集成学习通过将多个学习器进行结合,常可获得比单一学习器更加显著的泛化性能。这对弱学习器尤为明显。因此集成学习的理论研究都是针对弱学习器进行的,而基学习器有时也被直接称为弱学习器。但需注意的是,虽然理论上而言使用弱学习器集成足以获得很好的性能,但在实践中出于种种考虑,例如希望使用较少的个体学习器,或是重用一些常见学习器的一些经验等。

目前来说,同质个体学习器的应用是最广泛的,一般常说的集成学习的方法都是指的同质个体学习器。而同质个体学习器使用最多的模型是 CART 决策树和神经网络。同质个体学习器按照个体学习器之间是否存在依赖关系可以分为两类:第一类是个体学习器之间存在强依赖关系,一系列个体学习器基本都需要串行生成,代表算法是 Boosting 系列算法;第二类是个体学习器之间不存在强依赖关系,一系列个体学习器可以并行生成,代表算法是 Bagging 算法。

(二) Bagging 算法

Bagging 是一种在原始数据集上通过有放回抽样重新选出 n 个新数据集来训练分类器的集成技术。它使用训练出来的分类器的集合来对新样本进行分类,然后用多数投票或者对输出求均值的方法统计所有分类器的分类结果,结果最高的类别即为最终标签。

Bagging 的个体弱学习器的训练集是通过随机采样得到的。通过 T 次的随机采样,就可以得到 T 个采样集,对于这 T 个采样集分别独立地训练出 T 个弱学习器,再对这 T 个弱学习器通过集合策略来得到最终的强学习器(图 6-14)。

Bagging 的随机采样方法通常采用的是自助采样法(bootstrap sampling),即对于 m 个样本的原始训练集,每次先随机采集一个样本放入采样集,接着把该样本放回(下次采样时该样本仍有可

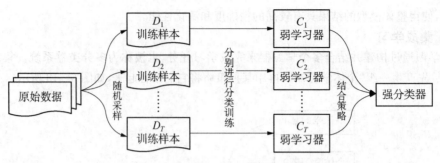

图 6-14　Bagging 算法示意图

能被采集到）。这样采集 m 次,最终可以得到 m 个样本的采样集。由于是随机采样,每次的采样集是和原始训练集不同的,和其他采样集也是不同的,这样得到多个不同的弱学习器。

Bagging 具体算法如下：① 对于 $t=1\sim T$,对训练数据进行第 t 次随机采样,共采集 m 次,得到包含 m 个样本的采样集 D_m。② 用采样集 D_m 训练第 m 个弱学习器 $G_m(x)$。③ 如果是分类,则用简单投票法；如果是回归,则取 T 个弱学习器结果的平均值。

结合策略包括平均法、投票法和学习法。假定得到 T 个弱监督学习器 $\{h_1, h_2, \cdots, h_T\}$。

1. **平均法**　对于数值类的回归预测问题,通常使用的结合策略是平均法,即对于若干个弱学习器的输出进行平均得到最终的预测输出。最简单的平均是算术平均,也就是说最终预测是

$$H(x) = \frac{1}{T} \sum_{i=1}^{T} h_i(x)$$

如果每个个体学习器有一个权重 w,则最终预测是

$$H(x) = \sum_{i=1}^{T} w_i h_i(x)$$

式中：w_i 是个体学习器 h_i 的权重,通常有

$$w_i \geqslant 0, \ \sum_{i=0}^{T} w_i = 1$$

2. **投票法**　对于分类问题的预测,通常使用的是投票法。假设预测类别是 $\{c_1, c_2, \cdots, c_n\}$,对于任意一个预测样本 x,T 个弱学习器的预测结果分别是 $[h_1(x), h_2(x), \cdots, h_T(x)]$。最简单的投票法是相对多数投票法,也就是 T 个弱学习器的对样本 x 的预测结果中,数量最多的类别 c_i 为最终的分类类别。如果不止一个类别获得最高票,则随机选择一个作为最终类别。稍微复杂的投票法是绝对多数投票法,是在相对多数投票法的基础上,不光要求获得最高票,还要求票数过半,否则会拒绝预测。更加复杂的是加权投票法,和加权平均法一样,每个弱学习器的分类票数要乘以一个权重,最终将各个类别的加权票数求和,最大的值对应的类别为最终类别。

3. **学习法**　对弱学习器的结果做平均或者投票,相对比较简单,但是可能学习误差较大,于是就有了学习法这种方法。对于学习法,代表方法是 Stacking 方法,当使用 Stacking 的结合策略时,对弱学习器的结果不是做简单的逻辑处理,而是再加上一层学习器,将训练集弱学习器的学习结果作为输入,将训练集的输出作为输出,重新训练一个学习器来得到最终结果。在这种情况下,将弱学习器称为初级学习器,将用于结合的学习器称为次级学习器。对于测试集,首先用初级学习器预测一次,得到次级学习器的输入样本,再用次级学习器预测一次,得到最终的预测结果。

Bagging 的特点在于随机采样(有放回采样),因此泛化能力很强。一般会随机采集和训练集样本数相同个数的样本。假设有 m 个样本,且采集 m 次,当 m 趋向无穷大时不被采集到的数据占 $1/e$,也就是 36.8%,称为袋外数据,可以用来检测模型的泛化能力。Bagging 对于弱学习器没有限制,一般采用决策树和神经网络。

(三) 随机森林算法

随机森林法是 Bagging 的一个特化进阶版,所谓的特化,是因为随机森林的弱学习器都是决策树;所谓的进阶,是随机森林在 Bagging 的样本随机采样基础上,又加上了特征的随机选择。随机森林基本思想没有脱离 Bagging 的范畴。随机森林使用了 CART 决策树作为弱学习器,即使用 CART 决策树作为弱学习器的 Bagging 方法称为随机森林,如图 6-15 所示。

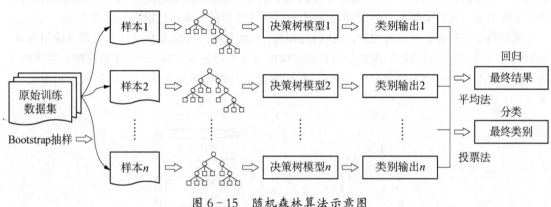

图 6-15　随机森林算法示意图

在生成每棵决策树的时候,每个决策树选取的特征都是随机选出的少数特征,一般默认取特征总数 M 的开方。即在随机森林中,有两个随机采样的过程:对输入数据的数量与数据的特征都进行采样。对于数据的数量采样,采用有放回的方式,若有 n 个数据,一般采样出 n 个数据(可能有重复),这样在训练的时候每一棵树都不是全部的样本,相对而言不容易出现过拟合;接着进行数据的特征采样,从 M 个特征中选择出 m 个($m < M$)。由于随机性,对于降低模型的方差很有作用,故随机森林一般不需要额外做剪枝,就可以取得较好的泛化能力和抗过拟合能力,当然对于训练集的拟合程度就会相对差一些。

1. 随机森林的学习算法　随机森林的学习算法是根据下列算法而建造每棵树。

(1) 用 N 来表示训练样本的个数,M 表示特征数目。

(2) 输入特征数目 m,用于确定决策树上一个节点的决策结果,其中 $m < M$。

(3) 从 N 个训练样本中以有放回抽样的方式,取样 N 次,形成一个训练集(即 Bootstrap 抽样),并用未抽到的样本做预测,评估其误差。

(4) 对于每一个节点,随机选择 m 个特征,决策树上每个节点的决定都是基于这些特征确定的。根据这 m 个特征,计算其最佳的分裂方式。

(5) 每棵树都会完整成长而不会剪枝,这有可能在建完一棵正常树状分类器后会被采用。

2. 随机森林的特点　①由于两个随机性的引入,随机森林不容易陷入过拟合,具有一定的抗噪声能力,对比其他算法具有一定优势;可以处理缺省值(单独作为一类),不用额外处理;由于有袋外数据,可以在模型生成过程中取得真实误差的无偏估计,且不损失训练数据量。②能够处理很高维度的数据,不用做特征选择,对数据集的适应能力强:既能处理离散型数据,也能处理连续型数据,数据集无须规范化。③由于每棵树可以独立、同时生成,容易做成并行化方法;训练速度快,可以运用在大规模数据集上;由于采用了集成算法,本身精度比大多数单个算法要好。④由于树的组合,随机森林可以处理非线性数据,本身属于非线性分类(拟合)模型,由于实现简单、精度高、抗过拟合能力强,当面对非线性数据时,适于作为基准模型。⑤局限性:当随机森林中的决策树数量很大时,训练时需要的空间和时间会比较大;随机森林中还有许多不好解释的地方,类似黑盒模型。

第三节 无 监 督 学 习

无监督学习(unsupervised learning)是根据没有被标记的训练样本解决模式识别中的各种问题的机器学习方法。在机器学习,无监督学习的问题是,在未加标签的数据中,试图找到隐藏的结构。因为提供给学习者的实例是未标记的,因此没有错误或报错信号来评估潜在的解决方案。

无监督学习和有监督学习相对,其执行过程是:训练数据只有输入变量(x),并没有输出变量;无监督学习的目的是将这些训练数据潜在的结构或者分布找出来,以便于对这些数据有更多的了解。监督学习可以类比人类学习已有知识;而无监督学习则更类似于去探索新的信息和知识,如图 6-16 所示。

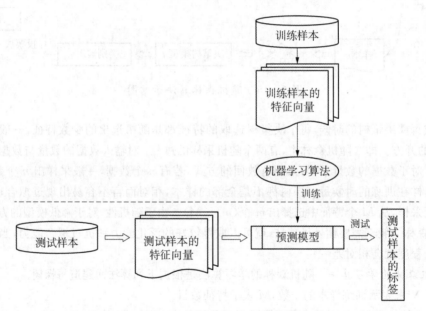

图 6-16 无监督学习的一般构建流程

目前机器学习中常用的无监督学习方法有:聚类,自编码器,降维算法(主成分分析)等。

一、聚类

聚类分析(cluster)是针对给定的样本,依据它们特征的相似度或距离,将其归并到若干个类的数据分析问题。相似的样本聚集在相同的类,不相似的样本分散在不同的类。聚类的目的是通过得到的类发现数据的特点或对数据进行处理。聚类分析是由若干模式组成的,通常模式是一个度量的向量,或者是多维空间中的一个点。聚类分析以相似性为基础,在一个聚类中的模式之间比不在同一个聚类中的模式之间具有更多的相似性。

(一) 聚类的基本概念

1. **距离** 给定样本集合 X，X 是 m 维实数向量空间 $\mathbf{R}^m$ 中点的集合，其中 x_i，$x_j \in X$，$x_i = (x_{i1}, x_{i2}, \cdots, x_{im})$，$x_j = (x_{j1}, x_{j2}, \cdots, x_{jm})$，样本 x_i 与样本 x_j 的 Minkowski 距离定义为

$$d_{ij} = \left[\sum_{k=1}^{m} |x_{ik} - x_{jk}|^p \right]^{1/p}$$

这里 $p \geqslant 1$，当 $p = 2$ 时称为欧氏(Euclidean)距离，即

$$d_{ij} = \left[\sum_{k=1}^{m} |x_{ik} - x_{jk}|^2 \right]^{1/2}$$

当 $p = 1$ 时称为 Manhattan 距离，当 $p = \infty$ 时称为 Chebyshev 距离，取各个坐标数值差的绝对值的最大值，即

$$d_{ij} = \max_{k} |x_{ik} - x_{jk}|$$

2. **夹角余弦** 样本之间的相似度可以用夹角余弦(cosine)来表示，夹角余弦越接近 1，表示样本越相似；越接近 0，表示样本越不相似。样本 x_i 与样本 x_j 之间的夹角余弦定义为

$$\frac{\sum_{k=1}^{m} x_{ik} x_{jk}}{\left[\sum_{k=1}^{m} x_{ik}^2 \sum_{k=1}^{m} x_{jk}^2 \right]^{1/2}}$$

3. **类与类的距离** 考虑类 G_a 和类 G_b 之间的距离 $D(a, b)$，类与类之间的距离常用的定义有最短距离、最长距离、中心距离、平均距离。

(1) 最短距离：定义 G_a 样本与 G_b 样本之间的最短距离为两类之间的距离。

$$D_{ab} = \min\{d_{ij} \mid x_i \in G_a, x_i \in G_b\}$$

(2) 最长距离：定义 G_a 样本与 G_b 样本之间的最长距离为两类之间的距离。

$$D_{ab} = \max\{d_{ij} \mid x_i \in G_a, x_j \in G_b\}$$

(3) 中心距离：定义类 G_a 与类 G_b 的中心 $\bar{x}_a$ 与 $\bar{x}_b$ 之间的距离为两类之间的距离。

$$D_{ab} = d_{\bar{x}_a \bar{x}_b}$$

(4) 平均距离：定义类 G_a 与类 G_b 任意两个样本之间距离的平均值为两类之间的距离。

$$D_{ab} = \frac{1}{n_a n_b} \sum_{x_i \in G_a} \sum_{x_j \in G_b} d_{ij}$$

(二) K 均值聚类

K 均值聚类是基于集合划分的聚类算法，K 均值聚类架构样本集合划分为 k 个子集，构成 k 个类，将 n 个样本分到 k 个类中，每个样本到其所属类的中心的距离最小，每个样本只能属于一个类。

1. **模型** 给定 n 个样本的集合 $X = \{x_1, x_2, x_3, \cdots, x_n\}$，每个样本由一个 m 维的特征向量表示。K 均值聚类的目标是将 n 个样本分到 k 个不同的类中，这里假设 $k < n$。k 个类 G_1，G_2，G_3，$\cdots$，G_k 形成对样本集合 X 的划分，其中

$$G_i \bigcap G_j = \phi$$

$$\bigcup_{i=1}^{k} G_i = X$$

用 C 表示划分,一个划分对应一个聚类结果。划分 C 是一个多对一的函数,如果把每个样本用一个整数 $i \in \{1, 2, \cdots, n\}$ 表示,每个类也用一个整数 $l \in \{1, 2, 3, \cdots, k\}$ 表示,那么划分或者聚类可以用函数 $l = C(i)$ 表示,其中 $i \in \{1, 2, 3, \cdots, n\}$,$l \in \{1, 2, 3, \cdots, k\}$。所以 K 均值聚类的模型是一个从样本到类的函数。

2. **策略** K 均值聚类的策略是通过损失函数的最小化选取最优的划分或函数 C^*。首先,采用欧氏距离平方作为样本之间的距离 $d(x_i, x_j)$,即

$$d(x_i, x_j) = \sum_{k=1}^{m} (x_{ik} - x_{jk})^2 = \| x_i - x_j \|^2$$

然后,定义样本与其所属类的中心之间的距离的总和为损失函数,即

$$W(C) = \sum_{l=1}^{k} \sum_{C(i)=l} \| x_i - \bar{x}_l \|^2$$

式中:$\bar{x}_l = (\bar{x}_{l1}, \bar{x}_{l2}, \bar{x}_{l3}, \cdots, \bar{x}_{lm})$ 是第 l 个类的均值或中心。

$$n_l = \sum_{i=1}^{n} I(C(i) = l)$$

$I(C(i) = l)$ 是指示函数,取值为 1 或 0。函数 $W(C)$ 也称能量,表示相同类中的样本相似的程度。

K 均值聚类就是求解最优化问题

$$C^* = \mathop{\arg\max}_{C} W(C) = \mathop{\arg\min}_{C} \sum_{l=1}^{k} \sum_{C(i)=l} \| x_i - \bar{x}_j \|^2$$

相似的样本被聚到同类时,损失函数值最小,这个目标函数的最优化能达到聚类的目的,但是这是一个组合优化问题,n 个样本分到 k 类,所有可能分法的数目是

$$S(n, k) = \frac{1}{k!} \sum_{l=1}^{k} (-1)^{k-1} \binom{k}{l} k^n$$

这个数字是指数级的。事实上,K 均值聚类的最优解求解问题是 NP 问题,需采用迭代的方法求解。

3. **算法** K 均值聚类的算法是一个迭代的过程,每次迭代包括两个步骤:首先选择 k 个类的中心,将样本逐个指派到与其最近的中心类中,得到一个聚类的结果;然后更新每个类的样本均值,作为类的新的中心;重复以上步骤,直至收敛。具体过程如下。

首先对于给定的中心值 $(m_1, m_2, m_3, \cdots, m_k)$,求一个划分 C,使得目标函数极小化。

$$\min_{C} \sum_{l=1}^{k} \sum_{C(i)=l} \| x_i - m_l \|^2$$

就是说在类中心确定的情况下,将每个样本分到一个类中,使样本和其所属类的中心之间的距离总和最小。求解结果,将每个样本指派到与其最近的中心 m_l 的类 G_l 中。

然后,对给定的划分 C,再求各个类的中心 $(m_1, m_2, m_3, \cdots, m_k)$,使得目标函数极小化。

$$\min_{m_1, \cdots, m_k} \sum_{l=1}^{k} \sum_{C(i)=l} \| x_i - m_l \|^2$$

就是说在划分确定的情况下,使样本和其所属类的中心之间的距离总和最小。求解结果,对于每个包含 n_l 个样本的类 G_l,更新其均值 m_l

$$m_l = \frac{1}{n_l} \sum_{C(i)=l} x_i, \ l=1, 2, \cdots, k$$

重复以上两个步骤,直至划分不再改变,得到聚类结果。

K 均值聚类算法:输入 n 个样本集合,输出样本集合的聚类 C^*。

(1) 初始化,令 $t=0$,随机选择 k 个样本点作为初始聚类中心 $m(0)=(m_1(0), \cdots, m_l(0), \cdots, m_k(0))$。

(2) 对样本进行聚类,对固定的类中心 $m(t)=(m_1(t), \cdots, m_l(t), \cdots, m_k(t))$,其中 $m_l(t)$ 为类 G_l 的中心,计算每个样本到类中心的距离,将每个样本指派到与其最近的中心的类中,构成聚类结果 $C(t)$。

(3) 计算新的类中心,对聚类结果 $C(t)$,计算当前各个类中的样本均值,作为新的类中心 $m(t)=(m_1(t), \cdots, m_l(t), \cdots, m_k(t))$。

(4) 如果迭代收敛或符合停止条件,输出 $C^*=C(t)$。否则,令 $t=t+1$,返回步骤(2)。

K 均值聚类算法的复杂度是 $O(mnk)$,其中 m 是样本数,n 是样本个数,k 是类别个数。

例如,给定一个包含 2 个特征的 5 个样本容量数据集

$$X = \begin{bmatrix} 0 & 2 \\ 0 & 0 \\ 1 & 0 \\ 5 & 0 \\ 5 & 2 \end{bmatrix}$$

试用 K 均值聚类算法将 5 个样本聚到 2 个类中。

解:

第一步,选择两个样本点作为类的中心,假设 $m_1(0)=x_1=(0, 2)$,$m_2(0)=x_2=(0, 0)$。

第二步,以 $m_1(0)$,$m_2(0)$ 为类 $G_1(0)$,$G_2(0)$ 的中心,计算 $x_3=(1, 0)$,$x_4=(5, 0)$,$x_5=(5, 2)$ 与 $m_1(0)=(0, 2)$,$m_2(0)=(0, 0)$ 的欧氏距离平方。

对于 $x_3=(1, 0)$,$d(x_3, m_1(0))=5$,$d(x_3, m_2(0))=1$,将 x_3 分到类 $G_2(0)$。

对于 $x_4=(5, 0)$,$d(x_4, m_1(0))=29$,$d(x_4, m_2(0))=25$,将 x_4 分到类 $G_2(0)$。

对于 $x_5=(5, 2)$,$d(x_5, m_1(0))=25$,$d(x_5, m_2(0))=29$,将 x_5 分到类 $G_1(0)$。

第三步,得到新的类 $G_1(1)=\{x_1, x_5\}$,$G_2(1)=\{x_2, x_3, x_4\}$,计算类的中心 $m_1(1)$,$m_2(1)$

$$m_1(1)=(2.5, 2.0), \ m_2(1)=(2, 0)$$

第四步,重复第二步和第三步。

将 x_1 分到类 $G_1(1)$,将 x_2 分到类 $G_2(1)$,x_2 分到类 $G_2(1)$,x_4 分到类 $G_2(1)$,x_5 分到类 $G_1(1)$。得到新的类 $G_1(2)=\{x_1, x_5\}$,$G_2(2)=\{x_2, x_3, x_4\}$。

由于得到的新的类没有改变,聚类停止,得到聚类结果

$$G_1(2) = \{x_1, x_5\}, \; G_2(2) = \{x_2, x_3, x_4\}$$

(三)层次聚类

层次法是对给定的数据集进行层次似的分解,直至某种条件满足。具体又可分为聚合或自底向上聚类,分裂或自顶向下聚类两种方案。例如,在"自底向上"方案中,初始时每一个数据记录都组成一个单独的组,在接下来的迭代中,它把那些相互邻近的组合并成一个组,直至所有的记录组成一个分组或者某个条件满足。

聚合聚类开始将每个样本各自分到一个类,然后将相距最近的两类合并,建立一个新的类,重复此操作直至满足停止条件;得到层次化的类别。分裂聚类开始将所有样本分到一个类;然后将已有类中相距最远的样本分到两个新的类,重复此操作直至满足停止条件,得到层次化的类别。这里将介绍聚合聚类,具体过程如下:对于给定的样本集合,开始将每个样本分到一个类;然后按照一定规则,例如类间距离最小,将最满足规则条件的两个类进行合并;如此反复进行,每次减少一个类,直至满足停止条件,如所有样本聚为一类。

聚合聚类需要预先确定三个要素:距离/相似度,合并规则,停止条件。不同要素的组合,可以构成不同的聚类方法。这里采用欧氏距离为样本之间距离,类间距离最小为合并规则,其中最短距离为类间距离;类的个数为1,即所有样本聚为一类,为停止条件,那么聚合聚类的算法为:输入 n 个样本组成的样本集合及样本之间的距离,输出为对样本集合的一个层次化聚类。

(1)计算 n 个样本两两之间的欧氏距离 $\{d_{ij}\}$,记作矩阵 $D = [d_{ij}]_{n \times n}$。

(2)构造 n 个类,每个类只包含一个样本。

(3)合并类间距最小的两个类,其中最短距离为类间距离,构建一个新类。

(4)计算新类与当前各类的距离,如果类的个数为1,终止计算;否则回到步骤(3)。

聚合层次聚类算法的复杂度为 $O(n^3 m)$,其中 m 是样本的维数,n 是样本的个数。

例如,给定样本容量为5的数据集,样本之间的欧氏距离由如下矩阵 D 表示

$$D = [d_{ij}]_{5 \times 5} = \begin{bmatrix} 0 & 7 & 2 & 9 & 3 \\ 7 & 0 & 5 & 4 & 6 \\ 2 & 5 & 0 & 8 & 1 \\ 9 & 4 & 8 & 0 & 5 \\ 3 & 6 & 1 & 5 & 0 \end{bmatrix}$$

式中:d_{ij} 表示第 i 个样本与第 j 个样本之间的欧氏距离;D 为对称矩阵,应用聚合层次聚类对这5个样本进行聚类。

解:

第一步,首先用5个样本构建5个类,$G_i = \{x_i\}$,$i = 1, 2, 3, 4, 5$,样本之间的距离就是类之间的距离,即5个类之间的距离矩阵为 D。

第二步,由矩阵 D 可以看出,$D_{35} = D_{53} = 1$ 最小,所以把 G_3 和 G_5 合并为一个新类,记作 $G_6 = \{x_3, x_5\}$。

第三步,计算 G_6 与 G_1、G_2、G_4 之间的最短距离,有

$$D_{61} = 2, \; D_{62} = 5, \; D_{64} = 5$$

又注意到其余两类之间的距离是

$$D_{12}=7,\ D_{14}=9,\ D_{24}=4$$

这里 $D_{61}=2$ 最小,所以将 G_1 和 G_6 合并成一个新类,记作 $G_7 = \{x_1,\ x_3,\ x_5\}$。

第四步,计算 G_7 与 G_2、G_4 之间的最短距离,有

$$D_{72}=5,\ D_{74}=5$$

同时注意到 $D_{24}=4$,为最小,所以将 G_2 和 G_4 合并成一个新类,记作 $G_8 = \{x_2,\ x_4\}$。

第五步,将 G_7 和 G_8 合并成一个新类,记作 $G_9 = \{x_1,\ x_2,\ x_3,\ x_4,\ x_5\}$,即将全部样本聚成一类,聚类终止。图 6-17 表示层次聚类过程。

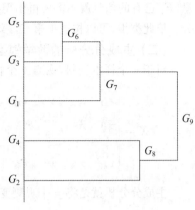

图 6-17 层次聚类图

(四) 聚类分析的特点

聚类是将数据分类到不同类的一个过程,所以同一个类中的对象有很大的相似性,而不同类间的对象有很大的相异性。聚类分析是通过数据建模简化数据的一种方法。聚类能够作为一个独立的工具获得数据的分布状况,观察每一类数据的特征,集中对特定的聚类集合做进一步分析。聚类分析还可以作为其他算法(如分类和定性归纳算法)的预处理步骤。

聚类与分类的区别:聚类是搜索类的无监督学习过程。与分类不同,无监督学习不依赖预先定义的类或带类标记的训练实例,需要由聚类学习算法自动确定标记,而分类学习的实例或数据对象有类别标记。聚类是观察式学习,而不是示例式学习。聚类分析是一种探索性的分析,在聚类的过程中,不必事先给出一个分类的标准,聚类分析能够从样本数据出发,自动进行分类。聚类分析所使用方法的不同,会得到不同的结论。不同研究者对于同一组数据进行聚类分析,所得到的聚类数未必一致。

二、主成分分析

主成分分析是通过正交变换将一组可能存在相关性的变量转换为一组线性不相关的变量,转换后的这组变量称为主成分。主成分的个数通常小于原始变量的个数,故主成分分析属于降维方法。主成分分析主要用于分析数据中的基本结构,数据中变量之间的关系。

(一) 主成分分析的原理

主成分分析法是一种降维的统计方法,它借助一个正交变换,将其分量相关的原随机向量转化成其分量不相关的新的随机向量,在代数上表现为将原随机向量的协方差阵变换成对角形阵,在几何上表现为将原坐标系变换成新的正交坐标系,使之指向样本点散布最开的 P 个正交方向,然后对多维变量系统进行降维处理,使之能以一个较高的精度转换成低维变量系统。

主成分分析的原理是设法将原来变量重新组合成一组新的相互无关的几个综合变量,同时根据实际需要从中可以取出几个总和变量,尽可能多地反映原来变量的信息的统计方法称为主成分分析或主分量分析,也是数学上处理降维的一种方法。主成分分析是设法将原来众多具有一定相关性(比如 P 个)指标,重新组合成一组新的互相无关的综合指标来代替原来的指标。通常数学上的处理就是将原来 p 个指标做线性组合,作为新的综合指标。最经典的做法就是用 F_1(选取的第一个线性组合,即第一个综合指标)的方差来表达,即 F_1 的方差越大,表示 F_1 包含的信息越多。因此在所有的线性组合中选取的 F_1 应该是方差最大的,故称 F_1 为第一主成分。如果第一主成分不足以代表原来 p 个指标的信息,再考虑选取 F_2 即选第二个线性组合,为了有效地反映原来信

181

息，F_1 已有的信息就不需要再出现在 F_2 中，就是要求 F_1 和 F_2 的协方差为 0，则称 F_2 为第二主成分。依此类推，可以构造出第三，第四，……，第 p 个主成分。

（二）主成分分析的数学模型

对于一个样本资料，观测 p 个特征变量 x_1，x_2，$\cdots$，x_p，n 个样本的数据矩阵为

$$X=\begin{bmatrix} x_{11} & x_{12} & \cdots & x_{1p} \\ x_{21} & x_{22} & \cdots & x_{2p} \\ \vdots & \vdots & \vdots & \vdots \\ x_{n1} & x_{n2} & \cdots & x_{np} \end{bmatrix}=(x_1 \quad x_2 \quad \cdots \quad x_p),\ x_j=\begin{bmatrix} x_{1j} \\ x_{2j} \\ \vdots \\ x_{nj} \end{bmatrix},\ j=1,2,\cdots,p$$

主成分分析就是将 p 个观测变量综合成为 p 个新的变量（综合变量），即

$$\begin{cases} F_1=a_{11}x_1+a_{12}x_2+\cdots+a_{1p}x_p \\ F_2=a_{21}x_1+a_{22}x_2+\cdots+a_{2p}x_p \\ \qquad\qquad\qquad\vdots \\ F_p=a_{p1}x_1+a_{p2}x_2+\cdots+a_{pp}x_p \end{cases}$$

简写为

$$F_j=a_{j1}x_1+a_{j2}x_2+\cdots+a_{jp}x_p,\ j=1,2,\cdots,p$$

要求模型满足以下条件：①F_i，F_j 互不相关（$i\neq j$，$i,j=1,2,\cdots,p$）。②F_1 的方差大于 F_2 的方差大于 F_3 的方差，依次类推。③$a_{k1}^2+a_{k2}^2+\cdots+a_{kp}^2=1$，$k=1,2,\cdots,p$。

于是，称 F_1 为第一主成分，F_2 为第二主成分，依此类推，有第 p 个主成分。这里 a_{ij} 称为主成分系数。模型可用矩阵表示为

$$F=AX$$

$$F=\begin{bmatrix} F_1 \\ F_2 \\ \vdots \\ F_p \end{bmatrix},\ X=\begin{bmatrix} x_1 \\ x_2 \\ \vdots \\ x_p \end{bmatrix},\ A=\begin{bmatrix} a_{11} & a_{12} & \cdots & a_{1p} \\ a_{21} & a_{22} & \cdots & a_{2p} \\ \vdots & \vdots & \vdots & \vdots \\ a_{p1} & a_{p2} & \cdots & a_{pp} \end{bmatrix}=\begin{bmatrix} a_1 \\ a_2 \\ \vdots \\ a_p \end{bmatrix}$$

式中：A 称为主成分系数矩阵。

主成分分析的几何解释：假设有 n 个样本，每个样本有 2 个变量（$p=2$），即在二维空间中讨论主成分的几何意义。设 n 个样本在二维空间中的分布大致为一个椭圆，如图 6-18 所示。

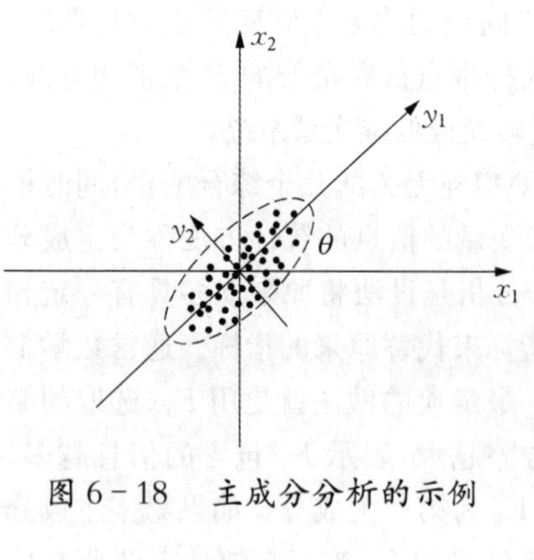

将坐标系进行正交旋转一个角度 θ，使其椭圆长轴方向取坐标 y_1，在椭圆短轴方向取坐标 y_2，旋转公式为

$$\begin{cases} y_{1j}=x_{1j}\cos\theta+x_{2j}\sin\theta \\ y_{2j}=x_{1j}(-\sin\theta)+x_{2j}\cos\theta \end{cases},\ j=1,2,\cdots,n$$

图 6-18　主成分分析的示例

经过旋转变换后，得到新坐标 y_1-y_2 有如下性质：n 个点的坐标 y_1 和 y_2 的相关几乎为 0；二维平面上的 n 个点的方差大部分都归结为 y_1 轴上，而 y_2 轴上的方差较小。y_1 和 y_2 称为原始变量 x_1 和 x_2 的综合变量。由于 n 个点在 y_1 轴上的方差最大，因而将二维空间的点用在 y_1 轴上的一维综

合变量来代替,所损失的信息量最小,由此称 y_1 轴为第一主成分;y_2 轴与 y_1 轴正交,有较小的方差,称为第二主成分。

(三) 主成分分析的计算步骤

设样本观测数据矩阵为样本容量为 n 的 p 维数据

$$X = \begin{bmatrix} x_{11} & x_{12} & \cdots & x_{1p} \\ x_{21} & x_{22} & \cdots & x_{2p} \\ \vdots & \vdots & \vdots & \vdots \\ x_{n1} & x_{n2} & \cdots & x_{np} \end{bmatrix}$$

(1) 原始数据进行标准化处理

$$x_{ij}^* = \frac{x_{ij} - \bar{x}_j}{\sqrt{\mathrm{Var}(x_j)}},\ i = 1, 2, \cdots, n;\ j = 1, 2, \cdots, p$$

其中 $\qquad \bar{x}_j = \frac{1}{n}\sum_{i=1}^{n} x_{ij},\ \mathrm{Var}(x_j) = \frac{1}{n-1}\sum_{i=1}^{n}(x_{ij} - \bar{x}_j)^2,\ j = 1, 2, \cdots, p$

(2) 计算样本相关系数矩阵

$$R = \begin{bmatrix} r_{11} & r_{12} & \cdots & r_{1p} \\ r_{21} & r_{22} & \cdots & r_{2p} \\ \vdots & \vdots & \cdots & \vdots \\ r_{p1} & r_{p2} & \cdots & r_{pp} \end{bmatrix}$$

这里原始数据标准化后将规范化变量 x_{ij}^* 仍记作 x_{ij},规划化的样本矩阵仍记作 X,则经标准化处理后的数据的相关系数为

$$r_{ij} = \frac{1}{n-1}\sum_{t=1}^{n} x_{ti}x_{tj},\ i, j = 1, 2, \cdots, p$$

(3) 求相关系数矩阵 R 的 k 个特征值和相应的 k 个单位特征向量。

求解 R 的特征方程 $|R - \lambda I| = 0$,得到 R 的 p 个特征值($\lambda_1 \geqslant \lambda_2 \geqslant \cdots \geqslant \lambda_p$)和相应的单位特征向量 $\alpha_i = (\alpha_{i1}\quad \alpha_{i2}\quad \cdots\quad \alpha_{ip})$,$i = 1, 2, \cdots, p$。求方差贡献率

$$\frac{\lambda_i}{\sum_{i=1}^{p}\lambda_i}$$

贡献率越大,说明该主成分所包含的原始变量的信息越强。主成分个数 k 的选取,主要根据主成分的累积贡献率来决定,一般累积贡献率 $\dfrac{\sum_{i=1}^{k}\lambda_i}{\sum_{i=1}^{p}\lambda_i}$ 达到80%以上;同时得到相应的前 k 个单位特征向量 $\alpha_i = (\alpha_{i1}\quad \alpha_{i2}\quad \cdots\quad \alpha_{ip})$,$i = 1, 2, \cdots, k$。

(4) 求 k 个样本主成分,以 k 个单位特征向量为系数进行线性变换,求出 k 个样本主成分 $y_i = \alpha_i^T x$,$i = 1, 2, \cdots, k$。

(5) 计算 k 个主成分 y_i 与原变量 x_i 的相关系数 $\rho(x_i, y_i)$,以及 k 个主成分对原变量 x_i 的贡献率。

183

（6）计算 n 个样本的 k 个主成分值，将规划化样本数据代入 k 个主成分 $y_i = \alpha_i^T x$，得到 n 个样本的主成分值。

例如，原始数据集矩阵 X 是一个包括 2 个特征（$p=2$）的 5 个样本（$n=5$）的数据集，用主成分分析方法将这数据降到一维数据。

$$X = \begin{bmatrix} 1 & 1 \\ 1 & 3 \\ 2 & 4 \\ 4 & 4 \\ 2 & 4 \end{bmatrix}$$

去平均值后

$$\begin{bmatrix} -1 & -2 \\ -1 & 0 \\ 0 & 0 \\ 2 & 1 \\ 0 & 1 \end{bmatrix}$$

求协方差矩阵

$$\mathrm{Cov} = \frac{1}{5} \times \begin{bmatrix} -1 & -1 & 0 & 2 & 0 \\ -2 & 0 & 0 & 1 & 1 \end{bmatrix} \begin{bmatrix} -1 & -2 \\ -1 & 0 \\ 0 & 0 \\ 2 & 1 \\ 0 & 1 \end{bmatrix}$$

$$= \begin{bmatrix} 6/5 & 4/5 \\ 4/5 & 6/5 \end{bmatrix}$$

求特征值

$$\lambda_1 = 2, \ \lambda_2 = 2/5$$

求特征向量标准化矩阵

$$P = \begin{bmatrix} \dfrac{1}{\sqrt{2}} & \dfrac{1}{\sqrt{2}} \\ -\dfrac{1}{\sqrt{2}} & \dfrac{1}{\sqrt{2}} \end{bmatrix}$$

选择较大特征值对应的特征向量

$$\begin{bmatrix} \dfrac{1}{\sqrt{2}} & \dfrac{1}{\sqrt{2}} \end{bmatrix}$$

184

执行主成分变换：$Y = PX$，得到的 Y 就是主成分分析降维后的值。

$$Y = \begin{bmatrix} \dfrac{1}{\sqrt{2}} & \dfrac{1}{\sqrt{2}} \end{bmatrix} \cdot \begin{bmatrix} -1 & -1 & 0 & 2 & 0 \\ -2 & 0 & 0 & 1 & 1 \end{bmatrix} = \begin{bmatrix} -\dfrac{3}{\sqrt{2}} & -\dfrac{1}{\sqrt{2}} & 0 & \dfrac{3}{\sqrt{2}} & \dfrac{1}{\sqrt{2}} \end{bmatrix}$$

（四）主成分分析的特点

（1）可消除评估指标之间的相关影响。因为主成分分析法在对原始数据指标变量进行变换后形成了彼此相互独立的主成分，而且实践证明指标间相关程度越高，主成分分析效果越好。

（2）可减少指标选择的工作量，对于其他评估方法，由于难以消除评估指标间的相关影响，所以选择指标时要花费不少精力，而主成分分析法由于可以消除这种相关影响，所以在指标选择上相对容易些。

（3）主成分分析中各主成分是按方差大小依次排列顺序的，在分析问题时，可以舍弃一部分主成分，只取前面方差较大的几个主成分来代表原变量，从而减少了计算工作量。

（4）局限性：在主成分分析中，首先应保证所提取的前几个主成分的累积贡献率达到一个较高的水平，其次对这些被提取的主成分必须都能够给出符合实际背景和意义的解释。主成分的解释其含义一般多少带点模糊性，不像原始变量的含义那么清楚。当主成分的因子负荷的符号有正有负时，综合评价函数意义就不明确。

第四节 半监督学习

半监督学习是使用大量的未标记数据，以及同时使用标记数据，来进行模式识别工作，是监督学习与无监督学习相结合的一种学习方法。半监督学习是已知数据和部分数据一一对应的标签，有一部分数据的标签未知，训练一个智能算法，学习已知标签和未知标签的数据，将输入数据映射到标签的过程。在许多机器学习的实际应用中，很容易找到海量的无类标签的样例，但需要使用特殊设备或经过昂贵且用时非常长的实验过程进行人工标记才能得到有类标签的样本，由此产生了极少量的有类标签的样本和过剩的无类标签的样例。因此，可以尝试将大量的无类标签的样例加入到有限的有类标签的样本中一起训练来进行学习，期望对学习性能起到改进的作用，由此产生了半监督学习，避免了数据和资源的浪费，同时解决了监督学习的模型泛化能力不强和无监督学习的模型不精确等问题。

一、半监督学习依赖的假设

半监督学习的成立依赖于模型假设，当模型假设正确时，无类标签的样例能够帮助改进学习性能。半监督学习依赖的假设有：平滑假设、聚类假设、流形假设。

1. 平滑假设 位于稠密数据区域的两个距离很近的样例的类标签相似，即当两个样例被稠密数据区域中的边连接时，它们在很大的概率下有相同的类标签；相反地，当两个样例被稀疏数据区域分开时，它们的类标签趋于不同。

2. 聚类假设 当两个样例位于同一聚类簇时，它们在很大的概率下有相同的类标签。这个假设的等价定义为低密度分离假设，即分类决策边界应该穿过稀疏数据区域，而避免将稠密数据区域的样例分到决策边界两侧。

3. 流形假设 将高维数据嵌入低维流形中，当两个样例位于低维流形中的一个小局部邻域内时，它们具有相似的类标签。当半监督学习不满足这些假设或模型假设不正确时，无类标签的样例不仅不能对学习性能起到改进作用，反而会恶化学习性能，导致半监督学习的性能下降。但是在一些特殊的情况下，即使模型假设正确，无类标签的样例也有可能导致学习性能损失。

二、半监督学习的分类

按照统计学习理论,半监督学习包括直推半监督学习和归纳半监督学习两类模式。直推半监督学习只处理样本空间内给定的训练数据,利用训练数据中有类标签的样本和无类标签的样例进行训练,预测训练数据中无类标签的样例的类标签;归纳半监督学习处理整个样本空间中所有给定和未知的样例,同时利用训练数据中有类标签的样本和无类标签的样例,以及未知的测试样例一起进行训练,不仅预测训练数据中无类标签的样例的类标签,更主要的是预测未知的测试样例的类标签。从不同的学习场景看,半监督学习可分为四大类:半监督分类、半监督回归、半监督聚类、半监督降维。

1. 半监督分类　在无类标签样例的帮助下训练有类标签的样本,获得比只用有类标签样本训练得到的分类器性能更优的分类器,弥补有类标签样本不足的缺陷,其中类标签 y_i 取有限离散值 $y_i \in \{c_1, c_2, \cdots, c_n\}, c_j \in \mathbf{N}$。

2. 半监督回归　在无输出的输入的帮助下训练有输出的输入,获得比只用有输出的输入训练得到的回归器性能更好的回归器,其中输出 y_i 取连续值 $y_i \in \mathbf{R}$。

3. 半监督聚类　在有类标签样本的信息帮助下获得比只用无类标签的样例得到的结果更好的簇,提高聚类方法的精度。

4. 半监督降维　在有类标签样本的信息帮助下找到高维输入数据的低维结构,同时保持原始高维数据和成对约束的结构不变,即在高维空间中满足正约束的样例在低维空间中相距很近,在高维空间中满足负约束的样例在低维空间中距离很远。

第五节　弱 监 督 学 习

弱监督学习是相对于监督学习而言的,弱监督学习中的数据标签允许是不完全的,即训练数据集中只有一部分数据是有标签的,其余大部分是没有标签的,数据的监督学习是间接的,机器学习的信号并不是指定给模型,而是通过一些引导信息间接传递给机器学习模型。标注信息是具有不确定性特征的学习都可以看作弱监督学习。

弱监督学习通常分为三种类型,包括不完全监督学习、不确切监督学习、不准确监督学习。①不完全监督学习:只有训练数据集的一个(通常很小的)子集有标签,其他数据则没有标签。②不确切监督学习:只有粗粒度的标签。以图像分类任务为例,通常希望图片中的每个物体都被标注;然而只有图片级的标签而没有物体级的标签。③不准确监督学习:给定的标签并不总是真值。出现这种情况的原因有标注者粗心或疲倦,或者一些图像本身就难以分类。

一、不完全监督

不完全监督是指训练数据中只有一小部分数据有标签,而大部分数据没有标签,且这一小部分有标签的数据不足以训练一个好的模型。该问题可以被形式化表达为:在训练数据为 $D = \{(x_1, y_1), (x_2, y_2), \cdots, (x_m, y_m), x_{m+1}, \cdots, x_n\}$,其中 m 个数据有标签、$u = n - m$ 个数据无标签的情况下,训练得到 $f: x \rightarrow y$;其他条件与强监督学习相同。将 m 个已经标注的数据记为"已标注数据",u 个没有标签的数据称为"未标注数据"。不完全监督环境的主要机器学习方式有主动学习、半监督学习、迁移学习三种。

1. 主动学习　是一个交互和反馈的过程,需要存在一个所谓"神"角色,比如一位人类专家,需要对系统预测的某些样本进行判断,根据这些反馈,系统可以对模型进行调整,通过这种交互方式,模型的识别能力逐渐提升。假设未标注数据的真值标签可以向人类专家查询,让专家为估计模型最有价值的数据点打上标签。例如,主动学习需要选择出最有价值的未标注数据来查询人类专家。主动学习,其实就是用尽可能少的问询,获得最多的信息,让模型的识别能力最大化。

信息量和代表性是衡量查询样本的价值时的两个最重要标准。信息量衡量的是一个未标注数据能够在多大程度上降低统计模型的不确定性;代表性则衡量一个样本在多大程度上能代表模型的输入分布。这两种方法都有其明显的缺点,基于信息量的衡量方法包括不确定性抽样和投票查询,其主要缺点是在建立选择查询样本所需的初始模型时,严重依赖于对数据的标注,而当表述样本量较小时,学习性能通常不稳定。代表性的方法,主要缺点在于其性能严重依赖于未标注数据控制的聚类结果。目前,研究者通常将这两种方法结合起来,互为补充。

2. 半监督学习 是一种在没有人类专家参与的情况下对未标注数据加以分析、利用的学习范式。通常,尽管未标注的样本没有明确的标签信息,但是其数据的分布特征与已标注样本的分布往往是相关的,这样的统计特性对于预测模型十分有用。半监督学习的成立依赖于模型假设,主要有平滑假设、聚类假设、流形假设。这些假设的本质都是相似的数据输入应该有相似的输出。因此,如何更好地衡量样本点之间的相似性,如何利用这种相似性帮助模型进行预测,是半监督学习的关键。半监督学习的方法主要包括:生成式方法、基于图的方法、低密度分割法、基于分歧的方法。

3. 迁移学习 是一种机器学习的方法,指的是一个预训练的模型被重新用在另一个任务中。随着越来越多机器学习应用场景的出现,而现有表现比较好的监督学习需要大量的标注数据,标注数据是一项枯燥无味且花费巨大的任务,所以迁移学习受到越来越多的关注。传统机器学习主要是基于同分布假设并且需要大量标注数据,然而实际使用过程中不同数据集可能存在一些问题,如数据分布差异、标注数据过期。如何充分利用之前标注好的数据,同时又保证在新的任务上的模型精度,基于这样的问题,就有了迁移学习的研究。

迁移学习的目标是将某个领域或任务上学习到的知识或模式应用到不同但相关的领域或问题中。迁移学习的主要思想:从相关领域中迁移标注数据或者知识结构、完成或改进目标领域或任务的学习效果。人在实际生活中有很多迁移学习,比如学会骑自行车,就比较容易学骑摩托车,学会了 C 语言,再学一些其他编程语言会简单很多。

迁移学习被分为直推式迁移学习、归纳迁移学习和无监督迁移学习。迁移学习主要是通过三种方式来实现:基于实例的迁移,基于特征的迁移,基于共享参数的迁移。

(1)基于实例的迁移:基于实例的迁移学习研究的是,如何从源领域中挑选出对目标领域的训练有用的实例,比如对源领域的有标记数据实例进行有效的权重分配,让源领域实例分布接近目标领域的实例分布,从而在目标领域中建立一个分类精度较高的、可靠的学习模型。因为迁移学习中源领域与目标领域的数据分布不一致,所以源领域中所有已标记的数据实例不一定都对目标领域有用。

(2)基于特征的迁移:基于特征选择的迁移学习算法,关注的是如何找出源领域与目标领域之间共同的特征表示,然后利用这些特征进行知识迁移。基于特征映射的迁移学习算法,关注的是如何将源领域和目标领域的数据从原始特征空间映射到新的特征空间中去。这样,在该空间中,源领域数据与目标领域的数据分布相同,从而可以在新的空间中更好地利用源领域已有的有标记数据样本进行分类训练,最终对目标领域的数据进行分类测试。

187

（3）基于共享参数的迁移：基于模型的共享参数的迁移研究的是如何找到源数据和目标数据的空间模型之间的共同参数或者先验分布，从而可以通过进一步处理，达到知识迁移的目的，假设前提是，学习任务中的每个相关模型会共享一些相同的参数或者先验分布。

二、不确切监督

不确切监督关注于给定了监督信息，但信息不够精确的场景。一个典型的场景是仅有粗粒度的标签信息可用。例如：当对一张肺部 X 线图片进行分类时，只知道某张图片是肺部感染患者的肺部图片，但是并不知道具体图片中哪个部位的响应说明了该图片的患者诊断为肺部感染。该问题可以被形式化表示为：学习任务为 $f: X \rightarrow Y$，其训练集为 $D = \{(x_1, y_1), \cdots, (x_m, y_m)\}$，其中 $X_i = \{x_{i1}, \cdots, x_{i,mi}\}$，$X_i$ 属于 X，X_i 称为一个包，样本 $x_{ij} \in X_i (j \in \{1, \cdots, m_i\})$。$m_i$ 是 X_i 中的样本个数，y_i 属于 $Y = \{Y, N\}$。当存在 x_{ip} 是正样本时，X_i 就是一个正包，其中 p 是未知的且 $p \in \{1, \cdots, m_i\}$。模型的目标就是预测未知包的标签，该方法被称为多示例学习。

多示例学习是以多示例包为训练单元的学习问题。在多示例学习中，训练集由一组具有分类标签的多示例包组成，每个多示例包含有若干个没有分类标签的示例。如果多示例包至少含有一个正示例，则该包被标记为正类多示例包（正包）。如果多示例包的所有示例都是负示例，则该包被标记为负类多示例包（负包）。多示例学习的目的是，通过对具有分类标签的多示例包的学习，建立多示例分类器，并将该分类器应用于未知多示例包的预测。多示例学习已经成功应用于多种任务，如图像分类、文本分类、垃圾邮件检测、医疗诊断、目标检测、目标跟踪等。

三、不准确监督

即给定的标签并不总是真值。出现这种情况的原因有很多，例如：标注人员自身水平有限、标注过程粗心、标注难度较大。在标签有噪声的条件下进行学习就是一个典型的不准确学习。不准确监督关注于监督信息不总是真值的场景，即有部分信息会出现错误。在实践中，基本的思想是识别潜在的误分类样本，然后尝试进行修正。而最近非常流行的利用众包模式收集训练数据的方式也成了不准确监督学习范式的一个重要应用场所。

第六节　强化学习

强化学习就是学习如何将场景或环境状态映射到动作，以获取最大的、数值的、奖赏信号。强化学习是一类算法，是让计算机实现从一开始完全随机的进行操作，通过不断尝试，从错误中学习，最后找到规律，学会达到目的的方法。强化学习模型如图 6-19 所示。试错搜索和延迟奖励是强化学习的两个最重要特征。与大多数机器学习方法一样，学习者不被告知应该采用哪个动作，而是通过不断尝试来发现能获得最大奖励的动作。在最有趣且最具挑战性的例子中，动作不只影响直接奖励，而且会影响下一场景，以至于所有的后续奖励。

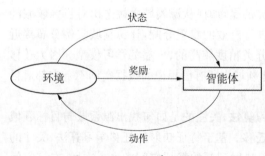

图 6-19　强化学习模型

　　例如,象棋比赛的问题。监督学习情况下的智能体需要被告知在每个所处位置的正确动作,但是提供这种反馈很不现实。在没有教师反馈的情况下,智能体需要学习转换模型来控制自己的动作,也可能要学会预测对手的动作。但假如智能体得到的反馈不好也不坏,智能体将没有理由倾向于任何一种行动。当智能体下了一步好棋时,智能体需要知道这是一件好事,反之亦然。这种反馈称为奖励或强化。在象棋这样的游戏中,智能体只有在游戏结束时才会收到奖励或强化。

　　强化学习系统的基本要素包括:智能体,行动,环境,状态,奖励。

　　1. 智能体　可以采取行动的智能个体。例如,可以完成投递的无人机,强化学习算法就是一个智能体。而在现实生活中,智能体就是某个人。

　　2. 行动　是智能体可以采取的行动的集合。一个行动几乎是一目了然的,但是应该注意的是智能体是在从可能的行动列表中进行选择。在电子游戏中,这个行动列表可能包括向右奔跑或者向左奔跑,向高处跳或者向低处跳,下蹲或者站住不动。在处理空中飞行的无人机时,行动选项包含三维空间中的很多速度和加速度。

　　3. 环境　指的就是智能体行走于其中的世界。这个环境将智能体当前的状态和行动作为输入,输出是智能体的奖励和下一步的状态。如果你是一个智能体,那么你所处的环境就是能够处理行动和决定你一系列行动的结果的物理规律和社会规则。

　　4. 状态　一个状态就是智能体所处的具体即时状态。也就是说,一个具体的地方和时刻,这是一个具体的即时配置,它能够将智能体和其他重要的事物关联起来,是由环境返回的当前形势。

　　5. 奖励　奖励是衡量某个智能体行动成败的反馈。面对任何既定的状态,智能体要以行动的形式向环境输出,然后环境会返回这个智能体一个新状态(这个新状态会受到基于之前状态的行动的影响)和奖励(如果有任何奖励的话)。奖励可能是即时的,也可能是迟滞的。它们可以有效地评估该智能体的行动。

　　环境就是能够将当前状态下采取的动作转换成下一个状态和奖励的函数;智能体是将新的状态和奖励转换成下一个行动的函数。智能体的函数可以被知悉,但是环境的函数是无法知悉的。环境是一个只能看到输入输出的黑盒子。强化学习相当于智能体在尝试逼近这个环境的函数,这样就能够向黑盒子环境发送最大化奖励的行动。强化学习的任务是使用观察到的奖励来学习当前环境中的最优(或接近最优)策略。

　　通常强化学习的设计有三种:基于效用的智能体学习状态的效用函数,并用它来选择最大化效用预期的操作;Q学习智能体学习动作效用函数(Q函数)给出在给定状态下采取给定动作的预期效用;反射智能体学习从状态直接映射到操作的策略。基于效用的智能体必须具有环境模型才能做出决策,因为它必须知道其行为将会导致什么状态。只有这样,它才能将效用函数应用于结果状态。Q学习智能体可以将预期效用与其可用选择进行比较,而不需要知道结果,因此它不需要环境模型。但由于在Q学习中智能体不知道自己所处的环境,Q学习智能体无法进行预测,这会严重限制它们的学习能力。

　　强化学习的主要问题包括:①强化学习的训练通常在自有规则的虚拟环境中进行,而现实世界往往要复杂得多;②训练速度慢,而且往往需要大量样本作为基础;③目前流行的深度强化学习奖励函数设计困难、采样效率低下,即便最合理的奖励也不能避免局部最优,因而训练难度大。

　　强化学习发展方向包括:一次性学习(one shot learning),需要更少数据的强化学习;离策略学习,可以独立学习智能体动作的强化学习。强化学习与深度学习等其他智能方法的结合会有很大发展潜力,可以将更多智能带进游戏、驾驶和机器人等不同应用中;目前有基于模型的深度强化学习,试图学习环境的动态模型,能够极大地提高采样效率,从而提高学习效率。

第七节 表 示 学 习

为了提高机器学习系统的准确率,需要将输入信息转换为有效的特征,这个过程通常称为表示。表示学习(representation learning)是自动地学习出有效的特征,并提高最终机器学习模型的性能的学习。表示学习通过学习数据的表示,使得其后续构建分类器或者其他预测任务时更容易提取有用信息的任务,就是将数据转换成向量表示,同时使向量包含尽可能多的、对后续任务有用的数据信息。这表明表示学习和后续的分类任务或其他预测任务是一种前后通道的关系,并且表示学习的效果也将很大程度影响最终任务的效果。表示学习任务涵盖相当广泛,无监督特征学习和深度学习的诸多研究内容均可纳入表示学习的范畴。

特征工程是一个把原始数据转变成特征的过程,这些特征可以很好地描述这些数据,并且利用它们建立的模型在未知数据上的表现性能可以达到最优。表示学习与特征工程是有区别的,表示学习一般指的是自动学习有用的数据特征,特征工程主要指对于数据的人为处理提取。表示学习是从数据中自动抽取特征或者表示的方法,这个学习过程是模型自主的。而特征工程的过程是人为地对数据进行处理,得到人类认可的,适合后续模型使用的样式。

特征工程是依靠专家提取显示特征,工程量巨大,特征选取的好坏将直接决定数据表示的质量,从而影响后续任务的性能。表示学习是采用模型自动学习数据的隐式特征,数据表示与后续任务往往是联合训练,不依赖专家经验,但需要较大的训练数据表示。

表示学习的关键是解决语义鸿沟问题,即输入数据的底层特征和高层语义信息之间的不一致性和差异性。比如给定一些关于"猫"的图片,由于图片中每只猫的颜色和形状等属性都不尽相同,不同图片在像素级别上的表示(即底层特征)差异性是巨大的。人类理解这些图片是建立在比较抽象的高层语义概念上的。如果预测模型直接建立在底层特征之上,会导致对预测模型的能力要求过高;如果一个表示可以有效地反映出数据的高层语义特征,就能够相对容易地构建后续的机器学习模型。

表示和如何学习到的表示是表示学习的两个核心问题。目前,表示没有明确的标准,但通常具有以下优点:表示应该具有很强的表示能力,即同样大小的向量可以表示更多信息;表示应该使后续的学习任务变得简单,即需要包含更高层的语义信息;表示应该具有一般性,是任务或领域独立的。局部表示和分布式表示是传统机器学习中常见的两种学习表示方法。局部表示通常可以表示为向量的形式,如 one-hot 局部表示,也称为离散表示或符号表示。局部表示的局限性包括:向量的维数很高,且不能扩展;无法表示向量之间的相似性。分布式表示是采用神经网络中的隐层来表示数据,即通过神经网络得到数据在隐含空间内的表达,然后以隐含空间内的表达作为数据的向量表示。分布式表示通常可以表示为低维的稠密向量,如词嵌入。分布式表示的表示能力要比局部表示强很多,分布式表示的向量维度一般都比较低,可以方便计算向量之间的相似性。

高层语义的表示学习,通常需要从底层特征开始,经过多步非线性转换才能得到。多层深度结构的优点是可以增加特征的连续多次的线性转换,从而指数级地增加表示能力。表示学习的关键是构建具有一定深度的多层次特征表示,通常需要构建具有一定数量层次的模型才能学习到高性能的表示,并通过学习算法来让模型自动学习出好的特征表示,即从底层特征到中层特征,再到高层特征,从而最终提升预测模型的准确率,如图 6-20 所示。

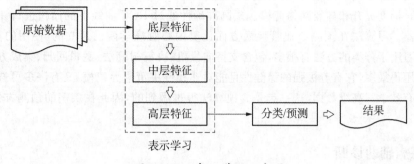

图 6-20 表示学习示意图

深度学习需要解决的关键问题是贡献度分配问题,即一个系统中不同的组件或其参数对最终系统输出结果的贡献或影响。目前,深度学习采用的模型主要是神经网络模型,其主要原因是神经网络模型可以使用误差反向传播算法,从而可以比较好地解决贡献度分配问题。

传统机器学习方法需要将一个任务的输入和输出之间人为地切割成很多子模块或多个阶段,每个子模块分开学习。例如,自然语言理解任务,一般需要分词、词性标注、句法分析、语义分析、语义推理等步骤。这种学习方式有两个问题:一是每一个模块都需要单独优化,并且其优化目标和任务总体目标并不能保证一致。二是错误传播,即前一步的错误会对后续的模型造成很大的影响。这样就增加了机器学习方法在实际应用的难度。端到端学习是指在学习过程中不进行分模块或分阶段训练,直接优化任务的总体目标。在端到端学习中,一般不需要明确地给出不同模块或阶段的功能,中间过程不需要人为干预。

自然语言处理领域重要的表示学习有词嵌入、句子嵌入等,知识图谱领域的表示学习包括 TransE 系列,卷积神经网络是表示学习的重要算法。网络表示学习旨在将网络中的节点表示成低维、实值、稠密的向量形式,使得得到的向量形式可以在向量空间中具有表示以及推理的能力。

第八节 医学领域的机器学习

机器学习技术为医疗领域提供了新方法,通过计算机的运算能力,对大量的医疗数据在相对短的时间内进行数据分析、建模和训练,探究各种医学指标之间的关系,通过训练后的模型来预测并辅助诊断疾病,提升诊断准确率,同时也可扩展应用于医药及健康管理领域,进一步提升整体医疗行业的发展。目前在医疗领域,如疾病预测、疾病辅助诊断、疾病的预后评估、新药研发、健康管理等,大多数研究者会使用支持向量机、决策树等传统的机器学习算法,这些算法其实都是对数据间的相似度进行衡量;监督学习是通过同类别样本间的相似性对模型的参数进行学习,非监督学习是通过样本间的相似性实现同类聚集、异类分散。

191

一、疾病预测

现代医疗方法都是期望通过早期干预来预防疾病,因为早发现、早治疗是降低大多数疾病治疗成本甚至逆转诊断结果的关键。传统意义上,医师根据人口统计学、现有医疗条件、生活常规等基本信息评估疾病发展的可能性,但是准确率并不高。随着大数据和机器学习技术的发展,疾病的预测变得越来越准确。例如,目前有基于机器学习算法的评估心血管病风险系统,应用随机森林、逻辑回归、梯度提升和神经网络建模。预测准确性通过 ROC 曲线下的面积进行评估,结果显示这四种机器学习算法在预测心血管疾病方面比美国心脏病学院已建立的、使用的算法做得更好。机器学习用于分类的方法有很多,包含支持向量机、决策树算法、逻辑回归、集成方法等,其中支持向量机用得最多,它有着极强的稳健性且能对非线性决策边界建模,又有许多可选的核函数,同时还可以有效学习高维数据,这一点是其他算法很难做到的,因此在疾病的预测方面有着广泛的应用。

二、疾病辅助诊断

对患者疾病诊断的过程会产生大量的数据,从医学图像到基因序列,从检验数据到病理数据,这些大量数据如果单靠人力采用常规方法诊断既费时又费人力,同时缺乏质量保证。因此,可以结合机器学习技术提供相应的辅助诊断。例如,有研究针对 228 个可视波长眼部图像数据,运用序列最小支持向量机优化算法预测眼前节眼部异常,显示准确率为 96.96%,灵敏度为 97%,特异度为 99%,比其他算法构建的分类器性能更好。还有,支持向量机算法能够正确诊断中风患者,准确率达到了 87.6%。疾病辅助诊断的模型建立核心是分类算法的选取,分类算法各有利弊,其中 k 近邻算法简单、易于实现、精度高、对异常值不敏感,同时不需要对参数进行估计,尤其是在多分类问题上的效果比其他机器算法更具优势,能够为医师在疾病诊断中提供高效、高质量的分析判断,提升诊断准确率。

三、医学图像识别

医学图像识别指利用数学方法和计算机对医学图像进行处理、分析的技术,一般分为输入待识别图像、输入图像预处理、图像特征提取、辨别分类、输出分类结果五个步骤。医学图像识别可以在减轻医师工作量的基础上,提高识别的准确率,降低医疗成本,节约医疗资源,目前在肺结节、脑部、心脏、眼部视网膜等领域有良好的发展前景。针对医学图像的特征,基于传统的机器学习算法如神经网络、支持向量机、粗糙集、模糊理论的图像识别能达到一定精度,但是各方法均有一定局限性。传统的机器学习算法需要人工选取特征,这些会受到片面或主观方面的影响,导致特征提取方法在内容表达上不够好,识别率低。近年来,深度学习的出现让识别从人为设定变为自学习状态,特别是以卷积神经网络为代表的模型逐渐变成医学识别领域的发展方向和强有力的工具。

四、疾病预后评估

疾病的预后评估是对疾病发病后发展为各种不同结局的预测,在临床很有必要。同一种疾病,由于患者的年龄、体质、基础疾病、接受治疗的早晚等诸多不同因素,即使接受了同样的治疗,预后也可能有很大的差别。如果能对不同术后患者的预后做出准确预测,那么就可以对不同的患者有针对性地采用不同的治疗手段,进一步提高患者的生存率。例如,有研究通过高斯过程回归模型研究了 MRI 图像中的病灶与治疗结果之间的关系,并用该模型预测脑卒中后认知功能障碍的严重程度和随时间的恢复过程。

五、健康管理

目前,在各个医院里都有可穿戴设备和移动医疗设备,这些设备大多只能监测血压和脉搏等简单生命指标,被动地提醒患者何时吃药,但无法主动监测和记录患者行为、环境因素并给出预防措施和建议。将这些设备采集的数据与机器学习技术相结合,能够提供个性化的健康预警与建议,监控个体行为,实现健康管理的目标。

六、新药研发

新药研发是一个极其复杂的过程,包括目标识别、设计和制造以及新药物的治疗、药物剂量选择、药物疗效评价和药物不良反应控制。传统方式的药物研发由于资源有限、成本高、持续时间长、命中率低,具有一定局限性,机器学习技术为药物开发提供了新的思路,并逐渐受到研究者的关注。根据目前的研究,机器学习技术被广泛应用于新药的发现和新的药物靶点的确定、适当治疗和药物剂量的决定、药物疗效、药物之间相互作用的预测。例如,有研究组利用机器学习算法研究发现,头孢曲松和兰索拉唑混合使用可导致心律失常;微软公司利用机器学习预测药物有效性,为患者制订个性化治疗方案。

第九节 基于机器学习的疾病风险建模实例

一、心脏自主神经病变

自主神经功能是自主神经系统通过神经反射弧对内脏、心血管及腺体等的活动进行调节的过程,其作用由交感神经和副交感神经共同调节。其中,自主神经对心脏的支配作用表现在,交感神经对心脏的正性变时、正性变传导和正性变力作用,及迷走神经的负性变时、负性变传导和负性变力作用。两者对心脏的生理效应通过各种反射途径相互影响、相互制约,其作用的平衡反映心脏潜在的应变能力。当交感和迷走神经功能受损和失衡时,心脏应变能力减弱,可出现心脏自主神经病变。心脏自主神经病变目前被认为是糖尿病比较常见的慢性并发症之一,其发病机制尚不十分明确。目前认为与糖代谢紊乱、神经内膜的缺血、缺氧和细胞因子的合成分泌异常等有关。现已证实,老年人、冠心病患者、高血压患者及全身免疫系统疾病患者高发心脏自主神经病变。

心脏自主神经病变具有较高的患病率和发病率,研究表明心脏自主神经病变的患病率在 1 型糖尿病患者中约为 25.3%,在 2 型糖尿病患者中约为 34.3%,其发生率随病程延长、年龄增长和尿白蛋白排泄量的增加而升高。心脏自主神经病变常表现为持续性窦性心动过速、心率变异性异常、运动及一些药物的耐受不良、心血管系统稳定性差、手术过程中易发生意外、血压调节异常和体位性低血压等,其临床结局为无痛性心肌梗死和猝死,是患者死亡率增加的一个重要原因。糖尿病患者中,心脏自主神经病变患者的无症状性心肌缺血的发生率为 64.7%,而无心脏自主神经病变的糖尿病患者仅为 4.1%。

目前检测心血管自主神经功能可通过一些无创性的心血管反射方法进行,如 Ewing's 试验、心率变异性检测、压力反射敏感性检测、倾斜试验、精神应激、冷水噪声试验以及影像学方法等。基于贝叶斯统计方法诊断研究表明,心率变异性检测是检测和诊断心脏自主神经病变的有效方法。

心脏自主神经病变在疾病早期即可出现,其临床表现隐匿,缺乏特异性,但可显著增加心血管事件的发生,造成心肌梗死、心源性猝死等严重后果。因此,进行心脏自主神经功能评估、检测、早期诊断及治疗,对预防患者心肌梗死和心源性猝死等心血管事件都有非常重要的意义。基于机器学习算法,能够应用心脏自主神经病变的风险因素,构建该疾病的风险模型。

二、研究设计

本研究是基于社区普通人群的横断面研究设计。2011 年 5 月—2012 年 5 月,在上海市某三个大型小区随机抽取 30~80 岁的常住居民,进行一般资料、体检、生化及心率变异性检测。受试者参加本研究,有可能影响受试者的心脏自主神经功能的潜在混杂因素将被排除。在完成上述所有检查的患者中,根据如下所列入选和排除标准,并且排除心率变异性检测图形中存在极大干扰(如检测期间出现非正常窦性心律,血压的记录线无明显波伏等)的患者。参与者数据收集的场地为该社区卫生服务中心。

入选标准:上述社区常住居民;自愿参加本次调查并且签署知情同意书;年龄 30~80 岁;配合完成一般资料(性别、年龄、疾病史等)、体格检查(血压、身高、体重、腰臀围)、生化检查(空腹、餐后 2 h 血糖,空腹胰岛素、血脂等)检查、心率变异性及压力敏感性检测。排除标准:①有心律失常,植入起搏器等心脏疾病史,以及甲状腺功能亢进或甲状腺功能减退病史者。②妊娠或哺乳期妇女。③使用 β 受体阻滞剂及(或)严重肝肾功能不全。心脏自主神经病变诊断标准:至少有两个心脏自主神经反射试验异常结果。心脏自主神经病变的风险模型构建流程如图 6-21 所示,包括:研究设计、数据收集、数据预处理、特征选取、风险模型训练、模型性能评估。

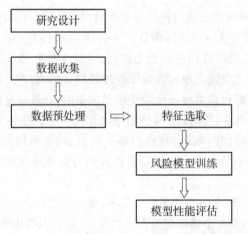

图 6-21 心脏自主神经病变的风险模型构建流程

数据收集关键任务是根据相关文献和专业知识设计需要收集的数据变量,这些变量通常包含样本的一般情况和心脏自主神经病变可能相关联的候选因素;数据预处理主要将收集的数据集进行清洗和编码工作;特征选取主要是选取与心脏自主神经病变相关联的因素,进行下一步训练任务;风险模型训练是构建心脏自主神经病变的风险模型;最后进行该模型性能的评估。

三、数据预处理

在原数据集中随机抽取了 1 000 例样本以及部分变量作为心脏自主神经病变的风险模型构

建示例。数据预处理分为数据清理、数据集成、数据变换、数据归约等。具体操作包括异常数据清除、离群点的删除、缺失值的填充、连续变量的正态分布检验、连续变量离散化、离散变量的编码。完成数据预处理，得到可以用于风险模型构建的数据集。数据集变量的一般情况见表 6-4。

表 6-4 数据集变量的一般情况

变量	女性	男性	总样本	P 值
基本情况				
样本	676	324	1 000	
年龄	59.60±8.52	62.53±8.75	60.55±8.70	0.000
身高(cm)	157.91±5.67	168.59±6.34	161.37±7.73	0.000
体重(kg)	59.91±9.36	69.24±9.81	62.94±10.46	0.000
BMI(kg/m^2)	24.01±3.47	24.32±2.99	24.11±3.32	0.160
HR(次/min)	71.91±9.61	72.52±10.52	72.10±9.91	0.363
SBP(mmHg)	126.32±18.73	129.83±18.53	127.46±18.73	0.005
DBP(mmHg)	79.43±9.90	80.71±10.18	79.85±10.00	0.059
实验室检查				
FPG(mmol/L)	5.35±1.62	5.81±1.96	5.50±1.75	0.000
PBG(mmol/L)	7.47±3.33	8.40±4.07	7.78±3.61	0.000
TC(mmol/L)	5.48±1.05	5.02±0.92	5.33±1.03	0.000
TG(mmol/L)	1.67±0.97	1.73±1.07	1.69±1.01	0.355
HDL(mmol/L)	1.37±0.5	1.14±0.35	1.30±0.47	0.000
LDL(mmol/L)	3.22±0.82	3.00±0.71	3.15±0.80	0.000
UA(μmol/L)	259.79±73.51	326.44±86.78	281.38±84.03	0.000
既往病史				
吸烟(是%)	9 (1.33%)	120 (37.04%)	129 (12.91%)	0.000
HTN(是%)	291 (43.05%)	177 (54.63%)	468 (46.83%)	0.001
DM(是%)	126 (18.64%)	92 (28.4%)	218 (21.81%)	0.000
MetS(是%)	281 (41.57%)	117 (36.11%)	398 (39.82%)	0.099
CAN(是%)	110 (16.27%)	67 (20.68%)	177 (17.72%)	0.087

各变量的缩写表示如下：体重指数(BMI)，心率(HR)，收缩压(SBP)，舒张压(DBP)，空腹血糖(FPG)，2 h 餐后血糖(PBG)，总胆固醇(TC)，三酰甘油(TG)，高密度脂蛋白(HDL)，低密度脂蛋白(LDL)，尿酸(UA)，高血压(HTN)，糖尿病(DM)，代谢综合征(MetS)，心脏自主神经病变(CAN)。该示例的数据集参与者的平均年龄为 60.55 岁，平均身高 161.37 cm，平均体重指数是 24.11 kg/m^2。在总样本中，高血压的患病率达 46.83%，糖尿病的患病率达 21.81%，心脏自主神经病变的患病率是 17.72%。数据集的各变量(属性)离散化和相应的编码见表 6-5。

表 6-5 数据集变量的离散化和编码

变量	取值范围	编码	变量	取值范围	编码
年龄	≤50 岁	0	HR	≤80 次/min	0
	50~60 岁	1		80~90 次/min	1
	>60 岁	2		>90 次/min	2
性别	女	0	TC	<5.18 mmol/L	0
	男	1		≥5.18 mmol/L	1
BMI	<28 kg/m²	0	TG	<1.76 mmol/L	0
	≥28 kg/m²	1		≥1.76 mmol/L	1
SBP	<140 mmHg	0	HDL	>1.04 mmol/L	0
	≥140 mmHg	1		≤1.04 mmol/L	1
DBP	<90 mmHg	0	LDL	<2.38 mmol/L	0
	≥90 mmHg	1		≥2.38 mmol/L	1
FPG	<6.1 mmol/L	0	吸烟	否	0
	≥6.1 mmol/L	1		是	1
PBG	<7.8 mmol/L	0	HTN	否	0
	≥7.8 mmol/L	1		是	1
UA	男 ≤420 mmol/L	0	DM	否	0
	男 >420 mmol/L	1		是	1
	女 ≤358 mmol/L	0	MetS	否	0
	女 >358 mmol/L	1		是	1

四、特征选择

特征(变量)的选择是应用单因素 Logistic 回归分析明确各变量与心脏自主神经病变的关联性,P 值<0.05 被认为该变量具有显著的相关性(表 6-6)。

表 6-6 心脏自主神经病变候选变量的关联性分析结果

变量	β参数	标准误	P 值	OR	95%CI OR
年龄	0.583	0.139	0.000	1.792	1.364~2.354
性别	0.294	0.172	0.088	1.341	0.957~1.88
BMI	0.242	0.238	0.309	1.274	0.799~2.031
SBP	0.586	0.176	0.001	1.796	1.273~2.535
DBP	0.246	0.197	0.212	1.279	0.869~1.883
FPG	0.592	0.173	0.001	1.807	1.286~2.538
PBG	0.740	0.168	0.000	2.096	1.509~2.911
TC	0.021	0.166	0.898	1.022	0.737~1.415

（续表）

变量	β 参数	标准误	P 值	OR	95%CI OR
TG	0.251	0.171	0.144	1.285	0.918～1.798
HDL	−0.034	0.227	0.880	0.966	0.620～1.506
LDL	0.190	0.170	0.265	1.209	0.866～1.687
UA	0.114	0.264	0.666	1.121	0.668～1.880
HR	0.997	0.130	0.000	2.710	2.100～3.497
吸烟	0.185	0.237	0.434	1.204	0.756～1.915
HTN	0.728	0.170	0.000	2.072	1.485～2.890
DM	0.868	0.181	0.000	2.382	1.672～3.393
MetS	0.576	0.167	0.001	1.779	1.283～2.466

分析结果表明：年龄，收缩压（SBP），空腹血糖（FPG），2 h 餐后血糖（PBG），心率（HR），高血压（HTN），糖尿病（DM），代谢综合征（MetS）8 个变量与心脏自主神经病变有显著的关联性。根据专业知识，可以选择前 7 个特征（变量）作为模型的输入特征（变量）。

五、风险模型构建及 Python 实现

数据集将被随机地分为训练集和测试集，在训练集中，应用监督学习方法进行心脏自主神经病变的风险模型构建；在测试集中，评估该模型的性能。模型的构建和评估过程由 Python 实现，具体代码如下。

首先导入基于机器学习算法的风险模型构建需要的各类第三方库，包括 numpy、pandas、sklearn，见代码 6-1。

代码 6-1

```
In[1]   import numpy as np
        import pandas as pd
        import matplotlib.pyplot as plt
        from sklearn import datasets
        from sklearn.model_selection import train_test_split
        import sklearn.metrics as metrics
```

导入风险模型所需要的数据集 data/can_data1.xlsx，具体流程见代码 6-2 和代码 6-3。

代码 6-2

```
In[2]   def  load_data(infile):
            dt1＝pd.read_excel(infile)
            x_can＝dt1.iloc[:,1:8]
            y_can＝ dt1.CAN
            x_train,x_test,y_train,y_test＝train_test_split(x_can,y_can,test_
            size＝0.2,random_state＝0)
            return x_train,y_train,x_test,y_test
```

197

代码 6-3

In[3]
```
infile="./data/can_data1.xlsx"
dts=load_data(infile)
```

函数 train_test_split()将数据集按照 4:1 的比例随机分为训练集和测试集,用于风险模型构建的数据集包括 7 个特征(变量),具体见代码 6-4~代码 6-6。

代码 6-4

In[4]
```
print(dts[0].shape,dts[1].shape,dts[2].shape,dts[3].shape)
```
Out[4]　(800,7) (800,) (200,7) (200,)

代码 6-5

In[5]
```
dts[0].head() #训练集的特征(变量)
```
Out[5]

	Age	HR	SBP	FPG	PBG	HTN	DM
687	1	0	0	1	0	0	0
500	1	0	0	1	0	0	0
332	1	1	0	0	0	0	0
979	2	0	1	0	0	1	0
817	1	0	0	0	0	0	0

代码 6-6

In[6]
```
dts[1].head() #训练集的标签(是否诊断为 CAN)
```
Out[6]　　687　　0
　　　　　500　　0
　　　　　332　　1
　　　　　979　　1
　　　　　817　　0
　　　　Name:CAN,dtype:int64

基于决策树算法的风险模型构建,是应用 DecisionTreeClassifier 的相关函数将训练集构建决策树分类模型,具体见代码 6-7。模型在测试集进行性能评估,见代码 6-8 和输出结果,准确率达0.865(注:本章节调用 sklearn 的相关函数都使用默认参数,具体参数设置见 sklearn 参考手册)。

代码 6-7

In[7]
```
from sklearn.tree import DecisionTreeClassifier
def test_decisontreecls(dts):
    clf=DecisionTreeClassifier()
    clf.fit(dts[0],dts[1])
    y_predict=clf.predict(dts[2])
    print("acc:",metrics.accuracy_score(y_predict,dts[3]))
```

代码 6-8

In[8]
```
test_decisontreecls(dts)
```
Out[8]　acc:0.865

　　基于支持向量机算法的风险模型构建,是应用 svm 的相关函数将训练集构建支持向量分类模型,具体见代码 6-9;模型在测试集进行性能评估,见代码 6-10 和输出结果,准确率达 0.87。

代码 6-9

```
In[9]    from sklearn import svm
         def test_svc(dts):
             cls=svm.SVC()
             cls.fit(dts[0],dts[1])
             y_predict=cls.predict(dts[2])
             print("acc:",metrics.accuracy_score(y_predict,dts[3]))
```

代码 6-10

```
In[10]   test_svc(dts)
```

```
Out[10]  acc:0.87
```

　　基于 Logistic 回归算法的风险模型构建,是应用 LogisticRegression 的相关函数将训练集构建 Logistic 回归分类模型,具体见代码 6-11;模型在测试集进行性能评估,见代码 6-12 和输出结果,准确率达 0.87。

代码 6-11

```
In[11]   from  sklearn.linear_model  import  LogisticRegression
         def test_logsticreg(dts):
             cls=LogisticRegression()
             cls.fit(dts[0],dts[1])
             y_predict=cls.predict(dts[2])
             print("acc:",metrics.accuracy_score(y_predict,dts[3]))
```

代码 6-12

```
In[12]   test_logsticreg(dts)
```

```
Out[12]  acc:0.87
```

　　基于集成学习的随机森林算法的风险模型构建,是应用 RandomForestClassifier 的相关函数将训练集构建随机森林分类模型,具体见代码 6-13;模型在测试集进行性能评估,见代码 6-14 和输出结果,准确率达 0.885。

代码 6-13

```
In[13]   from  sklearn.ensemble  import  RandomForestClassifier
         def test_rf(dts):
             cls=RandomForestClassifier(n_estimators=1000)
             cls.fit(dts[0],dts[1])
             y_predict=cls.predict(dts[2])
             print("acc:",metrics.accuracy_score(y_predict,dts[3]))
```

199

代码 6-14

```
In[14]   test_rf(dts)
```

```
Out[14]  acc:0.885
```

基于 k 近邻算法的风险模型构建,是应用 KNeighborsClassifier 的相关函数将训练集构建 k 近邻分类模型,具体见代码6-15;模型在测试集进行性能评估,见代码6-16和输出结果,准确率达0.865。

代码6-15

```
In[15]  from sklearn.neighbors import KNeighborsClassifier
        def test_knn(dts):
            cls=KNeighborsClassifier()
            cls.fit(dts[0],dts[1])
            y_predict=cls.predict(dts[2])
            print("acc:",metrics.accuracy_score(y_predict,dts[3]))
```

代码6-16

```
In[16]  test_knn(dts)
```
Out[16] acc:0.865

基于贝叶斯算法的风险模型构建,是应用 GaussianNB 的相关函数将训练集构建贝叶斯分类模型,具体见代码6-17;模型在测试集进行性能评估,见代码6-18和输出结果,准确率达0.85。

代码6-17

```
In[17]  from sklearn.naive_bayes import GaussianNB
        def test_gnb(dts):
            cls=GaussianNB()
            cls.fit(dts[0],dts[1])
            y_predict=cls.predict(dts[2])
            print("acc:",metrics.accuracy_score(y_predict,dts[3]))
```

代码6-18

```
In[18]  test_gnb(dts)
```
Out[18] acc:0.85

基于集成学习的 XGBoost 算法的风险模型构建,是应用 XGBClassifier 的相关函数将训练集构建 XGBoost 分类模型,具体见代码6-19;模型在测试集进行性能评估,见代码6-20和输出结果,准确率达0.87。

代码6-19

```
In[19]  from xgboost import XGBClassifier
        def test_xgboost(dts):
            cls=XGBClassifier()
            cls.fit(dts[0],dts[1])
            y_predict=cls.predict(dts[2])
            print("acc:",metrics.accuracy_score(y_predict,dts[3]))
```

代码6-20

```
In[20]  test_xgboost(dts)
```
Out[20] acc:0.87

　　基于机器学习算法构建的心脏自主神经病变的风险模型,其模型准确率有 0.85～0.885,表明在该数据集,应用 7 个特征构建的心脏自主神经病变的风险模型具有一定风险评估功能。

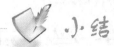

小结

　　机器学习是一门多领域交叉学科,涉及概率论、统计学、逼近论、凸分析、算法复杂度理论等多门学科。机器学习中解决的基本问题主要包括分类、聚类、预测、联想和优化问题。评估分类算法的学习结果有效性的指标有准确率、精确率、召回率。基于学习方法分类的机器学习包括监督学习、非监督学习、半监督学习、弱监督学习、强化学习。

　　监督学习是利用一组已知类别的样本调整分类器的参数,使其达到所要求性能的过程,常用的监督学习方法有:朴素贝叶斯、k 近邻算法、决策树、随机森林、回归方法、支持向量机、集成学习。

　　无监督学习是根据没有被标记的训练样本解决模式识别中各种问题的机器学习方法,常用的无监督学习方法有聚类、主成分分析等。弱监督学习中的数据标签允许是不完全的,即训练数据集中只有一部分数据是有标签的,其余大部分是没有标签的,数据的监督学习是间接的,机器学习的信号并不是指定给模型,而是通过一些引导信息间接转递给机器学习模型。强化学习就是学习如何将场景或环境状态映射到动作,以获取最大的、数值的、奖励信号。表示学习是自动地学习出有效的特征,并提高最终机器学习模型性能的学习。目前在医疗领域,机器学习应用包括疾病预测、疾病辅助诊断、疾病的预后评估、新药研发等。

习　　题

1. 什么是机器学习?
2. 基于学习方法分类的机器学习有哪些?
3. 常用监督学习的算法有哪些?
4. 什么是弱监督学习? 其类型有哪些?
5. 什么是强化学习?

第七章

深 度 学 习

1. 掌握人工神经网络的基本概念及其工作原理;掌握卷积神经网络的基本概念和工作原理。

2. 熟悉循环神经网络的概念和基本内容;熟悉生成对抗网络的概念和基本内容;熟悉图神经网络的概念和基本内容。

3. 了解 BP 神经网络的算法推导;了解深度学习的医学应用。

人工神经网络是用大量简单处理单元经广泛连接而组成的人工网络,是对人类大脑或生物神经网络若干特征的抽象和模拟。人工神经网络理论为机器学习中许多问题的研究提供了新的思路,特别是深度学习的迅速发展,取得比传统机器学习方法更好的结果,目前已经在模式识别、机器视觉、联想记忆、自动控制、信号处理、决策分析、智能计算、组合优化问题求解、自然语言处理等领域获得成功应用,解决了人工智能界多年没有取得进展的问题。本章首先介绍人工神经网络和 BP 神经网络,然后介绍深度学习和卷积神经网络、循环神经网络和生成对抗网络,最后介绍 BP 神经网络的临床应用和卷积神经网络的实例。

第一节　人工神经网络

人工神经网络从信息处理角度对人脑神经元网络进行抽象,建立某种简单模型,按不同的连接方式组成不同的网络。人工神经网络亦是一种运算模型,由大量的节点相互连接构成,每个节点代表一种特定的输出函数,称为激励函数。每两个节点间的连接都代表一个对于通过该连接信号的加权值,称为权重,这相当于人工神经网络的记忆。人工神经网络的输出则由网络的连接方式、权重值和激励函数决定。人工神经网络自身通常都是对自然界某种算法或者函数的逼近,也可能是对一种逻辑策略的表达。

一、神经元的结构和数学模型

1. **生物神经元的结构**　神经细胞是构成神经系统的基本单元,称为生物神经元,简称神经元。神经元主要由三部分构成:细胞体、轴突、树突。突触是神经元之间相互连接的接口部分,即一个神经元的神经末梢与另一个神经元的树突相接触的交界面,位于神经元的神经末梢尾端。突触是轴突的终端。大脑可视作 1 万亿神经元组成的神经网络。神经元的信息传递和处理是一种电化学活动,树突由于电化学作用接收外界的刺激,通过胞体内的活动体现为轴突电位,当轴突电位达到一定的值则形成神经脉冲或动作电位;再通过轴突末梢传递给其他的神经元。从控制论的观点来看,这一过程可以看作一个多输入单输出非线性系统的动态过程。神经元具有两种常规工作状态:兴奋和抑制,即"0-1"律。当传入的神经冲动电位升高超过阈值时,细胞进入兴奋状态,产生神经冲动并由轴突输出;当传入的神经冲动使膜电位低于阈值时,细胞进入抑制状态,没有神经冲动输出。

2. 人工神经元的数学模型 人工神经网络是由大量处理单元经广泛互连而组成的人工网络,用来模拟脑神经系统的结构和功能,而这些处理单元称为人工神经元,如图7-1所示。人工神经元模型已经把自然神经元的复杂性进行了高度抽象的符号性概括。神经元模型基本上包括多个输入(类似突触),这些输入分别被不同的权值相乘,然后被一个数学函数用来计算决定是否激发神经元。还有一个函数计算人工神经元的输出,人工神经网络把这些人工神经元融合在一起用于处理信息。

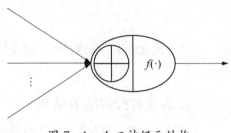

图7-1 人工神经元结构

人工神经元的数学模型由三个部分组成:加权求和、线性动态系统和非线性函数映射。如图7-2所示,$x_1 \sim x_n$ 为输入向量的各个分量,$W_1 \sim W_n$ 为神经元各个突触的权值,θ 为偏置。

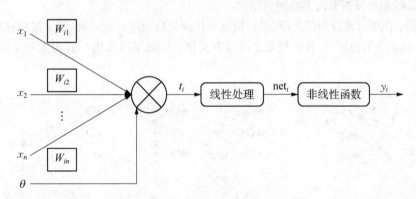

图7-2 人工神经元的数学模型

加权求和:$T = \sum(WX' + \theta)$;T 为加权求和,W 为权向量,X 为输入向量,X' 为 X 向量的转置,θ 为偏置。线性环节最常见是比例系数,传统函数描述为 $net(s) = H(s) \times T(s)$,$H$ 通常为1、$1/s$、e^{-Fs} 及其组合等。非线性函数映射,常用的激励函数有:阈值函数、S形函数、双曲正切S形函数。

阈值函数:当激励函数采用阶跃函数时,人工神经元模型即为 M-P 模型,此时神经元的输出取1或0,反映了神经元的兴奋或抑制。

$$f(x) = \begin{cases} 1, & x \geqslant 0 \\ 0, & x < 0 \end{cases}$$

203

S形函数:S形函数的输出介于0~1,常被要求为输出在0~1范围的信号选用。S形函数具有平滑和渐进性,并保持单调性,是神经元中使用最常用的激励函数。最常用的S形函数为

Sigmoid 函数。

$$f(x) = \frac{1}{1 + e^{-\alpha x}}$$

双曲正切 S 形函数：双曲正切 S 形函数类似于被平滑的阶跃函数，形状与对数 S 形函数相同，以原点对称，其输出介于 $-1 \sim 1$，常被要求为输出在 $-1 \sim 1$ 范围的信号选用。

$$f(x) = \frac{1 - e^{-\alpha x}}{1 + e^{-\alpha x}}$$

一个神经元的功能是求得输入向量与权向量的内积后，经一个非线性传递函数得到一个标量结果。

二、人工神经网络的结构

人工神经网络可以看作以人工神经元为节点，用有向加权弧连接起来的有向图。人工神经网络系统由大量神经元连接形成的拓扑结构组成，依赖于这些庞大数目的神经元和它们之间的联系，能够将输入信息的由分布式并行处理的人工神经元进行非线性映射处理，从而实现复杂的信息处理和推理任务。人工神经网络系统表现出一般复杂非线性系统的特征，即不可预测性、不可逆性、多吸引子、可能的混沌现象等。神经网络的主要工作是建立模型和确定权值，目前人工神经网络主要有前馈型和反馈型两大类网络结构。

前馈网络：网络可以分为若干层，各层按信号传输先后顺序依次排列，第 i 层的神经元只接收第 $i-1$ 层神经元给出的信号，各神经元之间没有反馈。前馈网络可用一有向无环路图表示，如图 7-3 所示。

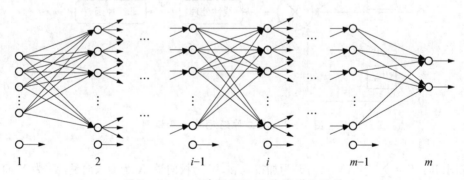

图 7-3 人工神经网络的前馈网络结构

可以看出，输入节点并无计算功能，只是为了表征输入矢量各元素值。各层节点表示具有计算功能的神经元，称为计算单元。每个计算单元可以有任意个输入，但只有一个输出，它可送到多个节点作为输入。称输入节点层为第 1 层。计算单元的各节点层从下至上依次称为第 2 至第 m 层，由此构成 m 层前向网络。第一节点层与输出节点统称为可见层，而其他中间层则称为隐含层，这些神经元称为隐节点。BP 神经网络、卷积神经网络都是典型的前馈网络。

反馈网络：典型的反馈型神经网络每个节点都表示一个计算单元，同时接收外加输入和其他各节点的反馈输入，每个节点也都直接向外部输出。Hopfield 网络即属此种类型。在某些反馈网络中，各神经元除接收外加输入与其他各节点反馈输入之外，还包括自身反馈。

神经网络的工作过程包括离线学习和在线判断两部分。学习过程中各神经元进行规则学习，权参数调整，进行非线性映射关系拟合以达到训练精度；判断阶段则是训练好的稳定的网络读取输入信息通过计算得到输出结果。

人工神经网络具有以下特点：①可以充分逼近任意复杂的非线性关系。②所有定量或定性的信息都等势分布储存于网络内的各神经元，故有很强的鲁棒性和容错性。③采用并行分布处理方法，使得快速进行大量运算成为可能。④可学习和自适应不知道或不确定的系统。⑤能够同时处理定量、定性知识。

人工神经网络的优点：①具有自学习功能：例如实现图像识别时，只要先把许多不同的图像样板和对应的应识别的结果输入人工神经网络，网络就会通过自学习功能，慢慢学会识别类似的图像。自学习功能对于预测有特别重要的意义。②具有联想存储功能：用人工神经网络的反馈网络就可以实现这种联想。③具有高速寻找优化解的能力：寻找一个复杂问题的优化解，往往需要很大的计算量，利用一个针对某问题而设计的反馈型人工神经网络，发挥计算机的高速运算能力，可能很快找到优化解。

三、人工神经网络的学习

人工神经网络方法是一种知识表示和推理方法。人工神经网络知识表示方法与谓词、产生式、框架、语义网等完全不同。产生式、框架等方法是知识的显性表示，例如产生式系统中，知识独立地表示为一条规则；而人工神经网络知识表示是一种隐式的表示方法，将某一问题的若干知识通过学习表示在同一网络中。人工神经网络的学习是指调整神经网络的连接权值或结构，使得输入和输出具有需要的特性。

构造人工神经网络时，其神经元的传递函数和转换函数就已经确定，在人工神经网络的学习过程中是无法改变转换函数的，因此如果想要改变网络输出的大小，只能通过改变加权求和的输入来达到。由于人工神经元只能对网络的输入信号进行响应处理，想要改变网络的加权输入，只能修改网络神经元的权参数，因此神经网络的学习就是改变网络的权值矩阵的过程。神经网络的学习规则是修正权值的一种算法，分为联想式和非联想式学习、有监督学习和无监督学习等。常用的神经网络的学习规则有误差修正型学习规则、竞争型学习规则、Hebb 型学习规则、随机型学习规则。

1. 误差修正型学习规则　是一种有监督的学习方法，根据实际输出和期望输出的误差进行网络连接权值的修正，最终网络误差小于目标函数达到预期结果。误差修正法，权值的调整与网络的输出误差有关，包括 δ 学习规则、感知器学习规则和误差反向传播的 BP 学习规则等。

2. 竞争型学习规则　无监督学习过程，网络仅根据提供的一些学习样本进行自组织学习，没有期望输出，通过神经元相互竞争对外界刺激模式响应的权利进行网络权值的调整来适应输入的样本数据。对于无监督学习的情况，事先不给定标准样本，直接将网络置于环境之中，学习阶段与应用阶段成为一体。

3. Hebb 型学习规则　利用神经元之间的激活值来反映它们之间连接性的变化，即根据相互连接的神经元之间的激活值来修正其权值。在 Hebb 型学习规则中，学习信号简单地等于神经元的输出。Hebb 型学习规则代表一种纯前馈、无导师学习。该学习规则至今在各种神经网络模型中起着重要作用。典型的应用如利用 Hebb 规则训练线性联想器的权矩阵。

4. 随机型学习规则　在学习过程中结合了随机、概率论和能量函数的思想，根据目标函数的变化调整网络的参数，最终使网络目标函数达到收敛值。

205

四、BP 神经网络

BP(back propagation)神经网络是一种按误差逆传播算法训练的多层前馈网络,是目前应用最广泛的神经网络模型之一。BP 神经网络能学习和存储大量的输入-输出模式映射关系,而无须事前揭示描述这种映射关系的数学方程。其基本思想是,学习过程由信号的正向传播与误差的反向传播两个过程组成。正向传播时,输入样本从输入层传入,经隐含层逐层处理后,传向输出层。若输出层的实际输出与期望输出不符,则转向误差的反向传播阶段。误差的反向传播是将输出误差以某种形式通过隐含层向输入层逐层反传,并将误差分摊给各层的所有单元,从而获得各层单元的误差信号,此误差信号即作为修正各单元权值的依据。这种信号正向传播与误差反向传播的各层权值调整过程,周而复始地进行。权值不断调整过程,也就是网络的学习训练过程。此过程一直进行到网络输出的误差降低到可以接受的程度,或进行到预先设定的学习次数为止。

(一) BP 神经网络的结构

BP 神经网络是多层前馈网络,其网络结构如图 7-4 所示。BP 神经网络具有 m 层,第一层是输入层,最后一层是输出层,中间是隐含层。

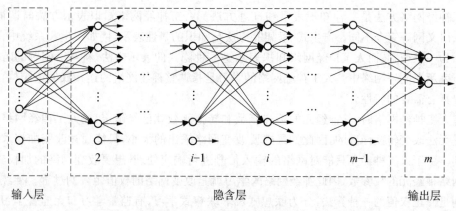

图 7-4 BP 神经网络结构

输入层是缓冲存储器的作用,把数据源加载入神经网络,输入层的神经元的输入与输出关系一般由线性函数描述。隐含层各个神经元的输入和输出关系一般由非线性函数描述。隐含层 l 与输出层中的各个神经元的非线性输入与输出关系记为 $f_l(l=2,\cdots,m)$。当 BP 神经网络输入数据 $X=[x_1, x_2, x_3, \cdots, x_n]^T$,从输入层依次经过各隐含层的节点,可得到输出数据 $Y=[y_1, y_2, y_3, \cdots, y_m]^T$。BP 神经网络可以看成是一个从输入到输出的非线性映射。给定 n 组输入输出样本$\{X_i, Y_i\}$,如何调整 BP 神经网络的权值,使 BP 神经网络输入样本 X_i 时,神经网络的输出样本为Y_i。这个就是 BP 神经网络的学习问题,是监督学习算法。

要解决 BP 神经网络的学习问题,需要明确两个关键问题:①是否存在 BP 神经网络可以逼近任何给定的样本或函数。②如何调整 BP 神经网络的权值,使 BP 神经网络的输入与输出之间关联与给定的样本相同。对于第一个问题,Kolmogorov 定理给出答案。Kolmogorov 定理:给定任意 $\varepsilon>0$,对于任意的连续函数 f,存在 1 个 3 层 BP 神经网络,其输入层有 n 个神经元,中间层有 $2n+1$ 个神经元,输出层有 m 个神经元,则这个 BP 神经网络可以在任意 ε 平方误差精度内逼近 f。该定理不仅证明了映射网络的存在,还说明了映射网络的结构,即存在一个结构为 $n\times(2n+1)\times m$ 的 3 层神经网络就能够精确地逼近任意的连续函数 f。但是对多层 BP 神经网络,如何合理地选取 BP 神经网络的隐含层层数和隐含层的节点数,目前尚无有效的理论和方法。

（二）BP 神经网络的学习算法

BP 神经网络算法的学习目的是对网络的连接权值进行调整,使得调整后的网络对任何输入都能得到所期望的输出。基本 BP 算法包括信号正向传播和误差反向传播两个过程。即计算误差输出时按从输入到输出的方向进行,而调整权值和阈值则从输出到输入的方向进行。正向传播时,输入信号通过隐含层作用于输出节点,经过非线性变换,产生输出信号。若实际输出与期望输出不相符,则转入误差的反向传播过程。误差反传是将输出误差通过隐含层向输入层逐层反传,并将误差分摊给各层所有单元,以从各层获得的误差信号作为调整各单元权值的依据。通过调整输入层节点与隐含层节点的连接强度和隐含层节点与输出层节点的连接强度以及阈值,使误差沿梯度方向下降,经过反复学习训练,确定与最小误差相对应的网络参数(权值和阈值),训练即告停止。此时经过训练的神经网络能对类似样本的输入信息,自行处理输出误差最小的、经过非线性转换的信息。BP 神经网络结构的数学模型如图 7-5 所示。

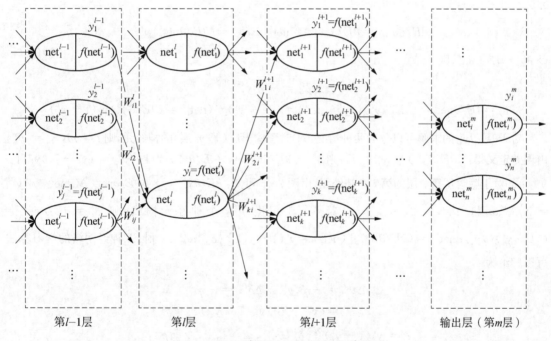

图 7-5 BP 神经网络结构的数学模型

W_{ij}^l 表示:第 $l-1$ 层的第 j 个神经元和第 l 层的第 i 个神经元的连接权重,即两个神经元之间的连接;net_i^l 表示第 l 层第 i 个神经元的输入;y_i^m 表示输出层的第 i 个神经元计算输出值。

信号正向传播:正向传播算法指的是依次向前计算相邻隐藏层之间的连接输出,直至模型的最终输出值。通过前向传播算法,通过矩阵乘法计算出输出值,并将真实值和输出值对比得到两者之间的差距。其特点是:作用于相邻层的两个神经元之间的连接计算,且前一层神经元的输出是后一层神经元的输入。设对于第 l 层的第 i 个神经元,有第 $l-1$ 层的 n 个神经元与该神经元相连,则第 l 层的第 i 个神经元的输入为:$net_i^l = \sum (W_{ij}^l \cdot y_j^{l-1}) + b^{l-1}$,$l=2,3,\cdots,m$(这里仅推导神经元之间的权重调整)。

207

由于线性函数具有叠加性,无论计算多少层隐含层,最后的输出结果都是线性变化的,即整个模型都是线性的。但是实际生活中大多数问题都是非线性问题,而线性模型处理这些非线性问题的效果非常不理想,为此需要对每个神经元的输出做非线性变化,使得整个模型非线性。激励函数的目的:去除每个神经元输出的线性化,使整个神经网络模型呈非线性化。第 l 层的第 i 个神经元的输出为:$y_i^l = f(\mathrm{net}_i^l)$,其中 $f(\cdot)$ 表示神经元的激励函数;经典激励函数常用 Sigmod 函数,其导数为 $f'(x) = f(x)[1 - f(x)]$。

神经网络学习到的模型效果,以及优化的目标是通过损失函数来定义量化的。BP 神经网络可以用均方误来描述模型输出结果和真实结果的距离,即量化其回归损失。$E = (1/2)\sum (T_i - y_i^m)^2$,$i = 1, 2, \cdots, p$,设神经网络有 p 个输出,即选择神经网络权值使期望输出 T_i 与神经网络实际输出 y_i^m 之差的平方和最小。

误差反向传播:通过反向传播算法,计算损失函数对模型中每个参数的梯度,通过梯度下降算法来更新每一个参数,使权值沿着目标函数的负梯度方向改变,反向传播算法的推导如下。神经网络权值的修正量为:$\Delta w_{ij}^l = -\eta(\partial E/\partial w_{ij}^l)$,$\Delta b^{l-1} = -\eta(\partial E/\partial b^{l-1})$,其中 η 为学习速率,一般小于 0.5。

$$\mathrm{d}E/\mathrm{d}w_{ij}^l = (\partial E/\partial \mathrm{net}_i^l)(\partial \mathrm{net}_i^l/\partial w_{ij}^l) = (\partial E/\partial \mathrm{net}_i^l)y_j^{l-1}$$

令 $\delta_i^l = \partial E/\partial \mathrm{net}_i^l$,则

$$\Delta w_{ij}^l = -\eta \delta_i^l y_j^{l-1}$$

$$\delta_i^l = \partial E/\partial \mathrm{net}_i^l = (\partial E/\partial y_i^l)(\partial y_i^l/\partial \mathrm{net}_i^l) = (\partial E/\partial y_i^l)f'(\mathrm{net}_i^l) = (\partial E/\partial y_i^l)y_i^l(1 - y_i^l)$$

对于 $\partial E/\partial y_i^l$ 的求解可以分为两种情况:①对于输出层(第 m 层)的神经元,则 $l = m$,$y_i^l = y_i^m$,由误差定义得:$(\partial E/\partial y_i^m) = y_i^m - T_i$;则 $\delta_i^m = \partial E/\partial \mathrm{net}_i^m = (\partial E/\partial y_i^m)y_i^m(1 - y_i^m) = (y_i^m - T_i)y_i^m(1 - y_i^m)$;②对于隐含层第 l 层的第 i 个神经元,由图 7-5 可知:$\partial E/\partial y_i^l = \sum (\partial E/\partial \mathrm{net}_k^{l+1})(\partial \mathrm{net}_k^{l+1}/\partial y_i^l) = \sum \delta_k^{l+1} w_{ki}^{l+1}$,$k = 1, 2, \cdots, p_{l+1}$,第 $l + 1$ 层由 p_{l+1} 个神经元构成;则 $\delta_i^l = \partial E/\partial \mathrm{net}_i^l = (\partial E/\partial y_i^l)(\partial y_i^l/\partial \mathrm{net}_i^l) = (\partial E/\partial y_i^l)f'(\mathrm{net}_i^l) = y_i^l(1 - y_i^l)\sum \delta_k^{l+1} w_{ki}^{l+1}$。则 BP 神经网络的学习算法可以归纳为

$$\Delta w_{ij}^l = -\eta \delta_i^l y_j^{l-1}, \quad \Delta b^{l-1} = -\eta \delta_i^l$$
$$\delta_i^m = (y_i^m - T_i)y_i^m(1 - y_i^m)$$
$$\delta_i^l = y_i^l(1 - y_i^l)\sum \delta_k^{l+1} w_{ki}^{l+1}, \quad k = 1, 2, \cdots, p_{l+1}$$

神经网络的权值调整为 $w_{ij}^l = w_{ij}^l + \Delta w_{ij}^l$。由上述公式可知,求第 l 层的误差信号,需要上一层(第 $l + 1$ 层)的信号。因此,误差函数的求取是一个始于输出层的反向传播的递归过程,称为反向传播学习算法。通过多个样本的学习,修改权值,不断减少偏差,最后达到满意的结果。

(三)BP 神经网络算法的实现

BP 神经网络的计算过程由正向计算过程和反向计算过程组成。正向传播过程,输入模式从输入层经隐含层逐层处理,并转向输出层,每一层神经元的状态只影响下一层神经元的状态。如果在输出层不能得到期望的输出,则转入反向传播,将误差信号沿原来的连接通路返回,通过修改各神经元的权值,使误差信号最小。BP 神经网络的程序框架如图 7-6 所示。

BP 神经网络的设计涉及神经网络的层数,隐含层的神经元数,初始权值的选取和学习速率

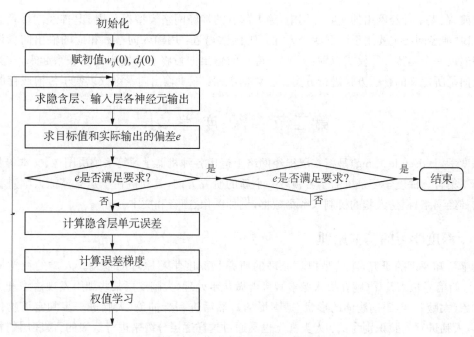

图 7-6　BP 神经网络程序框架

的设置。

1. 网络的层数　理论上已证明,具有偏差和至少一个 S 形隐含层加上一个线性输出层的网络,能够逼近任何有理数。增加层数可以更进一步地降低误差,提高精度,但同时也使网络复杂化,从而增加了网络权值的训练时间。而误差精度的提高可以通过增加神经元数量来获得,其训练效果也比增加层数更容易观察和调整。所以,通常应优先考虑增加隐含层中的神经元数。

2. 隐含层的神经元数　网络训练精度的提高,可以通过采用一个隐含层,而增加神经元数的方法来获得。究竟选取多少隐含层节点才合适?这在理论上并没有一个明确的规定。在具体设计时,比较实际的做法是通过对不同神经元数进行训练对比,然后适当地调整神经元的个数。

3. 初始权值的选取　由于系统是非线性的,初始值对于学习是否达到局部最小、是否能够收敛及训练时间的长短关系很大。如果初始值太大,使得加权后的输入和 net_i 落在了 S 形激励函数的饱和区,从而导致其导数 $f'(net_i)$ 非常小,使得调节过程几乎停顿。通常取初始权值在 $(-1\sim1)$ 的随机数。

4. 学习速率的设置　学习速率决定每一次循环训练中所产生的权值变化量。大的学习速率可能导致系统的不稳定;但小的学习速率导致较长的训练时间,可能收敛很慢,但能保证网络的误差值不跳出误差表面的低谷而最终趋于最小误差值。通常倾向于选取较小的学习速率以保证系统的稳定性,学习速率的选取范围在 $0.01\sim0.8$。

BP 神经网络无论在网络理论还是在性能方面比较成熟,其突出优点就是具有很强的非线性映射能力和柔性的网络结构。网络的中间层数、各层的神经元数可根据具体情况任意设定,并且随着结构的差异其性能也有所不同。BP 神经网络存在以下主要缺陷:①学习速度慢,即使是一个简单的问题,一般也需要几百次甚至上千次的学习才能收敛。②容易陷入局部极小值。③网络层数、神经元数的选择没有相应的理论指导。④网络推广能力有限。对于上述问题,目前已经有了许多改进措施,研究最多的就是如何加速网络的收敛速度和尽量避免陷入局部极小值的问题。

209

目前,在人工神经网络的实际应用中,绝大部分的神经网络模型都采用 BP 神经网络及其变化形式。BP 神经网络主要用于以下四个方面。①函数逼近:用输入向量和相应的输出向量训练一个网络逼近一个函数。②模式识别:用一个待定的输出向量将它与输入向量联系起来。③分类:把输入向量所定义的合适方式进行分类。④数据压缩:减少输出向量维数以便于传输或存储。

第二节 深度学习

深度学习(deep learning)是指多层神经网络上运用各种机器学习算法解决图像、文本等各种问题的算法集合。深度学习是机器学习领域一个新的研究方向,其动机在于建立模拟人脑进行分析学习的神经网络,模仿人脑的机制来解释数据,例如图像、声音和文本。

一、深度学习的基本原理

大脑认知原理的研究,尤其是视觉原理的研究是深度学习原理的基础。人类的视觉原理如下:从原始信号摄入开始(瞳孔摄入像素),接着做初步处理(大脑皮层某些细胞发现边缘和方向),然后抽象(大脑判定,眼前物体的形状,是圆形的),然后进一步抽象(大脑进一步判定该物体的属性)。以人脑进行人脸识别为例:人类视觉也是通过这样逐层分级来进行认知的,最底层的特征基本上是类似的,就是各种边缘;越往上越能提取出此类物体的一些特征(鼻子、眼睛、躯干等);最上层,不同的高级特征最终组合成相应的图像,从而能够让人类准确地区分不同的物体。深度学习的思想就是模仿人类大脑的这个特点,构造多层的神经网络,较低层识别初级的图像特征,若干底层特征组成更上一层特征,通过多个层级的组合,最终在顶层做出分类。

2006 年,加拿大多伦多大学教授希尔顿(Geoffrey Hinton)在 *Science* 上发表了一篇文章,开启了深度学习在学术界和工业界的研究和应用趋势。该文章主要有两个观点:①多隐含层的人工神经网络具有优异的特征学习能力,学习得到的特征对数据有更本质的刻画,从而有利于可视化或分类。②深度神经网络在训练上的难度,可以通过逐层初始化来有效克服,逐层初始化是通过无监督学习实现的。深度学习通过多层处理,逐渐将初始的低层特征表示转化为高层特征表示后,用简单模型即可完成复杂的分类等学习任务。以往机器学习用于现实任务时,描述样本的特征通常需由人类专家来设计,称为特征工程。特征的好坏对泛化性能有至关重要的影响,然而人类专家无法设计出复杂对象的特征;深度学习的特征学习则通过机器学习技术自身来产生好特征(自动数据分析和特征提取)。

二、深度学习的特点

深度学习本身是机器学习的一个分支,简单可以理解为人工神经网络的发展。由于传统的神经网络存在容易过拟合,训练速度比较慢,且在层次比较少(≤3)的情况下效果并不比其他机器学习方法更优等缺点。经过科学家的持续努力研究,发展出实际可行的深度学习框架。深度学习的实质是通过构建具有多个隐含层的机器学习模型和海量的训练数据,来学习更有用的特征,从而最终提升分类或预测的准确性。深度模型是深度学习的手段,特征学习则是深度学习的目的。

深度学习和人工神经网络相似点:具有相似的分层结构,系统是由输入层、隐含层(多层)、输出层组成的多层网络,只有相邻层节点之间有连接,同一层以及跨层节点之间相互无连接,每一层可以看作一个非线性模型,这种分层结构比较接近人类大脑的结构。深度学习与传统浅层学习的不同点在于:①强调了模型结构的深度,通常有 5～6 层,甚至超过 100 层的隐含层节点。②明确突出了特征学习的重要性,深度学习通过逐层特征变换,将样本在原空间的特征表示变换到一个新特征空间,从而使分类或预测更加容易。传统神经网络中,采用的是反向传播的方式进行,就是采用迭代的算法来训练整个网络,随机设定初值,计算当前网络的输出,然后根据当前输出和标签之间的差去改变前面各层的参数,直至收敛,深度学习整体上是一个逐层贪婪训练方法。

深度学习神经网络通过设计建立适量的神经元计算节点和多层运算层次结构,选择合适的输入层和输出层,通过网络的学习和调优,建立起从输入到输出的函数关系,可以尽可能地逼近现实的关联关系。使用训练成功的网络模型,就可以实现对复杂事务处理的自动化要求。

三、卷积神经网络

卷积神经网络(convolutional neural networks)是包含卷积计算且具有深度结构的前馈神经网络,是深度学习的代表算法之一。卷积神经网络具有特征学习能力,能够按其阶层结构对输入信息进行平移不变分类。

卷积神经网络通常包括卷积层、池化层、全连接层三个部分,如图7-7所示。卷积层负责提取图像中的局部特征,即特征提取;池化层用来大幅降低参数量级(降维),即数据降维和避免过拟合;全连接层类似传统神经网络的部分,用来输出结果。

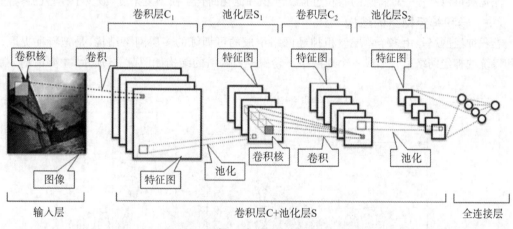

图7-7 卷积神经网络的结构示例

仅用全连接神经网络不太适合图像识别任务,主要存在的问题包括:①参数数量太多:考虑一个输入$1\,000\times1\,000$像素的图片,输入层有$1\,000\times1\,000=10^6$节点。假设第一个隐藏层有100个节点,那么仅这一层就有$1\,000\times1\,000\times100=10^8$个参数,参数数量巨大。如果图像仅扩大一点,参数数量就会多很多,因此全连接网络的扩展性很差。②像素之间的位置信息没有利用:对于图像识别任务来说,每个像素和其周围像素的联系是比较紧密的,和离得很远的像素的联系可能就很弱了。如果一个神经元和上一层所有神经元相连,那么就相当于对于一个像素来说,把图像的所有像素都等同看待,这不符合前面的假设。当神经网络完成每个连接权重的学习之后,最终可能会发现,有大量的权重的值都是很小的(也就是这些连接其实无关紧要)。即学习大量并不重要的权重,这样的学习必将是非常低效的。③网络层数限制:网络层数越多其表达能力越强,但是通过梯度下降方法训练深度全连接神经网络很困难,因为全连接神经网络的梯度很难传递超过3层。因此,全连接神经网络的层数限制了该神经网络的能力。

卷积神经网络解决问题主要有三个思路,即卷积神经网络的三大核心思想。①局部感受野:

211

类似人类的眼睛视物过程，人类在看东西的时候，目光是聚焦在一个相对很小的局部。传统人工神经网络的隐含层节点会全连接到一个图像的每个像素点；而在卷积神经网络中，每个隐含层节点只连接到图像某个足够小局部的像素点上，从而减少需要训练的权值参数。②权值共享：类似某个神经中枢中的神经细胞，它们的结构、功能是相同的，甚至是可以互相替代的。在卷积神经网络中，同一个卷积核内，所有神经元的权值是相同的，从而减少了需要训练的参数。③池化：人类的眼睛视物过程，先随便看向远方，然后闭上眼睛，仍然记得看到了些什么，但是不能完全回忆起刚刚看到的每一个细节。在卷积神经网络中，没有必要一定要对原图像做处理，而是可以使用某种压缩方法，这就是池化。就是每次将原图像卷积后，都通过一个下采样的过程，来减小图像的规模。

卷积神经网络与传统神经网络的区别在于：卷积神经网络的卷积层和池化层（子采样）构成的特征抽取器。在卷积神经网络的卷积层中，一个神经元只与部分邻层神经元连接。在卷积神经网络的一个卷积层中，通常包含若干个特征平面，每个特征平面由一些矩形排列的人工神经元组成，同一特征平面的神经元共享权值，这里共享的权值就是卷积核。卷积核一般以随机小数矩阵的形式初始化，在网络的训练过程中卷积核将学习得到合理的权值。卷积核带来的直接好处是减少网络各层之间的连接，同时又降低了过拟合的风险。池化层通常有均值池化和最大值池化两种形式。池化层可以看作一种特殊的卷积过程。卷积和池化简化了模型复杂度，减少了模型的参数。

（一）卷积神经网络的结构

卷积神经网络是由多个单层卷积神经网络组成的可训练的多层网络结构，是把特征提取、池化和传统的神经网络整合形成一个新网络。卷积神经网络的结构如图 7-8 所示，主要由输入层、

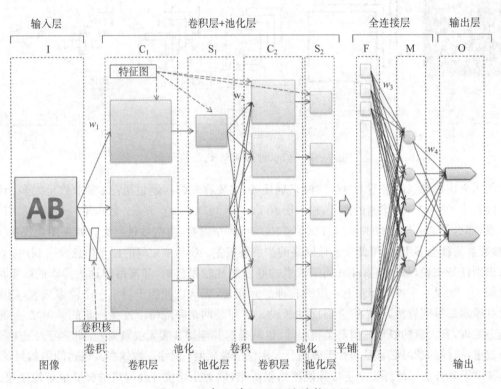

图 7-8 卷积神经网络的结构示例

卷积层、池化层、全连接层、输出层构成,通过将这些层叠加和整合起来,就可以构建一个完整的卷积神经网络。

C层为特征提取层,也称卷积层,代表对输入图像进行滤波后得到的所有组成的层。每个神经元的输入与前一层的局部感受野相连,并且提取该局部的特征。每一个神经元从上一层的局部接收域得到输入,因而迫使它提取局部特征。这样每种卷积核去卷积图像就得到对图像的不同特征的放映,称为特征图。S层是特征映射层,也称池化层,代表对输入图像进行下采样(池化)得到的层。网络的每一个计算层都是由多个特征映射组成的,每个特征映射都是平面形式的。平面中单独的神经元在约束下共享相同的权值集。

卷积神经网络的每个卷积层(C层)后面跟着一个实现局部平均和子抽样的计算层(S层),由此特征映射的分辨率降低。这种操作具有使特征映射的输出对平移和其他形式的变形的敏感度下降的作用。卷积神经网络的C层和S层都由多个二维平面组成,每个二维平面是一个特征图。这种特有的二次特征提取结构能够容许识别过程中的输入样本有较严重的畸变。卷积层通常包含激励函数(如Relu函数),卷积层和全连接层对输入执行变换操作的时候,不仅会用到激励函数,还会用到很多参数,即神经元的权值和偏差;激励函数和池化层则是进行固定不变的函数操作。卷积层和全连接层中的参数会随着梯度下降被训练,这样卷积神经网络计算出的分类评分就能和训练集中每个图像的标签吻合。

卷积神经网络的激励函数往往不选择Sigmoid或Tanh函数,而是选择Relu函数。Relu函数的定义是:$f(x) = \max(0, x)$,Relu函数作为激励函数具有以下几大优势。

1. 速度快 和Sigmoid函数需要计算指数和倒数相比,Relu函数其实就是一个$\max(0, x)$,计算代价小很多。

2. 减轻梯度消失问题 在使用反向传播算法进行梯度计算时,每经过一层Sigmoid神经元,梯度就要乘上一个Sigmoid函数的导数,其函数最大值是0.25。这样会导致梯度越来越小,不利于深层网络的训练。而Relu函数的导数是1,不会导致梯度变小。使用Relu激励函数可以训练更深的网络。

3. 稀疏性 通过对大脑的研究发现,大脑在工作的时候只有约5%的神经元是激活的,而采用Sigmoid激励函数的人工神经网络,其激活率大约是50%。人工神经网络在15%～30%的激活率时是比较理想的。而Relu函数在输入小于0时是完全不激活的,可以获得更低的激活率。

输入的图像通过和3个卷积核(滤波器)与可加偏置进行卷积,卷积后在C_1层产生3个特征图,然后特征图中每组的2×2个像素再进行求和,加权值,加偏置,得到S_1层3个特征图。这3个映射图再通过卷积得到C_2层的5个特征图。与前面类似,池化得到S_2的5个特征图。将S_2层特征图平铺成向量,输入到传统的全连接神经网络中进行分类,再得到输出。卷积神经网络使用局部连接、权值共享、多卷积核、池化4个关键技术利用自然信号的属性。

(二)卷积神经网络的局部连接

通常的图像处理,将图像表示为像素的向量。如图7-9A所示,$1\,000 \times 1\,000$的图像,可以表示为一个10^6的向量。在人工神经网络中,如果隐含层数目与输入层一样,即也是10^6时,输入层到隐含层的参数数据为$10^6 \times 10^6 = 10^{12}$,这样参数量巨大,则模型训练相当困难。所以人工神经网络进行图像处理,必先减少参数加快速度。

人类通常是通过一个局部感受野去感受外界图像,图像的空间联系亦是局部的。图像的空间联系是局部的像素联系较为紧密,而距离较远的像素相关性则较弱。因此每个神经元不必对全局图像进行感知,只需要对局部进行感知,然后在更高层将局部的信息综合起来就得到了全局的信

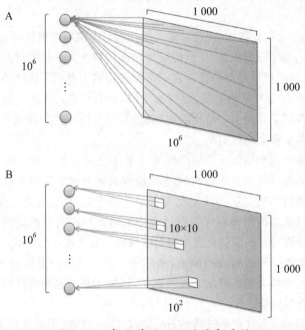

图 7-9 卷积神经网络的局部连接

息。这样就可以减少连接的数目,也即减少神经网络需要训练的权值参数的个数。在图 7-9B 中,假如局部感受野是 10×10,每个神经元只和 10×10 个像素值相连,那么权值数据为 $100 \times$ 个 10^6 参数,则参数量为原来的 10^{-4}。而那 10×10 个像素值对应的 10×10 个参数(即卷积核),其实就相当于卷积操作。

(三) 卷积神经网络的共享权值

经过上述操作,神经网络的参数量仍然较大,需要进行参数共享。在上面的局部连接中,隐含层的每个神经元都连接 10×10 个图像区域,即每个神经元都对应 100 个参数,一共 10^6 个神经元。如果每个神经元用同一个卷积核去卷积图像,则这 10^6 个神经元的 100 个参数都是相等的,那么参数数目就变为 100。即不管隐含层的神经元个数有多少,两层间的连接只有 100 个参数,这 100 个参数(即卷积操作) 看作特征提取的方式。共享权值隐含的原理:图像的一部分统计特性与其他部分是一样的。这也意味着在这一部分学习的特征也能用在另一部分上,所以对于这个图像上的所有位置都能使用同样的学习特征。

例如,如图 7-10 所示,图像大小 5×5,卷积核大小 3×3,经过卷积操作生成一个大小为 3×3 的特征图。

设 x_{ij} 表示图像的第 i 行第 j 列元素;w_{mn} 表示第 m 行第 n 列权重,b 表示卷积核的偏置项(设 $b=0$);map_{ij} 表示特征图的第 i 行第 j 列元素;用 f 表示激励函数(激励函数为 Relu 函数)。使用下列公式计算卷积:$\mathrm{map}_{ij} = f(\sum_m \sum_n (w_{mn} \cdot x_{(i+m, j+n)} + b))$, $m=0, 1, 2$, $n=0, 1, 2$。

$$\mathrm{map}_{00} = f\left[\sum_{m=0}^{2} \sum_{n=0}^{2} (w_{00} \cdot x_{(0+m, 0+n)} + b)\right]$$

$$= f(1 \times 1 + 1 \times 0 + 1 \times 1 + 0 \times 0 + 1 \times 1 + 1 \times 0 + 0 \times 1 + 0 \times 0 + 1 \times 1) = \mathrm{Relu}(4) = 4$$

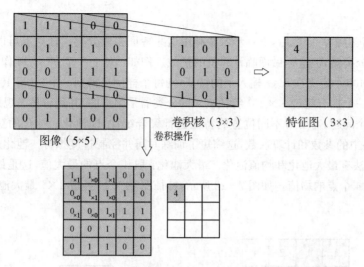

图 7-10 卷积神经网络的卷积计算过程

(四)多卷积核

根据上述操作,只是提取了图像的一种特征,假如一种卷积核(滤波器)能够提出图像的一种特征,如某个方向的边缘,那么提取不同的特征,就需要使用不同种类的卷积核。假设使用 100 种卷积核,每种卷积核的参数不一样,表示它提取了输入图像的不同特征,例如不同的边缘。每种卷积核去卷积图像就得到对图像不同特征的特征图,那么 100 种卷积核就有 100 个特征图。这 100 个特征图就组成了一层神经元。100 种卷积核×每种卷积核共享 100 个参数 $=100×100=10^4$。图 7-11 中不同类型的箭头表达不同的滤波器,每个卷积核都会将图像生成为另一幅图像(特征图)。比如两种卷积核将可以生成两幅图像,这两幅图像可以看作一张图像的不同通道。

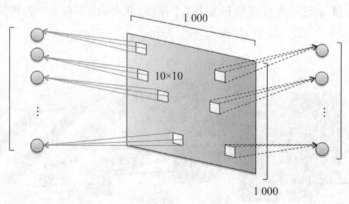

图 7-11 卷积神经网络的多卷积核

隐含层的参数个数和隐含层的神经元个数无关,由卷积核的大小和卷积核种类决定。隐含层的神经元个数由隐含层的不同特征图的神经元之和决定。每个特征图的神经元个数是由卷积核的大小和卷积核在图像中的滑动步长决定的。例如,图像是 1 000×1 000 像素,而卷积核大小是 10×10,假设卷积核没有重叠,也就是步长为 10,这样隐含层一个特征图的神经元个数就是 $(1\,000×1\,000)/(10×10)=100×100$ 个神经元。

(五) 池化

在通过卷积获得了特征之后,下一步希望利用这些特征去做分类。理论上可以用所有提取得到的特征去训练分类器,但这样做面临计算量的挑战。例如:对于一个 96×96 像素的图像,假设已经学习得到了 400 个定义在 8×8 输入上的特征,则每个样例会得到一个 $3\,168\,400$ 维的卷积特征向量。通常学习一个拥有超过 3×10^6 特征输入的分类器是困难的,并且容易出现过拟合。

为了解决这个问题,需要对不同位置的特征进行聚合统计,即池化。池化的功能是不断降低维数,以减少网络中的参数和计算次数,这缩短了训练时间并控制过度拟合。池化规模一般为 2×2,常用的池化方法有最大池化和均值池化。最大池化:取 4 个点的最大值,这是最常用的池化方法;均值池化:取 4 个点的均值。如图 7-12 所示,特征图 (4×4) 经过 2×2 最大池化,生成池化后的特征图 (2×2)。

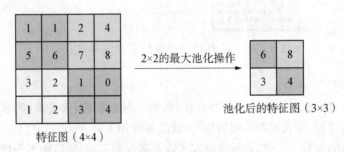

图 7-12   卷积神经网络的池化操作

(六) 卷积神经网络的实例

卷积神经网络被成功地应用到检测、分割、物体识别以及图像的各个领域,这里以基于卷积神经网络的手写数字识别系统 LeNet-5 为例。LeNet-5 共有 7 层,有 2 个卷积层和 2 个全连接层。每个卷积层包括卷积、非线性激励函数和池化 3 个步骤。LeNet-5 在 2 个卷积层上使用了不同数量的卷积核,第一层 6 个,第二层 16 个,如图 7-13 所示。

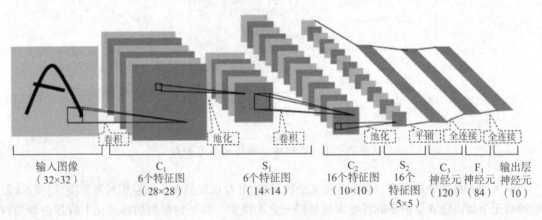

图 7-13   LeNet-5 卷积神经网络

图中的卷积网络工作流程如下,输入层由 32×32 像素节点组成,接收原始图像。然后,计算流程在卷积和池化之间交替进行,具体如下所述。

第一个隐含层 C_1 进行卷积,由 6 个特征图组成,每个特征图由 28×28 个神经元组成。卷积核大小为 $5 \times 5 \times 1 = 25$,有 1 个可加偏置,6 种卷积核得到 C_1 层的 6 个特征图。通过卷积运算,可以使原信号特征增强并降低噪声。特征图中的每个神经元与输入图像中的 5×5 的领域相连。C_1 层有 $(5 \times 5 \times 1 + 1) \times 6 = 156$ 个看训练参数,$(5 \times 5 \times 1 + 1) \times (28 \times 28) \times 6 = 122\ 304$ 个连接。

第二个隐含层 S_1 实现池化,同样由 6 个特征图组成,每个特征图由 14×14 个神经元组成。每个神经元具有一个 2×2 的接收域,包括 1 个可训练参数和 1 个可训练偏置,可训练参数和偏置控制神经元的操作点。C_1 层某个单元的 2×2 个输入相加,乘以 1 个可训练参数,再加上 1 个可训练偏置可得到 S_1 层。C_1 层每个单元的 2×2 感受野并不重叠,则 S_1 层中的每个特征图大小是 C_1 层的特征图大小的 1/4。S_1 层有 $(1 + 1) \times 6 = 12$ 个可训练参数和 $(2 \times 2 + 1) \times (14 \times 14) \times 6 = 5\ 880$ 个连接。

第三个隐含层 C_2 进行第二次卷积,由 16 个特征图组成,每个特征图由 10×10 个神经元组成。同样通过 5×5 的卷积核去卷积 S_1 层,然后得到特征图有 10×10 个神经元。C_2 层中的每个特征图并不都连接到 S_1 层中的所有特征图,通常将连接的数量保持在合理范围内而使不同的特征图有不同输入,从而抽取不同的特征。例如,C_2 层的前 6 个特征图以 S_1 层中 3 个相邻的特征图子集为输入,C_2 层中接下来 6 个特征图以 S_1 层中的 4 个相邻特征图子集为输入。C_2 层中再接下来的 3 个特征图以 S_1 层中不相邻的 4 个特征图子集为输入,C_2 层的最后 1 个特征图以 S_1 层所有特征图为输入。这样 C_2 层有 1 516 个可训练参数和 151 600 个连接。

第四个隐含层 S_2 进行第二次池化,由 16 个特征图组成,每个特征图由 5×5 个神经元组成。S_2 层中特征图的每个单元与 C_2 层相应特征图的 2×2 邻域相连接,同 C_1 层和 S_1 层之间的连接相似。S_2 层有 $(1 + 1) \times 16 = 32$ 个参数和 $(2 \times 2 + 1) \times (5 \times 5) \times 16 = 2\ 000$ 个连接。

第五个隐含层 C_3 是 S_2 层平铺成的全连接层,由 120 个神经元组成,每个神经元与 S_2 层的全部 16 个特征图的 5×5 邻域相连。由于 S_2 层的特征图大小为 5×5,同卷积核一样,则 C_3 层的特征图大小为 1×1;构成了 S_2 层和 C_3 层的全连接。C_3 层有 $(5 \times 5 \times 16 + 1) \times 120 = 48\ 120$ 个可训练连接。

第六个隐含层 F_1 是全连接层,F_1 层有 84 个单元,与 C_3 层全相连,有 121×84 个可训练参数。F_1 层计算输入向量和权重向量之间的点积,再加上 1 个偏置,然后将其传递给 Sigmoid 函数产生单元 i 的一个状态。

最后是输出层,由欧氏径向函数单元组成,共 10 类,10 个神经元分别代表这些类别。每个神经元有 84 个输入。

卷积网络在本质上是一种输入到输出的映射,能够学习大量的输入与输出之间的映射关系,而不需要任何输入和输出之间的精确的数学表达式,只要用已知的模式对卷积网络加以训练,网络就具有输入输出对之间的映射能力。卷积网络执行的是监督学习,所以其样本集是由输入向量和输出标签的向量对构成的。所有这些向量对,都应该是来源于网络即将模拟的系统的实际运行结果。在开始训练前,所有的权都应该用一些不同的小随机数进行初始化。

训练算法与传统的 BP 算法类似,包括向前传播阶段和向后传播阶段。①向前传播阶段:本集中取一个样本 (X, Y_p),将 X 输入网络。计算相应的实际输出 O_p。在此阶段,信息从输入层经过逐级的变换,传送到输出层。这个过程也是网络在完成训练后正常运行时执行的过程。在此过程中,网络执行的是计算(实际上就是输入与每层的权值矩阵相点乘,得到最后的输出结果)。②向后传播阶段:实际输出 O_p 与相应的理想输出 Y_p 的差。极小化误差的方法反向传播调整权矩阵。

卷积神经网络被广泛应用于各个领域,包括计算机视觉、语音识别、自然语言处理等。在计算机视觉中的应用包括：图像分类、对象追踪、姿态估计、视觉显著性检测、行为识别、场景标识等。

四、循环神经网络

循环神经网络（recurrent neural network）是一类以序列数据为输入，在序列的演进方向进行递归且所有节点（循环单元）按链式连接的递归神经网络。其中双向循环神经网络（bidirectional RNN）和长短期记忆网络（long short-term memory networks，LSTM）是常见的循环神经网络。循环神经网络具有记忆性、参数共享并且图灵完备，因此在对序列的非线性特征进行学习时具有一定优势。循环神经网络在自然语言处理，例如语音识别、语言建模、机器翻译等领域有应用，也被用于各类时间序列预报。引入了卷积神经网络构筑的循环神经网络可以处理包含序列输入的计算机视觉问题。

循环神经网络的主要用途是处理和预测序列数据。在传统的神经网络模型中，是从输入层到隐含层再到输出层，层与层之间是全连接的，每层之间的节点是无连接的。但是这种普通的神经网络对于很多问题却无能为力。例如，你要预测句子的下一个单词是什么，一般需要用到前面的单词，因为一个句子中前后单词并不是独立的。循环神经网络的来源就是为了刻画一个序列当前的输出与之前信息的关系。具体的表现形式为网络会对前面的信息进行记忆并应用于当前输出的计算中，即隐藏层之间的节点不再无连接而是有连接的，并且隐藏层的输入不仅包括输入层的输出还包括上一时刻隐藏层的输出。理论上，循环神经网络能够对任何长度的序列数据进行处理。但是在实践中，为了降低复杂性往往假设当前的状态只与前面的几个状态相关，图 7-14 最左边就是一个典型的循环神经网络。

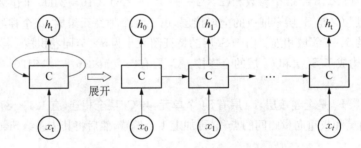

图 7-14 循环神经网络及其按时间展开后的结构

循环神经网络的主体结构 C 的输入除了来自输入层 x_t，还有一个循环的边来提供上一时刻的隐藏状态 h_{t-1}。在每一时刻，循环神经网络的模块 C 在读取了 x_t 和 h_{t-1} 之后会生成新的隐藏状态 h_t，并产生本时刻的输出 o_t。循环神经网络当前的状态 h_t 是根据上一时刻的状态 h_{t-1} 和当前的输入 x_t 共同决定的。在时刻 t，状态 h_t 浓缩了前面序列 $x_0，x_1，\cdots，x_{t-1}$ 的信息，用于作为输出 o_t 的参考。由于序列长度可以无限长，维度有限的 h 状态不可能将序列的全部信息都保存下来，因此模型必须学习只保留与后面任务 $o_t，o_{t+1}，\cdots$ 相关的最重要的信息。

循环神经网络对长度为 n 的序列展开后，可以视为一个有 n 个中间层的前馈神经网络。这个前馈神经网络没有循环链接，因此可以直接使用反向传播算法进行训练，而不需要任何特别的优化算法。这样的训练方法称为"沿时间反向传播"，是训练循环神经网络最常见的方法。对于一个序列数据，可以将这个序列上不同时刻的数据依次传入循环神经网络的输入层，而输出可以是对序列下一时刻的预测，也可以是对当前时刻信息的处理结果（如语音识别结果）。循环神经网络要求每个时刻都有一个输入,但是不一定每个时刻都需要有输出。

循环神经网络挖掘数据中的时序信息以及语义信息的深度表达能力,在语音识别、语言模型、机器翻译以及时序分析等方面实现了突破。

五、生成对抗网络

生成对抗网络(generative adversarial networks)是一种深度学习模型,是近年来复杂分布上无监督学习最具前景的方法之一。模型通过框架中两个模块(生成模型和判别模型)的互相博弈学习产生相当好的输出。

(一) 生成对抗网络的原理

机器学习的模型可大体分为两类:生成模型和判别模型。判别模型需要输入变量,通过某种模型来预测。生成模型是给定某种隐含信息,来随机产生观测数据。举个简单的例子,判别模型:给定一张图,判断这张图里的动物是猫还是狗;生成模型:给一系列猫的图片,生成一张新的猫咪图(不在数据集里)。对于判别模型,损失函数是容易定义的,因为输出的目标相对简单。但对于生成模型,损失函数的定义就不是那么容易。对于生成结果的期望,往往是不清晰,难以数学公理化定义的范式。所以不妨把生成模型的回馈部分交给判别模型处理。生成对抗网络就是生成模型和判别模型紧密联合在一起。

生成对抗网络的基本原理并不复杂,这里以生成图片为例进行说明。假设有两个网络,G(生成器)和D(判别器),G是一个生成图片的网络,接收一个随机的噪声z,通过这个噪声生成图片,记做$G(z)$。D是一个判别网络,判别一张图片是不是"真实的",输入参数是x,x代表一张图片,输出$D(x)$代表x为真实图片的概率,如果为1,就代表100%是真实的图片,而输出为0,就代表不可能是真实的图片。在训练过程中,生成网络G的目标就是尽量生成真实的图片去欺骗判别网络D。而D的目标就是尽量把G生成的图片和真实的图片分别开来。这样,G和D构成了一个动态的博弈过程。最后博弈的结果,在最理想的状态下,G可以生成足以"以假乱真"的图片$G(z)$。对于D来说,它难以判定G生成的图片究竟是不是真实的,因此$D(G(z))=0.5$。这样目的就达成了:得到了一个生成式的模型G,它可以用来生成图片。理论上证明该算法的收敛性,以及在模型收敛时,生成数据具有和真实数据相同的分布。

(二) 生成对抗网络的结构

生成对抗网络的结构如图7-15所示,生成器G的输入是一个来自常见概率分布的随机噪声矢量z,输出是计算机生成的数据。判别器D的输入图片x,x可能采样于真实数据,也可能采样于生成数据;判别器D的输出是一个标量,用来代表x是真实图片的概率,当判别器认为x是真实图片时,输出1,反之输出0。判别器D和生成器G不断优化,当判别器D无法正确区分数据来源时,可以认为生成器G得到了真实数据样本的分布。

与传统的模型相比,生成对抗网络的特点包括:生成对抗网络存在两个不同的网络,而不是单一的网络,并且训练方式采用的是对抗训练方式;生成对抗网络中G的梯度更新信息来自判别器D,而不是来自数据样本。

生成对抗网络最重要的优势是:①自动地学习原始真实样本集的数据分布:传统机器学习方法会定义一个什么模型让数据去学习,假设知道原始数据属于高斯分布,只是不知道高斯分布的参数,这个时候会定义高斯分布,然后利用数据去学习高斯分布的参数得到最终的模型。然而从随机噪声到人脸应该服从什么分布,并不知道。然而生成对抗网络机制却可以学习到,即生成对抗网络学习到了真实样本集的数据分布。②自动地定义潜在损失函数:判别网络可以自动学习到

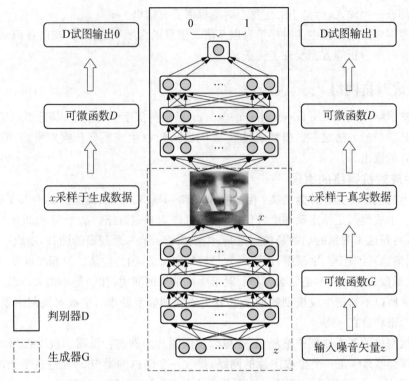

图 7-15 生成对抗网络结构示意图

一个好的判别方法,其实就是等效地理解为可以学习到好的损失函数,来比较好或者不好的判别出来结果。虽然大的损失函数还是人为定义的,基本上对于多数生成对抗网络也都这么定义就可以,但是判别网络潜在学习到的损失函数隐藏在网络之中,不同的问题这个函数就不一样,所以说可以自动学习这个潜在的损失函数。

六、图神经网络

在许多领域中,深度学习的成功部分归因于快速发展的计算资源(如 GPU)和大量训练数据的可用性,部分归因于深度学习从欧氏空间数据中提取潜在表示的有效性。尽管深度学习在欧氏空间中的数据方面取得了巨大的成功,但在许多实际的应用场景中的数据是从非欧氏空间生成的,同样需要进行有效的分析。例如,在电子商务中,一个基于图的学习系统能够利用用户和产品之间的交互来做出非常准确的推荐。图是一种结构化数据,由一系列的对象(节点)和关系类型(边)组成。作为一种非欧几里得形数据,图分析被应用到节点分类、链路预测和聚类等方向。

图数据的复杂性对现有的机器学习算法提出了重大挑战,这是因为图数据是不规则的。每个图都有一个大小可变的无序节点,图中的每个节点都有不同数量的相邻节点,导致一些重要的操作(例如卷积)在图像上很容易计算,但不再适合直接用于图域。此外,现有机器学习算法的一个核心假设是实例彼此独立。然而,对于图数据来说,情况并非如此,图中的每个实例(节点)通过一些复杂的链接信息与其他实例(邻居)相关,这些信息可用于捕获实例之间的相互依赖关系。

在深度学习的成功推动下,研究人员借鉴了卷积网络、循环网络和深度自动编码器的思想,定义和设计了用于处理图数据的神经网络结构,由此一个新的研究方向——图神经网络应运而生。

图神经网络是一种直接在图结构上运行的神经网络,它是连接主义与符号主义的有机结合,不仅使深度学习模型能够应用在图这种非欧几里得结构上,还为深度学习模型赋予了一定的因果推理能力。图神经网络划分为五大类别,分别是图卷积神经网络(graph convolution networks,GCN)、图生成网络、图注意力网络、图自编码器和图时空网络。

(一)图卷积神经网络

图卷积神经网络将卷积运算从传统数据(例如图像)推广到图数据。其核心思想是学习一个函数映射 $f(\cdot)$,通过该映射图中的节点 v_i 可以聚合它自己的特征 x_i 与它的邻居特征 $x_j(j \in N(x_i))$ 来生成节点 v_i 的新表示。图卷积神经网络是许多复杂图神经网络模型的基础,包括基于自动编码器的模型、生成模型和时空网络等。如图7-16直观地展示了图神经网络学习节点表示的步骤。

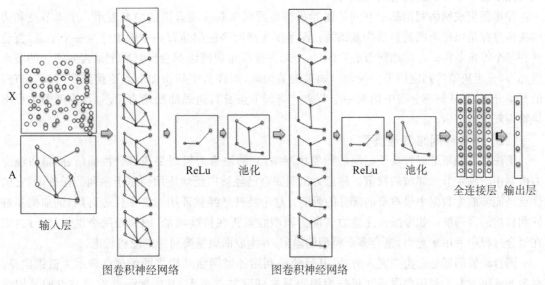

图 7 - 16 图卷积神经网络示意图

图卷积神经网络方法又可以分为两大类:基于频谱的图卷积神经网络和基于空间的图卷积神经网络。基于频谱的方法从图信号处理的角度引入滤波器来定义图卷积,其中图卷积操作被解释为从图信号中去除噪声。基于空间的方法将图卷积表示为从邻域聚合特征信息,当图卷积网络的算法在节点层次运行时,图池化模块可以与图卷积层交错,将图粗化为高级子结构。

一方面,基于频谱的模型假定一个固定的图,使它们很难在图中添加新的节点。另一方面,基于空间的模型在每个节点本地执行图卷积,可以轻松地在不同的位置和结构之间共享权重。在效率方面,基于频谱模型的计算成本随着图的大小而急剧增加,因为它们要么需要执行特征向量计算,要么同时处理整个图,这使得它们很难适用于大型图。基于空间的模型有潜力处理大型图,因为它们通过聚集相邻节点直接在图域中执行卷积。计算可以在一批节点中执行,而不是在整个图中执行。当相邻节点数量增加时,可以引入采样技术来提高效率。在灵活性方面,基于频谱的模型仅限于在无向图上工作,有向图上的拉普拉斯矩阵没有明确的定义,因此将基于频谱的模型应用于有向图的唯一方法是将有向图转换为无向图。基于空间的模型更灵活地处理多源输入,这些输入可以合并到聚合函数中。

221

（二）图生成网络

图生成网络的目标是在给定一组观察到的图的情况下生成新的图。图生成网络的许多方法都是特定于领域的。在自然语言处理中,生成语义图或知识图通常以给定的句子为条件。最近,一些工作将生成过程作为节点和边的交替形成因素,而另一些则采用生成对抗训练,这类方法使用图卷积神经网络作为构建基块。

基于图卷积神经网络的图生成网络主要有分子生成对抗神经网络和深度图生成网络。分子生成对抗神经网络将图卷积神经网络、改进的生成对抗神经网络和强化学习目标集成在一起,以生成具有所需属性的图。生成对抗神经网络由一个生成器和一个鉴别器组成,它们相互竞争以提高生成器的真实性。在分子生成对抗神经网络中,生成器试图提出一个伪图及其特征矩阵,而鉴别器的目标是区分伪样本和经验数据。此外,还引入了一个与鉴别器并行的奖励网络,以鼓励生成的图根据外部评价器具有某些属性。

深度图生成网络利用基于空间的图卷积神经网络来获得现有图的隐藏表示。生成节点和边的决策过程是以整个图的表示为基础的。深度图生成网络递归地在一个图中产生一个节点,直至达到某个停止条件。在添加新节点后的每一步,深度图生成网络都会反复决定是否向添加的节点添加边,直至决策的判定结果变为假。如果决策为真,则评估将新添加节点连接到所有现有节点的概率分布,并从概率分布中抽取一个节点。将新节点及其边添加到现有图形后,深度图生成网络将更新图的表示。

（三）图神经网络其他类型

图注意力网络是一种基于空间的图卷积网络,它的注意力机制是在聚合特征信息时,将注意力机制用于确定节点邻域的权重。注意力机制如今已经被广泛地应用到基于序列的任务中,它的优点是能够放大数据中最重要的部分的影响。这个特性已经被证明对许多任务有用,例如机器翻译和自然语言理解。如今融入注意力机制的模型数量正在持续增加,图神经网络也受益于此,它在聚合过程中使用注意力,整合多个模型的输出,并生成面向重要目标的随机行走。

图自动编码器是一类图嵌入方法,其目的是利用神经网络结构将图的顶点表示为低维向量。典型的解决方案是利用多层感知机作为编码器来获取节点嵌入,其中解码器重建节点的邻域统计信息,如一阶和二阶近似值。最近,研究人员已经探索了将图卷积神经网络作为编码器的用途,将图卷积神经网络与生成对抗网络结合起来,或将 LSTM 与生成对抗网络结合起来设计图自动编码器。图自动编码器的一个挑战是邻接矩阵的稀疏性,这使得解码器的正条目数远远小于负条目数。

图时空网络同时捕捉时空图的时空相关性。时空图具有全局图结构,每个节点的输入随时间变化。例如,在交通网络中,每个传感器作为一个节点连续记录某条道路的交通速度,其中交通网络的边由传感器对之间的距离决定。图时空网络的目标可以是预测未来的节点值或标签,或者预测时空图标签。

（四）图神经网络的应用

近几年,以深度学习为代表的人工智能技术给产业界带来了新的变革。该技术在视觉、语音、文本三大领域取得了极大的应用成果,都离不开深度学习技术对这三类数据定制化的模型设计工作。除了这三类数据,图数据是一种更加广泛的数据表示方式,通常没有任何一个场景中的数据彼此之间是孤立存在的,这些数据之间的关系都可以用图的形式进行表达。如何将图数据的学习与深度学习技术进行深度结合成为一个迫切且紧要的需求。在这样的背景之下,人们对图神经网络技术进行了大量深入的研究。图神经网络的应用场景不断延伸,覆盖了计算机视觉、自然语言处理、知识图谱、推荐、科研等场景。

1. **计算机视觉** 在视觉问题任务中,视觉模型的作用是提取给定图像中的语义区域,这些语义区域与问题一并当作图中的节点,送到一个图神经网络模型中进行推理学习,这种建模方式可以更加有效地在视觉问答中对问题进行自适应推理。在少样本或零样本学习中,由于这类场景下样本十分缺乏,如何充分挖掘样本之间的潜在关联信息(比如标签语义关联、潜层表达关系)就成了一个至关重要的考虑因素,引入图神经网络成了一个非常自然的动作。

3D视觉是计算机视觉的又一重要发展方向,世界是3D的,如何让计算机理解3D世界,具有极其重要的现实价值。3D视觉中,点云数据是一种十分常见的数据表示方法。点云数据通常由一组坐标点(x, y, z)表示,这种数据由于映射了现实世界中物体的特征,因此存在一种内在的表征物体语义的流行结构,这种结构的学习也是图神经网络所擅长的。目前在3D视觉中几何学习占主流,几何学习与图神经网络在一些场景如点云分割、点云识别等正在深度融合。

2. **自然语言处理** 图神经网络与自然语言处理的结合,关键点也在于图神经网络优秀的推理能力。图神经网络在一些场景如阅读理解、实体识别与关系抽取、依存句法分析中都有应用。以多跳阅读为例,多跳阅读是说在阅读理解的过程中,往往需要在多篇文档之间进行多级跳跃式的关联与推理,才能找到正确答案,相比较以前的单文档问答数据集,这是一个更具有开放性与挑战性的推理任务。

3. **知识图谱** 由于知识图谱本身就是一种图数据,因此知识图谱与图神经网络的组合自然就成了解决各类知识图谱问题的新手段。关系补全或预测问题是知识图谱的一大基础任务,通过关系的推理补全可以大大提升知识图谱的应用质量。用图神经网络对知识图谱进行建模,相比之前基于单独三元组关系的推理,基于图神经网络的方法可以更好地捕捉三元组领域复杂而隐含的模式信息,这种优势对完成关系补全任务具有十分重要的作用。实体对齐是知识图谱的另一类任务,给定多个知识图谱,需要首先确定各自图谱中的哪些实体描述的是同一个对象,完成这项工作才能正确地将它们合成一个大的知识图谱。基于图神经网络的实体对齐方案,在多个数据集上该方案均取得了最好的效果。

4. **推荐系统** 推荐是各大互联网公司十分重要的营收手段,因此一直以来备受工业界与学术界双重关注。近期,基于神经网络的推荐系统方法正在逐渐占据主要位置,而图神经网络的出现,又一次大大加速了这个技术趋势。以电商平台的推荐为例,推荐系统的核心数据在于用户-商品交互的二部图,而基于神经网络的多数方法将二部图中的实体映射到一个合适的向量空间中去,使得在图上距离越近的两个实体在向量空间中的距离也越近。图神经网络本身是一种深度模型,与推荐系统结合之后,多层图神经网络模型可以更好地捕捉用户与商品之间的高阶协同关系。多层图神经网络所带来的深度与高次序效益对推荐质量有有效提升作用。

除了推荐系统算法模型本身的研究,另一种思路在于如何使推荐系统有效融合进额外的信息,如用户端社交网络的信息、商品端商品知识图谱的信息。这类信息中通常也蕴含了极强的关系,因此可以非常自然地与用户-商品二部图合在一起构成一个更大的异构图。有了这样的图数据抽象之后,引进图神经网络进行推荐建模也就成了一种自然的选择。

广告点击率预测场景下的样本通常是由多领域的特征数据构成的,比如用户域、设备域、广告域等,如何建模这些数据域之间的特征交互,成为该任务的核心。最近基于神经网络的方法都是直接将各个域之间的特征拼接起来然后送到上层的网络模型中,以期得到这些域之间的高阶交互,这种简单的非结构化的拼接方式,会大大限制模型的学习能力。将各个域之间以图的形式连接起来,然后用图神经网络建模各个特征域之间高阶复杂的交互关系,相比之前的模型取得了最好效果。

5. 科研场景　如果把原子看作图中的节点、化学键看作边,那么分子就可以表征为一张图。这种以图来表示分子的方法,可以将图神经网络结合到很多实际的科研场景中,如蛋白质相互作用点预测、化学反应产物预测等,这些场景有利于将深度学习的快速拟合能力带入进药物研发、材料研发等行业中去,提升研发效率。

第三节　深度学习的医学应用

深度学习方法将在医学研究领域得到越来越广泛的应用。近年已有许多研究团队尝试将深度学习方法应用在医学数据分析处理中,为进一步的研究工作提供了重要的指引。深度学习的医学应用主要包括医学数据建模、医学图像处理、疾病诊断及中医体质等方面。

一、医学数据建模

深度学习也被应用于医学数据建模,相比疾病诊断,建立模型的问题更加困难但更有意义,其处理对象多为复杂结构或复杂过程,好的模型会有更加广泛的应用。例如疾病发生发展过程模型对相关疾病的分析、监测及预防等都有帮助。

深度学习模型对蛋白质结构预测模型的质量进行评估,其实验效果超越了该领域之前的最优结果。深度学习还广泛用于脑部问题建模,如大脑形态变化建模,该模型能自动捕捉脑部病变前兆,对脑部疾病的预测预防有重要意义。卷积神经网络结合多模态磁共振图像作为输入,对婴儿脑部发育图片中的灰质和白质自动切割,该模型还能根据图片信息区分婴儿大脑的发育阶段。

二、医学图像处理

医疗机构的医学图像产出量巨大,图像数据往往包含大量潜在信息,目前主要依靠人工判读分析,效率较低且能挖掘到的信息有限,无法充分利用数据资源。深度学习在图像处理领域的优异表现为医学图像的自动化处理提供了新方法。目前深度学习在医学图像中主要应用于临床图像分类、关键目标发现和图片自动分割等方面。

将深度模型用于图像中肿瘤细胞的自动发现,该模型的准确率相比传统方法有7%的提升,对癌症自动诊断有重要意义;使用定制深度模型从超声波数据中追踪左心室心内膜,在超声波数据的自动分析应用方面取得良好的结果。将卷积神经网络用于乳腺癌细胞图片中有丝分裂的自动寻找,该模型的准确率远远超过以往方法。

医学图像分割是医学图像处理的基础,对后续的病症定量分析、组织三维可视化及治疗方案的制定都十分重要。深度学习模型进行前列腺磁共振图像的自动分割,能够自动从磁共振图中分割出前列腺部分,该深度学习方法获得的抽象特征代替以往手工设计的特征,明显提升了图片分割准确率。在膝盖软骨组织三维成像方面,卷积神经网络处理膝盖软骨组织的三维图像,并对其自动分片,该模型的实验结果超过了直接使用图像三维特征的模型。卷积神经网络模型进行宫颈细胞图片的质核分离,达到91.34%的准确率。

心脏病专家级别的深度神经网络可以进行动态心电图心律失常检测和分类,研究人员开发了一个深度神经网络,使用单导联动态心电监护设备的53 549名患者的91 232个单导联心电图对12个节律类进行分类。深度神经网络的平均F1评分(0.837)是阳性预测值和敏感性的调和平均值,超过了心脏病学家平均值(0.780)。这些研究结果表明,端到端的深度学习方法可以对来自单导联心电图的各种不同的心律失常进行分类,其具有与心脏病学家类似的高诊断性能。

三、疾病诊断

疾病诊断是深度学习在医学上的主要应用之一,它基于患者的疾病相关数据,通过深度学习模型预测异常病变或发病风险,进行疾病的辅助诊断。自动化的疾病辅助诊断能更快地处理数据,能为医师提供参考,且其判断不易受到主观因素的干扰,在减轻医师工作负担的同时提升效率和诊断准确率,自动疾病诊断包括疾病诊断、疾病分类和疾病分级等方面。

应用深度学习算法对脑电波波形图建模,进行人类脑部异常检测,此方法比支持向量机拥有更快的速度,从而具有更好的实时性。应用深度学习算法进行基于子宫抹片检查的低级别鳞状上皮内病变诊断,能从抹片图像中自动提取特征进行疾病诊断,深度学习模型提取出的特征和原始特征共同用于分类模型,可使分类准确率达到100%。将卷积神经网络和递归神经网络结合,基于眼部检查图像对核性白内障进行严重程度分级,深度学习方法打破了该领域之前的纪录。深度学习可以应用于识别遗传疾病的面部表型,通过使用大量患者的面部图像训练了深度学习识别模型,可以高准确率识别罕见的遗传综合征。

四、中医体质

人类的体质现象作为重要命题而存在,但两千多年来尚未形成标准,也未推广应用。中医体质学创立于20世纪70年代,是在《黄帝内经》理论和王琦(中国工程院院士、国医大师)的体质分类与相关研究的基础上所形成的。中医体质是指人体生命过程中,在先天禀赋和后天获得的基础上所形成的形态结构、生理功能和心理状态方面综合的、相对稳定的固有特质,是人类在生长、发育过程中所形成的与自然、社会环境相适应的人体个性特征。表现为结构、功能、代谢以及对外界刺激反应等方面的个体差异性,对某些病因和疾病的易感性,以及疾病传变转归中的某种倾向性。它具有个体差异性、群类趋同性、相对稳定性和动态可变性等特点,其与健康和疾病发展密切相关;通过体质辨识可以对相关疾病进行预测,并可通过对偏颇体质的干预调整,实现未病先防。

王琦根据人体形态结构、生理功能、心理特点及反应状态,对人体体质进行了分类,制定出《中医体质量表》及《中医体质分类与判定》标准。按照定义、体质特征、成因进行体质类型表述。其特征表述以形体特征、常见表现、心理特征、发病倾向、对外界环境适应能力五个方面进行,将中医体质分为平和质、气虚质、阳虚质、阴虚质、痰湿质、湿热质、血瘀质、气郁质、特禀质9种基本类型。

一般情况下,应用于体质辨识的技术工具主要是《中医体质量表》和以此为依据开发的计算机软件,以问诊为主要手段。近期,对基于彩色图像面部特征和机器学习算法的中医体质分类进行了研究。结果表明仅基于彩色图像面部RGB色彩特征的中医体质分类方法整体正确率较低,鲁棒性较差;从各体质分类结果上看,痰湿、湿热、血瘀和平和体质的分类正确率相对较高;基于LBP纹理特征的中医体质分类正确率高于基于RGB像素特征的正确率,总准确率为36.72%,其中对平和体质的分类正确率较高(达到68.60%)。基于卷积神经网络的中医体质分类的进一步研究,利用卷积神经网络对图像的自动特征提取功能,中医体质辨识能力得到显著的提高,总准确率达到65.29%。

第四节 人工神经网络和深度学习的应用示例

一、基于人工神经网络的心脏自主神经病变的风险模型构建示例

由第六章内容所示,数据集将被随机分为训练集和测试集。在训练集中,应用人工神经网络方法进行心脏自主神经病变的风险模型构建;在测试集中,评估该模型的性能。模型的构建和评估的过程由 Python 实现,具体代码如下。

首先导入基于机器学习算法的风险模型构建需要的各类第三方库,包括 numpy, pandas, sklearn,见代码 7 - 1。

代码 7 - 1

```
In[1]   import numpy as np
        import pandas as pd
        import matplotlib.pyplot as plt
        from sklearn import datasets
        from sklearn.model_selection import train_test_split
        import sklearn.metrics as metrics
```

导入风险模型所需要的数据集 data/can_data1.xlsx,具体流程见代码 7 - 2 和代码 7 - 3。

代码 7 - 2

```
In[2]   def load_data(infile):
            dt1=pd.read_excel(infile)
            x_can=dt1.iloc[:,1:8]
            y_can=dt1.CAN
            x_train,x_test,y_train,y_test=train_test_split(x_can,y_can,test_size
        =0.2,random_state=0)
            return x_train,y_train,x_test,y_test
```

代码 7 - 3

```
In[3]   infile="./data/can_data1.xlsx"
        dts=load_data(infile)
```

函数 train_test_split() 将数据集按照 4:1 的比例随机分为训练集和测试集,用于风险模型构建的数据集包括 7 个特征(变量),具体见代码 7 - 4。

代码 7 - 4

```
In[4]   print(dts[0].shape,dts[1].shape,dts[2].shape,dts[3].shape)
Out[4]  (800,7) (800,) (200,7) (200,)
```

226

基于人工神经网络算法的风险模型构建,是应用 MLPClassifier 的相关函数将训练集构建人工神经网络分类模型。人工神经网络的隐含层为 2 层,神经节点分别设为 16 和 8,具体见代码 7 - 5;模型在测试集进行性能评估,见代码 7 - 6 和输出结果,准确率达 0.87。

代码 7 - 5

```
In[5]   from sklearn.neural_network import MLPClassifier
        def test_ann(dts):
            cls=MLPClassifier(alpha=1e-5,hidden_layer_sizes=(16,8),random_state
        =1)
            cls.fit(dts[0],dts[1])
            y_predict=cls.predict(dts[2])
            print("acc:",metrics.accuracy_score(y_predict,dts[3]))
```

代码 7 - 6

```
In[6]   test_ann(dts)
```

Out[6]   acc:0.87

基于人工神经网络算法构建的心脏自主神经病变的风险模型,其模型准确率为 0.87,表明在该数据集,应用 7 个特征构建的心脏自主病变的风险模型具有一定风险评估功能。

二、基于卷积神经网络的 MNIST 数据集手写数字识别

MNIST 手写数据集是机器学习领域中非常经典的一个数据集,由 60 000 个训练样本和 10 000 个测试样本组成,每个样本都是一张 28×28 像素(总共 784 个像素点)的灰度手写数字图片,图片类别一共有 10 个数字(0 到 9)或者说有 10 个类别作为预期的输出,如图 7 - 17 所示。

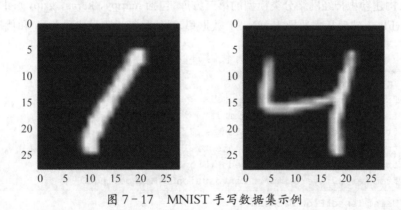

图 7 - 17 MNIST 手写数据集示例

数据集存储在文件夹. /data/MNIST_data,通常包括共 4 个文件:训练集、训练集标签、测试集、测试集标签,内容见表 7 - 1。

表 7 - 1 MNIST 手写数据集文件

文 件 名 称	内 容	大 小
train-images-idx3-ubyte. gz	55 000 张训练集,5 000 张验证集	9 681 KB
train-labels-idx1-ubyte. gz	训练集图片对应的标签	29 KB
t10k-images-idx3-ubyte. gz	10 000 张测试集	1 611 KB
t10k-labels-idx1-ubyte. gz	测试集图片对应的标签	5 KB

227

基于卷积神经网络的 MNIST 数据集手写数字识别的流程如图 7-18 所示。在 MNIST 训练集中,构建基于卷积神经网络的分类模型,然后在测试中评估分类模型的性能。

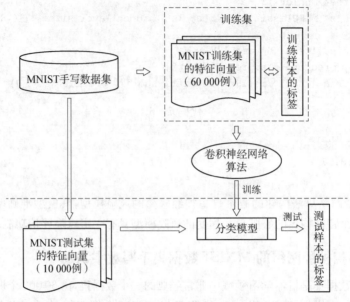

图 7-18　基于卷积神经网络的 MNIST 数据集手写数字识别的流程

首先导入构建卷积神经网络分类模型的第三方库,包括 numpy, keras, gzip, pickle, sys,后端是使用 TensorFlow;然后从本地导入 MNIST 数据集,具体执行过程见代码 7-7 和代码 7-8。

代码 7-7

```
In[1]    import numpy as np
         from keras.utils import np_utils
         from keras.datasets import mnist
         from matplotlib import pyplot as plt
         from keras.models import Sequential  # Keras model module
         from keras.layers import Dense,Dropout,Activation,Flatten
         from keras.layers import Convolution2D,MaxPooling2D
```

```
Out[1]   Using TensorFlow backend.
```

代码 7-8

```
In[2]    import gzip
         import pickle
         import sys

         f=gzip.open('./MNIST_data/mnist.pkl.gz','rb')
         if sys.version_info<(3,):
             data=pickle.load(f)
         else:
             data=pickle.load(f,encoding='bytes')
         f.close()
         (x_train,y_train),(x_validation,y_validation),(x_test,y_test)=data
```

MNIST 数据集分为训练集(60 000 例)和测试集(10 000 例),然后再将训练集分为实际训练集(50 000 例)和验证集(10 000 例),验证集主要是防止模型过拟合,具体见代码 7 - 9。

代码 7 - 9

```
In[3]   print(x_train.shape,y_train.shape,x_validation.shape,y_validation.shape,
        x_test.shape,y_test.shape)
```

```
Out[3]  (50000,784) (50000,) (10000,784) (10000,) (10000,784) (10000,)
```

因为 softmax 函数的取值在 0~1,网络最后一个节点的输出也是如此,所以经常要对样本的输出进行归一化处理。通常模型将编码后分类数据默认为连续型数值进行处理,也会影响模型效果;将输出变量进行 one-hot 编码,即使用 N 位状态寄存器来对 N 个状态进行编码,每个状态都有其独立的寄存器位,并且在任意时候,其中只有一位有效,比如上面的代码处理后 7 的独热编码为[0.,0.,0.,0.,0.,0.,0.,1.,0.,0.],具体见代码 7 - 10。

代码 7 - 10

```
In[4]   x_train=x_train.reshape(-1,28,28,1)
        x_test=x_test.reshape(-1,28,28,1)
        x_train=x_train.astype('float32')
        x_test=x_test.astype('float32')

        #归一化
        x_train/=255
        x_test/=255

        #one-hot 编码
        y_train=np_utils.to_categorical(y_train,10)
        y_test=np_utils.to_categorical(y_test,10)
```

建立卷积神经网络分类模型,该模型框架由 2 个(卷积层+池化层),1 个全连接层和 1 个输出层构成,具体见代码 7 - 11。

代码 7 - 11

```
In[5]   #建立 keras 的 Sequential 模型(线性堆积模型)
        model=Sequential()

        #建立卷积层 1
        #输入的数字影像是 28×28 大小,通道数为 1,卷积核大小为 5×5,执行第一次卷积运算产
        生 32 个特征图
        model.add(Convolution2D(32,(5,5),
                padding='same',
                activation='relu',
                input_shape=(28,28,1),
                ))   #output 28×28×32

        #建立池化层 1
```

229

```
＃输入 pool_size＝(2,2),执行第一次缩减取样,将 32 个 28×28 特征图转换为 32 个 14×
14 的特征图
model.add(MaxPooling2D(pool_size＝(2,2)))  ＃output 14×14×32

＃建立卷积层 2
＃输入的 14×14 特征图,卷积核大小为 5×5,执行第二次卷积运算转换为 64 个特征图,
model.add(Convolution2D(64,(5,5),padding＝'same',activation＝'relu'))

＃建立池化层 2
＃输入 pool_size＝(2,2),执行第二次缩减取样,将 64 个 14×14 特征图转换为 64 个 7×7
的特征图
model.add(MaxPooling2D(pool_size＝(2,2)))
＃给定 dropout 比例为 0.25,以避免 overfitting
model.add(Dropout(0.25))

＃平铺层,把多维输入进行一维化,将有 64 个 7×7 特征图,转换为 1 维的向量,长度是 64×7
×7 个 float 数字
model.add(Flatten())

＃包含 1024 个神经元的全连接层,激励函数为 ReLu,dropout 比例为 0.5
model.add(Dense(1024,activation＝'relu'))
model.add(Dropout(0.5))

＃包含 10 个神经元的输出层,激励函数为 Softmax
model.add(Dense(10,activation＝'softmax'))

＃输出模型的参数信息
model.summary()
```

Out[5]
```
Layer(type)                    Output Shape          Param#
=====================================================
conv2d_7(Conv2D)               (None,28,28,32)       832

max_pooling2d_7(MaxPooling2)   (None,14,14,32)       0

conv2d_8(Conv2D)               (None,14,14,64)       51264

max_pooling2d_8(MaxPooling2)   (None,7,7,64)         0

dropout_7(Dropout)             (None,7,7,64)         0

flatten_4(Flatten)             (None,3136)           0

dense_7(Dense)                 (None,1024)           3212288

dropout_8(Dropout)             (None,1024)           0

dense_8(Dense)                 (None,10)             10250
=====================================================
Total params:3,274,634
Trainable params:3,274,634
Non-trainable params:0
```

配置卷积神经网络分类模型的学习过程,并且训练模型,在测试集中进行性能评估,具体见代码 7-12,输出准确率为 0.969 4,见代码 7-13。

代码 7 - 12

In[6]
```
# model run
# 配置模型的学习过程
model.compile(loss='categorical_crossentropy',optimizer='adam',metrics
=['accuracy'])

# 训练模型
model.fit(x_train,y_train,batch_size=128,epochs=4,verbose=1,validation
_data=(x_test,y_test))

# 按 batch 计算在某些输入数据上模型的误差，用测试集评估模型准确度
score=model.evaluate(x_test,y_test,verbose=0)
```

Out[6]
```
Train on 50000 samples,validate on 10000 samples
Epoch 1/4
50000/50000[==============================]—78s
2ms/step-loss:0.9794-acc:0.6681-val_loss:0.9185-val_acc:0.9014
Epoch 2/4
50000/50000[==============================]—84s
2ms/step-loss:0.2820-acc:0.9115-val_loss:0.4557-val_acc:0.9522
Epoch 3/4
50000/50000[==============================]—84s
2ms/step-loss:0.1880-acc:0.9411-val_loss:0.3393-val_acc:0.9626
Epoch 4/4
50000/50000[==============================]—86s
2ms/step-loss:0.1486-acc:0.9533-val_loss:0.3008-val_acc:0.9694
```

代码 7 - 13

In[7]
```
print("accuracy:",score[1])
```

Out[7]
```
accuracy:0.9694
```

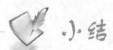

小结

人工神经网络是用大量简单处理单元经广泛连接而组成的人工网络，是对人类大脑或生物神经网络若干特征的抽象和模拟。人工神经网络知识表示是一种隐式的表示方法，将某一问题的若干知识通过学习表示在同一网络中，神经网络的学习就是改变网络的权值矩阵的过程。BP神经网络是一种按误差逆传播算法训练的多层前馈网络。学习过程由信号的正向传播与误差的反向传播两个过程组成。

深度学习是机器学习领域中一个新的研究方向，其动机在于建立、模拟人脑进行分析学习的神经网络，模仿人脑的机制来解释数据。卷积神经网络具有特征学习能力，能够按其阶层结构对输入信息进行平移不变分类。卷积神经网络的三大核心思想：局部感受野，权值共享和池化。卷积神经网络的结构主要由输入层、卷积层、池化层、全连接层、输出层构成，通过将这些层叠加和整合，就可以构建一个完整的卷积神经网络。

231

循环神经网络是一类以序列数据为输入，在序列的演进方向进行递归且所有节点按链式连接的递归神经网络。

生成对抗网络是一种深度学习模型，模型通过框架中两个模块（生成模型和判别模型）的互相博弈学习产生相当好的输出。图神经网络是一种直接在图结构上运行的神经网络。

深度学习的医学应用主要包括：医学数据建模、医学图像处理、疾病诊断和中医体质等。

习　题

1. 为什么说人工神经网络是一个非线性系统？
2. 简述 BP 神经网络学习算法。
3. 简述卷积神经网络的三大核心思想。
4. 简述卷积神经网络的结构。
5. 生成对抗网络的基本思想是什么？

第八章

推理方法

 导学

1. 掌握确定性推理的概念和基本思想；掌握不确定性推理的基本概念和分类。
2. 熟悉不确定性推理的方法，熟悉医学领域的推理方法。
3. 了解不确定性推理的各类推理方法。

推理是人类思维的重要内容，确定性推理是建立在经典逻辑基础上，运用确定性知识，从确定的事实或证据进行精确推理得到确定性结论的推理方法。但是现实世界中的事物以及事物之间的关系是极其复杂的。由于客观上存在的随机性、模糊性以及某些事物或现象暴露的不充分性，导致人类对其的认识通常是不精确、不完全的，具有一定程度的不确定性。这种认识上的不确定性反映到知识以及由观察所得到的证据上来，就分别形成了不确定性的知识及不确定性的证据。人类通常在信息不完善、不精确的情况下运用不确定性知识进行思维和求解问题，推出的结论也是不确定的。本章将首先介绍确定性推理，然后再着重介绍不确定性推理，主要包括可信度方法、模糊推理、粗糙集理论、证据理论。

第一节 推理的概念

推理是人类求解问题的主要思维方法。所谓推理，是人们根据已知事实，通过运用已掌握的知识，找出其中蕴含的事实，或归纳出新的事实的过程。其中，推理所用的事实可分为两种情况：一种是与求解问题有关的初始证据；另一种是推理过程中所得到的中间结论，这些中间结论可以作为进一步推理的已知事实或证据。

一、推理方式和分类

推理方法是多种多样的，按不同的维度可以有不同的推理方式。

（一）按照推理的逻辑基础

按照推理的逻辑基础分类可分为演绎推理、归纳推理和默认推理。

1. 演绎推理（deductive reasoning） 是从已知的一般性知识出发，推理出适合于某种个别情况的结论的过程，它是一种由一般到个别的推理方法。最常用的形式是三段论法，包括下列几项。大前提：已知的一般性知识或者假设。小前提：关于所研究的具体情况或个别事实的判断。结论：有大前提推论出适合小前提条件下的新的结论。例如：①所有的推理系统都是智能系统；②专家系统是推理系统；③所以专家系统是智能系统。

233

2. **归纳推理**（inductive reasoning） 是从大量特殊事例出发，归纳出一般性结论的推理过程，是一种由个别到一般的推理方法。其基本思想是：首先从已知事实中猜测出一个结论，然后对这个结论的正确性加以证明确认，数学归纳法就是归纳推理的一种典型例子。

从特殊事例考察范围看，归纳推理又可分为完全归纳推理、不完全归纳推理；从使用的方法看，则可分为枚举归纳推理、类比归纳推理。

3. **默认推理**（default reasoning） 又称缺省推理，是在知识不完全的情况下假设某些条件已经具备所进行的推理。也就是说，在进行推理时，如果对某些证据不能证明其不成立的情况下，先假设它是成立的，并将它作为推理的依据进行推理，但在推理过程中，当由于新知识的加入或由于所推出的中间结论与已有知识发生矛盾时，就说明前面的有关证据的假设是不正确的，这时就要撤销原来的假设以及由此假设所推出的所有结论，重新按新情况进行推理。

演绎推理与归纳推理的区别：演绎推理与归纳推理是两种完全不同的推理。演绎推理是在已知领域内的一般性知识的前提下，通过演绎求解一个具体问题或者证明一个结论的正确性。它所得出的结论实际上早已蕴含在一般性知识的前提中，演绎推理只不过是将已有事实揭露出来，因此它不能增殖新知识。

在归纳推理中，所推出的结论是没有包含在前提内容中的。这种由个别事物或现象推出一般性知识的过程，是增殖新知识的过程。例如，一位计算机维修员，当他刚开始从事这项工作时，只有书本知识，而无实际经验。但经过一段时间的工作实践后，他就会通过大量实例积累起来一些经验，这些经验就是由一个个实例归纳出来的一般性知识，采用的就是归纳推理方式。当有了这些一般性知识后，就可以运用这些知识去完成计算机的维修工作。而这种为某一台具体的计算机运用一般性知识进行维修的过程则是演绎推理。

（二）按推理时所用知识的确定性

按推理时所用知识的确定性来划分，推理可分为确定性推理和不确定性推理。所谓确定性推理，是指推理时使用确定的知识和证据，推出的结论也是确定的。自然演绎推理和归纳推理是经典的确定性推理，它们以数理逻辑的有关理论、方法和技术为理论基础，是机械的、可在计算机上实现的推理方法。所谓不确定性推理，是指推理使用不确定的知识或者证据，推出的结论也是不确定的。不确定性推理分为似然推理与近似推理或者模糊推理，似然推理是基于概率论的推理，近似推理是基于模糊逻辑的推理。

（三）按推理过程中推出的结论的单调性

按照推理过程中所推出的结论是否单调地增加，或者说按照推理过程所得到的结论是否越来越接近最终目标来分类，推理可分为单调推理与非单调推理。

单调推理是指在推理过程中随着推理向前推进及新知识的加入，推出的结论越来越接近最终目标。非单调推理是在推理过程中由于新知识的加入，不仅没有加强已推出的结论，反而要否定它，使推理退回到前面的某一步，然后重新开始。

（四）按推理过程中是否运用启发性知识

按照推理过程中是否应用与推理相关的启发性知识来划分，可分为启发式推理（heuristic inference）与非启发式推理。如果推理过程中使用了与推理有关的启发性知识，就是启发式推理，否则就是非启发式推理。

二、推理方向

推理的过程是问题求解的过程。问题求解的效率、质量不仅依赖采用的求解方法，还依赖求解问题的策略,就是推理的控制策略。推理的控制策略主要包括推理方向、搜索策略、冲突消解策略、求解策略和限制策略等。推理方向分为:正向推理、逆向推理、混合推理。

(一) 正向推理

正向推理是以已知事实为出发点的一种推理。正向推理的过程如下。

步骤1:将用户提供的已知事实作为查询条件。

步骤2:查询数据库中是否存在该问题的答案,如果有,结束求解,并成功退出;若没有,继续执行下一步。

步骤3:根据数据库中的已知事实,检索知识库,检查知识库中是否有适用的知识,如果有,执行步骤4;若没有,执行步骤6。

步骤4:把知识库中所有适用的知识都检索出来,构成知识集。

步骤5:如果知识集不为空,选用某种冲突消解策略从中选出一条知识进行推理,并将推理出来的新的事实加入数据库,然后转到步骤2,否则转向步骤6。

步骤6:询问用户是否有新的事实可以补充,若有,则将补充的新的事实加入数据库中,然后转向步骤3;否则表示求不出结果,失败退出。

(二) 逆向推理

逆向推理是以某个假定目标为出发点的一种推理。逆向推理的过程如下。

步骤1:提出要求证的目标或者假设。

步骤2:查询该目标是否存在已知的数据库中,如果存在,该目标或假设成立,退出推理。

步骤3:或者对下一个目标或假设进行验证;否则,跳转到下一步。

步骤4:判断该目标是否证据,若是,就与用户确认;不是转下一步。

步骤5:从知识库中检索目标相关的知识,形成知识集,然后转下一步。

步骤6:从知识集中选出一条知识,并将该知识作为条件推出新的假设目标,然后转步骤2。

(三) 混合推理

混合推理:正向推理具有盲目、效率低等缺点,推理过程中有可能出现许多无关的子目标。逆向推理中,若假设的目标不符合实际,会降低系统效率。为解决这些问题,结合正向和逆向推理,取长补短发挥各自方法优势,形成的方法称为双向混合推理。

三、冲突解决策略

在推理过程中,系统要不断地用数据库中的事实与知识库中的规则进行匹配,当有一个以上规则的条件部分和当前数据库相匹配时,就需要有一种策略来决定首先使用哪一条规则,这就是冲突解决策略。

冲突解决策略实际上就是确定规则的启用顺序。目前已有的多种冲突解决策略的基本思想都是对匹配的知识或规则进行排序,以决定匹配规则的优先级别,优先级高的规则将作为启用规则。常用排序方法有如下几种:按就近原则排序,按知识特殊性排序,按上下文限制排序,按知识的新鲜性排序,按知识的差异性排序,按领域问题的特点排序,按规则的次序排序,按前提条件的规模排序。

235

第二节　确定性推理

确定性推理又称精确推理。如果在推理中所用的知识都是精确的,即可以把知识表示成必然的因果关系,然后进行逻辑推理,推理的结论或者为真,或者为假,这种推理就称为确定性推理。就是由确定的知识和证据,推理出来的结论也是确定的。自然演绎推理和归结推理是经典的确定性推理,它们以数理逻辑的有关理论、方法和技术为理论基础,是机械化的、可在计算机上加以实现的推理方法。

一、自然演绎推理

(一)自然演绎推理的概念

自然演绎推理是指从一组已知为真的事实出发,直接运用命题逻辑或谓词逻辑中的推理规则推出结论的过程。其中基本的推理规则是三段论推理,它包括假言推理、拒取式推理、假言三段论等。

假言推理可用下列形式表示

$$P, P \rightarrow Q \Rightarrow Q$$

表示如果谓词公式 P 和 $P \rightarrow Q$ 都为真,则可推得 Q 为真结论。

拒取式推理的一般形式为

$$P \rightarrow Q, \neg Q \Rightarrow \neg P$$

表示如果谓词公式 $P \rightarrow Q$ 为真且 Q 为假,则可推得 P 为假的结论。

假言三段论的基本形式为

$$P \rightarrow Q, Q \rightarrow R \Rightarrow P \rightarrow R$$

表示如果谓词公式 $P \rightarrow Q$ 和 $Q \rightarrow R$ 均为真,则谓词公式 $P \rightarrow R$ 也为真。其中假言三段论是最基本的推论规则。

(二)利用演绎推理解决问题

在利用自然演绎推理方法求解问题时,一定要注意避免两种类型的错误:肯定后件的错误和否定前件的错误。

肯定后件的错误是指当 $P \rightarrow Q$ 为真时,希望通过肯定后件 Q 为真来推出前件 P 为真。这显然是错误的推理逻辑,因为当 $P \rightarrow Q$ 及 Q 为真时,前件 P 既可能为真,也可能为假。否定前件的错误是指当 $P \rightarrow Q$ 为真时,希望通过否定前件 P 来推出后件 Q 为假。这也是不允许的,因为当 $P \rightarrow Q$ 及 P 为假时,后件 Q 既可能为真,也可能为假。

自然演绎推理的优点是定理证明过程自然,易于理解,并且有丰富的推理规则可用。其主要缺点是容易产生知识爆炸,推理过程中得到的中间结论一般按指数规律递增,对于复杂问题的推理不利,甚至难以实现。

二、谓词公理化子句集方法

(一)范式

1. 前束形范式 一个谓词公式,如果它的所有量词均非否定地出现在公式的最前面,且它的辖域一直延伸到公式之末,同时公式中不出现连接词 $\rightarrow$ 及 $\leftrightarrow$,这种形式的公式称为前束形范式。例如,公式 $(\forall x)(\exists y)(\forall z)(P(x) \wedge F(y, z) \wedge Q(y, z))$ 就是一个前束形的公式。

2. Skolem 范式 从前束形范式中消去全部存在量词所得到的公式即为 Skolem 范式,或称 Skolem 标准型。例如,如果用 $f(x)$ 代替前束形范式中的 y,$g(x)$ 代替前束形范式中的 z,即得到

Skolem 范式

$$(\forall x)(P(x) \wedge F(f(x), g(x)) \wedge Q(f(x), g(x)))$$

Skolem 标准型的一般形式是 $(\forall x_1)(\forall x_2)\cdots(\forall x_n)M(x_1, x_2, \cdots, x_n)$，其中，$M(x_1, x_2, \cdots, x_n)$ 是一个合取范式，称为 Skolem 标准型的母式。

将谓词公式 G 化为 Skolem 标准型的步骤如下。

(1) 消去谓词公式 G 中的蕴涵($\rightarrow$)和双条件符号($\leftrightarrow$)，以 $\neg A \vee B$ 代替 $A \rightarrow B$，以 $(A \wedge B) \vee (\neg A \wedge \neg B)$ 替换 $A \leftrightarrow B$。

(2) 减少否定符号($\neg$)的辖域，使否定符号"$\neg$"最多只作用到一个谓词上。

(3) 重新命名变元名，使所有变元的名字均不同，并且自由变元及约束变元亦不同。

(4) 消去存在量词。这里分两种情况：一种情况是存在量词不出现在全称量词的辖域内，此时，只要用一个新的个体常量替换该存在量词约束的变元，就可以消去存在量词；另一种情况是存在量词位于一个或多个全称量词的辖域内，这时需要用一个 Skolem 函数替换存在量词而将其消去。

(5) 把全称量词全部移到公式的左边，并使每个量词的辖域包括这个量词后面公式的整个部分。

(6) 将公式化为合取范式：任何母式都可以写成由一些谓词公式和谓词公式否定的析取的有限集组成的合取。

需要指出的是，由于在化解过程中，消去存在量词时做了一些替换，一般情况下，G 的 Skolem 标准型与 G 并不等值。

(二) 子句与子句集

定义 8-1a：不含有任何连接词的谓词公式称为原子公式，简称原子，而原子或原子的否定统称文字。

定义 8-1b：子句就是由一些文字组成的析取式。

定义 8-1c：不包含任何文字的子句称为空子句，记为 NIL。

定义 8-1d：由子句构成的集合称为子句集。

例如，将谓词公式 $(\forall x)(((\forall y)P(x, y)) \rightarrow \neg(\forall y)(Q(x, y) \rightarrow R(x, y)))$ 化为子句集。

第一步，消去谓词公式 G 中的蕴涵($\rightarrow$)和双条件符号($\leftrightarrow$)，以 $\neg A \vee B$ 代替 $A \rightarrow B$，以 $(A \wedge B) \vee (\neg A \wedge \neg B)$ 替换 $A \leftrightarrow B$；则上述公式等价变换为

$$(\forall x)((\neg(\forall y)P(x, y)) \vee \neg(\forall y)(\neg Q(x, y) \vee R(x, y)))$$

第二步，利用谓词等价关系把 $\neg$ 移到紧靠谓词的位置上，减少否定符号的辖域。等价关系为

$$\neg(\neg P) \Leftrightarrow P$$
$$\neg(P \wedge Q) \Leftrightarrow \neg P \vee \neg Q$$
$$\neg(P \vee Q) \Leftrightarrow \neg P \wedge \neg Q$$
$$\neg(\forall x)P \Leftrightarrow (\exists y)\neg P$$
$$\neg(\exists y)P \Leftrightarrow (\forall x)\neg P$$

上式经等价变换后为

$$(\forall x)(((\exists y)\neg P(x, y)) \vee (\exists y)(Q(x, y) \wedge \neg R(x, y)))$$

第三步,变量标准化,重新命名变元,使不同量词约束的变元有不同的名字。上式经过变换后为

$$(\forall x)(((\exists y)\neg P(x, y)) \vee (\exists z)(Q(x, z) \wedge \neg R(x, z)))$$

第四步,消去存在量词,上式中的存在量词$(\exists y)$和$(\exists z)$都位于$(\forall x)$的辖域内,所以需要用 Skolem 函数替换。设替换 y 和 z 的 Skolem 函数分别是 $f(x)$ 和 $g(x)$,则替换后得到

$$(\forall x)((\neg P(x, f(x)) \vee (Q(x, g(x)) \wedge \neg R(x, g(x)))))$$

第五步,把全称量词全部移到公式的左边,在上式中,由于只有一个全称量词,而且已经在最左边,故不做任何变动。

第六步,利用等价关系将公式化为 Skolem 标准形。

$$P \vee (Q \wedge R) \Leftrightarrow (P \vee Q) \wedge (P \vee R)$$

上式可以化为

$$(\forall x)((\neg P(x, f(x)) \vee Q(x, g(x))) \wedge ((\neg P(x, f(x)) \vee \neg R(x, g(x)))))$$

第七步,消去全称量词,上式只有一个全称量词,可以直接消去,上式可以化为

$$(\neg P(x, f(x)) \vee Q(x, g(x))) \wedge ((\neg P(x, f(x)) \vee \neg R(x, g(x))))$$

第八步,对变元更名,使不同子句中的变元不同名,更名后上式化为

$$(\neg P(x, f(x)) \vee Q(x, g(x))) \wedge ((\neg P(y, f(y)) \vee \neg R(y, g(y))))$$

第九步,消去合取词,得到子句集

$$(\neg P(x, f(x)) \vee Q(x, g(x))), ((\neg P(y, f(y)) \vee \neg R(y, g(y))))$$

(三) 不可满足意义下的一致性

定理:设有谓词公式 G,而其相应的子句集为 S,则 G 是不可满足的充分必要条件是 S 是不可满足的。需要强调:公式 G 与其子句集 S 并不等值,只是在不可满足意义下等价。

(四) $P = P_1 \wedge P_2 \wedge \cdots \wedge P_n$ 的子句集

当 $P = P_1 \wedge P_2 \wedge \cdots \wedge P_n$ 时,若设 P 的子句集为 S_P,P_i 的子句集为 S_i,则一般情况下,S_P 并不等于 $S_1 \cup S_2 \cup S_3 \cup \cdots \cup S_n$,而是要比 $S_1 \cup S_2 \cup S_3 \cup \cdots \cup S_n$ 复杂得多。但是,在不可满足的意义下,子句集 S_P 与 $S_1 \cup S_2 \cup S_3 \cup \cdots \cup S_n$ 是一致的,即 S_P 不可满足 $\Leftrightarrow S_1 \cup S_2 \cup S_3 \cup \cdots \cup S_n$ 不可满足。

三、归结演绎推理

归结演绎推理本质上就是一种反证法,是在归结推理规则的基础上实现的。归结演绎推理是基于鲁滨孙(Robinson)归结原理的机器推理技术。鲁滨孙归结原理亦称为消解原理,是鲁滨孙于 1965 年在海伯伦(Herbrand)理论的基础上提出的一种基于逻辑的反证法。

(一) 海伯伦理论

要判定一个子句集为不可满足,就是要判定该子句集中的每一个子句都是不可满足的。而要判定一个子句是不可满足的,则需要判定该子句对任何非空个体域上的任意解释都是不可满足的。可见,判定子句集的不可满足性是一项非常困难的工作。如果能对一个具体的谓词公式找到

一个特殊的论域,使得该谓词公式只要在这个特殊的论域上为不可满足,就能保证它在任意论域上也都为不可满足,这将是十分有益的。针对这一情况,海伯伦构造了一个特殊的域,并且证明只要对这个特殊域上的一切解释进行判定,就可得知子句集是否为不可满足,这个特殊的域称为海伯伦域,简称 H 域。

H 域定义:设谓词公式 G 的子句集为 S,则按下述方法构造的个体变元域 H。称为公式 G 或子句集 S 的海伯伦域,简称 H 域。①令 H_0 是 S 中所出现的常量的集合。若 S 中没有常量出现,就任取一个常量 $a \in D$,规定 $H_0 = \{a\}$。②令 $H_{i+1} = H_i \bigcup \{S$ 中所有的形如 $f(t_1, \cdots, t_n)$ 的元素$\}$ 其中 $f(t_1, \cdots, t_n)$ 是出现于 G 中的任一函数符号,而 $t_1, \cdots, t_n$ 是 H_i 中的元素,$i = 0, 1, 2, \cdots, n$。

(二) 鲁滨孙归结原理

鲁滨孙归结原理又称消除原理,是鲁滨孙提出的一种证明子句集不可满足性,从而实现定理证明的一种方法。虽然海伯伦提出了证明子句集不可满足性的理论,但要直接用它去证明子句集的不可满足性却是不现实的,因为海伯伦理论的计算量会随着 H 域中元素的增加而按指数规律增长。为此,鲁滨孙于 1965 年在海伯伦理论的基础上提出了归结原理。鲁滨孙归结原理只需对子句集中的子句做逐次归结,就可证明子句集的不可满足性(如果子句集中各子句相互矛盾),这是对定理自动证明的一个重大突破,它是机器定理证明的基础。

鲁滨孙归结原理基本思想:由谓词逻辑化为子句集的方法可以知道,在子句集中子句之间是合取关系(与关系)。其中,只要有一个子句为不可满足,则整个子句集就是不可满足的。另外,前面已经指出空子句是不可满足的。因此,一个子句集中如果包含有空子句,则此子句集就一定是不可满足的。基本方法是:检查子句集 S 中是否包含空子句,如果包含,则 S 不可满足;如果不包含,就在子句集中选择合适的子句进行归结,一旦通过归结得到空子句,就说明子句集 S 是不可满足的。

鲁滨孙归结原理就是基于上述认识提出来的。其基本过程是:①首先把欲证明问题的结论否定,并加入子句集,得到一个扩充的子句集 S'。②然后设法检验子句集 S' 是否含有空子句,若含有空子句,则表明 S' 是不可满足的。③若不含有空子句,则继续使用归结法,在子句集中选择合适的子句进行归结。④直至导出空子句或不能继续归结。

鲁滨孙归结原理可分为命题逻辑归结原理和谓词逻辑归结原理。无论是命题逻辑的归结,还是谓词逻辑的归结,都要涉及互补文字的概念,因此在讨论这些归结方法之前需要先给出互补文字的定义。

命题逻辑中的归结原理:设 C_1 和 C_2 是子句集中的任意两个子句,如果 C_1 中的文字 L_1 与 C_2 中的文字 L_2 互补,那么 C_1 和 C_2 中分别消去 L_1 和 L_2,并将两个句子中余下的部分析取,构成一个新子句 C_{12},这一过程称为归结,C_{12} 称为 C_1 和 C_2 的归结式,C_1 和 C_2 称为 C_{12} 的亲本子句。

例如,在子句集中取两个子句 $C_1 = P$,$C_2 = \neg P$,则 C_1 和 C_2 是互补文字,通过归结可以得到归结式 $C_{12} = $ NIL,这里 NIL 代表空子句。再如,设 $C_1 = \neg P \vee Q \vee R$,$C_2 = \neg Q \vee S$,这里 $L_1 = Q$,$L_2 = \neg Q$,通过归结可以得到归结式 $C_{12} = \neg P \vee R \vee S$。

例如,设 $C_1 = \neg P \vee Q$,$C_2 = \neg Q \vee R$,$C_3 = P$。首先对 C_1 和 C_2 进行归结,得到 $C_{12} = \neg P \vee R$;然后再用 C_{12} 与 C_3 进行归结,得到 $C_{123} = R$。如果首先对 C_1 和 C_3 进行归结,然后再把其归结式与 C_2 进行归结,将得到相同的结果。

设 C_1 和 C_2 是子句集 S 中的两个子句,C_{12} 是它们的归结式,如果用 C_{12} 代替 C_1 和 C_2 后得到新子句集 S_1,则由 S_1 不可满足性可以推出原子句集 S 的不可满足性,即 S_1 的不可满足性 $\Rightarrow S$ 的不可满足性。

设 C_1 和 C_2 是子句集 S 中的两个子句，C_{12} 是它们的归结式，如果把 C_{12} 加入到原子句集 S 中，得到新子句集 S_2，则由 S_2 与 S 在不可满足性的意义上是等价的，即 S_2 的不可满足性 $\Rightarrow S$ 的不可满足性。

要证明子句集 S 的不可满足性，只要对其中可以进行归结的子句进行归结，并且把归结式加入子句集 S，或者用归结式替换它的亲本子句，然后对新子句集（S_1 或 S_2）证明不可满足性就可以了。由于空子句是不可满足的，如果经过归结能得到空子句，则可以得到原子句集 S 是不可满足的结论。

与命题逻辑中的归结原理相同，对于谓词逻辑，归结式是其亲本子句的逻辑结论。用归结式取代它在子句集 S 中的亲本子句所得到的新子句集仍然保持着原子句集 S 的不可满足性。对于一阶谓词逻辑，从不可满足的意义上说，归结原理也是完备的。即如果子句集是不满足的，则必须存在一个从该子句集到空子句的归结演绎；如果从子句集存在一个到空子句的演绎，则该子句集是不可满足的。

（三）归结反演

归结反演系统是用反演（反驳）或矛盾的证明法，使用归结推理规则建立的定理证明系统。这种证明系统是基于归结的反证法，故称归结反演系统。它不限于数学中的应用，其基本思想还可用在信息检索、常识性推理和自动程序设计等方面的问题。

归结原理给出了证明子句集不可满足性的方法，如果欲证明 Q 为 P_1，P_2，P_3，$\cdots$，P_n 的逻辑结论，则只要证明

$$(P_1 \wedge P_2 \wedge P_3 \wedge \cdots \wedge P_n) \wedge \neg Q$$

是不可满足的。在不可满足的意义上，谓词公式的不可满足性与其子句集的不可满足性是等价的。因此，可以用归结原理进行定理的自动证明。

归结方法的基本算法很简单，每次从子句集中选择两个可进行归结的子句，求它们的归结式，如果归结式为空，则算法结束，结论得证。如果归结式不为空，则将该归结式加入到子句集中，继续以上过程。

假设 F 为前提公式集，Q 为目标公式（结论），则用归结反演证明 Q 为真的步骤如下：①将已知前提表示为谓词公式集 F。②将待证明结论表示为谓词公式 Q，并否定 Q，得到 $\neg Q$。③把 $\neg Q$ 并入公式集 F，得到 $\{F, \neg Q\}$。④把谓词公式集 $\{F, \neg Q\}$ 化为子句集 S。⑤应用归集原理对子句集 S 中的子句进行归结，并把每次归结得到的归结式都并入 S 中。如此反复，如果出现空子句，就停止归结，证明 Q 为真。

例如，某单位招聘工作人员，A、B、C 三人应试，经过面试后单位表示如下想法。

a. 三个人中至少录取一个人；

b. 如果录取 A 而不录取 B，则一定录取 C；

c. 如果录取 B，则一定录取 C。

求证：单位一定录取 C。

证明：设谓词 $P(x)$ 表示录取 x，则单位的想法用谓词公式表示如下。

a. $P(A) \vee P(B) \vee P(C)$；

b. $P(A) \wedge \neg P(B) \rightarrow P(C)$；

c. $P(B) \rightarrow P(C)$。

240

把要求证的结论用谓词公式表示出来并否定,得:

d. $\neg P(C)$

将上述公式化成子句集:

a_0. $P(A) \vee P(B) \vee P(C)$

b_0. $\neg P(A) \vee P(B) \vee P(C)$

c_0. $\neg P(B) \vee P(C)$

d_0. $\neg P(C)$

应用归结原理进行归结:

e_0. $P(B) \vee P(C)$(由 a_0 与 b_0 归结而得)

f_0. $P(C)$(由 c_0 与 e_0 归结而得)

g_0. NIL(由 d_0 与 f_0 归结而得)

所以单位一定录取 C。

(四)应用归结原理求解问题

应用归结原理求解问题的步骤:①已知前提 F 用谓词公式表示,并化为子句集 S。②把待求解的问题 Q 用谓词公式表示,并否定 Q,再与 ANSWER 构成析取式($\neg Q \vee$ ANSWER),ANSWER 是一个为了求解问题而设的谓词,其变元必须与问题公式的变元完全一致。③把($\neg Q \vee$ ANSWER)化为子句集,并加入到子句集 S 中,得到子句集 S'。④对 S' 应用归结原理进行归结。⑤若得到归结式 ANSWER,则答案就在 ANSWER 中。

归结原理除了可以用来证明定理外,还可以用来获取问题的答案,其思想和证明定理类似。在利用自然演绎推理方法求解问题时,一定要注意避免两种类型的错误,即肯定后件的错误和否定前件的错误。肯定后件的错误是指当 $P \rightarrow Q$ 为真时,希望通过肯定后件 Q 为真来推出前件 P 为真。因为当 $P \rightarrow Q$ 及 Q 为真时,前件 P 既可能为真,也可能为假。否定前件的错误是指当 $P \rightarrow Q$ 为真时,希望通过否定前件 P 来推出后件 Q 为假。因为当 $P \rightarrow Q$ 及 P 为假时,后件 Q 既可能为真,也可能为假。

例如,已知信息,F_1:王先生(wang)是小李(li)的老师;F_2:小李(li)与小张(zhang)是同班同学;F_3:如果 x 与 y 是同班同学,则 x 的老师也是 y 的老师。求小张(zhang)的老师是谁?

解:定义谓词,$T(x, y)$:x 是 y 的老师;$C(x, y)$:x 与 y 是同班同学。将已经知道前提及待求解的问题表示成谓词公式,得:

F_1:$T(\text{wang, li})$;

F_2:$C(\text{li, zhang})$;

F_3:$(\forall x)(\forall y)(\forall z)(C(x, y) \wedge T(z, x) \rightarrow T(z, y))$

把待求解的问题表示成谓词公式,并把它否定后与谓词 ANSWER(x)析取,得

G:$\neg(\exists x)T(x, \text{zhang}) \vee \text{ANSWER}(x)$

将上述谓词公式化成子句集:

a. $T(\text{wang, li})$

b. $C(\text{li, zhang})$

c. $\neg C(x, y) \vee \neg T(z, x) \vee T(z, y)$

d. $\neg T(u, \text{zhang}) \vee \text{ANSWER}(u)$

应用归结原理进行归结:

e. $\neg C(\text{li}, y) \vee T(\text{wang}, y)$(由 a 与 c 归结而得)

241

f. ¬C(li, zhang) ∨ ANSWER(wang)（由 d 与 e 归结而得）

g. ANSWER(wang)（由 b 与 f 归结而得）

由 ANSWER(wang)得知小张的老师是王先生。

第三节　不确定性推理

不确定性推理又称不精确推理。在人类知识中有相当一部分属于人们的主观判断，是不精确的和含糊的，由这些知识归纳出来的推理规则往往是不确定的。基于这种不确定的推理规则进行推理，形成的结论也是不确定的，这种推理称为不确定性推理。从不确定性的初始化证据出发，通过运用不确定性的知识，最终推出具有一定程度的不确定性但合理的结论的思维过程。

现实世界中由于客观上存在的随机性、模糊性、粗糙性以及某些事物或现象暴露的不完全性，反映到知识以及由观察所得到的证据上来，就分别形成了不确定性的知识及不确定性的证据。这些不确定性造成了推理的复杂性和难度。对不确定性问题进行快速、有效的求解正是人类智能的有力体现，不确定性推理是人工智能研究的核心和难题。

在不确定性推理中，除了解决在确定性推理过程中所提到的推理方向、推理方法、控制策略等基本问题外，一般还需要解决不确定性的表示与度量、不确定性的匹配、不确定性的传递算法以及不确定性的合成等问题。将不确定性问题用确定的数学公式表示出来，是不确定性推理研究的基础。事实和知识是构成推理的两个基本要素，已知的事实称为证据，用以指出推理的出发点和推理过程中所使用的知识；知识是保证推理前进，并逐步达到目标的依据。

一、不确定性推理的基本问题

（一）不确定性知识的原因

不确定性知识的原因包括随机性知识、模糊性知识、经验性知识、不完全性知识。

1. 随机性知识　随机性是不确定性的一种重要表现形式，即已知一个事件发生后有多个可能性结果。虽然在该事件发生之前，无法确定具体哪个结果会出现，但是能预先知道每个结果发生的可能性，例如抛硬币。概率理论已经建立起了严密的数学体系，具有非常丰富的工具和方法来处理众多问题，其推理过程和结论相对比较客观和可靠。概率论是人工智能领域中解决不确定性问题最常用的理论和方法。

2. 模糊性知识　模糊性是另一种非常重要的不确定性表现形式。模糊性与概率性不同，概率性是指事件在发生之前，其结果是不确定的，但是事件已经发生，则结果是明确的。模糊性是指即便事件已经发生，但是事物（结论）本身也无法进行精确的刻画，即无法用二值逻辑进行判断，例如头疼程度。

3. 经验性知识　经验性知识是指人类通过对客观事实进行大量重复的观察和统计之后，运用归纳推理获得的一些知识。经验性知识在没有经过严密的理论分析论证和运用演绎推理进行预言验证之前，都不能保证其推理结果的绝对正确性。因此，经验性知识都带有一定的可信度；其结论可能正确也可能不正确，更多可能是部分正确。

4. 不完全性知识　对某事物还不完全了解，或者认识不够完整和深入的时候，就会产生很多不完全的知识。这些知识通常是部分正确；或者结论的覆盖范围很大，不能精确地限定两个事物间的联系。

（二）不确定性表示

不确定性推理的不确定性分为不确定性知识和不确定性证据,都要求有相应的表示方式和量度标准。一般知识的不确定性是由领域专家给出或者通过实验统计的方法得到,通常是数值,表示相应知识的不确定性程度,称为知识的静态强度或者知识的可信度。静态强度可以是相应知识在应用中成功的概率,也可以是该条知识的可信程度,被支持的程度或者其他。其值的大小和范围因其意义与使用方法不同而各异。今后在讨论各种不确定性推理模型时,将会具体地给出静态强度表示方法及其含义。

证据就是已知事实。在推理中有两种不同来源的证据:用户在求解问题时提供的初始证据和在推理过程中用前面推出的结论作为当前推理时的证据。通常,证据不确定性的表示方法应该与知识不确定性的表示方法保持一致,以便在推理过程中对不确定性进行统一处理。证据的不确定性通常也是一个数值表示,代表相应事实的不确定性程度,称为动态程度。在同一个知识系统中,对于不同知识和不同证据,一般要采用相同的不确定性度量方法。对于不确定性度量要事先规定其取值范围,使每个数据都有明确的意义。

（三）不确定性匹配算法

只有匹配成功的知识和证据才可能被应用到推理过程中。在确定性推理中,经过代换之后的字符串如果相同,则就是匹配成功。在不确定性推理中一般采用不确定性匹配算法,该算法需要设计用来计算匹配双方相似的程度,然后另外指定一个相似的限度,用来衡量匹配双方相似的程度是否落在指定的限度内。在推理过程中,证据和知识相似的程度称为匹配度。确定主观匹配度(相似程度)的算法称不确定性算法,用来指出相似限度的值称为阈值。不确定匹配算法通常与具体应用相关,后面将结合具体的推理方法介绍相关不确定性匹配算法。

（四）组合证据的不确定性

在推理过程中,当知识前件有多个子条件,就会有多个证据与之相对应。对于不确定性推理,每个证据都有自己的不确定性。有时候需要把所有相关证据综合在一起作为一个整体考虑,这就需要把多个证据各自的不确定性综合为一个总的不确定性,这就称为组合证据的不确定性。关于组合证据不确定性的计算已经提出了多种方法,如最大最小方法、概率方法、有界方法等。每种方法都有相应的适应范围和使用条件,如概率方法只能在事件之间完全独立时使用。

（五）不确定性的传递算法

不确定性推理的根本目的是根据用户提供的初始证据,通过用不确定性知识,最终推出不确定性的结论,并推算出结论的不确定性程度。要达到这个目的,还需要解决推理过程中不确定性的传递问题,首先是在每一步推理中,如何把证据即知识的不确定性传递给结论,然后是在多步推理中,如何把初始证据的不确定性传递给最终结论。对于第一个问题所采用的处理方法各不相同,对于第二个问题即把当前推出的结论及其不确定性作为新证据放入综合数据库中,供后续的推理使用。

（六）结论不确定性的合成

推理中经常会出现这种情况,用不同知识进行推理得到了相同的结论,但不确定性程度却不相同。经过不同的推理时,得到了相同的推理结论,但是结论的不确定性却不相同。一般系统在给出最终推理结论时,都是给出一个不确定性度量值。所以这时系统就需要将相同结论的多个不确定性进行综合,即对结论不确定性进行合成。结论不确定性合成的方法也有很多,一些合成方法的思路与组合证据的不确定性算法的思路完全类似。

243

（七）不确定性推理方法的分类

不确定性推理方法的研究目前主要有两个方向：一是模型方法，与策略方法无关；二是控制方法，没有统一的模型，依赖控制策略。模型方法是对确定性推理框架的一种扩展。模型方法是把不确定性证据和不确定性知识分别与某种度量标准对应起来，并且给出了更新结论不确定性的算法，从而构成了相应的不确定性推理的模型。通常，模型方法与控制处理无关，即无论使用何种控制策略，推理的结果都是一致的。模型方法有数值方法和非数值方法。数值方法可以分概率方法和模糊理论方法的模糊推理。纯概率法不足以描述不确定性，所以发展了新的理论和方法，从而出现了证据理论（也称 dempster-shafter，D-S 方法）、可信度方法（C-F 法）。控制方法主要在控制策略一级来处理不确定性，其特点是通过识别领域中引起不确定性的某些特征及相应的控制策略来限制或者减少不确定性相同产生的影响。这类方法没有处理不确定性的统一模型，其效果极大地依赖于控制策略，目前常用的控制方法有启发式搜索等。

二、可信度方法

可信度是根据以往经验判断一个事物或者现象是否为真的相信程度。可信度带有较大的主观性和经验性。可信度方法是一个集合，其中 C-F 模型是基本方法，然后通过加入其他一些可行的因子发展出其他可信度方法。

（一）C-F 模型

C-F 模型是在确定性理论的基础上，结合概率论和模糊集合论等方法提出的一种基本的不确定性推理方法。C-F 模型中知识和证据的不确定性都是用可信度因子来表示的。组合证据的不确定性使用极大极小法来计算。下面讨论其知识表示和推理问题。

1. 知识不确定性的表示　在 C-F 模型中，知识是用产生式规则表示的，其一般形式为

$$\text{IF } E \text{ THEN } H \text{ (CF}(H, E))$$

其中，E 是知识的前提条件；H 是知识的结论；$\text{CF}(H, E)$ 是该知识的可信度，也称可信度因子或规则强度。简单说明如下：前提条件可以是一个简单条件，也可以是由合取和析取构成的复合条件。例如

$$E = (E_1 \text{ OR } E_2) \text{ AND } E_3 \text{ AND } E_4$$

就是一个复合条件。

结论可以是一个单一的结论，也可以是多个结论。可信度 CF（certainty factor）又称可信度因子或规则强度，实际上是知识的静态强度。$\text{CF}(H, E)$ 的取值范围是 $[-1, 1]$，其值表示当前提条件 E 所对应的证据为真时，该前提条件对结论 H 为真的支持程度。$\text{CF}(H, E)$ 的值越大，对结论 H 为真的支持程度就越大。例如

$$\text{IF 发热 AND 打喷嚏 THEN 感冒}(0.7)$$

表示当某人确实有"发热"及"打喷嚏"症状时，则有 70% 的概率患者得了感冒。可见 $\text{CF}(H, E)$ 反映的是前提条件与结论之间的联系强度，即相应知识的知识强度。

2. 可信度的定义　在 C-F 模型中，把 $\text{CF}(H, E)$ 定义为

$$\text{CF}(H, E) = \text{MB}(H, E) - \text{MD}(H, E)$$

其中，MB（measure belief）称为信任增长度，它表示因与前提条件 E 匹配的证据的出现，使结论 H

为真的信任增长度。MD(measure disbelief)称为不信任增长度,表示因与前提条件 E 匹配的证据的出现,对结论 H 的不信任增长度。

在以上两个式子中,$P(H)$ 表示 H 的先验概率;$P(H|E)$ 表示在前提条件 E 所对应的证据出现的情况下,结论 H 的条件概率。由 MB 与 MD 的定义可以看出:当 $\mathrm{MB}(H, E) > 0$ 时,有 $P(H|E) > P(H)$,这说明 E 所对应的证据的出现增加了 H 的信任程度。

$$\mathrm{MB}(H, E) = \begin{cases} 1, & P(H) = 1 \\ \dfrac{\max\{P(H|E), P(H)\} - P(H)}{1 - P(H)}, & P(H) \neq 1 \end{cases}$$

当 $\mathrm{MD}(H, E) > 0$ 时,有 $P(H|E) < P(H)$,这说明由于 E 所对应的证据的出现增加了 H 的不信任程度。

$$\mathrm{MD}(H, E) = \begin{cases} 1, & P(H) = 0 \\ \dfrac{\min\{P(H|E), P(H)\} - P(H)}{-P(H)}, & P(H) \neq 0 \end{cases}$$

在实际应用中,可信度 $\mathrm{CF}(H, E)$ 的值由领域专家直接给出。其原则是:如果由于相应证据的出现会增加结论 H 为真的可信度,则使 $\mathrm{CF}(H, E) > 0$;反之,使 $\mathrm{CF}(H, E) < 0$。证据的出现越是支持 H 为真,$\mathrm{CF}(H, E)$ 的值就越大。

3. 证据不确定性的表示 在 C-F 模型中,证据的不确定性也是用可信度因子来表示的,其取值范围同样是 $[-1, 1]$。证据可信度的来源有两种:如果是初始证据,其可信度是由提供证据的用户给出的;如果是先前推出的中间结论又作为当前推理的证据,则其可信度是原来在推出该结论时由不确定性的更新算法计算得到的。

对初始证据 E,若对其所有观察都能肯定它为真,则使 $\mathrm{CF}(E) = 1$;若它以某种程度为真,则使 CF 取区间 $(0, 1)$ 中的某一个值,即 $0 < \mathrm{CF}(E) < 1$;若肯定它为假,则使 $\mathrm{CF}(E) = -1$;若它以某种程度为假,则使 CF 取区间 $(-1, 0)$ 中的某一个值,即 $-1 < \mathrm{CF}(E) < 0$;若对其所有观察都与它无关,则使 $\mathrm{CF}(E) = 0$。

可见,$\mathrm{CF}(E)$ 所描述的是证据的动态强度。尽管它和知识的静态强度在表示方法上类似,但两者的含义却完全不同。知识的静态强度 $\mathrm{CF}(H, E)$ 表示的是知识的强度(在规则库相对稳定),即当 E 所对应的证据为真时对 H 的影响程度。而动态强度 $\mathrm{CF}(E)$ 表示的是证据 E 当前的不确定性程度。

4. 组合证据不确定性的计算 对证据的组合形式可分为"合取"与"析取"两种基本情况。当组合证据是多个单一证据的合取时,即

$$E = E_1 \text{ AND } E_2 \text{ AND } \cdots \text{ AND } E_n$$

若已知 $\mathrm{CF}(E_1)$,$\mathrm{CF}(E_2)$,$\cdots$,$\mathrm{CF}(E_n)$,则

$$\mathrm{CF}(E) = \min\{\mathrm{CF}(E_1), \mathrm{CF}(E_2), \cdots, \mathrm{CF}(E_n)\}$$

当组合证据是多个单一证据的析取时,即

$$E = E_1 \text{ OR } E_2 \text{ OR } \cdots \text{ OR } E_n$$

若已知 $\mathrm{CF}(E_1)$,$\cdots$,$\mathrm{CF}(E_n)$,则

$$\mathrm{CF}(E) = \max\{\mathrm{CF}(E_1), \mathrm{CF}(E_2), \cdots, \mathrm{CF}(E_n)\}$$

5. 不确定性的传递算法 C-F模型中的不确定性推理实际上是从不确定的初始证据出发,不断运用相关的不确定性知识,逐步推出最终结论和该结论可信度的过程。而每一次运用不确定知识,都需要由证据的不确定性和知识的不确定性去计算结论的不确定性。其计算公式如下

$$CF(H) = CF(H, E) \times \max\{0, CF(E)\}$$

由上式可以看出,若$CF(E) < 0$,且相应证据以某种程度为假,则

$$CF(H) = 0$$

这说明在该模型中没有考虑证据为假时对结论H所产生的影响。

另外,当证据为真时,即$CF(E) = 1$,由上式可推出

$$CF(H) = CF(H, E)$$

这说明,知识中的规则强度$CF(H, E)$实际上就是在前提条件对应的证据为真时结论H的可信度。

6. 结论不确定的合成算法 如果可由多条知识推出一个相同结论,并且这些知识的前提相互独立,结论的可信度又不相同,则可用不确定性的合成算法求出该结论的综合可信度。对于多条知识的综合可以通过两两合成逐一实现,设有如下知识

$$IF\ E_1\ THEN\ H\ (CF(H, E_1))$$
$$IF\ E_2\ THEN\ H\ (CF(H, E_2))$$

则结论H的综合可信度可以分为如下过程计算。

(1) 分别对每一条知识求出$CF(H)$。

$$CF_1(H) = CF(H, E_1) \times \max\{0, CF(E_1)\}$$
$$CF_2(H) = CF(H, E_2) \times \max\{0, CF(E_2)\}$$

(2) 用下述公式求出E_1和E_2对H的综合影响所形成的可信度$CF_{12}(H)$。
若$CF_1(H) > 0$且$CF_2(H) > 0$,则

$$CF_{12}(H) = CF_1(H) + CF_2(H) - CF_1(H) \times CF_2(H)$$

若$CF_1(H) < 0$且$CF_2(H) < 0$,则

$$CF_{12}(H) = CF_1(H) + CF_2(H) + CF_1(H) \times CF_2(H)$$

若$CF_1(H)$与$CF_2(H)$异号,则

$$CF_{12}(H) = \frac{CF_1(H) + CF_2(H)}{1 - \min\{|CF_1(H)|, |CF_2(H)|\}}$$

例如,设有一组知识,包括规则$R_1 \sim R_5$。

R_1: IF E_1 THEN $H(0.8)$

R_2: IF E_2 THEN $H(0.6)$

R_3: IF E_3 THEN $H(-0.5)$

R_4: IF E_4 AND (E_5 OR E_6) THEN $E_1(0.7)$

R_5: IF E_7 AND E_8 THEN $E_3(0.9)$

已知$CF(E_2) = 0.8$, $CF(E_4) = 0.5$, $CF(E_5) = 0.6$, $CF(E_6) = 0.7$, $CF(E_7) = 0.6$, $CF(E_8) =$

0.9,求综合可信度 CF(H)。

解：

由条件可知：CF(R_1)=0.8，CF(R_2)=0.6，CF(R_3)=-0.5，CF(R_4)=0.7，CF(R_5)=0.9。

对每一条规则求 CF(H)，由 R_4 得到

$$CF(E_1) = CF(R_4) \times \max\{0, CF(E_{R_4})\}$$
$$= 0.7 \times \max\{0, CF(E_4 \text{ AND } (E_5 \text{ OR } E_6))\}$$
$$= 0.7 \times \max\{0, \min\{(CF(E_4), CF(E_5 \text{ OR } E_6))\}\}$$
$$= 0.7 \times \max\{0, \min\{CF(E_4), \max\{CF(E_5), CF(E_6)\}\}\}$$
$$= 0.7 \times \max\{0, \min\{0.5, \max\{0.6, 0.7\}\}\}$$
$$= 0.7 \times \max\{0, 0.5\}$$
$$= 0.7 \times 0.5 = 0.35$$

由 R_5 得到 CF(E_3)=CF(R_5)×max$\{0, CF(E_{R_5})\}$=0.9×max$\{0, CF(E_7 \text{ AND } E_8)\}$=0.54

由 R_1 得到 CF$_1$(H)=CF(R_1)×max$\{0, CF(E_1)\}$=0.8×max$\{0, 0.35\}$=0.28

由 R_2 得到 CF$_2$(H)=CF(R_2)×max$\{0, CF(E_2)\}$=0.6×max$\{0, 0.8\}$=0.48

由 R_3 得到 CF$_3$(H)=CF(R_3)×max$\{0, CF(E_3)\}$=-0.5×max$\{0, 0.54\}$=-0.27

（3）根据结论不确定性的合成算法得到

$$CF_{12}(H) = CF_1(H) + CF_2(H) - CF_1(H) \times CF_2(H) = 0.28 + 0.48 - 0.28 \times 0.48 = 0.63$$

$$CF_{123}(H) = \frac{CF_{12}(H) + CF_3(H)}{1 - \min\{|CF_{12}(H)|, |CF_3(H)|\}} = (0.63 - 0.27)/(1 - \min\{0.63, 0.27\})$$
$$= 0.36/0.73 = 0.49$$

即综合可信度为 CF(H)=0.49。

（二）带阈值限度的可信度模型

阈值的引入是为了考虑知识并不是总能被触发的，其前提证据的可信度必须达到一定的限度才行，这个限度就是阈值。此模型中可信度因子的取值范围，结论的合成算法和基本 C-F 模型中的有所不同。

1. **知识的不确定性**　知识的表达式如下

$$\text{IF } E \text{ THEN } H \quad (CF(H, E, \lambda))$$

其中，E 表示知识的前提条件；H 为目标结论，与 C-F 模型相同。CF(H, E)是知识可信度因子，即规则强度。CF(H, E)的取值范围是 $0 < CF(H, E) \leqslant 1$，值越大可信度越高。λ 是阈值，它是知识适用性的一个限度。只有前提条件 E 的可信度 CF(E)达到或者超过这个限度 CF(E)$\geqslant \lambda$，相应的知识才会被使用。λ 取值范围是 $0 < \lambda \leqslant 1$。

2. **证据的不确定性**　证据 E 的可信度表示为 CF(E)，取值范围是[0, 1]，CF(E)值越大表示可信度越高。

3. **组合证据的不确定性**　对于组合证据，采用最大、最小法来处理。当组合证据是多个单一证据的合取时，即

$$E = E_1 \text{ AND } E_2 \text{ AND } \cdots \text{ AND } E_n$$

如果已知各个单一证据的可信度 $CF(E_1)$，$CF(E_2)$，…，$CF(E_n)$，则取其最小者作为组合证据的不确定性，即

$$CF(E) = \min\{CF(E_1), CF(E_2), \cdots, CF(E_n)\}$$

当组合证据是多个单一证据的析取时，即

$$E = E_1 \text{ OR } E_2 \text{ OR } \cdots \text{ OR } E_n$$

如果已知各个单一证据的可信度 $CF(E_1)$，$CF(E_2)$，…，$CF(E_n)$，则取其最大者作为组合证据的不确定性，即

$$CF(E) = \max\{CF(E_1), CF(E_2), \cdots, CF(E_n)\}$$

4. 不确定性的传递算法　在带阈值的可信度模型中进行推理时，先要查看证据的可信度，只有可信度不小于阈值时，相应的知识才可进行推理，传递不确定性。当 $CF(E) \geqslant \lambda$，结论 H 可信度可以用下列公式计算

$$CF(H) = CF(H, E) \times CF(E)$$

其中，算符"×"一般采用实数"乘法"运算，也可以采用"取极小"或其他运算，可以根据实际情况确定。但是，在同一推理系统中，不确定性传递的算法应该是一致的。

5. 结论不确定性的合成算法　如果多条规则有相同的结论，即

$$\text{IF } E_1 \text{ THEN } H (CF(H, E), \lambda_1)$$
$$\text{IF } E_2 \text{ THEN } H (CF(H, E), \lambda_2)$$
$$\vdots$$
$$\text{IF } E_n \text{ THEN } H (CF(H, E), \lambda_n)$$

如果 n 条规则都满足 $CF(E_i) \geqslant \lambda_i (i=1, 2, \cdots, n)$，规则都被启用，每条知识对应的可信度为 $CF_i(H)(i=1, 2, \cdots, n)$，$CF_i(H) = CF(H, E) \times CF(E_i)$；然后可以根据下列方法计算结论的综合可信度 $CF(H)$。

(1) 极大值法：

$$CF(H) = \max\{CF_1(H), CF_2(H), \cdots, CF_n(H)\}$$

(2) 加权求和法：

$$CF(H) = \frac{1}{\sum_{i=1}^n CF(H, E_i)} \sum_{i=1}^n CF(H, E_i) \times CF(E_i)$$

(3) 有限和法：

$$CF(H) = \min\{\sum_{i=1}^n CF_i(H), 1\}$$

(4) 递推法：令 $C_1 = CF(H, F_1) \times CF(E_1)$，然后对任意 $k > 1$ 按下式递推

$$C_k = C_{k-1} + (1 - C_{k-1}) \times CF(H, E_k) \times CF(E_k)$$

当 $k = n$ 时，求出的 C_k 就是综合可信度 $CF(H)$。

(三)带加权因子的可信度推理

加权的不确定性推理则是考虑了复合条件中各个子条件的重要性和独立性,因而为每个子条件分配了不同的权重,在计算复合证据的不确定性时,是对各个子条件的不确定性进行加权平均。当知识的前提条件为多个子条件的组合时,认为这些子条件之间相互独立,并且对结论的重要程度也完全相同。但是,现实世界中的事情并非完全如此。例如,有如下知识

$$\text{IF 某人发高热 AND 咳嗽 THEN 他应该多喝水}$$

其中,前提中的发高热和咳嗽这两个子条件之间存在依赖关系。再如

$$\text{IF 论文有创新 AND 立论正确 AND 文字流畅 THEN 该论文可以发表}$$

其中,前提中 3 个子条件之间的重要程度显然是不同的。为此,可在知识的前提条件中引入加权因子,对诸子条件给出相应的权重,以说明它们对结论的重要程度。

1. **知识不确定性的表示** 在这种不确定性推理方法中,知识的表示形式是

$$\text{IF } E_1(\omega_1) \text{ AND } E_2(\omega_2) \text{ AND } \cdots \text{ AND } E_n(\omega_n) \text{ THEN } H (\text{CF}(H, E), \lambda)$$

其中,$\omega_i (i=1, 2, \cdots, n)$ 为加权因子,其取值范围是 $[0, 1]$,λ 是阈值,它们的值由领域专家给出。给出 ω_i 的原则是:如果一个子条件的独立性越强,或者对结论的重要程度越大,其子条件的加权因子就应该越大。但加权因子必须满足归一条件,即

$$\sum_{i=1}^{n} \omega_i = 1$$

2. **组合证据不确定性的计算** 在这种不确定性推理中,证据的不确定性仍然用可信度因子表示,组合证据的可信度可通过计算得到。对于前提条件

$$E_1(\omega_1) \text{ AND } E_2(\omega_2) \text{ AND } \cdots \text{ AND } E_n(\omega_n)$$

所对应的组合证据,其可信度由下式计算

$$\text{CF}(E) = \sum_{i=1}^{n} \omega_i \times \text{CF}(E_i)$$

如果不满足归一条件,则可信度由下式计算

$$\text{CF}(E) = \frac{1}{\sum\limits_{i=1}^{n} \omega_i} \sum_{i=1}^{n} \omega_i \times \text{CF}(E_i)$$

3. **不确定性的传递算法** 按照上面的方法,可以求出加权的组合证据的可信度,有了组合证据的可信度,当组合证据的不确定性满足阈值条件($\text{CF}(E) \geqslant \lambda$)时,该知识可以被应用,从而推出结论 H。结论 H 的可信度 $\text{CF}(H)$ 可以由下式计算得到

$$\text{CF}(H) = \text{CF}(H, E) \times \text{CF}(E)$$

其中,算符"$\times$"一般采用实数"乘法"运算,也可以采用"取极小"或其他运算,可以根据实际情况确定。

4. **前提条件带不确定性可信度模型** 在加权的可信度模型中,使用权值表示子条件间的关系是不平等的,因为子条件本身对结论是否支持还存在不确定性。

(1)知识不确定性:在前提条件带不确定性的可信度模型中,知识表达式为

$$\text{IF } E_1(cf_1) \text{ AND } E_2(cf_2) \text{ AND } \cdots \text{ AND } E_n(cf_n) \text{ THEN } H \ (\text{CF}(H, E), \lambda)$$

或

$$\text{IF } E_1(cf_1, \omega_1) \text{ AND } E_2(cf_2, \omega_2) \text{ AND } \cdots \text{ AND } E_n(cf_n, \omega_n) \text{ THEN } H \ (\text{CF}(H, E), \lambda)$$

其中,前一种是不带加权因子的,后一种则带加权因子。$cf_i(i=1, 2, \cdots, n)$是子条件E_i的可信度,其取值范围是$[0, 1]$,其值由专家给出。ω_i是子条件的权值,其含义和取值同加权模型。

证据的不确定性仍用可信度因子表示,取值范围为$[0, 1]$。

(2) 不确定性的匹配算法:在前面的可信度模型中都没有考虑证据和子条件之间的匹配问题。实际上,它们都认为证据和子条件之间是精确匹配的。而在前提条件带不确定性的可信度模型中,证据和子条件之间可以执行不确定性匹配。

1) 不带加权因子时,设知识

$$\text{IF } E_1(cf_1) \text{ AND } E_2(cf_2) \text{ AND } \cdots \text{ AND } E_n(cf_n) \text{ THEN } H \ (\text{CF}(H, E), \lambda)$$

如果存在以下证据:$E_1(cf'_1)$, $E_2(cf'_2)$, $\cdots$, $E_n(cf'_n)$,则其不确定性匹配算法为

$$\max\{0, cf_1 - cf'_1\} + \max\{0, cf_2 - cf'_2\} + \cdots + \max\{0, cf_n - cf'_n\} \leqslant \lambda$$

其中,算符"+"一般采用实数"加法"运算,也可以采用"取极大"或其他运算,可以根据实际情况确定。

2) 带加权因子时,设知识

$$\text{IF } E_1(cf_1, \omega_1) \text{ AND } E_2(cf_2, \omega_2) \text{ AND } \cdots \text{ AND } E_n(cf_n, \omega_n) \text{ THEN } H \ (\text{CF}(H, E), \lambda)$$

如果存在以下证据

$$E_1(cf'_1), E_2(cf'_2), \cdots, E_n(cf'_n)$$

则其不确定性匹配算法为

$$(\omega_1 \times \max\{0, cf_1 - cf'_1\}) + (\omega_2 \times \max\{0, cf_2 - cf'_2\}) + \cdots + (\omega_n \times \max\{0, cf_n - cf'_n\}) \leqslant \lambda$$

其中,算符"+"一般采用实数"加法"运算,也可以采用"取极大"或其他运算,可以根据实际情况确定。

(3) 不确定性的传递算法:

1) 不带加权因子时,如果知识的前提条件与证据匹配,则结论的可信度表达式如下

$$\text{CF}(H) = [(1 - \max\{0, cf_1 - cf'_1\}) \times (1 - \max\{0, cf_2 - cf'_2\}) \times \cdots \\ \times (1 - \max\{0, cf_n - cf'_n\})] \times \text{CF}(H, E)$$

其中,算符"×"一般采用实数"乘法"运算,也可以采用"取极小"或其他运算,可以根据实际情况确定。

2) 带加权因子时,如果知识的前提条件与证据匹配,则结论的可信度表达式如下

$$\text{CF}(H) = [(\omega_1 \times (1 - \max\{0, cf_1 - cf'_1\})) \times (\omega_2 \times (1 - \max\{0, cf_2 - cf'_2\})) \times \cdots \\ \times (\omega_n \times (1 - \max\{0, cf_n - cf'_n\}))] \times \text{CF}(H, E)$$

其中,算符"×"一般采用实数"乘法"运算,也可以采用"取极小"或其他运算,可以根据实际情况确定。

上面讨论了基于可信度的 4 种不确定性推理方法,这些方法的优点是比较直观、简单。其缺点是推理结论的准确性依赖于领域专家对可信度因子的设定;另外,推理中随着推理链的延伸,可信度的传递将会越来越不可靠,误差越来越大,当推理深度达到一定程度时,有可能出现推理结果不再可信的情况。

三、模糊推理方法

前面讨论的几种不确定性推理模型都是以概率论为基础的,它们所研究的事件均是由随机性所引起的不确定性。也就是说,那些事件本身是具有确切含义的,只是由于条件限制,人们对它还不能充分认识。但在现实世界中,除了这种由随机性所引起的不确定性以外,还有一种由模糊所引起的不确定性。为处理这种模糊性,扎德(Zadeh)于 1965 年提出了模糊集合理论。此后,他又把这一理论应用到近似推理方面,并于 1978 年提出了可能性理论。扎德认为,可能性理论是处理模糊现象的一种极好的方法。模糊性是指客观事物在形态和属性方面的不确定性。

(一) 模糊集与隶属函数

模糊集合是经典集合的扩充,集合论包括论域、元素、集合等概念。论域:是所讨论的全体对象,一般用 U、E 等大写字母表示论域;元素:是论域中的每个对象,一般用 a、b、c 等小写字母表示;集合:是论域中具有某种相同属性的确定的、可以彼此区别的元素的全体,常用 A、B、C、F 等表示,如 $F=\{x \mid f(x)>0\}$。在经典集合中,元素 x 和集合 F 的关系只有两种:x 属于 F 或者 x 不属于 F,即只有两个值"真"和"假"。经典集合只能描述确定性的概念,而不能描述现实世界中的模糊概念。

在可能性理论中,模糊概念可用相应的模糊集来刻画。模糊集是对普通集合的扩充,它又可用其隶属函数来刻画。关于模糊集及其隶属函数,定义如下:设 U 是给定论域,μ_f 是把任意 $u \in U$ 映射为 $[0,1]$ 上某个值的函数,即

$$\mu_f: U \rightarrow [0,1]$$

则称 μ_f 为定义在 U 上的一个隶属函数。由 $\mu_f(u)$(对所有 $u \in U$)所构成的集合 F 称为 U 上的一个模糊集,$\mu_f(u)$ 称为 u 对 F 的隶属度。

从这个定义可以看出,模糊集 F 完全是由隶属函数 μ_f 来刻画的,μ_f 把 U 中的每一个元素 u 都映射为 $[0,1]$ 上的一个值 $\mu_f(u)$。$\mu_f(u)$ 的值表示 u 隶属于 F 的程度,其值越大,表示 u 隶属于 F 的程度越高。当 $\mu_f(u)$ 仅取 0 和 1 时,模糊集 F 便退化为一个普通集合。

1. 模糊集的表示方法　模糊集的表示方法与论域性质(如离散的和连续的)有关,下面分两种不同情况进行讨论。

(1) 离散且为有限论域的表示方法,设论域

$$U=\{u_1, u_2, \cdots, u_n\}$$

为离散论域,则其模糊集 F 可表示为

$$F=\{\mu_f(u_1), \mu_f(u_2), \cdots, \mu_f(u_n)\}$$

为了能够表示出论域中的元素与其隶属度之间的对应关系,引入了一种模糊集的表示方式:先为论域中的每个元素都标上其隶属度,然后再用"＋"把它们连接起来,即

$$F = \mu_f(u_1)/u_1 + \mu_f(u_2)/u_2 + \cdots + \mu_f(u_n)/u_n$$

也可简单表达成

$$F = \sum_{i=1}^{n} \mu_f(u_i)/u_i$$

式中：u_i 表示模糊集合所对应的论域中的元素；μ_f 为定义在 U 上相应的隶属函数；"/"只是一个分隔符号，并不是表示分数的意思；符号"$+$"或者"$\sum$"也不是表示求和，而是表示模糊集合在论域上的整体。

例如，设论域 $U = \{u_1, u_2, u_3, u_4\}$，$F$ 是论域 U 上的模糊集合，表示为

$$F = 0.3/u_1 + 0.5/u_2 + 0.7/u_3 + 0.9/u_4$$

其中，$\mu_f(u_1) = 0.3$，$\mu_f(u_2) = 0.5$，$\mu_f(u_3) = 0.7$，$\mu_f(u_4) = 0.9$。

（2）连续论域的表示方法，如果论域是连续的，则其模糊集 F 的表示形式为

$$F = \int_{u \in U} \mu_f(u)/u$$

这里的记号 $\int$ 不是数学中的积分符号，也不是求和，只是表示论域中各元素与其隶属度对应关系的总括。

2. 隶属函数　模糊集合中所有元素的隶属度全体构成模糊集合的隶属函数，正确地确定隶属函数是运用模糊集合理论解决实际问题的基础。隶属函数是对模糊概念的定量描述，通常遇到的模糊概念很多，然而准确地反映模糊集合的隶属函数，却无法找到统一的模式。

隶属函数的确定过程，本质上说是客观的，但是每个人对同一个模糊概念的认识理解又有差异，因此隶属函数的确定又带有主观性。引入隶属度后，对事物认识的模糊性转化为隶属度确定的主观性。隶属函数通常根据经验或者统计进行确定，也可以由专家给出。常见的隶属函数有正态分布、三角函数、梯形分布等。

（二）模糊集的运算

模糊集与普通集合类似，也有相等、包含、交、并、补等运算。

设 F、G 分别是 U 上的两个模糊集，对任意 $u \in U$，都有 $\mu_F(u) = \mu_G(u)$ 成立，则称 F 等于 G，记为 $F = G$。

设 F、G 分别是 U 上的两个模糊集，对任意 $u \in U$，都有 $\mu_F(u) \leqslant \mu_G(u)$ 成立，则称 F 含于 G，记为 $F \subseteq G$。

设 F、G 分别是 U 上的两个模糊集，则 $F \bigcup G$、$F \bigcap G$ 分别称为 F 与 G 的并集、交集，它们的隶属函数分别为

$$\neg F: u_{\neg F}(U) = 1 - \mu_F(u)$$
$$F \bigcup G: u_{F \bigcup G}(U) = \mu_F(u) \bigvee \mu_G(u)$$
$$F \bigcap G: u_{F \bigcap G}(U) = \mu_F(u) \bigwedge \mu_G(u)$$

其中，$\wedge$ 和 $\vee$ 分别表示取最小和取最大。

（三）模糊关系

模糊集上的模糊关系是对普通集合上的确定关系的扩充。在普通集合中，关系是通过笛卡尔乘积定义的。设 V 与 W 是两个普通集合，V 与 W 的笛卡尔乘积为

$$V \times W = \{(v, w) \mid 任意 v \in V, 任意 w \in W\}$$

可见，V 与 W 的笛卡尔乘积是由 V 与 W 上所有可能的序偶 (v, w) 构成的一个集合。所谓从 V 到 W 的关系 R，是指 $V \times W$ 上的一个子集，即 $R \subseteq V \times W$，记为对于 $V \times W$ 中的元素 (v, w)，若 $(v, w) \in R$，则称 v 与 w 有关系 R。

在普通集合上定义的关系都是确定性关系，v 与 w 之间有没有某种关系是十分明确的。但在模糊集合上一般不存在这种明确关系，而是一种模糊关系。下面就来定义模糊集合上的笛卡尔乘积和模糊关系。设 F_1、F_2 为两个模糊集合，在模糊数学中，模糊关系可以用叉积表示。在模糊逻辑中，这种叉积常用最小算子运算，即

$$\mu_{F_1 \times F_2}(u_1, u_2) = \min\{\mu_{F_1}(u_1), \mu_{F_2}(u_2)\}$$

如果 F_1、F_2 为离散模糊集，其隶属函数分别为 μ_{F_1}，μ_{F_2}，其叉积运算为

$$\mu_{F_1 \times F_2}(u_1, u_2) = \mu_{F_1}^T \circ \mu_{F_2}$$

其中，"$\circ$" 为模糊向量乘积。

设 F_i 是 $U_i(i = 1, 2, \cdots, n)$ 上的模糊集，则称

$$F_1 \times F_2 \times \cdots \times F_n = \int_{U_1 \times U_2 \times \cdots \times U_n} (\mu_{F_1}(u_1) \wedge \mu_{F_2}(u_2) \wedge \cdots \wedge \mu_{F_n}(u_n))/(u_1, u_2, \cdots, u_n)$$

为 F_1，F_2，$\cdots$，F_n 的笛卡尔乘积，它是 $U_1 \times U_2 \times \cdots \times U_n$ 上的一个模糊集。在 $U_1 \times U_2 \times \cdots \times U_n$ 上的一个 n 元模糊关系 R 是指以 $U_1 \times U_2 \times \cdots \times U_n$ 为论域的一个模糊集，记为

$$R = \int_{U_1 \times U_2 \times \cdots \times U_n} \mu_R(u_1, u_2, \cdots, u_n)/(u_1, u_2, \cdots, u_n)$$

例如，已知输入模糊集合 A 和输出模糊集合 B 分别为

$$A = 1.0/a_1 + 0.8/a_2 + 0.5/a_3 + 0.2/a_4 + 0.0/a_5$$
$$B = 0.7/b_1 + 1.0/b_2 + 0.6/b_3 + 0.0/b_4$$

求 A 到 B 的模糊关系 R。

$$R = A \times B = \mu_A^T \circ \mu_B = \begin{bmatrix} 1.0 \\ 0.8 \\ 0.5 \\ 0.2 \\ 0.0 \end{bmatrix} \circ [0.7 \quad 1.0 \quad 0.6 \quad 0.0]$$

$$= \begin{bmatrix} 1.0 \wedge 0.7 & 1.0 \wedge 1.0 & 1.0 \wedge 0.6 & 1.0 \wedge 0.0 \\ 0.8 \wedge 0.7 & 0.8 \wedge 1.0 & 0.8 \wedge 0.6 & 0.8 \wedge 0.0 \\ 0.5 \wedge 0.7 & 0.5 \wedge 1.0 & 0.5 \wedge 0.6 & 0.5 \wedge 0.0 \\ 0.2 \wedge 0.7 & 0.2 \wedge 1.0 & 0.2 \wedge 0.6 & 0.2 \wedge 0.0 \\ 0.0 \wedge 0.7 & 0.0 \wedge 1.0 & 0.0 \wedge 0.6 & 0.0 \wedge 0.0 \end{bmatrix}$$

$$= \begin{bmatrix} 0.7 & 1.0 & 0.6 & 0.0 \\ 0.7 & 0.8 & 0.6 & 0.0 \\ 0.5 & 0.5 & 0.5 & 0.0 \\ 0.2 & 0.2 & 0.2 & 0.0 \\ 0.0 & 0.0 & 0.0 & 0.0 \end{bmatrix}$$

可以看出，两个模糊向量的叉积，类似于两个向量的乘积，只是其中的乘积运算用取小运算代替。

（四）模糊关系的合成

设 R_1 与 R_2 分别是 $U \times V$ 与 $V \times W$ 上的两个模糊关系，则模糊关系 $S \in U \times W$ 为 R_1 与 R_2 的合成，是从 U 到 W 的一个模糊关系，记为：$S = R_1 \circ R_2$。其隶属函数为

$$\mu_{R_1 \cdot R_2}(u, w) = \bigvee \{\mu_{R_1}(u, v) \wedge \mu_{R_2}(v, w)\}$$

其中，$\wedge$ 和 $\vee$ 分别表示取最小和取最大。这样可求得合成关系中的每一个元素。模糊矩阵的合成可以由多种计算方法得到，常用的是最大-最小合成法：写出矩阵乘积 R_1、R_2 中的每个元素，然后将其中的乘积运算用取小运算，求和运算用取大运算代替。

例如，设论域 $U = V = \{a, b, c\}$，论域 $W = \{x, y\}$。R_1 是 $U \times V$ 上的模糊关系，R_2 是 $V \times W$ 上的模糊关系，求模糊关系 R_1 和模糊关系 R_2 的合成 S。

$$R_1 = \begin{bmatrix} 0.80 & 0.20 & 0.50 \\ 0.20 & 0.40 & 0.90 \\ 1.00 & 0.00 & 0.70 \end{bmatrix} \quad R_2 = \begin{bmatrix} 0.10 & 0.90 \\ 0.70 & 0.80 \\ 0.00 & 1.00 \end{bmatrix}$$

解：R_1 和 R_2 的合成是

$$
\begin{aligned}
S &= R_1 \circ R_2 \\
&= \begin{bmatrix} (0.8 \wedge 0.1) \vee (0.2 \wedge 0.7) \vee (0.5 \wedge 0.0) & (0.8 \wedge 0.9) \vee (0.2 \wedge 0.8) \vee (0.5 \wedge 1.0) \\ (0.2 \wedge 0.1) \vee (0.4 \wedge 0.7) \vee (0.9 \wedge 0.0) & (0.2 \wedge 0.9) \vee (0.4 \wedge 0.8) \vee (0.9 \wedge 1.0) \\ (1.0 \wedge 0.1) \vee (0.0 \wedge 0.7) \vee (0.7 \wedge 0.0) & (1.0 \wedge 0.9) \vee (0.0 \wedge 0.8) \vee (0.7 \wedge 1.0) \end{bmatrix} \\
&= \begin{bmatrix} 0.20 & 0.80 \\ 0.40 & 0.90 \\ 0.10 & 0.90 \end{bmatrix}
\end{aligned}
$$

（五）模糊推理

模糊推理是以模糊集合论为基础的不确定性推理技术。它的特长是处理具有内涵或外延"不清晰"这类不确定性信息的推理问题。这种模糊信息在现实问题中是普遍存在的，因此模糊推理有广泛的应用空间。

模糊推理是借用经典演绎推理的基本框架，模仿人类思维对模糊信息的处理办法来加以实现的。与演绎推理类似，模糊推理也可以表示为一个三段论——大前提、小前提和结论。所不同的是，演绎推理中涉及的概念必须是抽象、清晰、无二义的，所使用的推理规则是一定理论框架下绝对正确的定理，因而所得出的结论也是绝对可靠的。这种严格性和可靠性是演绎推理的最大优点。形式和逻辑上的严格性使得演绎推理特别容易机器实现。然而，模糊推理问题一般都不具备演绎推理的条件。这些问题或者包含不清晰的概念，或者没有绝对正确的公理系统作为推理依据。模糊推理是按照给定的推理模式通过模糊集的合成来实现的。而模糊集的合成实际上又是通过模糊集与模糊关系的合成来实现的。

1. 模糊知识表示 对于模糊不确定性，通常采用隶属度来表示。隶属度是一个命题中所描述的事物的属性、状态和关系等的强度。例如

$$三元组(李四,症状,(头疼,0.8))$$

表示命题"李四有些头疼",其中的0.8代表"有些"而表示了李四"头疼"的程度。模糊知识的一般形式为

$$(\langle对象\rangle,\langle属性\rangle,(\langle属性值\rangle,\langle隶属度\rangle))$$

例如,模糊规则

$$IF\ 患者有些头疼并且高热\ THEN\ 他患了感冒$$

可以表示为

$$(患者,症状,(头疼,0.9))\wedge(患者,症状,(发热,0.80))\rightarrow(患者,症状,(感冒,0.95))$$

许多模糊规则实际上是一组多重条件语句,可以表示为从条件论域到结论论域的模糊关系矩阵 R。通过条件模糊向量与模糊关系 R 的合成进行模糊推理,得到结论的模糊向量,然后采用清晰化方法将模糊结论转换为精确量。

2. 模糊关系的构造　目前已有多种构造模糊关系的方法,此处仅介绍其中最常用的几种。

(1) 模糊关系 R_m：设 F 和 G 分别是论域 U 和 V 上的两个模糊集,则 R_m 定义为

$$R_m=\int_{U\times V}(\mu_F(u)\wedge\mu_G(v))\vee(1-\mu_F(u))/(u,v)$$

其中,$\times$号表示模糊集的笛卡尔乘积。

(2) 模糊关系 R_c：设 F 和 G 分别是论域 U 和 V 上的两个模糊集,则 R_c 定义为

$$R_c=\int_{U\times V}(\mu_F(u)\wedge\mu_G(v))/(u,v)$$

(3) 模糊关系 R_g：设 F 和 G 分别是论域 U 和 V 上的两个模糊集,则 R_g 定义为

$$R_g=\int_{U\times V}(\mu_F(u)\rightarrow\mu_G(v))/(u,v)$$

其中

$$\mu_F(u)\rightarrow\mu_G(v)=\begin{cases}1,&\mu_F(u)\leqslant\mu_G(v)\\\mu_G(v),&\mu_F(u)>\mu_G(v)\end{cases}$$

3. 模糊推理的基本方法　与自然演绎推理相对应,模糊推理也有相应的三种基本模式,即模糊假言推理、模糊拒取式推理及模糊假言三段论推理。

(1) 模糊假言推理：假言推理就是证据与规则前件匹配,推出后件的过程。在普通集上的假言推理为

$$P,P\rightarrow Q\Rightarrow Q$$

模糊假言推理中的证据和规则中的命题都用模糊概念(模糊集)来表示。设 F 和 G 分别是 U 和 V 上的两个模糊集,且有知识

$$IF\ x\ is\ F\ \ THEN\ y\ is\ G$$

若有 U 上的一个模糊集 F',且 F 可以和 F' 匹配,则可以推出 $y\ is\ G'$,且 G' 是 V 上的一个模糊集。这种推理模式称为模糊假言推理,其表示形式为

255

知识： IF x is F THEN y is G

证据： x is F'

结论： y is G'

在这种推理模式下,模糊知识

$$\text{IF} \quad x \text{ is } F \quad \text{THEN} \quad y \text{ is } G$$

表示在 F 与 G 之间存在确定的因果关系,设此因果关系为 R,那么,当已知的模糊事实 F' 可以和 F 匹配时,则可通过 F' 与 R 的合成得到 G',即

$$G' = F' \circ R$$

其中的模糊关系 R,可以是 R_m、R_c 或 R_g 中的任何一种。

(2) 模糊拒取式推理:拒取式推理就是证据与规则后件匹配,推出前件的过程。在普通集上的拒取式推理为

$$\neg Q, \ P \rightarrow Q \Rightarrow \neg P$$

模糊拒取式推理中的证据和规则中的命题都用模糊概念(模糊集)来表示。设 F 和 G 分别是 U 和 V 上的两个模糊集,且有知识

$$\text{IF} \quad x \text{ is } F \quad \text{THEN} \quad y \text{ is } G$$

若有 V 上的一个模糊集 G',且 G 可以和 G' 匹配,则可以推出 x is F',且 F' 是 U 上的一个模糊集。这种推理模式称为模糊拒取式推理,可表示为

知识： IF x is F THEN y is G

证据： y is G'

结论： x is F'

在这种推理模式下,模糊知识

$$\text{IF} \quad x \text{ is } F \quad \text{THEN} \quad y \text{ is } G$$

也表示在 F 与 G 之间存在确定的因果关系,设此因果关系为 R,那么,当已知的模糊事实 G' 可以和模糊假设 G 匹配时,则可通过 R 与 G' 的合成得到 F',即

$$F' = R \circ G'$$

其中的模糊关系 R,可以是 R_m、R_c 或 R_g 中的任何一种。注意,在一阶谓词逻辑中,已知 $A \rightarrow B$ 和 B 是无法推出 A 的;只能由 $A \rightarrow B$ 和 $\neg B$ 推出 $\neg A$。但是在模糊拒取式推理中,这两者都可以成立。所以模糊推理更接近人类的常识推理。

(3) 模糊假言三段论推理:在普通集上的假言三段论推理为

$$P \rightarrow Q, \ Q \rightarrow R \Rightarrow P \rightarrow R$$

而对模糊集,设 F、G、H 分别是 U、V、W 上的 3 个模糊集,且有知识

$$\text{IF} \quad x \text{ is } F \quad \text{THEN} \quad y \text{ is } G$$

$$\text{IF} \quad y \text{ is } G \quad \text{THEN} \quad z \text{ is } H$$

则可推出

$$\text{IF} \quad x \text{ is } F \quad \text{THEN} \quad z \text{ is } H$$

这种推理模式称为模糊假言三段论推理,可表示为

知识：	IF	x is F	THEN	y is G
证据：	IF	y is G	THEN	z is H
结论：	IF	x is F	THEN	z is H

在这种推理模式下,模糊知识

$$r_1： \quad \text{IF} \quad x \text{ is } F \quad \text{THEN} \quad y \text{ is } G$$

表示在 F 与 G 之间存在确定的因果关系,设此因果关系为 R_1。模糊知识

$$r_2： \quad \text{IF} \quad y \text{ is } G \quad \text{THEN} \quad z \text{ is } H$$

表示在 G 与 H 之间存在确定的因果关系,设此因果关系为 R_2。

若模糊假言三段论成立,则 r_3 的模糊关系 R_3 可由 R_1 与 R_2 的合成得到。即

$$R_3 = R_1 \circ R_2$$

这里的关系 R_1、R_2、R_3 都可以是 R_m、R_c、R_g 中的任何一种。

4. 模糊决策　由上述模糊推理得到的结论或者操作是一个模糊向量,不能直接应用,需要先转化为确定值。将模糊推理得到的模糊向量转化为确定值的过程称为模糊决策。模糊决策最常用的方法有最大隶属度法和加权平均判决法。

(1) 最大隶属度法:在模糊向量中,选取隶属度最大的量作为推理结果。例如,当得到模糊向量为

$$U' = 0.2/1 + 0.4/2 + 0.8/3 + 1.0/4 + 0.3/5$$

由于推理结果隶属于等级 4 的隶属度最大,所以取结论为 $U = 4$。该方法的优点是简单易行,缺点是完全排除了其他隶属度较小量的影响和作用,没有充分利用推理过程取得的信息。

(2) 加权平均判决法:为了克服最大隶属度法的缺点,可以采用加权平均判决法,即

$$U = \left(\sum_{i=1}^{n} \mu(u_i) u_i\right) / \left(\sum_{i=1}^{n} \mu(u_i)\right)$$

例如,$U' = 0.1/2 + 0.6/3 + 0.5/4 + 0.4/5 + 0.2/6$,则

$$U = (2 \times 0.1 + 3 \times 0.6 + 4 \times 0.5 + 5 \times 0.4 + 6 \times 0.2)/(0.1 + 0.6 + 0.5 + 0.4 + 0.2) = 4$$

由于加权平均判决法计算出结果为 4,所以取结论为 $U = 4$。

5. 模糊推理示例　设有模糊控制规则:如果温度低,则将风门开大。设温度和风门开度的论域为 $\{1, 2, 3, 4, 5\}$。模糊量 A:温度低和 B:风门开大,可以表示为

$$A:温度低 = 1.0/1 + 0.6/2 + 0.3/3 + 0.0/4 + 0.0/5$$
$$B:风门开大 = 0.0/1 + 0.0/2 + 0.3/3 + 0.6/4 + 1.0/5$$

已知事实 A':温度较低,可以表示为

$$A':温度较低 = 0.8/1 + 1.0/2 + 0.6/3 + 0.3/4 + 0.0/5$$

257

试用模糊推理确定风门开大度。

解：

（1）确定模糊关系 R

$$R = A \times B = \mu_A^T \circ \mu_B = \begin{bmatrix} 1.0 \\ 0.6 \\ 0.3 \\ 0.0 \\ 0.0 \end{bmatrix} \circ [0.0 \quad 0.0 \quad 0.3 \quad 0.6 \quad 1.0]$$

$$= \begin{bmatrix} 1.0 \wedge 0.0 & 1.0 \wedge 0.0 & 1.0 \wedge 0.3 & 1.0 \wedge 0.6 & 1.0 \wedge 1.0 \\ 0.6 \wedge 0.0 & 0.6 \wedge 0.0 & 0.6 \wedge 0.3 & 0.6 \wedge 0.6 & 0.6 \wedge 1.0 \\ 0.3 \wedge 0.0 & 0.3 \wedge 0.0 & 0.3 \wedge 0.3 & 0.3 \wedge 0.6 & 0.3 \wedge 1.0 \\ 0.0 \wedge 0.0 & 0.0 \wedge 0.0 & 0.0 \wedge 0.3 & 0.0 \wedge 0.6 & 0.0 \wedge 1.0 \\ 0.0 \wedge 0.0 & 0.0 \wedge 0.0 & 0.0 \wedge 0.3 & 0.0 \wedge 0.6 & 0.0 \wedge 1.0 \end{bmatrix}$$

$$= \begin{bmatrix} 0.0 & 0.0 & 0.3 & 0.6 & 1.0 \\ 0.0 & 0.0 & 0.3 & 0.6 & 0.6 \\ 0.0 & 0.0 & 0.3 & 0.3 & 0.3 \\ 0.0 & 0.0 & 0.0 & 0.0 & 0.0 \\ 0.0 & 0.0 & 0.0 & 0.0 & 0.0 \end{bmatrix}$$

（2）模糊推理

$$B' = A' \circ R = [0.8 \quad 1.0 \quad 0.6 \quad 0.3 \quad 0.0] \circ \begin{bmatrix} 0.0 & 0.0 & 0.3 & 0.6 & 1.0 \\ 0.0 & 0.0 & 0.3 & 0.6 & 0.6 \\ 0.0 & 0.0 & 0.3 & 0.3 & 0.3 \\ 0.0 & 0.0 & 0.0 & 0.0 & 0.0 \\ 0.0 & 0.0 & 0.0 & 0.0 & 0.0 \end{bmatrix}$$

$$= (0.0, 0.0, 0.3, 0.6, 0.8)$$

（3）模糊决策：用最大隶属度法进行决策得风门开大度为 5，用加权平均判决法进行决策得风门开大度为 4。

四、粗糙集理论

20 世纪 80 年代，波兰数学家帕夫拉克（Z. Pawlak）提出粗糙集理论概率论刻画概念发生的随机性。粗糙集的主要思想是基于不可分辨关系，每个对象与一些信息的联系，对象能够获取信息的表示。因此，具有相同或相似信息的对象不可能被识别。粗糙集理论的数学基础：假定所研究的每一个对象都涉及一些信息（数据、知识），如果对象由相同的信息描述，那么它们就是相似的或不可区分的。

粗糙集的特点是利用不精确、不确定、部分真实的信息来得到易于处理、鲁棒性强、成本低廉的决策方案。因此更适合于解决某些现实系统，比如中医诊断、统计报表的综合处理等。粗糙集的另一个重要特点就是它只依赖于数据本身，不需要样本之外的先验知识或附加信息，因此挑选出来的决策属性可以避免主观性。用粗糙集来处理的数据类型包括确定性的、非确定性的、不精确的、不完整的、多变量的、数值的、非数值的。粗糙集使用上、下近似来刻画不确定性,使边界有了清晰的数学意义并且降低了算法设计的随意性。

（一）信息系统和不可区分关系

信息系统 S 可以表示为一个四元组 $S=\{U, R, V, f\}$,$U=\{x_1, x_2, x_3, \cdots, x_n\}$ 为论域,$R=C \cup D$ 是属性集合,$C=\{a_i, i=1, 2, \cdots, m\}$ 与 $D=\{d_j, j=1, 2, \cdots, l\}$ 分别为条件属性集和决策属性集,$a_k(x_j)$ 是样本 x_j 在属性 a_k 上的取值。V 是属性的值域集合,以及从 $U \times R$ 到 V 的信息函数 f,它为每个对象的每个属性赋予一个信息值。在不混淆的情况下,简记为 $S=(U, R)$,也称为知识库。

例如,表 8-1 所列信息系统实例,其中论域 $U=\{x_1, x_2, x_3, x_4, x_5\}$;属性集合 $R=\{A_1, A_2, A_3, D\}$;属性值域 $V=V_{A_1} \cup V_{A_2} \cup V_{A_3} \cup V_D=\{0, 1, 2\}$;信息函数 f 将对象属性映射到它的值域。

表 8-1　信息系统实例

U	A_1	A_2	A_3	D	U	A_1	A_2	A_3	D
x_1	0	0	1	0	x_4	0	2	1	1
x_2	1	0	2	0	x_5	1	2	1	0
x_3	1	1	1	0					

知识被认为是一种分类能力。人们的行为是基于分辨现实的或抽象的对象的能力。那些根据事物的特征差别将其分门别类的能力都可以看作某种"知识"。论域中相互间不可分辨的对象组成的集合是组成知识的颗粒。知识是有粒度的,粒度越小,能精确表达的概念越多。粒度的形式表示：不可区分关系或等价类,粒度是知识的最小单位。

设论域 U 为所讨论对象的非空有限集合,r 为建立在 U 上的一个等价关系,则称二元有序组 (U, r) 为近似空间。近似空间构成论域 U 的一个划分,如果 r 是 U 上的一个等价关系,则 $[x]_r$ 表示 x 的 r 等价类;U/r 表示 r 的所有等价类构成的集合;r 的所有等价类构成 U 的一个划分,划分块与等价类相对应,等价关系组成的集合称为等价关系族。

例如,由表 8-1 数据,设 $r_1=A_1$,$r_2=A_2$ 是等价关系,根据这两个等价关系可以将论域 U 进行划分

$$U/r_1=\{\{x_1, x_4\}, \{x_2, x_3, x_5\}\}$$
$$U/r_2=\{\{x_1, x_2\}, \{x_3\}, \{x_4, x_5\}\}$$

U/r_1 中的 $\{x_1, x_4\}$ 是一个等价类,代表 $[x_1]_{r_1}$ 等价类。如果令 $R=\{r_1, r_2\}$,即 R 为等价关系族,其中包含有两个等价关系。

设 $B \subseteq R$ 为一个非空子集,如果 $x_i, x_j \in U$,均有 $f(x_i, r)=f(x_j, r)$,$\forall r \in B$ 成立,则称对象 x_i 和 x_j 关于属性子集 B 不可区分,即对象 x_i 和 x_j 存在于不可区分关系 B 的同一个等价类中。不可区分关系是粗糙集理论中最基本的概念。B 不可区分关系,记为 $\mathrm{Ind}(B)$,是一种等价关系,于是 $\mathrm{Ind}(B)$ 可以将论域 U 中的元素分成若干等价类,每一个等价类称为知识库的知识颗粒。全体等价类组成的集合记为 $U/\mathrm{Ind}(B)$,称为基本集合。

例如,表 8-2 描述的一个玩具特征的集合。

表 8-2　玩具特征的集合表

玩具	颜色 r_1	形状 r_2	体积 r_3	玩具	颜色 r_1	形状 r_2	体积 r_3
x_1	红	圆形	小	x_5	黄	圆形	小
x_2	蓝	方形	大	x_6	黄	方形	小
x_3	红	三角形	小	x_7	红	三角形	大
x_4	蓝	三角形	小	x_8	黄	三角形	大

取不同的属性组合,可得不同的等价关系(粒度)为

$$\mathrm{Ind}(r_1) = \{\{x_1, x_3, x_7\}, \{x_2, x_4\}, \{x_5, x_6, x_8\}\}$$
$$\mathrm{Ind}(r_1, r_2) = \{\{x_1\}, \{x_2\}, \{x_3, x_7\}, \{x_4\}, \{x_5\}, \{x_6\}, \{x_8\}\}$$

(二) 粗糙集

粗糙概念无法用论域上的知识精确表示。例如,在知识 $U/r_1 = \{\{x_1, x_2\}, \{x_3, x_4\}, \{x_5\}\}$ 中,概念 $\{x_1, x_2, x_3\}$ 就不能用其中的知识精确表示。粗糙集中的"粗糙"主要体现在边界域的存在,而边界又是由下、上近似来刻画的。设集合 $X \subseteq U$, R 是一个等价关系,则:

(1) 集合 X 的 R 下近似分别定义为

$$R_{-}(X) = \{x \in U, [x]_R \subseteq X\}$$

下近似是由必定属于 X 的对象组成的集合。

(2) 集合 X 的 R 上近似分别定义为

$$R^{-}(X) = \{x \in U, [x]_R \cap X \neq \phi\}$$

上近似是由可能属于 X 的对象组成的集合。

(3) 集合 X 的 R 边界域为

$$\mathrm{Bnd}_R(X) = R^{-}(X) - R_{-}(X)$$

边界域是某种意义上论域的不确定域,即在 R 之下 U 中那些既不能明确判断属于 X,也不能明确判断不属于 X 的对象组成的集合。

(4) 集合 X 的 R 确定域为

$$\mathrm{Pos}(X) = R_{-}(X)$$

确定域是指论域 U 中那些在 R 之下能够确定地归入集合 X 的对象组成的集合。

(5) 集合 X 的 R 否定域为

$$\mathrm{Neg}(X) = U - R_{-}(X)$$

表示由一定不属于 X 的对象组成的集合。

(6) 粗糙度:样本子集 X 的不确定性程度可以用粗糙度 $\alpha_R(X)$ 来刻画,粗糙度的定义为

$$\alpha_R(X) = \frac{|R_{-}(x)|}{|R^{-}(x)|}$$

式中: $|\quad|$ 表示集合的基数(集合中元素的个数)。显然,当 $0 \leqslant \alpha_R(X) \leqslant 1$,如果 $\alpha_R(X) = 1$,则称集合 X 关于 R 是确定的;如果 $\alpha_R(X) < 1$,则称集合 X 关于 R 是粗糙的, $\alpha_R(X)$ 可认为是在等价关

系 R 下逼近集合 X 的精度。

例如,表 8-3 所列医学信息包含患者的症状、体征和诊断信息。

表 8-3 医疗信息表

患者	头疼 r_1	肌肉痛 r_2	体温 r_3	流感 r_4	患者	头痛 r_1	肌肉痛 r_2	体温 r_3	流感 r_4
x_1	是	是	正常	否	x_4	否	是	正常	否
x_2	是	是	高	是	x_5	否	否	高	否
x_3	是	是	很高	是	x_6	否	是	很高	是

依据此表,如果取属性子集 $R=\{$头痛,肌肉痛$\}=\{r_1, r_2\}$,$X=\{x_1, x_2, x_5\}$。计算 X 的上近似集、下近似集、确定域、边界域、粗糙度。

解:

(1) 计算论域 U 的所有 R 基本集

$$U/\mathrm{Ind}(R)=\{\{x_1, x_2, x_3\}, \{x_4, x_6\}, \{x_5\}\}$$

令

$$R_1=\{x_1, x_2, x_3\}, R_2=\{x_4, x_6\}, R_3=\{x_5\}$$

(2) 确定样本子集 X 与基本集的关系

$$X \bigcap R_1=\{x_1, x_2\} \neq \phi$$
$$X \bigcap R_2=\phi$$
$$X \bigcap R_3=\{x_5\} \neq \phi$$

(3) 计算 $R^-(X)$, $R\_(X)$, $\mathrm{Pos}(X)$, $\mathrm{Bnd}(X)$

$$R^-(X)=R_1 \bigcup R_3=\{x_1, x_2, x_3, x_5\}$$
$$R\_(X)=R_3=\{x_5\}$$
$$\mathrm{Pos}(X)=R\_(X)=R_3=\{x_5\}$$
$$\mathrm{Bnd}(X)=R^-(X)-R\_(X)=\{x_1, x_2, x_3\}$$

(4) 计算粗糙度

$$\alpha_R(X)=\frac{|R\_(x)|}{|R^-(x)|}=1/4=0.25$$

(三) 约简与核

知识库中的知识可能会有冗余的现象,所有约简就是必要的。知识约简是粗糙集的核心内容之一,它是研究知识库中哪些知识是必要的,以及在保持分类能力不变的前提下,删除冗余的知识。在粗糙集应用中,约简与核是两个最重要的基本概念。

1. 一般约简　设 P,Q 是属性集,Q 中的每一个属性都是不可省略的。如果 $Q\subseteq P$ 且 $\mathrm{Ind}(Q)=\mathrm{Ind}(P)$,则称 Q 是 P 的一个约简(Reduce),记为 $\mathrm{Red}(P)$。

另外,若以 $\mathrm{Core}(P)$ 为 P 中所有不可省略的属性集合,称为 P 的核,那么所有约简 $\mathrm{Red}(P)$ 的交正好等于 P 的核,即 $\mathrm{Core}(P)=\bigcap \mathrm{Red}(P)$。该式的意义在于,不仅体现了核与所有约简的关系直接由约简得到,也表明了核是知识库中最重要的部分,是进行知识约简的过程中不能删除的知识。

2. 相对约简　一般地,考虑一个分类相对于另一个分类的关系,这就导出了相对约简与相对核的

261

概念。在粗糙集中,相对约简的概念是条件属性相对决策属性的约简。需要给出如下的概念:

设 P 和 Q 为论域 U 上的两个等价关系,定义 Q 关于 P 的相对肯定域,记为 $\mathrm{Pos}_P(Q)$,为论域 U 中的所有对象构成的集合,它们可以在分类 U/P 的知识指导下,被正确地划入 U/Q 的等价类中。即

$$\mathrm{Pos}_P(Q) = \bigcup P\_(X), \ (X \in U/Q)$$

式中:$P\_(X)$ 是集合 X 的下近似。

设 P 和 Q 为论域 U 上的两个等价关系,$r \in P$,如果

$$\mathrm{Pos}_P(Q) = \mathrm{Pos}_{(P-\{r\})}(Q)$$

那么称 r 关于 Q 可省略,否则称为 Q 不可省略。特别,当 $P-\{r\}$ 为 P 中的独立子集(即它的每个元素都不可省略),且 $\mathrm{Pos}_P(Q) = \mathrm{Pos}_{(P-\{r\})}(Q)$。那么称 $P-\{r\}$ 为 P 的关于 Q 的相对约简,记为 $\mathrm{Ind}_Q(P)$。P 的所有关于 Q 的相对约简之交称为 P 的关于 Q 的核,记为 $\mathrm{Core}_Q(P)$。此时有 $\mathrm{Core}_Q(P) = \bigcap \mathrm{Ind}_Q(P)$。

比较相对约简与一般约简的定义,前者是在不改变决策属性 Q 的前提下对特征属性集 P 的约简,而后者是不改变对于论域中对象的分辨能力的前提下对于特征属性集的约简。

(四) 知识的依赖性

知识的依赖性可以定义为如下形式。设 $K = (U, R)$ 为一个知识库,$P, Q \subseteq R$ 为两个知识集,则:

(1) 知识 Q 依赖于知识 P(记为 $P \Rightarrow Q$),当且仅当 $\mathrm{Ind}(P) \subseteq \mathrm{Ind}(Q)$。

(2) 知识 Q 与知识 P 等价(记为 $P \equiv Q$),当且仅当 $P \Rightarrow Q$ 且 $Q \Rightarrow P$。

(3) 知识 Q 与知识 P 独立(记为 $P \neq Q$),当且仅当 $P \Rightarrow Q$ 和 $Q \Rightarrow P$ 均不成立。

当知识 Q 依赖于知识 P 时,可以说知识 Q 是由知识 P 导出的。

有时候知识的依赖性可能是部分的,表明知识 Q 仅有部分是由知识 P 导出的,这可以由知识的确定域来定义。设 $K = (U, R)$ 为一个知识库,$P, Q \subseteq R$ 为两个知识集。令

$$K = r_P(Q) = \frac{|\mathrm{Pos}_P(Q)|}{|U|}$$

称为知识 Q 依赖于知识 P 的依赖度。特别地,当 $k=1$ 时称为完全依赖;$0 < k < 1$ 时称为部分依赖;$k=0$ 时,Q 完全独立于知识 P。系数 $r_P(Q)$ 可以看作 Q 和 P 之间的依赖度。

例如,表 8-4 是一个 8 名患者的特征表,其中论域 $U = \{x_1, x_2, x_3, x_4, x_5, x_6, x_7, x_8\}$,属性集 $C = \{r_1, r_2, r_3\}$,属性集 $D = \{d\}$。进行 C 和 D 的知识依赖性的计算,以及 C 的 D 约简和核求解运算。

表 8-4　患者的特征表

患者	流鼻涕 r_1	咳嗽 r_2	发热 r_3	感冒 d	患者	流鼻涕 r_1	咳嗽 r_2	发热 r_3	感冒 d
x_1	是	是	正常	否	x_5	否	否	高	否
x_2	是	是	高	是	x_6	否	是	很高	是
x_3	是	是	很高	是	x_7	否	否	高	是
x_4	否	是	正常	否	x_8	否	是	很高	否

解：

第一步：不可区分关系。

$$U/r_1 = \{\{x_1, x_2, x_3\}, \{x_4, x_5, x_6, x_7, x_8\}\}$$
$$U/r_2 = \{\{x_1, x_2, x_3, x_4, x_6, x_8\}, \{x_5, x_7\}\}$$
$$U/r_3 = \{\{x_1, x_4\}, \{x_2, x_5, x_7\}, \{x_3, x_6, x_8\}\}$$
$$U/(r_1, r_2) = \{\{x_1, x_2, x_3\}, \{x_4, x_6, x_8\}, \{x_5, x_7\}\}$$
$$U/(r_1, r_3) = \{\{x_1\}, \{x_2\}, \{x_3\}, \{x_4\}, \{x_5, x_7\}, \{x_6, x_8\}\}$$
$$U/(r_2, r_3) = \{\{x_1, x_4\}, \{x_2\}, \{x_5, x_7\}, \{x_3, x_6, x_8\}\}$$
$$U/(r_1, r_2, r_3) = \{\{x_1\}, \{x_2\}, \{x_3\}, \{x_4\}, \{x_5, x_7\}, \{x_6, x_8\}\}$$
$$U/d = \{\{x_2, x_3, x_6, x_7\}, \{x_1, x_4, x_5, x_8\}\}$$

第二步：计算 $\mathrm{Pos}_C(D)$ 和知识依赖度。

$$\mathrm{Pos}_C(D) = R\_(X) = \{x_1, x_2, x_3, x_4\}$$
$$K = r_C(D) = \frac{|\mathrm{Pos}_P(Q)|}{|U|} = 4/8 = 0.5$$

故得出结论：D 部分依赖于 C。

第三步：求 C 的 D 约简和核。

$$\mathrm{Pos}_{(C-\{r1\})}(D) = \{x_1, x_2, x_4\} \neq \mathrm{Pos}_C(D)$$
$$\mathrm{Pos}_{(C-\{r2\})}(D) = \{x_1, x_2, x_3, x_4\} = \mathrm{Pos}_C(D)$$
$$\mathrm{Pos}_{(C-\{r3\})}(D) = \phi \neq \mathrm{Pos}_C(D)$$
$$\mathrm{Pos}_{(C-\{r1, r2\})}(D) = \{x_1, x_4\} \neq \mathrm{Pos}_C(D)$$
$$\mathrm{Pos}_{(C-\{r1, r3\})}(D) = \phi \neq \mathrm{Pos}_C(D)$$
$$\mathrm{Pos}_{(C-\{r2, r3\})}(D) = \phi \neq \mathrm{Pos}_C(D)$$

故由上述结果可知，属性 r_2 是不必要的，$C - \{r_2\} = \{r_1, r_2\}$ 是 C 的 D 约简，C 的 D 核是 $C - \{r_2\}$ $= \{r_1, r_3\}$。经过以上过程后，得到一个约简的特征表，这个新特征表已经对比较复杂的原知识相同进行简化，见表 8-5。

表 8-5 约简后的患者的特征表

患者	流鼻涕 r_1	发热 r_3	感冒 d	患者	流鼻涕 r_1	发热 r_3	感冒 d
x_1	是	正常	否	x_5	否	高	否
x_2	是	高	是	x_6	否	很高	是
x_3	是	很高	是	x_7	否	高	是
x_4	否	正常	否	x_8	否	很高	否

（五）决策表

信息系统可以用数据表格进行表示，表格的行对应论域中的对象，列对应对象的属性。一个对象的全部信息由表中的一行属性值进行表述。给定一个信息系统 $S = (U, R, V, f)$，R 的每一个属性对应一个等价关系，而属性子集对应不可区分关系。信息系统与一个知识库相对应，因此一个数据表格可以看作一个知识库。决策表是信息系统的一个特例,它是信息系统中最为常用的一个决策系统。

多数决策问题都可以用决策表的形式来表达,可以根据信息系统定义如下:设 $S=(U, R, V, f)$ 是一个信息系统(知识表达系统),并且 $R=C \bigcup D$,$C \bigcap D=\phi$,C 称为条件属性集,D 称为决策属性集。则具有条件属性和决策属性的信息系统称为决策表。决策表分为一致的和不一致的两类:决策表是一致的当且仅当 D 依赖于 C,即 $C \Rightarrow D$;否则决策表是不一致的。不一致的决策表中有可能在条件完全相同的情况下,得出不同的结论。

(六) 粗糙集在知识发现中的应用

知识发现是从大量数据中提取有效的、新颖的、潜在的、可被理解的模式过程。在粗糙集理论中,一个对象由若干个属性描述,对象按照属性的取值情况形成若干等价类,同一等价类中的对象不可区分。粗糙集基于不可区分关系,定义集合的上近似和下近似,用这两个精确的集合表示给定的集合,可以利用这些精确的集合进行知识发现。

例如,在表 8-6 中,描述了一个 6 名患者的决策表,其中论域 $U=\{p_1, p_2, p_3, p_4, p_5, p_6\}$,条件属性集 $C=\{r_1, r_2, r_3\}$,决策属性集 $D=\{d\}$,进行决策属性规则的发现操作。

表 8-6　患者的决策表

患者	条件属性 C			决策属性 D
	头疼 r_1	肌肉痛 r_2	体温 r_3	流感 d
p_1	否	是	高	是
p_2	是	否	高	是
p_3	是	是	很高	是
p_4	否	是	正常	否
p_5	是	否	高	否
p_6	否	是	很高	是

解:

第一步:寻找不可分辨关系。

$$U/r_1=\{\{p_2, p_3, p_5\}, \{p_1, p_4, p_6\}\}$$
$$U/r_2=\{\{p_1, p_3, p_4, p_6\}, \{p_2, p_5\}\}$$
$$U/r_3=\{\{p_1, p_2, p_5\}, \{p_3, p_6\}, \{p_4\}\}$$
$$U/(r_1, r_2)=\{\{p_1, p_4, p_6\}, \{p_2, p_5\}, \{p_3\}\}$$
$$U/(r_1, r_3)=\{\{p_1\}, \{p_2, p_5\}, \{p_3\}, \{p_4\}, \{p_6\}\}$$
$$U/(r_2, r_3)=\{\{p_1\}, \{p_2, p_5\}, \{p_3, p_6\}, \{p_4\}\}$$
$$U/(r_1, r_2, r_3)=\{\{p_1\}, \{p_2, p_5\}, \{p_3\}, \{p_4\}, \{p_6\}\}$$

第二步:对各个属性下的初等集合寻找下近似和上近似。以 $R=\{r_1, r_2, r_3\}=\{$头疼+肌肉痛+体温$\}$ 为例,设集合 X 为患流感的患者的集合,U/R 为这3个属性构成的一个等效关系:$\{p_1\}$,$\{p_2, p_5\}$,$\{p_3\}$,$\{p_4\}$,$\{p_6\}$,则:

集合 X 为:$X=\{p_1, p_2, p_3, p_6\}$

R 的基本集为:$U/R=\{\{p_1\}, \{p_2, p_5\}, \{p_3\}, \{p_4\}, \{p_6\}\}$

集合 X 的 R 下近似为：$R\_(X) = \text{Pos}(X) = \{p_1, p_3, p_6\}$

集合 X 的 R 上近似为：$R^-(X) = \{p_1, p_2, p_3, p_5, p_6\}$

集合 X 的 R 否定域为：$\text{Neg}(X) = \{p_4\}$

集合 X 的 R 边界区为：$\text{Bnd}(X) = \{p_2, p_5\}$

第三步：获取规则。根据上面的分析可得出关于属性 $R = \{r_1, r_2, r_3\} = \{$头疼 + 肌肉痛 + 体温$\}$ 的规则，下近似得到的：

  RULE1：IF（头疼 = 否）AND（肌肉痛 = 是）AND（体温 = 高）　THEN 患有流感

  RULE2：IF（头疼 = 是）AND（肌肉痛 = 是）AND（体温 = 很高）　THEN 患有流感

  RULE3：IF（头疼 = 否）AND（肌肉痛 = 是）AND（体温 = 很高）　THEN 患有流感

负区得到的：

  RULE4：IF（头疼 = 否）AND（肌肉痛 = 是）AND（体温 = 正常）　THEN 没患流感

边界区得到的：

  RULE5：IF（头疼 = 是）AND（肌肉痛 = 否）AND（体温 = 高）THEN 可能患流感

以 $R = \{r_2, r_3\} = \{$肌肉痛 + 体温$\}$ 为例，集合 X 为患流感的患者的集合，$X = \{p_1, p_2, p_3, p_6\}$，$U/R = \{\{p_1\}, \{p_2, p_5\}, \{p_3, p_6\}, \{p_4\}\}$，下近似得到的：

  RULE1：IF（肌肉痛 = 是）AND（体温 = 高）THEN 患有流感

  RULE2：IF（肌肉痛 = 是）AND（体温 = 很高）THEN 患有流感

负区得到的：

  RULE3：IF（肌肉痛 = 是）AND（体温 = 正常）THEN 没患流感

边界区得到的：

  RULE4：IF（肌肉痛 = 否）AND（体温 = 高）THEN 可能患流感

根据 $R = \{r_2, r_3\} = \{$肌肉痛 + 体温$\}$ 等价关系，仍然可以得到一些规则（4 个规则），充分体现了粗糙集可以处理不完整的数据的功能。

五、证据理论

证据理论是登普斯特（Dempster）和谢弗（Shafer）提出的证据理论，可用来处理这种由不完全性信息所引起的不确定性。证据理论采用信任函数而不是概率作为不确定性度量，通过对一些事件的概率加以约束来建立信任函数，而不必说明精确的难于获得的概率。证据理论满足比概率论更弱的公理系统，当这种约束限制为严格的概率时（即概率值已知时），证据理论就退化为概率论。

（一）D-S证据理论

证据理论中应用概率分配函数、信任函数以及似然函数来辅助实现不确定性推理。证据理论是用集合表示命题的，设 U 为变量 x 的所有可能的穷举集合，且设 U 中的各元素间是互斥的，在任意时刻 x 都能取并且只能取 U 中的一个元素值，则称 U 为 x 的样本空间。在证据理论中，U 的任何一个子集 A 都对应于一个关于 x 的命题，称该命题为：x 的值是在 A 中。

设 U 的元素个数为 N，则 U 的幂集合 2^U 的元素个数为 2^N，每个幂集合的元素对应于一个关于 x 取值情况的命题。

1. **概率分配函数** 对任一个属于 U 的子集 A(命题),命它对应于一个数 $m \in [0, 1]$,而且满足

$$m(\Phi) = 0$$

$$\sum_{A \subseteq U} m(A) = 1$$

则称函数 m 为幂集 2^U 上的基本概率分配函数,称 $m(A)$ 为 A 的基本概率数。$m(A)$ 表示了证据对 U 的子集 A 成立的一种信任的度量,取值于 $[0, 1]$,而且 2^U 中各元素信任的总和为 1。

其中,U 的元素个数为 N,则 U 的幂集合 2^U 的子集个数为 2^N,定义中的 2^U 就是表示这些子集的。例如,设

$$U = \{a, b, c\}$$

则它的子集个数是 $2^3 = 8$,具体为

$$A_1 = \{a\}, \quad A_2 = \{b\}, \quad A_3 = \{c\}, \quad A_4 = \{a, b\}, \quad A_5 = \{a, c\},$$
$$A_6 = \{b, c\}, \quad A_7 = \{a, b, c\}, \quad A_8 = \phi$$

其中,ϕ 表示空集。

概率分配函数的作用是把 U 的任意一个子集 A 都映射为 $[0, 1]$ 上的一个数 $m(A)$。概率分配函数实际上是对 U 的各个子集进行信任分配,$m(A)$ 表示分配给 A 的那一部分。例如,$A = \{a\}$,$m(A) = 0.2$ 表示对命题"x 是 a"的正确性的信任度是 0.2。

当 A 由多个元素组成时,$m(A)$ 不包括对 A 的子集的信任度,而且不知道对 A 子集如何进行分配。例如,$m(\{a, b\}) = 0.2$,不包括对 $A = \{a\}$ 的信任度 0.3,而且也不知道该把这个 0.2 分配给 $\{a\}$ 还是分配给 $\{b\}$。

若 $A = U$,则 $m(A)$ 表示对 U 的各个子集进行信任分配后剩下的部分,它表示不知道该对这部分如何进行分配。例如,$m(\{a, b, c\}) = 0.3$,表示不知道该对这个 0.3 如何分配,但它不是属于 $\{a\}$,就一定是属于 $\{b\}$ 或 $\{c\}$,只是由于存在某些未知信息,不知道如何分配。

概率分配函数不是概率。例如,$m(\{a\}) = 0.2$,$m(\{b\}) = 0.1$,$m(\{c\}) = 0.1$,$m(\{a, b\}) = 0.2$,$m(\{a, c\}) = 0.2$,$m(\{b, c\}) = 0.1$,$m(\{a, b, c\}) = 0.1$,$m(\phi) = 0.0$。这里 m 符合概率分配函数的定义,但是,$m(\{a\}) + m(\{b\}) + m(\{c\}) = 0.4$,如果按照概率要求,这三者和应该等于 1。

2. **信任函数** 命题 A 的信任函数 $\mathrm{Bel}: 2^U \to [0, 1]$ 为

$$\mathrm{Bel}(A) = \sum_{B \subseteq A} m(B) \qquad \forall A \subseteq U$$

表示对 A 的总信任。即命题 A 的信任函数的值,是 A 的所有子集的基本概率之和。

根据上面给出的数据,可以求得

$$\mathrm{Bel}(\{a\}) = m(\{a\}) = 0.2$$
$$\mathrm{Bel}(\{a, b\}) = m(\{a\}) + m(\{b\}) + m(\{a, b\}) = 0.2 + 0.1 + 0.2 = 0.5$$
$$\mathrm{Bel}(\{a, b, c\}) = m(\{a\}) + m(\{b\}) + m(\{c\}) + m(\{a, b\}) + m(\{a, c\}) + m(\{b, c\}) +$$
$$m(\{a, b, c\}) = 0.2 + 0.1 + 0.1 + 0.2 + 0.2 + 0.1 + 0.1 = 1.0$$

3. **似然函数** 命题 A 的似然函数 $\mathrm{Pl}: 2^U \to [0, 1]$ 为

$$\mathrm{Pl}(A) = 1 - \mathrm{Bel}(\neg A) = \sum_{B \cap A \neq \phi} m(B), \ \forall A \subseteq U$$

表示对于不否定 A 的信任度,是所有与 A 相交的子集的基本概率之和。其中:$\neg A = U - A$,是 A 的补集。信任函数与似然函数有以下关系

$$0 \leqslant \text{Bel}(A) \leqslant \text{Pl}(A) \leqslant 1$$

$\text{Pl}(A) - \text{Bel}(A)$ 表示了既不信任 A 也不信任 $\neg A$ 的一种度量,可表示对命题 A 是真是假不知道的度量。用记号:$A[\text{Bel}(A), \text{Pl}(A)]$ 来综合描述 A 的不确定性。其中,$\text{Bel}(A)$ 和 $\text{Pl}(A)$ 分别表示命题 A 的下限函数和上限函数。实际上 m、Bel、Pl 只要知其一,必可求得另两个,但三个函数有不同含义。例如,由上面给出的数据,可以求得:

$$\begin{aligned}
\text{Pl}(\{a\}) &= 1 - \text{Bel}(\neg \{a\}) = 1 - \text{Bel}(\{b, c\}) = 1 - [m(\{b\}) + m(\{c\}) + m(\{b, c\})] \\
&= 1 - [0.1 + 0.1 + 0.1] = 0.7
\end{aligned}$$

4. 概念分配函数的正交和(证据的组合)   对于同样的证据,由于来源不同,会得到不同的概率分配函数。通常用正交和来组合这些函数。例如,对样本空间 $U = \{a, b\}$,从不同来源分别得到如下两个概率分配函数。

$$m_1(\{a\}) = 0.3, \, m_1(\{b\}) = 0.5, \, m_1(\{a, b\}) = 0.2, \, m_1(\phi) = 0.0$$
$$m_2(\{a\}) = 0.6, \, m_2(\{b\}) = 0.3, \, m_2(\{a, b\}) = 0.1, \, m_2(\phi) = 0.0$$

此时需要对它们进行组合,登普斯特提出组合方法就是对这两个概率分配函数进行正交和计算。正交和:设 $m_1, m_2, \cdots, m_n$ 为 2^U 上的 n 个基本概率分配函数,它们的正交和 $m(A) = (m_1 \oplus m_2 \oplus \cdots \oplus m_n)(A)$ 为

$$\left\{\begin{array}{ll}
m(\phi) = 0, & A = \phi \\
m(A) = k^{-1} \times \sum_{\cap A_i = A} \prod_{1 \leqslant i \leqslant n} m_i(A_i), & A \neq \phi
\end{array}\right\}$$

其中

$$k = 1 - \sum_{\cap A_i = \phi} \prod_{1 \leqslant i \leqslant n} m_i(A_i) = \sum_{\cap A_i \neq \phi} \prod_{1 \leqslant i \leqslant n} m_i(A_i)$$

若 $k = 0$,则 m_i 之间是矛盾的,没有联合基本概率分配函数。若 $k \neq 0$,这样的 m_i 就确定一个基本概率分配函数。常数 k 是根据 $m_1 \oplus m_2 \oplus \cdots \oplus m_n$ 需对 2^U 的所有元素的基本概率分配之和为 1 来确定的,这种规定称为 Dempster 组合规则,要求 $m_1 \oplus m_2 \oplus \cdots \oplus m_n$ 提供的证据满足某种独立性条件。

例如,根据上面例子的概率分配函数 m_1 和 m_2 的数据,求 m_1 和 m_2 的正交和 m。

解:

$$k = 1 - \sum_{x \cap y = \phi} m_1(x) m_2(y)$$
$$= 1 - [m_1(\{a\}) \times m_2(\{b\}) + m_1(\{b\}) \times m_2(\{a\})] = 1 - [0.3 \times 0.3 + 0.5 \times 0.6] = 0.61$$
$$m(\{a\}) = k^{-1} \times \sum_{x \cap y = \{a\}} m_1(x) m_2(y)$$
$$= 1/0.61 \times [m_1(\{a\}) \times m_2(\{a\}) + m_1(\{a\}) \times m_2(\{a, b\}) + m_1(\{a, b\}) \times m_2(\{a\})]$$
$$= 1/0.61 \times [0.3 \times 0.6 + 0.3 \times 0.1 + 0.2 \times 0.6] = 0.54$$

同理可得,$m(\{b\}) = 0.43, \, m(\{a, b\}) = 0.03$。

所以，经过对 m_1 和 m_2 进行组合后得到 m 的概率分配函数为

$$m(\{a\}, \{b\}, \{a, b\}, \phi) = (0.54, 0.43, 0.03, 0.0)$$

（二）基于证据理论的不确定性推理

在证据理论中，信任函数 $\mathrm{Bel}(A)$ 和似然函数 $\mathrm{Pl}(A)$ 分别表示对命题 A 信任程度的下限和上限，两元组 $[\mathrm{Bel}(A), \mathrm{Pl}(A)]$ 表示证据的不确定性。对于不确定性知识也可以用 $(\mathrm{Bel}(A), \mathrm{Pl}(A))$ 表示规则强度的上下限。这样可以在此表示的基础上建立相应的不确定性推理模型。

设某个领域的辨别框 $U = \{S_1, S_2, \cdots, S_n\}$，$m$ 为 2^U 上定义的基本概率分配函数，在下面描述的算法中，应满足如下条件。

(1) 基本事件的概率分配函数值为非负值，即

$$m(\{S_i\}) \geqslant 0, \forall S_i \in U$$

(2) 全体基本事件的概率分配函数之和不大于 1，即

$$\sum_{1 \leqslant i \leqslant n} m(S_i) \leqslant 1$$

(3) 全体的概率分配函数为

$$m(U) = 1 - \sum_{1 \leqslant i \leqslant n} m(S_i)$$

(4) 当 $A \subset U$ 且 $|A| > 1$ 或 $|A| = 0$ 时，$m(A) = 0$。其中，$|A|$ 表示命题 A 对应集合中的元素个数；集合 A 的元素个数不为 1，且不包括全体元素。

在这个概率分配函数中，只有单个元素构成的子集及样本空间 U 的概率分配数才可能大于 0，其他子集的概率分配数均为 0，这是它与基本定义的主要区别。

证据的信任函数：对任何命题 $A \subseteq U$，其信任函数为

$$\mathrm{Bel}(A) = \sum_{B \subseteq A} m(B) = \sum_{a \in A} m(\{a\}), \forall A \subset U$$

$$\mathrm{Bel}(U) = \sum_{B \subseteq U} m(B) = \sum_{a \in U} m(\{a\}) + m(U) = 1$$

证据的似然函数：对任何命题 $A \subseteq U$，其似然函数为

$$\mathrm{Pl}(A) = 1 - \mathrm{Bel}(\sim A) = 1 - \sum_{a \in A} m(\{a\})$$

$$= 1 - \left[\sum_{a \in U} m(\{a\}) - \sum_{b \in A} m(\{b\}) \right]$$

$$= 1 - [1 - m(U) - \mathrm{Bel}(A)]$$

$$= m(U) + \mathrm{Bel}(A), A \subset U$$

对任何命题 $A \subseteq U$，其信任函数为

$$\mathrm{Pl}(A) \geqslant \mathrm{Bel}(A)$$

$$\mathrm{Pl}(A) - \mathrm{Bel}(A) = m(U)$$

除了以 $A[\mathrm{Bel}(A), \mathrm{Pl}(A)]$ 作为证据 A 的不确定性度量外，还可用类概率函数来度量。

类概率函数：设 U 为有限域，对任何命题 $A \subseteq U$，命题 A 的类概率函数为

$$f_1(A) = \mathrm{Bel}(A) + \frac{|A|}{|U|} [\mathrm{Pl}(A) - \mathrm{Bel}(A)]$$

式中：$|A|$、$|U|$ 分别表示 A 和 U 所含元素个数。

（三）知识不确定性表示

设某个领域的样本空间 $U=\{S_1, S_2, \cdots, S_n\}$，命题 A、B、$\cdots$ 为 U 的子集，推理规则为

$$IF\ E\ THEN\ H, CF$$

其中，E 为前提条件，既可以是简单条件，也可以是用 AND 或 OR 连接起来的复合条件；H 是结论，用样本空间中的子集表示 $H=\{h_1, h_2, h_3, \cdots, h_n\}$；$CF$ 为可信度因子，用集合的形式表示 $CF=\{c_1, c_2, c_3, \cdots, c_n\}$，其中 c_i 用来描述 $h_i(i=1, 2, \cdots, n)$ 的可信度，c_i 应满足如下条件：① $c_i \geqslant 0$，$1 \leqslant i \leqslant n$；② $\sum_{1 \leqslant j \leqslant n} c_j \leqslant 1$。

（四）组合证据不确定性的算法

不确定性证据 E 的确定性用 $CER(E)$ 表示，初始证据的确定性由用户给出。如果当前推理的证据是前面推理所得的结论，则其确定性由推理得到，$CER(E)$ 的取值范围为 $[0, 1]$。当组合证据是多个单一证据的合取时，即

$$E=E_1\ AND\ E_2\ AND\ \cdots\ AND\ E_n$$

若已知 $CER(E_1)$，$CER(E_2)$，$\cdots$，$CER(E_n)$，则 E 的确定性 $CER(E)$ 为

$$CER(E)=\min\{CER(E_1), CER(E_2), \cdots, CER(E_n)\}$$

当组合证据是多个单一证据的析取时，即

$$E=E_1\ OR\ E_2\ OR\ \cdots\ OR\ E_n$$

若已知 $CER(E_1)$，$CER(E_2)$，$\cdots$，$CER(E_n)$，则 E 的确定性 $CER(E)$ 为

$$CER(E)=\max\{CER(E_1), CER(E_2), \cdots, CER(E_n)\}$$

（五）推理计算

基于证据理论的不确定性推理，可以分为以下步骤：建立问题的样本空间 U；由经验给出，或者由随机性规则和事实的信度度量计算求得幂集 2^U 的基本概率分配函数；计算子集 $A \in 2^U$ 的信任函数 $Bel(A)$ 或者似然函数值 $Pl(A)$；由 $Bel(A)$ 或者 $Pl(A)$ 得出结论。

(1) 当条件部分为命题的逻辑组合时，整个条件部分的确定性计算

$$f_1(A_1 \wedge A_2)=\min\{f_1(A_1), f_1(A_2)\} \quad 合取$$
$$f_1(A_1 \vee A_2)=\max\{f_1(A_1), f_1(A_2)\} \quad 析取$$

(2) 结论部分的命题的确定性计算：即已知 $f_1(A) \rightarrow B(c_1, c_2, \cdots, c_k)$，如何计算 $f_1(B)$。基本思路：根据前面介绍的方法，首先计算基本分配函数 $m(B)$，然后计算结论部分命题 B 的信任函数 $Bel(B)$、似然函数 $Pl(B)$，最后计算类概率函数和确定性。设 $B=\{b_1, b_2, \cdots, b_k\}$，且 $U=\{b_1, b_2, \cdots, b_k\}$，则 U 上的基本概率分配函数为

$$m(\{b_1\}, \cdots, \{b_k\})=(f_1(A) \cdot c_1, \cdots, f_1(A) \cdot c_k)$$
$$m(U)=1-\sum_{i=1}^{k} f_1(A) \cdot c_i$$

得出 $f_1(B)$。

(3) 独立证据导出同一假设：如果有 n 条规则支持同一命题时，根据 Dempster 组合规则，总

的基本概率分配函数 m 为各规则结论得到的基本概率分配函数的正交和，即

$$m = m_1 \oplus m_2 \oplus \cdots \oplus m_n$$

首先计算总的基本概率分配函数 $m = m_1 \oplus m_2$，然后计算命题 B 的信任函数、似然函数，进而可求出类概率函数 $f_1(B)$。

例如，设规则：

RULE1：IF 发热 THEN 感冒但非过敏性鼻炎(0.9)　OR　过敏性鼻炎但非感冒(0.1)
RULE2：IF 头晕 THEN 感冒但非过敏性鼻炎(0.8)　OR　过敏性鼻炎但非感冒(0.05)

又有事实，括号中的数值表示规则和事实的可信度。

$$E_1：李四发热(0.9)$$

$$E_2：李四头晕(0.4)$$

用证据理论推理李四患病情况。

解：

1) 取样本空间 $U = \{h_1, h_2, h_3\}$，其中 h_1 表示感冒但非过敏性鼻炎，h_2 表示过敏性鼻炎但非感冒，h_3 表示感冒和过敏性鼻炎。

2) 计算该问题的样本空间的基本概率分配函数。根据规则 RULE1 和事实 E_1 的可信度，得到基本概率分配函数为

$$m_1(\{h_1\}) = 0.9 \times 0.9 = 0.81$$
$$m_1(\{h_2\}) = 0.9 \times 0.1 = 0.09$$
$$m_1(\{h_1, h_2, h_3\}) = 1 - m_1(\{h_1\}) - m_1(\{h_2\}) = 1 - 0.81 - 0.09 = 0.1$$

根据规则 RULE2 和事实 E_2 的可信度，得到基本概率分配函数为

$$m_2(\{h_1\}) = 0.4 \times 0.8 = 0.32$$
$$m_2(\{h_2\}) = 0.4 \times 0.05 = 0.02$$
$$m_2(\{h_1, h_2, h_3\}) = 1 - m_2(\{h_1\}) - m_2(\{h_2\}) = 1 - 0.32 - 0.02 = 0.66$$

用证据理论将上述两个由不同规则得到的概率分配函数组合，得到

$$k = 1 - [m_1(\{h_1\})m_2(\{h_2\}) + m_1(\{h_2\})m_2(\{h_1\})] = 1 - [0.81 \times 0.02 + 0.09 \times 0.32] = 0.955$$

$$m(\{h_1\}) = k^{-1} \times [m_1(\{h_1\})m_2(\{h_1\}) + m_1(\{h_1\})m_2(\{h_1, h_2, h_3\}) + m_1(\{h_1, h_2, h_3\})m_2(\{h_1\})]$$

$$= \frac{1}{0.955} \times 0.825\,8 = 0.87$$

$$m(\{h_2\}) = k^{-1} \times [m_1(\{h_2\})m_2(\{h_2\}) + m_1(\{h_2\})m_2(\{h_1, h_2, h_3\}) + m_1(\{h_1, h_2, h_3\})m_2(\{h_2\})]$$

$$= \frac{1}{0.955} \times 0.063\,2 = 0.066$$

$$m(\{h_1, h_2, h_3\}) = 1 - m(\{h_1\}) - m(\{h_2\}) = 1 - 0.87 - 0.066 = 0.064$$

由信任函数的定义得到

$$\mathrm{Bel}(\{h_1\}) = m(\{h_1\}) = 0.87$$

$$\text{Bel}(\{h_2\}) = m(\{h_2\}) = 0.066$$

由似然函数的定义得到

$$\text{Pl}(h_1) = 1 - \text{Bel}(\neg\{h_1\}) = 1 - \text{Bel}(\{h_2, h_3\}) = 1 - [m(\{h_2\}) + m(\{h_3\})]$$
$$= 1 - [0.066 + 0.0] = 0.934$$
$$\text{Pl}(h_2) = 1 - \text{Bel}(\neg\{h_2\}) = 1 - \text{Bel}(\{h_1, h_3\}) = 1 - [m(\{h_1\}) + m(\{h_3\})]$$
$$= 1 - [0.87 + 0.0] = 0.13$$

综合上述结果得到：感冒但非过敏性鼻炎为真的信任度是 0.87，非假的信任度为 0.934；过敏性鼻炎但非感冒为真的信任度是 0.066，非假的信任度是 0.13。

第四节 医学领域的推理方法

临床医学是医学的核心内容，是直接针对疾病进行诊断、治疗和预防的科学。临床诊疗活动是临床医学的主要内容，其过程是典型的基于不确定知识和证据的推理。临床医师给患者看病过程，实际上是患者的信息与临床医师的诊断经验和医学知识交互和综合分析处理的过程，具体过程如图 8-1 所示。

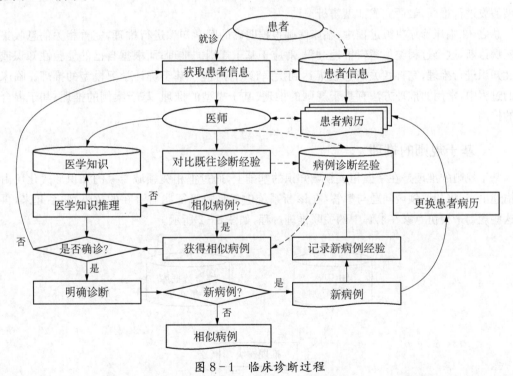

图 8-1 临床诊断过程

患者通常是以症状、体征和检查结果异常出现在临床医师面前，而症状、体征和检查结果提供的信息是不确定性信息（模糊性、不完全性、随机性）。由于目前医学对疾病的发病机制没有完全阐述清楚，加上临床医师主观因素的影响，临床医师是基于不确定性知识（概率性知识、模糊性知识、经验性知识、不完全性知识）对患者提供的不确定性初始证据进行疾病诊断假设，经过完善相关检查和相应信息收集，对假设进行推断，最后达到临床诊断。在临床诊疗过程中，临床医师根据明确的医学知识进行推理,完善相关信息收集达到疾病诊断,这个过程类似逻辑推理过程,对应于基于规则的推理;而根据自己的经验性知识进行推理,完善相关信息收集达到疾病诊断,对应于基于统计学习模型推理;通常拥有丰富经验的临床医师,面对某位患者,经过问诊等诊断手段后,与自己历年诊断过的患者进行对比,迅速提出疾病假设,完善相关检查,根据检查结果明确诊断,这个过程类似类比推理,对应于基于案例的推理。临床医师根据初始证据(症状体征)结合自己的医学知识和临床经验,展开一系列检验和检查,就是增加中间证据和减少不确定性过程,有利于到达目的(诊断治疗)进行临床决策。基于不确定性人工智能理论和方法的临床决策支持系统可以有效地提高临床医师的临床诊疗活动的准确性。

医学可分为现代医学(即通常说的西医学)和传统医学(如中医学)。中医学以阴阳五行作为理论基础,将人体看作气、形、神的统一体,通过"望、闻、问、切"四诊合参的方法,探求病因、病性、病位,分析病机及人体内五脏六腑、经络关节、气血津液的变化,归纳出证型进行疾病诊断,以辨证论治原则,使人体达到阴阳调和而康复。中医辨证施治是中医学临床的核心,辨证施治是基于"望、闻、问、切"四诊合参提供的信息,进行证型辨析,然后完成治疗过程。辨证施治也是基于不确定知识和证据的推理。"望、闻、问、切"四诊合参提供的信息具有不确定性(模糊性、不完全性、随机性);辨证过程中,由于客观和主观因素,临床医师也是基于不确定性知识(概率性知识、模糊性知识、经验性知识、不完全性知识)对患者提供的不确定性初始证据进行证型假设,运用不确定性知识,对证型假设进行推断,最后完成证型辨析。

总之,在临床诊疗决策过程中,临床医师根据明确的医学知识进行推理,完善相关信息收集达到疾病诊断,这个过程类似逻辑推理过程,对应于基于规则的推理;而根据自己的经验性知识或启发性知识进行推理,完善相关信息收集达到疾病诊断,对应于基于统计学习模型的推理。临床推理的过程中,常用的推理方法有基于规则的推理、基于模型的推理、基于案例的推理、基于混合智能的推理。

一、基于规则的推理

基于规则的推理是在掌握相关领域知识的基础上,通过把相关领域专家的知识形式化后由规则描述出来,将相关领域问题与解答(在诊断系统中就是故障征兆与潜在的故障)联系起来,再通过这些规则来模仿专家在求解中的关联推理过程,如图 8-2 所示。

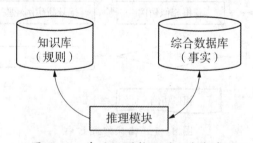

图 8-2　基于规则推理的一般框架

基于规则的推理的表现形式易为人理解、解释方便。但是它的知识获取困难、难以维护、推理能力差且难以处理大量信息。虽然在已有的众多专家系统中绝大多数是基于规则的推理,但是由于基于规则的推理自身的诸多缺陷,它越来越不可能独自承担专家系统的推理任务。

二、基于模型的推理

基于模型的推理实际上是将相关领域研究对象的结构和知识精化、归纳并对原对象抽象描述后,表达出原对象的特性和行为,建立该对象的数学模型(也可能是物理模型或结构模型)和相应的逻辑关系,以供专家系统在推理时使用深知识(与浅知识相对,和启发式知识不同,它描述了研究对象的内部联系)的过程。由于基于精确模型的推理有对研究对象复杂、精准的后台模型支持,其推理效果往往好过其他推理方法。但是也正因为它的推理需要上述精确的模型,使得基于精确模型推理只适合工作领域的规律已被完全掌握,且对系统建造时效要求不高的场合。

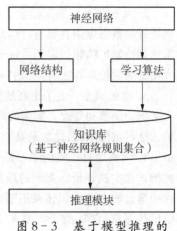

图 8-3 基于模型推理的一般框架

基于神经网络的推理是重要的模型推理。以基于神经网络模型的推理为例,如图 8-3 所示。人工神经网络知识表示是隐式的表示方法,将某一问题的若干知识通过学习表示在同一网络中;人工神经网络的学习是指调整神经网络的连接权值或者结构,使输入和输出具有需要的特性。基于神经网络的推理模型的知识库是神经网络模型的集合,这些神经网络模型抽象了输入特征和输出结果的关系,推理过程就是根据输入特征推出输出结果。

三、基于案例的推理

基于案例推理是基于人们的心理认知过程,以过去已解决问题的相关经验知识为基础进行类比推理以解决新问题的过程,推理过程具有生动形象的特点,推理结果易于理解和接受。这种推理方法把知识获取简化为领域内经验知识的收集,并以此为基础构造案例库,即把基于规则的推理转化为基于案例推理,在案例库中检索相似的经验知识。案例推理主要进程有四步:相似案例检索、案例重用、案例调整以及案例学习。案例推理中存在一个储存源案例的案例库,以案例属性的辨识度为依据,通过算法进行检索,并依照属性权重不同呈现出对应的历史解决方案。基于案例推理其具体流程包括案例表示、案例检索、案例调整、案例学习,如图 8-4 所示。

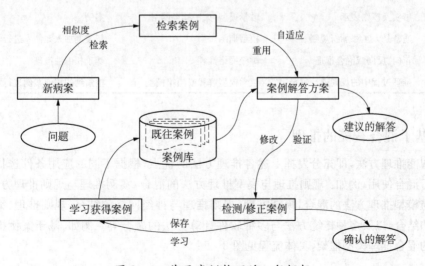

图 8-4 基于案例推理的一般框架

273

1. 案例表示　案例表示是案例推理的首要步骤,相关工作者可以根据自身的需要制作出适合本案例系统的案例表达方法,并依据案例属性的特征赋予其相应的权重。

2. 案例检索　案例检索是基于案例推理系统中的重要环节,即依照一定的检索规则在基于案例推理的数据库中查找与目标案例的特征属性最为接近的案例,并提取出来。相似案例的检索要求达到检索出的相似案例尽量少和检索出的案例与目标案例相似度尽量高这两个目标。目前较常用的案例检索算法有知识引导法、神经网络法、归纳索引法以及最近相邻法等。

3. 案例调整　为了更好地服务应用实践,根据新问题对检索到的相似案例进行修改的过程称为案例的调整和修改。案例的调整和修改需要人们根据具体的技能知识灵活进行,没有较为统一的方法可供借用,因此它是基于案例推理的一个难题。

4. 案例学习　案例学习是保持案例实效性与知识更新中的必要环节。案例学习包括案例库的维护和案例评价。案例的维护既是对案例库中案例的可利用性进行评估的过程,也是对案例库中蕴含的专业知识体系不断更新的过程。案例的评价是指检索到的案例对于目标案例的参考价值的评定,它有助于提高相关人员对案例推理系统的认知程度,并及时修正系统中的相关问题。

与基于规则的推理相比,基于案例推理具有以下优点:①基于案例推理系统创建时不会引发知识获取的瓶颈问题,因为知识获取只不过是获得过去发生过的案例(经验)。②基于案例推理系统可以用于没有模型的领域。③基于案例推理系统仅需从案例库中检索出相似案例,容易实现。④因为案例库可以不断增长,所以即使仅有少量案例基于案例推理系统也可以运行。⑤基于案例推理系统可以快速提供解决方案而不必每次都进行推理。⑥基于案例推理系统提供给用户的是具体的案例,容易理解。⑦基于案例推理系统可以通过获得新案例来学习,容易维护。⑧通过获取新案例,基于案例推理系统的案例库可以从不同的领域中学习新知识。

基于规则推理、基于模型推理和基于案例推理的三种推理模型的特点比较,见表 8 - 7。

表 8 - 7　基于规则推理、基于模型推理和基于案例推理比较

	基于规则推理	基于模型推理	基于案例推理
适用情况	较强的理论模型,良好的领域知识,应用范围较窄	较强的理论模型,良好的领域知识,应用范围较窄	无理论模型,经验知识丰富的领域,应用范围较广
知识表示	事实及规则表示	数学模型,人工神经网络	案例
学习能力	通常是人工添加新规则	模型训练	新案例加入案例库进行学习
推理方法	正向、反向或混合推理	神经网络推理	基于相似性推理
可解释性	推理过程中的规则进行解释	数学模型解释或黑箱模型	检索到的相似案例进行解释

四、基于混合智能的推理

混合智能推理方法,即充分发挥上述各推理方法的优点,根据不同的应用条件选择合适的推理方法进行混合使用,例如:规则推理与模型推理方法的混合,案例推理与规则推理方法的混合,案例推理与模型推理方法的混合,模糊推理、规则推理与神经网络的结合,规则推理、案例推理与神经网络的结合,以及多种传统方法与多种软件计算方法的融合等。例如,基于案例推理和规则推理融合的混合推理模型框架,具体流程见图 8 - 5。

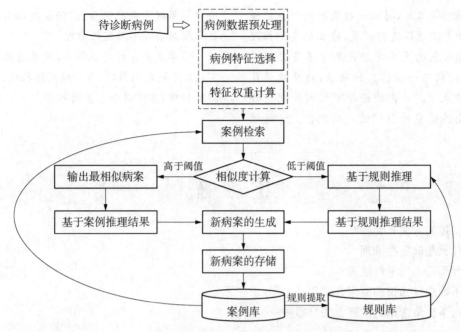

图8-5 基于案例推理和规则推理融合的混合推理模型框架

患者就诊时,临床医师通过问诊等诊断手段收集患者信息,包括一般信息、症状体征、现病史、既往史、个人史、体格检查、常规的实验室检查、常规的影像学检查等信息,生成电子病历。混合推理模块根据电子病历的内容与案例库的病案进行相似度计算,计算出电子病历与案例库病历的相似度值,如果该相似度值高于设定的阈值(如0.8),则输出最相似的病案,根据该病案的内容进行诊断推理,这个过程类似于临床医师的类比推理。如果相似度值低于阈值,则认为这个病例是案例库没有的新病案,根据规则库的规则,从头进行推理,最后给出诊断,这个过程类似于临床医师的逻辑推理。新生成的病案经过处理,存入案例库,并且扩充案例库,这个过程类似临床医师经过临床工作的时间积累,扩充了临床经验。该混合推理模型在一定程度上模拟了临床医师的临床推理过程。

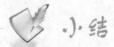 小结

推理是人们根据已知事实,通过运用已掌握的知识,找出其中蕴含的事实,或归纳出新的事实的过程。

确定性推理是可以把知识表示成必然的因果关系,然后进行逻辑推理,推理的结论或者为真,或者为假。自然演绎推理和归结推理是经典的确定性推理。鲁滨孙归结推理基本思想:由谓词逻辑化为子句集的方法可以知道,在子句集中子句之间是合取关系(与关系)。其中,只要有一个子句为不可满足,则整

个子句集就是不可满足的。归结反演系统是用反演或矛盾的证明法,使用归结推理规则建立的定理证明系统。

基于不确定性推理规则进行推理,形成的结论也是不确定的,这种推理称为不确定性推理。不确定性知识的原因包括:概率性知识、模糊性知识、经验性知识、不完全性知识。

可信度方法是在确定性理论的基础上,结合概率论和模糊集合论等方法提出的一种基本的不确定性推理方法。模糊推理以模糊集合

论为基础描述工具,对以一般集合论为基础描述工具的数理逻辑进行扩展,建立的模糊推理理论。粗糙集的主要思想是基于不可分辨关系,每个对象与一些信息的联系,对象能够获取信息的表示。证据理论是可用来处理这种由不完全性信息所引起的不确定性。证据理论中应用概率分配函数、信任函数以及似然函数来辅助实现不确定性推理。

医学决策分析的过程中,常见的推理方法有:基于规则的推理,基于模型的推理,基于案例的推理,基于混合智能的推理。

习　题

1. 推理的方法有哪些?
2. 什么是确定性推理?
3. 什么是不确定性推理?
4. 不确定性知识的原因有哪些?
5. 医学决策常用的推理方法有哪些?

第九章

搜 索 策 略

 导学

1. 掌握状态空间搜索的概念和基本要素；掌握盲目搜索的分类；掌握启发式搜索的含义。
2. 熟悉宽度优先搜索和深度优先搜索的算法；熟悉启发式搜索的算法。
3. 了解 A* 搜索和博弈搜索算法。

人类思维过程可以抽象成一个搜索的过程。推理模式给出了求解问题的方法，但是在求解的过程中，具体的每一步通常有多种选择，哪一个是最佳选择呢？这就是搜索问题。如何才能找到最优方案？在计算机上如何实现搜索？这些问题就是本章要介绍的问题。本章首先介绍搜索的基本概念，然后着重介绍状态空间知识表示和搜索策略，包括宽度优先搜索、深度搜索等盲目图搜索策略、A 及 A* 搜索算法等启发式图搜索策略。

第一节 搜 索 的 概 念

根据问题的实际情况不断寻找可利用的知识，构造出一条代价较少的推理路线，使问题得到圆满解决的过程称为搜索。搜索是人工智能中的核心技术，是推理不可分割的一部分，直接关系到智能系统的性能和运行效率。

求解问题时，通常涉及问题的表示和选择相对合适的求解方法。由于大多数需要求解的问题缺乏直接的解决方法，则搜索不失为一种求解问题的一般方法。搜索策略最关心的问题就是能否尽可能快地得到有效解或最优解。搜索包括两个方面含义：找到从初始事实到问题最终答案的一条推理路径，找到的这条路径在时间和空间上复杂度最小。搜索策略反映了状态空间或问题空间扩展的方法，也决定了状态或问题的访问顺序。搜索策略的不同，首先会影响求解问题的效率，其次会影响是否可得最优解。

缺乏直接求解的问题可以分为：①结构不良或非结构化的问题；②难以获得求解所需的全部信息的问题；③没有现成的求解算法的问题。对于这类问题，通常无法用算法获得精确的解，而只能利用已有的知识，逐步探索寻找问题的解。因此，只能依靠经验，利用已有知识，根据问题的实际情况，不断寻找可利用知识，从而构造一条代价最小的推理路线，使问题得以解决。

搜索策略根据问题的表示方式分为状态空间搜索和与或树搜索。状态空间搜索是指用状态空间法来表示问题所进行的搜索；与或树搜索是指用问题规约法表示问题时进行的搜索。搜索策略根据搜索过程中是否使用启发式信息分为盲目搜索和启发式搜索。盲目搜索是按预定的控制策略进行搜索，在搜索过程中获得的中间信息并不改变控制策略。因为这种搜索方法没有考虑问题本身的特性,只是教条地按照预定路线逐步前进,具有盲目性,效率不高,不适于复杂问题的求解。启发式搜索在搜索中加入了与问题有关的启发性信息,用于指导搜索朝着最有希望的方向前进,加速问题的求解过程。

第二节 状态空间搜索

状态空间搜索是程序设计中的最基本方法之一,从状态空间中的初始状态出发,按照一定的顺序和条件对空间中的状态进行遍历,最终找到目标状态。状态空间搜索就是将问题求解过程表现为从初始状态到目标状态寻找路径的过程。通俗地说,两点之间求一个线路,这两点是求解的开始和问题的结果,而这一线路不一定是直线,可以是曲折的。由于求解问题的过程中有很多分枝,主要是求解过程中求解条件的不确定性、不完备性造成的,使得求解的路径很多,这就构成了一个图,这个图就是状态空间。

问题的求解实际上就是在这个图中找到一条路径可以从开始 S_0 到结果 S_g,这个寻找的过程就是状态空间搜索,如图 9-1 所示。

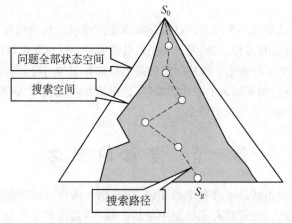

图 9-1 状态空间搜索

常用的状态空间搜索有盲目搜索和启发式搜索。盲目搜索包括宽度优先搜索和深度优先搜索。宽度优先搜索是从初始状态一层一层向下找,直至找到目标。深度优先搜索是按照一定的顺序先查找完一个分支,再查找另一个分支,直至找到目标。宽度优先搜索、深度优先搜索和启发式搜索过程示意图如图 9-2 所示。

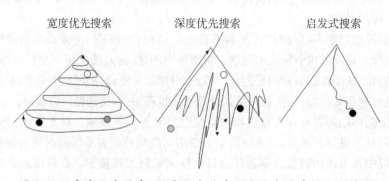

图 9-2 宽度优先搜索、深度优先搜索和启发式搜索过程示意图

一、状态空间表示法

状态空间表示是一种基于解答空间的问题表示和求解方法,以状态和操作符为基础。状态是指在系统中决定系统状态的最小数目的变量的有序集合,状态空间则是指该系统的全部可能状态的集合。简单而言,状态空间可以视为一个以状态变量为坐标轴的空间,因此系统的状态可以表示为此空间中的一个向量。

状态空间四个要素:状态,算符,状态空间,解。状态空间表示法是用状态和算符来表示问题的一种方法。

1. 状态　是描述问题求解过程中任一时刻状况的数据结构,一般用一组变量的有序组合表示:$S_K = (S_{K0}, S_{K1}, \cdots)$,当给每一个分量以确定的值时,就得到了一个具体的状态。

2. 算符　引起状态中某些分量发生变化,从而使问题由一个状态变为另一个状态的操作称为算符。在产生式系统中,每一条产生式规则就是一个算符。

3. 状态空间　由问题的全部状态及一切可用算符所构成的集合称为问题的状态空间,一般用一个三元组表示:(S, O, G);其中,S 是问题的所有初始状态构成的集合;O 是算符的集合;G 是目标状态的集合。状态空间的图示形式称为状态空间图。其中,节点表示状态;有向边(弧)表示算符。

4. 解　当到达目标状态时,由初始状态到目标状态所用算符的序列就是问题的一个解。

在利用状态空间图表示时,从某个初始状态开始,每次加一个操作符,递增地建立起操作符的试验序列,直至达到目标状态。图搜索是指在状态图中寻找目标或路径的搜索,即按照流程:问题→状态图→搜索→解(是由初始状态到目标状态的路径)。

二、状态空间的图描述

状态空间可以用有向图来描述,图的节点表示问题的状态,图的边表示状态之间的关系,就是求解问题的步骤。初始状态对应于实际问题的已知信息,是图的根节点。问题的状态空间描述中,寻找从一种状态转换为另一种状态的某个操作算子序列就等价于在图中寻找某一路径。如图 9-3 所示是用有向图描述的状态空间,该图表示对初始状态 S_0 允许使用操作算子 O_1、O_2、O_3,并分别使 S_0 转换为 S_1、S_2、S_3。这样利用操作算子转换下去,如 $S_{10} \in G$,则 O_2、O_7、O_{10} 就是一个解。

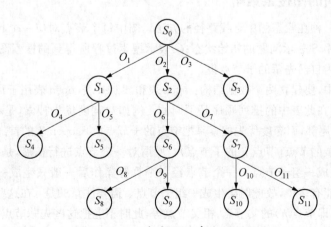

图 9-3　状态空间的有向图描述

279

例如图9-4所示钱币翻转问题。设有三枚钱币,起初是状态为(背正背),允许每次翻转一个钱币,连反3次,问是否可达到目标状态(正正正)或(背背背)?

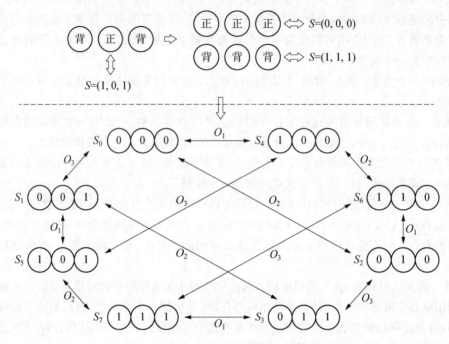

图9-4 钱币翻转问题状态空间的有向图描述

设用$S_k=(S_1,S_2,S_3)$表示问题的状态,$S=0$表示钱币正面,$S=1$表示钱币背面,则钱币可能出现的状态有8种:$S_0=(0,0,0)$,$S_1=(0,0,1)$,$S_2=(0,1,0)$,$S_3=(0,1,1)$,$S_4=(1,0,0)$,$S_5=(1,0,1)$,$S_6=(1,1,0)$,$S_7=(1,1,1)$。问题的初始状态集合$S=\{S_5\}$。目标状态集合$G=\{S_0,S_7\}$。算符:O_1,把S_1翻一面;O_2,把S_2翻一面;O_3,把S_3翻一面;上述问题的状态空间三元组为:$(\{S_5\},\{O_1,O_2,O_3\},\{S_0,S_7\})$相应的状态空间图。从图9-4中可以看出,从$S_5$不可能经3次翻转到达$S_0$,从$S_5$可经3次翻转到达$S_7$。

三、状态空间的图搜索策略

图搜索策略是一种在状态图中寻找路径的方法。图中每个节点对应一个状态,每条连线对应一个操作符。通常用S表示问题的初始状态;G表示搜索过程所得到的搜索图;M表示当前扩展节点新生成的且不为自己先辈的子节点集。

在图搜索过程中,要建立两个数据结构:open表和closed表,open表用于存放刚生成的节点,对不同的策略,节点在此表中的排列顺序是不同的。例如对宽度优先搜索,是将扩展节点n的子节点放入open表的尾部,而深度优先搜索是把节点的子节点放入open表的首部。closed表用于存放将要扩展或已扩展的节点(节点n的子节点)。所谓对一个节点进行扩展,是指用合适的算符对该节点进行操作,生成一组子节点。一个节点经一个算符操作后一般只生成一个子节点,但对一个可适用的算符可能有多个,故此时会生成一组子节点。需要注意的是:在这些子节点中,可能有些是当前扩展节点(即节点n)的父节点、祖父节点等,此时不能把这些先辈节点作为当前扩展节点的子节点。图搜索的一般过程见表9-1。

表 9 - 1　图搜索的一般过程

步骤	操　　作
1	把初始节点 S_0 放入 open 表中,并建立目前只包含 S_0 的搜索图 G
2	检查 open 表是否为空,若为空,则问题无解,退出;否则进行下一步
3	把 open 表的第一个节点取出放入 closed 表中,并记该节点为节点 n
4	考虑节点 n 是否为目标节点,若是,则求得问题的解,退出,此解可从目标节点开始直到初始节点的返回指针中得到;否则,继续下一步
5	扩展节点 n,若没有后继节点,则立即转步骤 2;否则生成一组子节点。把其中不是节点 n 先辈的那些子节点记作集合 M,并把这些子节点作为节点 n 的子节点加入 G 中
6	针对 M 中子节点的不同情况,分别进行如下处理:①对于那些未曾在 G 中出现过的 M 成员设置一个指向父节点(即节点 n)的指针,并把它们放入 open 表中;②对于那些先前已在 G 中出现过的 M 成员,确定是否需要修改它指向父节点的指针;③对于那些先前已在 G 中出现并且已经扩展了的 M 成员,确定是否需要修改其后继节点指向父节点的指针
7	按某种搜索策略对 open 表中的节点进行重新排序
8	返回至步骤 2

图搜索的一般过程的流程如图 9-5 所示。

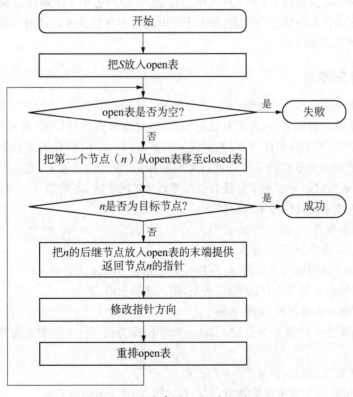

图 9-5　图搜索的一般过程的流程

各种搜索策略的主要区别在于对 open 表中节点的排列顺序不同。宽度优先搜索把先生成的子节点排在前面,而深度优先搜索则把后生成的子节点排在前面。

以八数码问题为例,在 3×3 的方格棋盘上,分别放置了表有数字 $1\sim8$ 的八张牌,初始状态 S_0,目标状态 S_g,如图 9-6 所示。

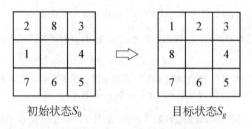

初始状态S_0　　　　　　目标状态S_g

图 9-6　八数码问题的图搜索策略

可使用的算符有:空格左移,空格上移,空格右移,空格下移,即只允许把位于空格左、上、右、下边的牌移入空格。应用图搜索策略寻找从初始状态到目标状态的解路径。

第三节　盲目搜索

盲目搜索又称非启发式搜索,是一种无信息搜索,一般只适用于求解比较简单的问题。盲目搜索通常是按预定的搜索策略进行搜索,而不会考虑问题本身的特性。常用的盲目搜索包括宽度优先搜索和深度优先搜索两种。

一、宽度优先搜索

宽度优先搜索又称广度优先搜索,其基本思想是:从初始节点 S_0 开始进行节点扩展,考察 S_0 的第一个子节点是否为目标节点,若不是目标节点,则对该节点进行扩展;再考察 S_0 的第二个子节点是否为目标节点,若不是目标节点,则对其进行扩展;对 S_0 的所有子节点全部考察并扩展以后,再分别对 S_0 的所有子节点的子节点进行考察并扩展,如此向下搜索,直至发现目标状态 S_g。因此,宽度优先搜索在对第 n 层的节点没有全部考察并扩展之前,不对第 $n+1$ 层的节点进行考察和扩展。宽度优先搜索的具体搜索过程如下。

步骤 1:把初始节点 S_0 放入 open 表中。

步骤 2:若 open 表为空,则问题无解,退出。

步骤 3:把 open 表的第一个节点(记为节点 n)取出放入 closed 表中。

步骤 4:考察节点 n 是否为目标节点,若是,则问题解求得,退出。

步骤 5:若节点 n 不可扩展,则转步骤 2。

步骤 6:扩展节点 n,将其子节点放入 open 表的尾部,并为每一个子节点配置指向父节点的指针,然后转步骤 2。

宽度优先图搜索策略的流程如图 9-7 所示。

对于八数码问题,应用宽度优先搜索,可得到如图 9-8 所示的搜索树。

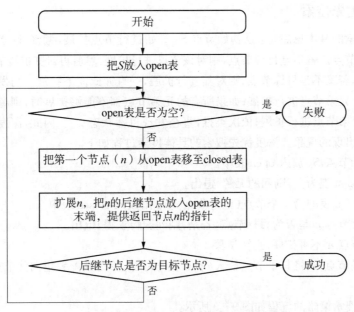

图 9-7 宽度优先图搜索策略的流程

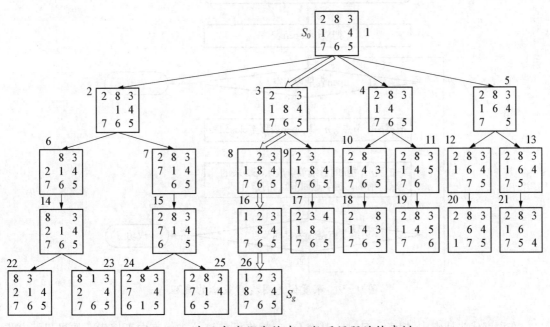

图 9-8 基于宽度优先搜索八数码问题的搜索树

由图可以看出,解的路径是:$S_0(1)\rightarrow3\rightarrow8\rightarrow16\rightarrow S_g(26)$。宽度优先搜索的缺点:盲目性较大,当目标节点离初始节点较远时,将会产生许多无用节点,搜索效率低。宽度优先搜索的优点:只要问题有解,用宽度优先搜索总可以得到解,而且得到的解是路径最短的,所以宽度优先搜索是完备的搜索。

二、深度优先搜索

深度优先搜索的基本思想是:从初始节点 S_0 开始进行节点扩展,考察 S_0 扩展的最后 1 个子节点是否为目标节点。若不是目标节点,则对该节点进行扩展;然后再对其扩展节点中的最后 1 个子节点进行考察,若又不是目标节点,则对其进行扩展,一直如此向下扩展。当发现节点本身不能扩展时,对其 1 个兄弟节点进行扩展;如果所有的兄弟节点都不能够扩展时,则寻找到它们的父节点,对父节点的兄弟节点进行扩展;依次类推,直至发现目标状态 S_g。因此,深度优先搜索法存在搜索和回溯交替出现的现象。深度优先搜索的具体搜索过程如下。

步骤 1:初始节点 S_0 放入 open 表中。

步骤 2:若 open 表为空,则问题无解,退出。

步骤 3:把 open 表的第一个节点(记为节点 n)取出放入 closed 表中。

步骤 4:考察节点 n 是否为目标节点,若是,则问题解求得,退出。

步骤 5:若节点 n 不可扩展,则转步骤 2。

步骤 6:扩展节点 n,将其子节点放入 open 表的首部,并为其配置指向父节点的指针,然后转步骤 2。

深度优先图搜索策略的流程如图 9-9 所示。

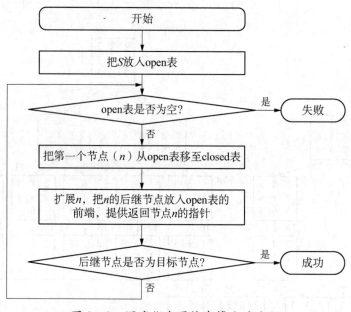

图 9-9 深度优先图搜索策略的流程

在深度优先搜索中,搜索一旦进入某个分支,就将沿着该分支一直向下搜索。如果目标节点恰好在此分支上,则可较快地得到问题解。但若目标节点不在该分支上,且该分支又是一个无穷分支,就不可能得到解。所以,深度优先搜索是不完备的搜索。为了防止搜索过程沿着无益的路径扩展下去,往往给出一个节点扩展的最大深度,即深度界限。对状态空间的深度优先搜索引入搜索深度界限,设为 d_m,当搜索深度达到深度界限而仍未出现目标节点时,就换一个分支进行搜索。对于八数码问题,应用深度优先搜索,可得到图 9-10 所示的搜索树($d_m = 4$)。

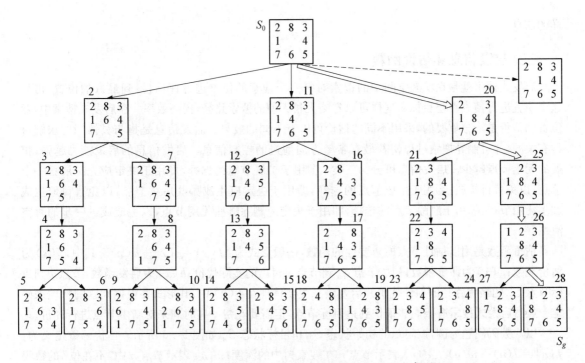

图 9-10 基于深度优先搜索八数码问题的搜索树

由图 9-10 可以看出,解的路径是:$S_0(1) \rightarrow 20 \rightarrow 25 \rightarrow 26 \rightarrow S_g(28)$。深度优先搜索与宽度优先搜索的唯一区别是:宽度优先搜索时将节点 n 的子节点放入 open 表的尾部,而深度优先搜索时把节点 n 的子节点放入 open 表的首部。仅此一点不同,就使得搜索的路线完全不一样。

第四节 启 发 式 搜 索

启发式搜索(heuristically search)又称有信息搜索,是利用问题拥有的启发信息来引导搜索,达到减小搜索范围、降低问题复杂度的目的。

启发式策略可以通过指导搜索向最有希望的方向前进,降低复杂性。通过删除某些状态及其延伸,启发式算法可以消除组合爆炸,并得到令人能接受的解(通常并不一定是最佳解)。由于启发式搜索只有有限的信息(比如当前状态的描述),要想预测进一步搜索过程中状态空间的具体行为则很难。启发式搜索可能会得到次最佳解,也可能一无所获,这是启发式搜索固有的局限性。这种局限性不可能由所谓更好的启发式策略或更有效的搜索算法来消除。通常启发信息越强,扩展的无用节点就越少。引入强的启发信息,有可能大大降低搜索工作量,但不能保证找到最小耗散值的解路径。因此,在实际应用中,最好能引入降低搜索工作量的启发信息而不牺牲找到最佳路径的保证。

一、启发式策略

启发式策略是运用已有经验,在问题空间中只做少量搜索就能解决问题的一种方法。最常见的启发式问题解决策略,主要有两个代表:一个是代表性的启发式,另外一个是可用性的启发式。代表性的启发式讲的是通常用一些特别鲜明的形象,来帮助人们做出思维和判断;另外一个启发式问题解决的方法,就是可用性的启发式,任何信息如果很快地进入大脑里头,就能充分地使用这样的信息。

二、启发信息和估价函数

启发式搜索就是在状态空间中的搜索对每一个搜索的位置进行评估,得到最好的位置,再从这个位置进行搜索直至目标。这样可以省略大量无谓的搜索路径,提高效率。在启发式搜索中,对位置的估价是十分重要的,采用不同的估价可以有不同的效果。启发信息是指与具体问题求解过程有关的,并可制导搜索过程朝着最有希望方向前进的控制信息。启发信息的启发能力越强,扩展的无用节点越少。启发信息可分为三类:①用于扩展节点的选择,即用于决定应先扩展哪一个节点,以免盲目扩展;②用于生成节点的选择,即用于决定应生成哪些后续节点,以免盲目地生成过多无用节点;③用于删除节点的选择,即用于决定应删除哪些无用节点,以免造成进一步的时空浪费。

估价函数是用以估计节点的重要性的函数,一般形式为:$f(x)=g(x)+h(x)$。其中,$f(x)$为估价函数;$g(x)$为评价函数,初始节点S_0到节点x付出的实际代价;$h(x)$为启发函数,节点x到目标节点S_g的最优路径的估计代价。启发信息主要体现在$h(x)$中,其形式要根据问题的特性来确定。虽然启发式搜索有望能够很快到达目标节点,但需要花费一些时间来对新生节点进行评价。

以八数码问题为例,设问题的初始状态S_0和目标状态S_g如图9-6所示。估价函数定义为:$f(n)=d(n)+w(n)$。$d(n)$表示节点n在搜索树中的深度;$w(n)$表示节点n中"不在位"的数码个数。则初始状态S_0的估价函数值求解过程为,由估价函数值$f(n)=g(n)+h(n)$,则$g(n)=d(n)$,$h(n)=w(n)$;说明是用从S_0到n的路径上的单位代价表示实际代价,用节点n中"不在位"的数码个数作为启发信息。通常某节点中的"不在位"的数码个数越多,说明它离目标节点越远(代价的估计)。对初始节点S_0,$n=S_0$,$d(S_0)=0$,$w(S_0)=3$;因此$f(S_0)=0+3=3$。

三、A 搜索算法

在图搜索算法中,如果能在搜索的每一步都利用估价函数$f(n)=g(n)+h(n)$对open表中的节点进行排序,则该搜索算法为A搜索算法。由于估价函数中带有问题自身的启发信息,因此,A搜索算法也被称为启发式搜索算法。

A搜索算法的类型:可根据搜索过程中选择扩展节点的范围,将启发式搜索算法分为:①全局择优搜索算法:从open表的所有节点中选择估价函数值最小的一个进行扩展。②局部择优搜索算法:仅从刚生成的子节点中选择估价函数值最小的一个进行扩展。

A搜索算法的全局择优搜索算法流程如下。

步骤1:把初始节点S_0放入open表,计算$f(S_0)$。

步骤2:如果open表为空,则问题无解,退出。

步骤3:把open表的第一个节点(记为节点n)取出放入closed表。

步骤4:考察节点n是否为目标节点。若是,则求得了问题的解,退出。

步骤5:若节点n不可扩展,则转步骤2。

步骤6:扩展节点n,用估价函数$f(x)$计算每个子节点的估价值,并为每一个子节点都配置指向父节点的指针;把这些子节点都送入open表中,然后对open表中的全部节点按估价值从小至大的顺序进行排序,然后转步骤2。

八数码问题的A搜索算法的全局择优搜索算法:设问题的初始状态S_0和目标状态S_g如图9-6所示,估价函数为:$f(n)=d(n)+w(n)$,$d(n)$表示节点n在搜索树中的深度,$w(n)$表示节

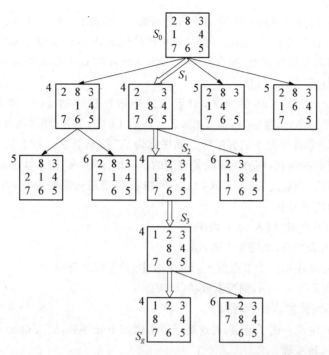

图 9-11 八数码问题的 A 搜索算法的全局择优搜索树

点 n 中"不在位"的数码个数。该问题的全局择优搜索树如图 9-11 所示。

在图 9-11 中,每个节点旁边的数字是该节点的估价函数值,该问题的解为:$S_0 \rightarrow S_1 \rightarrow S_2 \rightarrow S_3 \rightarrow S_g$。

A 搜索算法的局部择优搜索算法流程如下。

步骤 1:把初始节点 S_0 放入 open 表,计算 $f(S_0)$。

步骤 2:如果 open 表为空,则问题无解,退出。

步骤 3:把 open 表的第一个节点(记为节点 n)取出放入 closed 表。

步骤 4:考察节点 n 是否为目标节点。若是,则求得了问题的解,退出。

步骤 5:若节点 n 不可扩展,则转步骤 2。

步骤 6:扩展节点 n,用估价函数 $f(x)$ 计算每个子节点的估价值,并按估价值从小到大的顺序放到 open 表的首部,并为每个子节点都配置指向父节点的指针,然后转步骤 2。

四、A* 搜索算法

A* 搜索算法是一种静态路网中求解最短路径最有效的直接搜索方法,也是解决许多搜索问题的有效算法,算法中的距离估算值与实际值越接近,最终搜索速度越快。

定义:$h^*(x)$ 为状态 x 到目标状态的最优路径的代价,则当 A 搜索算法的启发函数 $h(n) \leqslant h^*(n)$,即满足 $h(n) \leqslant h^*(n)$,对于所有节点 x 时,被称为 A* 搜索算法。与 A 搜索算法不同,对任何节点 n 都有 $h(n) \leqslant h^*(n)$ 的 A 算法。

如果某一问题有解,那么利用 A* 搜索算法对该问题进行搜索则一定能搜索到解,并且一定能搜索到最优解。因此 A* 搜索算法比 A 搜索算法更好,不仅能够得到目标解,并且还一定能够找到最优解（如果有最优解）。

A* 搜索算法中，启发信息用一个特别的估价函数 f^* 来表示：$f^*(x) = g^*(x) + h^*(x)$。其中，$g^*(x)$ 为从初始节点到节点 x 的最佳路径所付出的代价；$h^*(x)$ 是从 x 到目标节点的最佳路径所付出的代价（若有多个目标节点，则为其中最小的一个）；$f^*(x)$ 是从初始节点出发通过节点 x 到达目标节点的最佳路径的总代价。

基于上述 $g^*(x)$ 和 $h^*(x)$ 的定义，对启发式搜索算法中的 $g(x)$ 和 $h(x)$ 做如下限制：①$g(x)$ 是对 $g^*(x)$ 的估计，且 $g(x) > 0$；②$h(x)$ 是 $h^*(x)$ 的下界，即对任意节点 x 均有 $h(x) \leqslant h^*(x)$。在满足上述条件情况下的有序搜索算法称为 A* 搜索算法。对于某一搜索算法，当最佳路径存在时，就一定能找到它，则称此算法是可纳的。可以证明，A* 搜索算法是可纳算法。也就是说，对于有序搜索算法，当满足 $h(x) \leqslant h^*(x)$ 条件时，只要最佳路径存在，就一定能找出这条路径。A* 搜索算法的流程如下。

步骤 1：把初始节点 S_0 放入 open 表中。

步骤 2：若 open 表为空，则搜索失败，退出。

步骤 3：移出 open 中第一个节点放入 closed 表中，并标以顺序号 n。

步骤 4：若目标节点 $S_g = n$，则搜索成功，结束。

步骤 5：若 n 不可扩展，则转步骤 2。

步骤 6：扩展 n，生成一组子节点，对这组子节点做如下处理后，放入 open 表，按评价函数的升序重新排序 open 表，转步骤 2。

在上述所描述的八数码问题中的 $w(x)$ 即为 $h(n)$，表示"不在位"的数码数。当 $w(x)$ 满足 $h(x) \leqslant h^*(x)$ 的条件，因此八数码 A 搜索树也是 A* 搜索树，所得到的解 $S_0 \to S_1 \to S_2 \to S_3 \to S_g$ 为最优解路径，其步数为状态 S_g 时，这时不在位的数码数为 0。

在一些问题求解中，只要搜索到一个解，就会得到最优解，关键是要提高搜索效率。然而，有些问题是：是否还有更好的启发策略？在什么意义上称某一启发策略比另一个好？另外还有问题是：当通过启发式搜索得到某一状态的路径代价时，是否能保证在以后的搜索中不会出现到达该状态有更小的代价？就这些问题，可以考察 A* 搜索算法的有关特性：可采纳性，单调性和信息性。

1. 可采纳性　当一个搜索算法在最短路径存在时候在有限步内保证找到该最短路径，就称该搜索算法是可采纳的。如果 A* 使用的启发式函数是允许的，则 A* 是可接受的。当 A* 终止搜索时，它发现了一条从起点到目标的路径，其实际成本低于通过任何打开的节点（该节点的 f 值）。当启发式是可以接受的时，这些估计值是乐观的，因此 A* 可以放心地忽略这些节点，因为它们可能不会导致比现有节点便宜的解决方案。即 A* 永远不会忽略从起点到目标的低成本路径的可能性，因此它将继续搜索，直至不存在这种可能性，但是实际证明要复杂得多。

2. 单调性　从 A 搜索算法可以看出，采纳的启发算法可能会沿着一条非最佳路径搜索到某一中间状态，算法需要比较代价和调整路径等，使搜索效率大大降低。如果对启发函数 h 加上单调性的限制，就可以减少比较代价和调整路径的工作量，从而减少搜索代价。搜索算法的单调性可以描述为：在整个搜索空间都是局部可采纳的。一个状态和任一子状态之间的差由该状态与其子状态之间的实际代价所限定，即启发策略无论何处都是可采纳的，总是从祖先状态沿着最佳路径到达任一状态。于是，由于算法总是在第一次发现该点时就已经发现了到达该点状态的最短路径，所以当某一状态被重新搜索时，就无须检验新的路径是否更短。容易证明单调性启发策略是可采纳的，单调性策略中的 h 函数，满足 A* 搜索策略的下界要求，算法是可采纳的。A* 搜索算法扩展的所有节点的序列的 f 值是递增的，那么它最先生成的路径一定就是最短的。

3. **信息性** 如何判断两种策略哪一个更好,通常具有的启发信息越多,搜索的状态就越少,越容易找到最短路径,这样的策略就越好。在两个启发式策略中,如果有 $h(x_1) \leqslant h(x_2)$,则表示策略 $h(x_2)$ 比 $h(x_1)$ 具有更多的启发信息,同时 $h(n)$ 越大表示它所搜索的空间数就越少。但是同时需要注意的是,信息越多就需要更多的计算时间,从而有可能抵消因为信息多而减小搜索空间所带来的好处。

第五节 博弈搜索

博弈是一类具有智能行为的竞争活动,如下棋、战争等。博弈的类型包括双人完备信息博弈和机遇性博弈。双人完备信息博弈:两位选手(设为正方 MAX 和对手 MIN)对垒,轮流走步,每一方不仅知道对方已经走过的棋步,而且还能估计出对方未来的走步。机遇性博弈:存在不可预测性的博弈,例如掷币等。

假设博弈双方为 MAX 和 MIN,在博弈的每一步,可供他们选择的方案都有很多种,从 MAX 的观点看,可以供自己选择的方案之间是"或"的关系,原因是主动权在自己手中,选择哪个方案完全由自己决定;而对那些可以供 MIN 选择的方案之间是"与"的关系,这是因为主动权在 MAX 手中,任何一个方案可能被 MIN 选中,MAX 必须防止那种对自己不利的情况出现。若把双人完备信息博弈过程用图表示出来,就得到一棵与(或)树,这种与(或)树被称为博弈树,如图 9-12 所示。博弈树与状态空间图中有向树表示唯一不同的是,在其节点下方的弧中可用符号以增加"与""或"语义。在博弈树中,那些下一步该 MAX 走步的节点称为 MAX 节点,下一步该 MIN 走步的节点称为 MIN 节点。博弈树的特点是博弈的初始状态是初始节点;博弈树中的"或"节点和"与"节点是逐层交替出现的;整个博弈过程始终站在某一方的立场上,例如 MAX 方。所有能使自己一方获胜的终局都是本原问题,相应的节点是可解节点;所有使对方获胜的终局都是不可解节点。

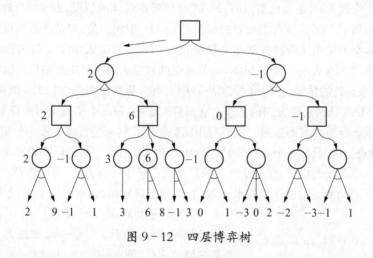

图 9-12 四层博弈树

博弈树搜索或者对抗搜索的目的就是找出博弈树的值。博弈树的值(简称博弈值)指的是博弈树中一个子节点的值,该值对于博弈双方都是最优的。博弈树的子树在该子树搜索完成之后也会返回一个博弈值,虽然该值对于该子树来说最优,但是对整个博弈树来说并不是全局最优的。找出一棵博弈树的博弈值,可以使用基本的极大极小方法。为了减少极大极小方法需要搜索的节点个数,可以使用 α-β 算法进行剪枝。根据博弈树的性质,在 α-β 算法的基础上,各种改进方法被先后提出来。为了进一步提高搜索速度，α-β算法又可以基于不同的思想进行并行化。在博弈树搜索算法方面，前人做了许多丰富而充满意义的研究工作。

一、极大极小分析方法

在两人博弈问题中，为了从众多可供选择的行动方案中选出一个对自己最为有利的行动方案，就需要对当前的情况以及将要发生的情况进行分析，通过某搜索算法从中选出最优的走步。极大极小分析方法基本思想或算法如下。

（1）设博弈的双方中一方为 MAX，另一方为 MIN；然后为其中的一方寻找一个最优行动方案。

（2）为了找到当前的最优行动方案，需要对各个可能的方案所产生的后果进行比较；具体地说，就是要考虑每一方案实施后对方可能采取的所有行动，并计算可能的得分。

（3）为计算得分，需要根据问题的特性信息定义一个估价函数，用来估算当前博弈树端节点的得分，此时估算出来的得分称为静态估值。

（4）当端节点的估值计算出来后，再推算出父节点的得分，推算的方法是：对"或"节点，选其子节点中一个最大的得分作为父节点的得分，这是为了使自己在可供选择的方案中选一个对自己最有利的方案；对"与"节点，选其子节点中一个最小的得分作为父节点的得分，这是为了立足于最坏的情况；这样计算出的父节点的得分称为倒推值。

（5）如果一个行动方案能获得较大的倒推值，则它就是当前最好的行动方案。

极大极小分析方法是考虑双方对弈若干步之后，从可能的走法中选一步相对好的走法来走，即在有限的搜索深度范围内进行求解。这里定义一个静态估价函数 f，用 P 代表棋局，用以对棋局态势做出评估，这个函数可以根据棋局的态势特征进行定义，假定对弈双方分别是 MAX 和 MIN，规定：有利于 MAX 方的态势，$f(P)$ 取正值；有利于 MIN 方的态势，$f(P)$ 取负值；态势均衡时，$f(P)=0$。当轮到 MIN 走步的节点时，MAX 应该考虑最坏的情况，即 $f(P)$ 取极小值；当轮到 MAX 走步的节点时，MAX 应该考虑最好的情况，即 $f(P)$ 取极大值；评价往回倒推时，相应于两位棋手的对抗策略，交替使用这两种方法传递倒推值。如图 9-12 表示了向前两步，共四层的博弈树，用正方形□表示 MAX，用○表示 MIN，端节点上的数字表示它对应的估价函数值。

图 9-12 中节点处的数字，在端节点是估价函数的值，称为静态值，在 MIN 取最小值，在 MAX 取最大值，最后 MAX 选择箭头方向的走步。在博弈问题中，每一个格局可供选择的行动方案都有很多，因此会生成十分庞大的博弈树。试图利用完整的博弈树来进行极大极小分析是困难的。

以一字棋游戏为例，设有一个 3×3 的棋盘，如图 9-13 所示。两个棋手轮流走，每个棋手走步时，往空格上摆一个自己的棋子，谁先使自己的棋子成三子于一线为赢。设 MAX 方的棋手用 ＊ 表示，MIN 方的棋子用 o 标记。为了对叶节点做估计，规定评估函数 eval(P)，P 代表棋局。如果 P 是 MAX 的必胜局，则 eval(P+)=+∞；如果 P 是 MIN 的必胜局，则 eval(P-)=-∞；如果 P 对 MAX，MIN 都是胜负未分，则 eval(P)=eval(P+)-eval(P-)。其中 eval(P+) 表示棋局 P 上有可能使 MAX 的棋子成三子一线的数目，eval(P-) 表示棋局 P 上有可能使 MIN 的棋子成三子一线的数目。例如图 9-13 所示的棋局有评估函数值 eval(P)=6-4=2。

在搜索过程中，具有对称性的棋局认为是同一棋

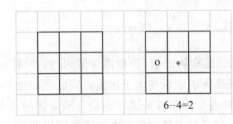

图 9-13　一字棋棋盘

局,这样可以大大减小搜索空间。如图 9-14 所示是第一招走棋后生成的树。图中的节点下面的数字是该节点的估计值,非叶节点旁边的数字是计算出的倒推值,由图可以看出,对 MAX 来说,S_3 是第一招最好走的棋,它具有最大的倒推值。

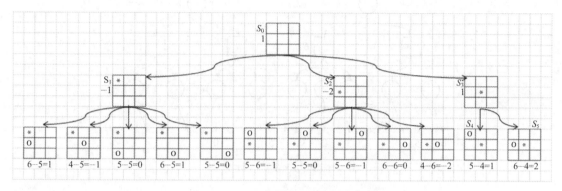

图 9-14 一字棋极大极小搜索图

二、α-β 剪枝

极大极小分析方法是先生成与(或)树,然后再计算各节点的估计值,这种生成节点和计算估计值相分离的搜索方式需要生成规定深度内的所有节点,此搜索效率低。为了提高搜索的效率,引入了通过对评估值的上下限进行估计,从而减小需进行评估节点的范围,这种技术称为 α-β 剪枝。

α-β 剪枝就是把生成后继和倒推值估计结合起来,及时剪掉一些无用的分枝,以此来提高算法的效率。如图 9-14 所示,在节点 S_1 处,如果已经生成 5 个节点,并且 S_1 处的倒推值等于 -1,将此下界称为 MAX 节点的 α 值,即 $\alpha \geqslant -1$。在节点 S_2 处,产生它的第一个后继节点,此节点的静态值为 -1,此为上界 MIN 节点的 β 值,即 $\beta \leqslant -1$,这样 S_2 节点最终的倒推值可能小于 -1,但绝对不能大于 -1,因此,S_2 节点的其他后继节点的静态值不必计算,自然不必生成,因为 S_2 不比 S_1 好,所以通过倒推值的比较,就可以减少搜索的工作量。作为 MIN 节点 S_2 的 β 值小于等于 S_2 的先辈 MAX 节点 S_0 的 α 值,则 S_2 的其他后继节点可以不必再生成。

MAX 节点的评估下限值 α:作为 MAX 节点,假定它的 MIN 节点有 n 个,那么当它的第一个 MIN 节点的评估值为 α 时,则对于其他节点,如果有高于 α 的节点,就取最高的节点值作为 MAX 节点的值;否则,该点的评估值为 α。MAX 节点的 α 值为当前子节点最大倒推值。

MIN 节点的评估上限值 β:作为 MIN 节点,同样假定它的 MAX 节点有 n 个,那么当它的第一个 MAX 节点的评估值为 β 时,则对于其他节点,如果有低于 β 的节点,就取最低的节点值作为 MIN 节点的值;否则,该点的评估值为 β。MIN 节点的 β 值为当前子节点最小倒推值。

α-β 剪枝主要思想可以分为两个步骤,分别为 α 剪枝和 β 剪枝。①任何 MAX 节点 n 的 α 值大于等于它先辈节点的 β 值,则 n 以下的分枝可以停止搜索并令节点 n 的倒推值为 α,这种剪枝称为 α 剪枝。②任何 MIN 节点 n 的 β 值小于等于它先辈节点的 α 值,则 n 以下的分枝可以停止搜索并令节点 n 的倒推值为 β,这种剪枝称为 β 剪枝。

在搜索深度相同的条件下,采用 α-β 剪枝所获得的走步总与简单的极大极小方法是相同的,区别在于 α-β 剪枝只用很少的搜索便可以找到一个理想的走步。图 9-15 给出了一个 α-β 剪枝的应用,A、B、C 节点处都进行了剪枝。实际上,凡是剪去的部分,搜索时是不生成的。

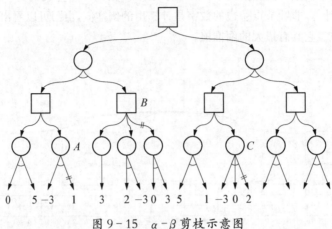

图 9-15　α-β 剪枝示意图

下面举例说明 α-β 剪枝,如图 9-16 所示,最下层叶节点的数值是假设的估计值。由节点 S_{11}、S_{12}、S_{13} 的估计值推出节点 S_6 的倒推值为 4,即 S_6 的 β 值为 4,由此推出节点 S_3 的倒推值($\geqslant 4$)。记 S_3 的倒推值的下界为 4(不可能再比 4 小),故 S_3 的 α 值为 4。由节点 S_{14} 的估计值推出节点 S_7 的倒推值($\leqslant 1$),无论 S_7 的其他子节点的估计值是多少,S_7 的倒推值都不可能比 1 大。随着子节点的增多,S_7 的倒推值只可能是越来越小,因此 1 是 S_7 的倒推值的上界,所以 S_7 的值为 1。另外,已知 S_3 的倒推值($\geqslant 4$),S_7 的其他子节点又不可能使 S_3 的倒推值最大,因此对 S_7 的其他分枝不必进行搜索,相当于把这些分枝剪去。

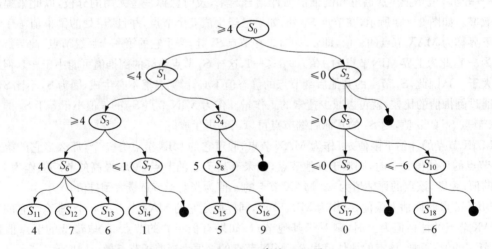

图 9-16　α-β 剪枝示例图

由 S_6、S_7 的倒推值可以推出节点 S_3 的倒推值为 4,再由 S_3 可以推出 S_1 的倒推值($\leqslant 4$),即 S_1 的 β 值为 4。另外,由节点 S_{15}、S_{16} 推出节点 S_8 的倒推值为 5,此时可以推出 S_4 的倒推值($\geqslant 5$),即 S_4 的 α 值为 5。此时 S_4 的其他子节点的倒推值无论是多少都不能使 S_4 和 S_1 的倒推值增加或减小,所以 S_4 的其他分枝被剪去,并可以确定 S_1 的倒推值为 4。用同样的方法推出其他分枝的剪枝情况,最终推出 S_0 的倒推值为 4。

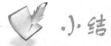 小结

状态空间搜索是通过在状态空间中的初始状态出发,按照一定的顺序和条件对空间中的状态进行遍历,最终找到目标状态。状态空间搜索就是将问题求解过程表现为从初始状态到目标状态寻找这个路径的过程。状态空间四个要素包括状态、算符、状态空间、解。搜索策略可以分为盲目搜索和启发式搜索。

盲目搜索是按预定的控制策略进行搜索,在搜索过程中获得的中间信息并不改变控制策略,包括宽度优先搜索和深度优先搜索。启发式搜索在搜索中加入了与问题有关的启发信息,用于指导搜索朝着最有希望的方向前进,加速问题的求解过程。

估价函数是用以估计节点的重要性的函数,一般形式为:$f(x) = g(x) + h(x)$;启发信息主要体现在 $h(x)$ 中,其形式要根据问题的特性来确定。

在图搜索算法中,如果能在搜索的每一步都利用估价函数 $f(n) = g(n) + h(n)$ 对 open 表中的节点进行排序,则该搜索算法为 A 搜索算法。A* 搜索算法是一种静态路网中求解最短路径最有效的直接搜索方法,算法中的距离估算值与实际值越接近,最终搜索速度越快。

习　题

1. 什么是搜索?搜索方法有哪两大类?区别是什么?
2. 问题由状态空间表示时,问题的解是什么?求解过程的本质是什么?
3. 什么是宽度优先搜索和深度优先搜索?两者的区别是什么?
4. 什么是启发式搜索?什么是估价函数?
5. 什么是 A* 搜索?其估价函数是如何确定的?

第十章

智 能 计 算

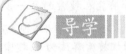

1. 掌握遗传算法的概念和基本要素；掌握进化算法和群智能算法的基本概念。
2. 熟悉蚁群算法的概念和基本原理。
3. 了解粒子群算法的概念和基本原理。

受自然界和生物界规律的启迪，人类根据其原理模拟设计了许多问题求解的算法，包括人工神经网络、遗传算法、免疫算法、粒子群算法、蚁群算法等。智能优化方法包括进化计算和群智能两大类，是典型的元启发式随机优化方法，已经广泛应用于组合优化、机器学习、智能控制、规划设计等领域。本章首先简单介绍智能计算的概念和方法，然后介绍进化计算的遗传算法的概念和应用，最后介绍群智能计算算法产生的背景，粒子群优化算法和蚁群算法及其应用。

第一节　智能计算概述

一、智能计算的概念

智能计算，也称计算智能，就是借用自然界和生物界规律的启迪，根据其原理模仿设计求解问题的算法，包括遗传算法、模拟退火算法、进化算法、启发式算法、蚁群算法、人工鱼群算法、粒子群算法、混合智能算法、免疫算法、人工神经网络、生物计算、量子计算与优化等。智能计算是以生物进化的观点认识和模拟智能。智能是在生物的遗传、变异、生长以及外部环境的自然选择中产生的，在用进废退、优胜劣汰的过程中，适应度高的智能结构被保存下来，智能水平也随之提高。因此说智能计算就是基于结构演化的智能。

1992年，贝慈德克(J. C. Bezdek)首次提出了"智能计算"的概念。1994年6月底到7月初，IEEE在美国佛罗里达州的奥兰多市召开了首届计算智能国际大会(简称 WCCI'94)。会议第一次将神经网络、演化计算和模糊系统这三个领域合并在一起，形成了"智能计算"这个统一的学科范畴。在此之后，WCCI大会就成了IEEE的一个系列性学术会议，每4年举办1次。1998年5月，在美国阿拉斯加州的安克雷奇市又召开了第二届计算智能国际会议WCCI'98。2002年5月，在美国夏威夷州首府火奴鲁鲁市又召开了第三届计算智能国际会议WCCI'02。此外，IEEE还出版了一些与计算智能有关的刊物。目前，智能计算的发展得到了国内外众多学术组织和研究机构的高度重视，并已经成为智能科学技术一个重要的研究领域。

二、智能计算的基本思想

智能计算的主要方法有人工神经网络、遗传算法、遗传程序、演化程序、局部搜索、模拟退火等。智能计算方法具有以下共同的要素：自适应的结构、随机产生的或指定的初始状态、适应度的评测函数、修改结构的操作、系统状态存储器、终止计算的条件、指示结果的方法、控制过程的参数。智能计算的这些方法具有自学习、自组织、自适应的特征和简单、通用、鲁棒性强、适于并行处理的优点。在并行搜索、联想记忆、模式识别、知识自动获取等方面得到了广泛应用。

典型的代表如遗传算法、免疫算法、模拟退火算法、蚁群算法、微粒群算法，都是一种仿生算法，基于"从大自然中获取智慧"的理念，通过人们对自然界独特规律的认知，提取出适合获取知识的一套计算工具。总的来说，通过自适应学习的特性，这些算法达到了全局优化的目的。

三、智能优化算法

目前对优化问题的求解研究有两个发展方向：一个是以数学分析与泛函为基础，对优化问题进行严格的理论证明，提出确切的求解算法，这些算法只要求解的问题满足一定的条件，保证能求出问题的最优解；另一个方向就是以自然界生物群体所表现出的智能现象为基础而设计的智能算法，这些算法虽然不能够保证一定能得到问题的最优解，但这些算法的特点是：算法机制简单，易于理解，而且算法设计简洁，对目标函数没有特殊的要求，易于编程计算，能在可接受的时间范围内给出问题的一个满意的解。

优化方法主要包括经典精确优化算法、经典近似优化算法和智能优化算法。经典精确和近似优化算法通常要求目标函数是凸的、连续可微的，可行域是凸集等，而且处理不确定性信息的能力较差，而在实际中碰到的很多是复杂的或（和）困难的优化问题。复杂的优化问题通常是指具有下列特征之一的优化问题：目标函数没有明确解析表达；目标函数虽有明确表达，但不可能恰好估值；目标函数为多峰函数；目标函数有多个（即多目标优化）。困难的优化问题通常是指：目标函数或约束条件不连续、不可微、高度非线性，或者问题本身是困难的组合问题。经典精确或近似优化算法在解决许多实际问题时受到了限制。

因此，近年来以模拟生命体而设计的搜索方式为基础提出各种算法，此类算法称为智能优化算法，这类算法的本质都属于随机性算法。智能优化算法最大的优点就是不需要目标函数和约束的连续性与凸性，甚至是否有解析表达式都不做要求，对计算中数据的不确定性也有很强的适应能力。

智能优化方法包括进化算法和群智能算法两大类，是典型的元启发式随机优化方法。进化算法是以达尔文的进化论思想为基础，通过模拟生物进化过程与机制的求解问题的自组织、自适应的人工智能技术，是一类借鉴生物界自然选择和自然遗传机制的随机搜索算法。群智能算法是最近几十年发展起来的一类基于生物群体行为规律的全局概率搜索算法。这些算法将搜索空间中的每一个可行解视为生物个体，解的搜索和优化过程视为个体的进化或觅食过程。生物个体适应环境的能力用来度量待求解问题的目标函数，生物个体的进化或觅食过程用来模拟优化中较差的可行解被具有优势的可行解替代的迭代过程。

第二节　进化算法

一、进化算法的概念

进化算法（evolutionary algorithms）是基于自然选择和自然遗传等生物进化机制的一种搜索算

法。进化被认为是生物系统中一种成功的自适应方法,具有很好的健壮性,这些方法本质上从不同的角度对达尔文的进化原理进行了不同的运用和阐述,非常适用于处理传统搜索方法难以解决的复杂和困难的非线性优化问题。

进化算法基本思想:达尔文进化论是一种稳健的搜索和优化机制。大多数生物体是通过自然选择和有性生殖进行进化。自然选择决定了群体中哪些个体能够生存和繁殖,有性生殖保证了后代基因中的混合和重组。自然选择的原则是适者生存,优胜劣汰。进化算法正是一类借鉴生物界自然选择和自然遗传机制而发展起来的通用问题求解方法。生物进化是通过繁殖、变异、竞争和选择实现的;进化算法则主要通过重组、变异和选择这三种操作实现优化问题的求解。生物进化的基本过程如图 10-1 所示。

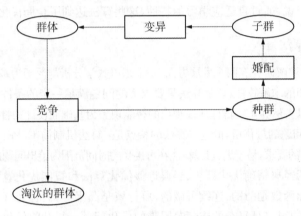

图 10-1　生物进化的基本过程

进化算法包括遗传算法(genetic algorithm)、遗传规划、进化策略和进化规划等方法。尽管进化算法有很多的变化,有不同的遗传基因表达方式,不同的交叉和变异算子,特殊算子的引用,以及不同的再生和选择方法,但它们产生的灵感都来自大自然的生物进化,进化算法的基本框架是遗传算法所描述的计算框架。与传统的基于微积分的方法和穷举法等优化算法相比,进化算法是一种具有鲁棒性的方法,能适应不同的环境、不同的问题,而且在大多数情况下都能得到比较满意的有效解。它对问题的整个参数空间给出一种编码方案,而不是直接对问题的具体参数进行处理,不是从某个单一的初始点开始搜索,而是从一组初始点搜索。搜索中用到的是目标函数值的信息,可以不必用到目标函数的导数信息或与具体问题有关的特殊知识。因而进化算法具有广泛的应用性,高度的非线性,易修改性和可并行性。此外,算法本身也可以采用动态自适应技术,在进化过程中自动调整算法控制参数和编码精度,比如使用模糊自适应法。

进化算法与普通的搜索方法一样,也是一种迭代算法,不同的是进化计算在最优解的搜索过程中,一般是从原问题的一组解出发改进到另一组较好的解,再从这组改进的解出发进一步改进。而且在进化问题中,要求当原问题的优化模型建立后,还必须对原问题的解进行编码。进化算法在搜索过程中利用结构化和随机性的信息,使最满足目标的决策获得最大的生存可能,是一种概率型的算法。

进化算法的求解通常包括以下几个步骤:给定一组初始解;评价当前这组解的性能;从当前这组解中选择一定数量的解作为迭代后的解的基础;再对其进行操作,得到迭代后的解;若这些解满足要求则停止,否则将这些迭代得到的解作为当前解重新操作。

二、进化算法的生物学基础

进化算法的相关生物学概念包括个体、种群、基因型、表现型,进化、适应度、选择、复制、交叉、变异,编码、解码等。

个体:指染色体带有特征的实体;种群:个体的集合,该集合内个体数称为种群。基因型:性状染色体的内部表现;表现型:染色体决定的性状的外部表现,即根据基因型形成的个体的外部表现。

进化:种群逐渐适应生存环境,品质不断得到改良,生物的进化是以种群的形式进行的。适应度:度量某个物种对于生存环境的适应程度。选择:以一定的概率从种群中选择若干个个体,通常选择过程是一种基于适应度的优胜劣汰的过程。

复制:细胞分裂时,遗传物质 DNA 通过复制而转移到新产生的细胞中,新细胞就继承了旧细胞的基因。交叉:两个染色体的某一相同位置处 DNA 被切断,前后两串分别交叉组合形成两个新的染色体,也称基因重组或杂交。变异:复制时可能以小的概率产生某些复制差错,变异产生新的染色体,表现出新的性状。

编码:DNA 中遗传信息在一个长链上按一定的模式排列,遗传编码可看作从表现型到基因型的映射;解码:基因型到表现型的映射。

三、遗传算法

遗传算法是模拟达尔文生物进化论的自然选择和遗传学机制的生物进化过程的计算模型,是一种通过模拟自然进化过程搜索最优解的方法。其主要特点是直接对结构对象进行操作,不存在求导和函数连续性的限定;具有内在的隐并行性和更好的全局寻优能力;采用概率化的寻优方法,不需要确定的规则就能自动获取和指导优化的搜索空间,自适应地调整搜索方向。

遗传算法以一种群体中的所有个体为对象,并利用随机化技术指导对一个被编码的参数空间进行高效搜索。遗传算法的核心内容包含五个基本要素:参数编码、初始群体的设定、适应度函数的设计、遗传操作设计、控制参数设定,其中选择、交叉和变异构成了遗传算法的遗传操作。遗传算法是从代表问题可能潜在的解集的一个种群开始的,而一个种群则由经过基因编码的一定数目的个体组成。每个个体实际上是染色体带有特征的实体。染色体作为遗传物质的主要载体,即多个基因的集合,其内部表现(即基因型)是某种基因组合,决定了个体的表型。因此,在一开始需要实现从表现型到基因型的映射即编码工作,由于仿照基因编码的工作很复杂,往往进行简化,如二进制编码。初代种群产生之后,按照适者生存和优胜劣汰的原理,逐代演化产生出越来越好的近似解,在每一代,根据问题域中个体的适应度大小选择个体,并借助自然遗传学的遗传算子进行组合交叉和变异,产生出代表新的解集的种群。这个过程将导致种群像自然进化一样的后生代种群比前代更加适应环境,末代种群中的最优个体经过解码,可以作为问题近似最优解。

基本遗传算法进行问题求解的具体过程如下。①编码:遗传算法在进行搜索之前,将解空间的可行解数据表示称遗传空间的基因型串结构数据,这些串结构数据的不同组合便构成了不同的可行解。②初始群体生成:随机产生 n 个初始串结构数据,每个串结构数据称为一个个体,n 个个体构成了一个群体。遗传算法以这 n 个串结构数据作为初始点开始迭代。③适应性值评估检测:适应性函数表明个体或解的优劣性,不同的问题,适应性函数的定义方式也不同。④选择:选择的目的是从当前群体中选出优良的个体,使这些个体有机会作为父代繁殖下一代子孙。遗传算法通过选择过程体现这一思想,进行选择的原则是适应性强的个体为下一代贡献一个或多个后代的概率大,选择实现了进化计算的适者生存原则。⑤杂交:杂交操作是遗传算法中最主要的遗传操作,通过杂交操作可以得到新一代个体,新个体组合了其父辈个体的特征,杂交体现了信息交换的思想。⑥变异:变异是在群体中随机选择一个个体,对于选中的个体以一定的概率随机地改变串结构数据中某个串位的值。类似于生物界,遗传算法中的变异发生的概率很低,通常取值在 0.01~0.1,变异为新个体的产生提供了机会。

基本遗传算法可以定义成一个 8 元组:GA=(C, E, P_0, M, Φ, Γ, Ψ, O);其中,C 为个体的编码方法,E 为个体适应度评价函数,P_0 为初始群体,M 为群体大小,Φ 为选择算子,Γ 为杂交算子,Ψ 为变异算子,O 为遗传算法终止条件。

(一) 编码

遗传算法不能直接处理问题空间的参数,必须把它们转换成遗传空间的由基因按一定结构组成的染色体或个体,这一转换操作就称为编码,也可以称为问题的表示。评估编码策略常采用以下 3 个规范。①完备性:问题空间中的所有点(候选解)都能作为遗传算法空间中的点(染色体)表现。②健全性:遗传算法空间中的染色体能对应所有问题空间中的候选解。③非冗余性:染色体和候选解一一对应。

目前的几种常用的编码技术有二进制编码、浮点数编码、字符编码、变成编码等。而二进制编码是目前遗传算法中最常用的编码方法,即由二进制字符集{0,1}产生的 0,1 字符串来表示问题空间的候选解。它具有以下特点:简单易行,符合最小字符集编码原则,便于用模式定理进行分析。

(二) 群体设定

由于遗传算法是对群体进行操作的,需要为遗传操作准备一个由若干初始解组成的初始群体。群体设定主要包括初始群体的产生和种群规模的确定。

1. *初始种群的产生* 遗传算法中初始群体中的个体可以是随机产生的,最好采用的策略设定如下:根据问题固有知识,设法把握最优解所占空间在整个问题空间中的分布范围,然后在分布范围内设定初始群体;先随机产生一定数目的个体,然后从中挑选最好的个体加入到初始群体中,这种过程不断迭代,直至初始群体中个体数目达到了预先确定的规模。

2. *种群规模的确定* 种群规模影响遗传优化的结果和效率,当种群规模太小时,遗传算法的优化性能一般不会太好,容易陷入局部最优解;当种群规模太大时,则计算较复杂。种群规模的确定受遗传操作中选择操作的影响很大,模式定理表明:若种群规模为 M,则遗传操作可从这 M 个个体中生成和检测 M^3 个模式,并在此基础上能够不断形成和优化,直到最优解。种群规模一般取为 20~100。

(三) 适应度函数

进化论中的适应度,是表示某一个体对环境的适应能力,也表示该个体繁殖后代的能力。遗传算法的适应度函数 Fit($f(x)$)也称评价函数,是用来判断群体中个体优劣程度的指标,它是根据所求问题的目标函数来进行评估的。

遗传算法在搜索进化过程中一般不需要其他外部信息,仅用评估函数来评估个体或解的优劣,并作为以后遗传操作的依据。由于遗传算法中,适应度函数要比较排序并在此基础上计算选择概率,所以适应度函数的值要取正值。由此可见,在不少场合,将目标函数映射成求最大值形式且函数值非负的适应度函数是必要的。适应度函数的设计主要满足以下条件:单值、连续、非负、最大化、合理、一致性、计算量小、通用性强。

在具体应用中,适应度函数的设计要结合求解问题本身的要求而定,适应度函数设计直接影响遗传算法的性能。通常,适应度函数是由目标函数变换得到的,最直观的方法是直接将待求解优化问题的目标函数作为适应度函数。如果目标函数为最大化问题,则适应度函数可以取为 $\text{Fit}(f(x)) = f(x)$;如果目标函数为最小化问题,则适应度函数可以取为 $\text{Fit}(f(x)) = 1/f(x)$。

(四) 选择

遗传算法中初始群体中的个体是随机产生的。一般来讲,初始群体的设定可采取如下的策略:①根据问题固有知识,设法把握最优解所占空间在整个问题空间中的分布范围,然后在此分布范围内设定初始群体。②先随机生成一定数目的个体,然后从中挑出最好的个体加到初始群体中。这种过程不断迭代,直至初始群体中个体数达到了预先确定的规模。

从群体中选择优胜个体,淘汰劣质个体的操作称为选择。选择算子有时又称为再生算子。选择的目的是把优化的个体(或解)直接遗传到下一代或通过配对交叉产生新的个体再遗传到下一代。选择操作是建立在群体中个体的适应度评估基础上的,目前常用的选择方法有以下几种:适应度比例方法、随机遍历抽样法、局部选择法。

其中轮盘赌选择法是最简单也是最常用的选择方法。在该方法中,各个个体的选择概率和其适应度值成比例。设群体大小为 n,其中个体 i 的适应度值为 $f(i)$,则 i 被选择的概率为

$$P(i) = f(i)/\sum_{i=1}^{n} f(i)$$

显然,概率反映了个体 i 的适应度在整个群体的个体适应度总和中所占的比例。个体适应度越大,其被选择的概率就越高;反之亦然。计算出群体中各个个体的选择概率后,为了选择交配个体,需要进行多轮选择。每一轮产生一个 $[0,1]$ 之间均匀随机数,将该随机数作为选择指针来确定被选个体。个体被选后,可随机地组成交配对,以供后面的交叉操作。

在实际计算时,可以按照个体顺序求出每个个体的累积概率,然后产生一个随机数,该随机数落入累积概率的哪个区域就选择相应的个体交叉。例如,表 10-1 所示 10 个个体的适应度,选择概率和累积概率。为了选择交叉个体,需要进行多轮选择。

表 10-1　个体适应度、选择概率和累积概率

个体	1	2	3	4	5	6	7	8	9	10
适应度	2	1.8	1.6	1.4	1.2	1	0.8	0.6	0.4	0.2
选择概率	0.182	0.164	0.145	0.127	0.109	0.091	0.073	0.055	0.036	0.018
累积概率	0.182	0.346	0.491	0.618	0.727	0.818	0.891	0.946	0.982	1

假设第一轮产生一个随机数为 0.81,落在第 5 个和第 6 个个体之间,则第 6 个个体被选择,第二轮产生一个随机数为 0.32,落在第 1 个和第 2 个个体之间,则第 2 个个体被选择。

(五) 交叉

在自然界生物进化过程中起核心作用的是生物遗传基因的重组(加上变异)。同样,遗传算法中起核心作用的是遗传操作的交叉算子。所谓交叉,是指把两个父代个体的部分结构加以替换重组而生成新个体的操作。通过交叉,遗传算法的搜索能力得以显著提高。交叉得到的后代可能继承了上一代的优良基因,其后代会比父辈更加优良,但也可能继承了上一代不良基因,其后代会比父辈较差,难以生存,越能适应环境的后代越能继续复制自己并将其基因传给后代。由此形成一种趋势,每一代总是比其父辈生存和复制得更好。

299

遗传算法中起到核心作用的是交叉算子,采用交叉方法应该能使父串的特征遗传给子串,子串能够部分或全部地继承父串的结果特征和有效基因。交叉算子根据交叉率将种群中的两个个体随机地交换某些基因,能够产生新的基因组合,期望将有益基因组合在一起。根据编码表示方法的不同,可以有以下的算法。

1. 实值重组　离散重组,中间重组,线性重组,扩展线性重组。

2. 二进制交叉　单点交叉,多点交叉,均匀交叉,洗牌交叉,缩小代理交叉。

最常用的交叉算子为单点交叉。具体操作是:在个体串中随机设定一个交叉点,实行交叉时,该点前或后的两个个体的部分结构进行互换,并生成两个新个体。下面给出了单点交叉的一个例子。

$$个体 A:1001 ↑ 111 → 1001000 新个体$$
$$个体 B:0011 ↑ 000 → 0011111 新个体$$

交叉概率是用来确定两个染色体进行局部的互换以产生两个新子代的概率。采用较大的交叉概率 P_c 可以增强遗传算法发展出新的搜索区域的能力,但高性能模式遭到破坏的可能性增加;采用太低的交叉概率会使搜索陷入迟钝状态。交叉概率 P_c 通常取值为 0.25~1.0。

每次从群体中选择两个染色体,同时生成 0 和 1 之间的一个随机数,然后根据这个随机数确定这两个染色体是否需要交叉。如果这个随机数低于设定的交叉概率(如 0.7),就进行交叉;然后沿着染色体的长度随机地选择一个位置,并把此位置之后的所有的位进行互换。

(六) 变异

变异算子的基本内容是对群体中的个体串的某些基因座上的基因值做变动。依据个体编码表示方法的不同,可以有以下两种算法:实值变异和二进制变异。一般来说,变异算子操作的基本步骤如下:对群体中所有个体以事先设定的变异概率判断是否进行变异;对进行变异的个体随机选择变异位进行变异。

遗传算法引入变异的目的有两个:①使遗传算法具有局部的随机搜索能力。当遗传算法通过交叉算子已接近最优解领域时,利用变异算子的这种局部随机搜索能力可以加速向最优解收敛。显然,此种情况下的变异概率应取较小值,否则接近最优解的积木块会因变异而遭到破坏。②使遗传算法可维持群体多样性,以防止出现未成熟收敛现象。此时收敛概率应取较大值。

遗传算法中,交叉算子因其全局搜索能力而作为主要算子,变异算子因其局部搜索能力而作为辅助算子。遗传算法通过交叉和变异这对相互配合又相互竞争的操作而使其具备兼顾全局和局部的均衡搜索能力。所谓相互配合,是指当群体在进化中陷于搜索空间中某个超平面而仅靠交叉不能摆脱时,通过变异操作有助于这种摆脱。所谓相互竞争,是指当通过交叉已形成所期望的状态时,变异操作有可能破坏这些状态。如何有效地配合使用交叉和变异操作,是目前遗传算法的一个重要研究内容。

变异概率是在一个染色体按位进行变化的概率,主要变异方法有 5 种:位点变异、逆转变异、插入变异、互换变异、移动变异。位点变异是指对群体中的个体串结构,随机挑选一个或多个基因座并对这些基因座的基因值做变动(以变异概率 P_m 做变动)。对于二进制编码的个体来说,如果某位原来为 0,则通过变异操作就变成了 1;反之亦然。逆转变异是在个体串结构中随机选择两点,然后将两个逆转点之间的基因以逆向排序插入原来位置中。插入变异是在个体串结构中随机选择一个码,然后将此码插入随机选择的插入点中间。互换变异是随机选取染色体的两个基因进行简单互换。移动变异是随机选取一个基因,向左或向右移动一个随机位数。变异率的选取一般受种群大小、染色体长度等因素的影响,通常选取很小的值,一般取 0.01~0.1。

四、遗传算法的步骤

步骤1：种群初始化，根据问题特性设计合适的初始化操作（初始化操作应尽量简单，时间复杂度不易过高），对种群中个数为 n 的个体进行初始化操作。

步骤2：个体评价，根据优化的目标函数计算种群中个体的适应值。

步骤3：迭代设置，设置种群最大迭代次数 g_{max}，并令当前迭代次数 $g=1$。

步骤4：个体选择，设计合适的选择算子来对种群 P(g)个体进行选择，被选择的个体将进入交配池中组成父代种群 FP(g)，用于交叉变换以产生新的个体。选择策略要基于个体适应值来进行，假如要优化的问题为最小化问题，那么具有较小适应值的个体被选择的概率相应应该大一些。常用的选择策略有轮盘赌选择、锦标赛选择等。

步骤5：交叉算子，根据交叉概率 P_c（预先指定，一般为 0.7）来判断父代个体是否需要进行交叉操作。交叉算子要根据被优化问题的特性来设计，它是整个遗传算法的核心，它被设计的好坏将直接决定整个算法性能的优劣。

步骤6：变异算子，根据变异概率 P_m（预先指定，一般为 0.05）来判断父代个体是否需要进行变异操作。变异算子的主要作用是保持种群的多样性，防止种群陷入局部最优，所以其一般被设计为一种随机变换。

通过交叉变异操作以后父代种群 FP(g)生成了新的子代种群 P($g+1$)，令种群迭代次数 $g=g+1$，进行下一轮的迭代操作（跳转到步骤4），直至迭代次数达到最大的迭代次数。具体流程如图 10-2 所示。

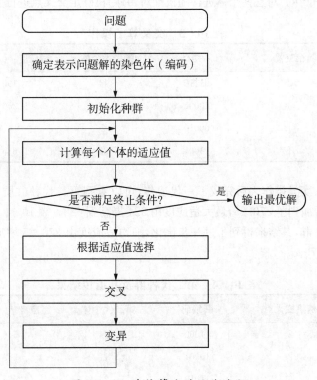

图 10-2 遗传算法的具体流程

以求函数 $f(x) = x^2$ 的最大值,变量 x 的定义域为[0, 31]内的整数,作为遗传算法的简单实例。

1. **编码策略** 对于该实例,采用二进制码串对决策变量 x 进行编码,定义域内总共只有 32 个个体,故 5 位二进制数就满足问题求解需要。

2. **种群设置** 设定种群的大小为 4 个个体,然后从全部个体中随机抽取 4 个个体组成初始种群。每 5 个位构成一个个体,得到 4 个个体,记为 00101、01001、01100、10010。

3. **适应函数** 将二进制码转换为十进制整数,然后取平均数,即为该个体的适应度。

4. **选择算子** 采用简单赌轮选择思想,即适应度越大的个体被选择的概率越大,结果见表 10-2,平均适应度为 143.5,最大适应度为 324。

表 10-2 第一代种群及其选择

个体编码	个体 x	适应度 $f(x) = x^2$	被选择概率	生存数
00101	5	25	0.043 6	0
01001	9	81	0.141 1	1
01100	12	144	0.250 9	1
10010	18	324	0.564 5	2

5. **交叉算子和变异算子** 交叉概率为 1.0,即必定发生交叉操作;变异概率为 0.01,即平均每 100 位中有一位发生变异。该实例的群体只包含 4 个 5 位的字符串,共 20 位。平均每遗传一代只有 1/5 个位产生突变,每遗传 5 代才有 1 位发生突变。第一代种群经过选择之后得到 01100、10010、10010、01001 共 4 个个体。对这些个体进行随机配对,并随机确定交叉点进行交换,结果见表 10-3。

表 10-3 交叉算子操作

配对编码	随机交叉点	新编码	第二代个体 x	适应度 $f(x) = x^2$	生存数
01100	3	01110	14	196	1
10010	3	10000	16	256	1
01001	1	00010	2	4	0
10010	1	11001	25	625	2

经过选择、交换、变异操作之后完成了一代遗传,可以看到第二代种群质量有了明显提高:平均适应度由 143.5 增加到了 270.25,最大适应度由 324 提高到 625。表 10-4 显示了第二代种群进化后得到的第三代种群,其结果得到了进一步优化,平均适应度由 270.25 增加到了 427.5,最大适应度由 625 提高到 676。

表 10-4 第二代种群及其遗传结果

配对编码	随机交叉点	新编码	第三代个体 x	适应度 $f(x) = x^2$	生存数
11001	2	11000	24	576	1
10000	2	10001	17	289	1
11001	3	11010	26	676	2
01110	3	01101	13	169	0

经过几代遗传以后,种群就会稳定下来,同时适应度不再提高。可以证明遗传算法在概率上会收敛到最优解,但是并不是每一次都有最优解。

五、遗传算法的应用

由于遗传算法的整体搜索策略和优化搜索方法在计算时不依赖于梯度信息或其他辅助知识,而只需要影响搜索方向的目标函数和相应的适应度函数,所以遗传算法提供了一种求解复杂系统问题的通用框架,不依赖于问题的具体领域,对问题的种类有很强的鲁棒性,故在各大领域都有广泛的应用。具体应用包括函数优化、车间调度问题、组合优化的应用、自动控制的应用。

1. 函数优化 是遗传算法的经典应用领域,也是遗传算法进行性能评价的常用算例,许多人构造出了各种各样复杂形式的测试函数:连续函数和离散函数、凸函数和凹函数、低维函数和高维函数、单峰函数和多峰函数等。对于一些非线性、多模型、多目标的函数优化问题,用其他优化方法较难求解,而遗传算法可以方便地得到较好的结果。

2. 车间调度问题 遗传算法作为一种经典的智能算法广泛用于车间调度中,很多学者都致力于用遗传算法解决车间调度问题,现今也取得了十分丰硕的成果。从最初的传统车间调度问题到柔性作业车间调度问题,遗传算法都有优异的表现,在很多算例中都得到了最优或近优解。

3. 组合优化的应用 随着问题规模的增大,组合优化问题的搜索空间也急剧增大,有时在目前的计算上用枚举法很难求出最优解。对这类复杂的问题,人们已经意识到应把主要精力放在寻求满意解上,而遗传算法是寻求这种满意解的最佳工具之一。实践证明,遗传算法对于组合优化中的 NP 问题非常有效,如遗传算法已经在求解旅行商问题、背包问题、装箱问题、图形划分问题等方面得到成功的应用。

4. 自动控制的应用 在自动控制领域有很多与优化相关的问题需要求解,遗传算法已经在其中得到了初步的应用,如利用遗传算法进行控制器参数的优化、基于遗传算法的模糊控制规则的学习、基于遗传算法的参数辨识、基于遗传算法的神经网络结构的优化和权值学习等。

第三节 群 智 能 算 法

一、群智能算法的概念

群智能(swarm intelligence)中的群体是指一组相互之间可以进行直接通信或者间接通信的主体,这组主体能够合作进行分布问题求解。群智能在没有集中控制并且不提供全局模型的前提下,为寻找复杂的分布式问题的解决方案提供了基础。群智能优化算法主要模拟了昆虫、兽群、鸟群和鱼群的群体行为,这些群体按照一种合作的方式寻找食物,群体中的每个成员通过学习它自身的经验和其他成员的经验来不断地改变搜索方向。任何一种由昆虫群体或者其他动物社会行为机制而激发设计出的算法或分布式解决问题的策略均属于群智能。

群智能优化算法的原则包括:邻近原则、品质原则、多样性原则、稳定性原则、适应性原则。①邻近原则:群体能够进行简单的空间和时间计算。②品质原则:群体能够响应环境中的品质因子。③多样性原则:群体的行动范围不应该太窄。④稳定性原则:群体不应在每次环境变化时都改变自身的行为。⑤适应性原则:在所需代价不太高的情况下,群体能够在适当的时候改变自身的行为。这些原则说明实现群智能的智能主体必须能够在环境中表现出自主性、反应性、学习性和自适应性等智能特性。群智能的核心是由众多简单个体组成的群体,能够通过相互之间的简单

303

合作来实现某一功能或者完成某一任务。

群智能的特点包括分布式、鲁棒性、可扩充性和简单性。①分布式：群体中相互合作的个体是分布式的，这样更能够适应当前网络环境下的工作状态。②鲁棒性：没有中心的控制与数据，这样的系统更具有鲁棒性，不会由于某一个或者某几个个体的故障而影响整个问题的求解。③可扩充性：可以不通过个体之间直接通信而是通过非直接通信进行合作，这样的系统具有更好的可扩充性。④简单性：由于系统中个体的增加而增加的系统的通信开销十分小，系统中每个个体的能力十分简单，这样每个个体的执行时间比较短，并且实现也比较简单，具有简单性。因为这些群智能的特点，群智能的研究还处于初级阶段，并且存在许多困难，但是可以预测群智能的研究代表了以后计算机研究发展的一个重要方向。

群智能理论研究领域主要有两种算法：蚁群算法和粒子群算法。蚁群算法是对蚂蚁群落食物采集过程的模拟，已成功应用于许多离散优化问题。粒子群优化算法也是起源于对简单社会系统的模拟，最初是模拟鸟群觅食的过程，后来发现它是一种很好的优化工具。

群智能算法与进化算法比较，相同之处：两者都是受自然现象启发，基于简单的自然规则而发展出的智能技术模型；两者都是基于种群的方法，并且种群的个体之间、个体与环境之间存在相互作用；两者都是一种元启发式随机搜索方法。不同之处：群智能算法注重对群体中个体之间的相互作用与分布式协同的模拟；进化算法则强调种群的生物进化模型。

二、蚁群算法

蚁群算法(ant colony optimization)是一种用来在图中寻找优化路径的概率型算法。蚁群算法是由多里戈(Marco Dorigo)于1992年在他的博士论文中提出的，其灵感来源于蚂蚁在寻找食物过程中发现路径的行为。蚁群算法是一种模拟进化算法，初步的研究表明该算法具有许多优良的性质。

蚁群算法的基本原理：蚂蚁在觅食过程中能够在其经过的路径上留下一种称之为信息素的物质，并在觅食过程中能够感知这种物质的强度，指导自己的行动方向，它们总是朝着该物质强度高的方向移动，因此大量蚂蚁组成的集体觅食就表现为一种对信息素的正反馈现象。某一条路径越短，路径上经过的蚂蚁越多，其信息素遗留的也就越多，信息素的浓度也就越高，蚂蚁选择这条路径的概率也就越高，由此构成正反馈过程，从而逐渐地逼近最优路径，找到最优路径。

蚂蚁的运动过程可以简单归纳如下：①蚂蚁在路径上释放信息素。②碰到还没走过的路口，就随机挑选一条路走；同时，释放与路径长度有关的信息素。③信息素浓度与路径长度成反比；后来的蚂蚁再次碰到该路口时，就选择信息素浓度较高的路径。④最优路径上的信息素浓度越来越高。⑤最终蚁群找到最优寻食路径。

一个简单的例子，如果现在有两条通往食物的路径(一条较长路径 A 和一条较短路径 B)，虽然刚开始路径 A 和 B 上都有蚂蚁，又因为 B 比 A 短，蚂蚁通过 B 花费的时间较短，随着时间的推移和信息素的挥发，逐渐地，B 上的信息素浓度会强于 A，这时候因为 B 的浓度比 A 高，越来越多的蚂蚁会选择 B，而这时候 B 上的浓度只会越来越高。如果蚂蚁一开始只在 A 上呢，注意蚂蚁的移动具有一定小概率的随机性，所以当一部分蚂蚁找到 B 时，随着时间的推移，蚂蚁会收敛到 B 上，从而可以跳出局部最优。

蚁群算法的特点：①采用正反馈机制，使得搜索过程不断收敛，最终逼近最优解。②每个个体可以通过释放信息素来改变周围的环境，且每个个体能够感知周围环境的实时变化，个体间通过环境进行间接通信。③搜索过程采用分布式计算方式，多个个体同时进行并行计算，大大提高了算法的计算能力和运行效率。④启发式的概率搜索方式不容易陷入局部最优,易于寻找到全局最优解。

(一) 蚁群算法的基本算法

蚁群算法的模型:以解决旅行商(TSP)问题为例,在初始时刻,蚂蚁群体中蚂蚁数量为 m;城市个数为 n;城市 i 与城市 j 之间的距离为 $d_{ij}(i,j=1,2,3,\cdots,n)$;$t$ 时刻城市 i 与城市 j 连接路径上的信息浓度为 $\tau_{ij}(t)$。初始时刻,各城市间连接路径上的信息浓度相同,可设 $\tau_{ij}(0)=\tau_0$ 为信息素初始值,可设 $\tau_0=m/L_m$,L_m 是由最近邻启发式方法构造的路径长度。其次,t 时刻蚂蚁 $k(k=1,2,\cdots,m)$ 从城市 i 转移到城市 j 的概率为 $p_{ij}^k(t)$,其计算公式为

$$p_{ij}^k(t)=\begin{cases}\dfrac{[\tau_{ij}(t)]^\alpha[\eta_{ij}(t)]^\beta}{\sum\limits_{s\in allow_k}[\tau_{is}(t)]^\alpha[\eta_{is}(t)]^\beta},\in allow_k\\[2mm]0,否则\end{cases}$$

式中:$\eta_{ij}(t)$ 为启发信息函数,等于距离的倒数,$\eta_{ij}(t)=1/d_{ij}$,表示蚂蚁从城市 i 转移到城市 j 的期望程度;$allow_k(k=1,2,3,\cdots,m)$ 为蚂蚁 k 待访问城市的集合,开始时,$allow_k$ 中有 $(n-1)$ 个元素,即包括除了蚂蚁 k 出发城市的其他所有城市,随意时间的推进,$allow_k$ 中元素不断减少,直至为空,即表示所有的城市均访问完毕;α 为信息素重要程度因子,其值越大,表示信息素的浓度在转移中起的作用越大;β 为启发信息函数重要程度因子,其值越大,表示启发函数在转移中的作用越大,即蚂蚁会以较大的概率转移到距离短的城市。为了不让蚂蚁选择已经访问过的城市,采用禁忌表 $tabu_k$ 来记录蚂蚁 k 当前所走过的城市。经过 t 时刻,所有蚂蚁都完成一次周游,计算每只蚂蚁所走过的路径长度,并保存最短的路径长度,同时,更新各边上的信息素。

随着时间的推移,以前留下的信息素逐渐消失,用 $\rho(0<\rho<1)$ 表示信息素的挥发程度,蚂蚁都完成一次周游,各个城市间连接路径上的信息浓度需进行如下实进更新。

$$\begin{cases}\tau_{ij}(t+1)=(1-\rho)\tau_{ij}(t)+\Delta\tau_{ij}\\[1mm]\Delta\tau_{ij}=\sum\limits_{k=1}^n\Delta\tau_{ij}^k\end{cases},0<\rho<1$$

式中:$\Delta\tau_{ij}^k$ 表示第 k 只蚂蚁在城市 i 与城市 j 连接路径上释放的信息浓度;$\Delta\tau_{ij}$ 表示所有的蚂蚁在城市 i 与城市 j 连接路径上释放的信息浓度之和。信息素更新包括信息素的挥发和信息素增强,蚂蚁释放信息素的三种模型。

1. 蚂蚁圈系统(ant cycle system)模型

$$\Delta\tau_{ij}^k=\begin{cases}Q/L_k,&第\,k\,只蚂蚁从城市\,i\,访问城市\,j\\0,&其他\end{cases}$$

式中:Q 为常数,表示蚂蚁循环一次所释放的信息素总量;L_k 为第 k 只蚂蚁经过路径的长度。

2. 蚂蚁数量系统(ant quantity system)模型

$$\Delta\tau_{ij}^k=\begin{cases}Q/d_{ij},&第\,k\,只蚂蚁从城市\,i\,访问城市\,j\\0,&其他\end{cases}$$

3. 蚂蚁密度系统(ant density system)模型

$$\Delta\tau_{ij}^k=\begin{cases}Q,&第\,k\,只蚂蚁从城市\,i\,访问城市\,j\\0,&其他\end{cases}$$

一般用蚂蚁圈系统模型计算释放的信息浓度，即蚂蚁经过的路径越短，释放的信息素浓度越高。信息素挥发过程是信息素痕迹的浓度自动逐渐减弱的过程。挥发过程主要用于避免算法过快地向局部最优区域集中，有助于搜索区域的扩展。

蚁群算法基本步骤，这里以 TSP 问题为例，算法设计的流程如下。

步骤 1：对相关参数进行初始化，包括蚁群规模、信息素因子、启发函数因子、信息素挥发因子、信息素常数、最大迭代次数等，将数据读入程序，并进行预处理，比如将城市的坐标信息转换为城市间的距离矩阵。

步骤 2：随机将蚂蚁放于不同出发点，对每只蚂蚁计算其下一个访问城市，直至有蚂蚁访问完所有城市。

步骤 3：计算各蚂蚁经过的路径长度 L_k，记录当前迭代次数最优解，同时对路径上的信息素浓度进行更新。

步骤 4：判断是否达到最大迭代次数，若否，返回步骤 2；是，结束程序。

步骤 5：输出结果，并根据需要输出寻优过程中的相关指标，如运行时间、收敛迭代次数等。

(二) 蚁群算法的参数选择

由于蚁群算法涉及的参数较多，并且这些参数的选择对程序又都有一定的影响，所以选择合适的参数组合很重要。蚁群算法有个特点就是在寻优的过程中，带有一定的随机性，这种随机性主要体现在出发点的选择上。蚁群算法正是通过这个初始点的选择将全局寻优慢慢转化为局部寻优的。参数设定的关键就在于在全局和局部之间建立一个平衡点。

在蚁群算法的发展中，关键参数的设定有一定的准则，一般而言遵循以下几条：①尽可能在全局上搜索最优解，保证解的最优性；②算法尽快收敛，以节省寻优时间；③尽量反映客观存在的规律，以保证这类仿生算法的真实性。蚁群算法中主要有以下几个关键参数需要设定。

1. 蚂蚁数量　设 M 表示城市数量，m 表示蚂蚁数量。m 的数量很重要，因为 m 过大时，会导致搜索过的路径上信息素变化趋于平均，这样就不易找出好的路径；m 过小时，易使未被搜索到的路径信息素减小到 0，这样可能会出现早熟，没找到全局最优解。一般，在时间等资源条件紧迫的情况下，蚂蚁数设定为城市数的 1.5 倍较适合。

2. 信息素因子　信息素因子反映了蚂蚁在移动过程中所积累的信息量在指导蚁群搜索中的相对重要程度，其值过大，蚂蚁选择以前走过的路径概率大，搜索随机性减弱；其值过小，等同于贪婪算法，使搜索过早陷入局部最优。实验发现，信息素因子选择[1, 4] 区间时，性能较好。

3. 启发函数因子　启发函数因子反映了启发式信息在指导蚁群搜索过程中的相对重要程度，其大小反映的是蚁群寻优过程中先验性和确定性因素的作用强度。过大时，虽然收敛速度会加快，但容易陷入局部最优；过小时，容易陷入随机搜索，找不到最优解。实验研究发现，当启发函数因子为[3, 4.5] 时，综合求解性能较好。

4. 信息素挥发因子　信息素挥发因子表示信息素的消失水平，它的大小直接关系到蚁群算法的全局搜索能力和收敛速度。实验发现，当属于[0.2, 0.5] 时，综合性能较好。

5. 信息素常数　这个参数为信息素强度，表示蚂蚁循环一周时释放在路径上的信息素总量，其作用是充分利用有向图上的全局信息反馈量，使算法在正反馈机制作用下以合理的演化速度搜索到全局最优解。值越大，蚂蚁在已遍历路径上的信息素积累越快，有助于快速收敛。实验发现，当值属于[10, 1 000] 时，综合性能较好。

6. 最大迭代次数　最大迭代次数过小，可能导致算法还没收敛就已结束；过大则会导致资源浪费。一般最大迭代次数可以取 100～500 次。通常，建议先取 200，然后根据执行程序查看算法收敛的轨迹来修改取值。

（三）蚁群算法的应用

蚁群算法应用于组合优化问题,如旅行商问题、指派问题、车辆路由问题、图着色问题和网络路由问题等。最近,蚁群算法在网络路由中的应用受到越来越多学者的关注,并提出了一些新的基于蚂蚁算法的路由算法。与传统的路由算法相比,该算法在网络路由中具有信息分布式性、动态性、随机性和异步性等特点,而这些特点正好能满足网络路由的需要。

三、粒子群优化算法

粒子群优化算法(particle swarm optimization)是通过模拟鸟群觅食行为而发展起来的一种基于群体协作的随机搜索算法。粒子群算法模仿昆虫、兽群、鸟群和鱼群等的群集行为,这些群体按照一种合作的方式寻找食物,群体中的每个成员通过学习它自身的经验和其他成员的经验来不断改变其搜索模式。区域内有大小不同的食物源,鸟群的任务是找到最大的食物源(全局最优解)。鸟群在整个搜寻的过程中,通过相互传递各自位置的信息,让其他的鸟知道食物源的位置,最终整个鸟群都能聚集在食物源周围,即人们所说的找到了最优解,问题收敛。

（一）粒子群优化算法的基本算法

粒子群优化算法对于鸟群的模拟是按照如下模式进行的:假设一群鸟在空中搜索食物,所有鸟知道自己当前距离食物有多远(距离用一个适应度值来衡量),那么每只鸟最简单的搜索策略就是寻找目前距离食物最近的鸟的周围空间。因此,在粒子群算法中,每个粒子都相当于一只鸟,每个粒子都有一个适应度值,还有一个速度决定它们飞行的距离与方向。所有的粒子追随当前最优的粒子在解空间中搜索。每搜索一次,最优的粒子会发生变化,其他的粒子又会追随新的最优粒子进行搜索,如此反复迭代。

在迭代开始的时候,每个粒子通过随机的方式初始化在空间中的速度和位置,然后在迭代过程中,粒子通过跟踪两个极值来自己解空间中的位置和速度,一个极值是单个粒子自身在迭代过程中的最优位置(就是最优适应度值所对应的空间解),这个称为粒子的个体极值 p_{best}。另一个极值是种群中所有的粒子在迭代过程中所找到的最优位置,这个称为全局极值 g_{best}。如果粒子只是跟踪一个极值,则算法称为局部粒子群算法或者全局粒子群算法。

在粒子群优化算法中,粒子之间通过信息共享机制,获得其他粒子的发现与飞行经历。粒子群算法中的信息共享机制实际上是一种合作共生的行为,在搜索最优解的过程中,每个粒子能够对自己经过的最佳的历史位置进行记忆,同时,每个粒子的行为会受到群体中其他例子的影响,所以在搜索最优解的过程中,粒子的行为既受其他粒子的影响,又受到自身经验的指导。

假设在 D 维搜索空间中,有 m 个粒子组成一群体,第 i 个粒子在 D 维空间中的位置表示为 $x_i = (x_{i1}, x_{i2}, \cdots, x_{iD})$,第 i 个粒子经历过的最好位置(p_{best})记为 $P_i = (p_{i1}, p_{i2}, \cdots, p_{iD})$,每个粒子的飞行速度为 $V_i = (v_{i1}, v_{i2}, \cdots, v_{iD})$,$i = 1, 2, \cdots, m$。在整个群体中,所有粒子经历过的最好位置($g_{best}$)记为 $P_g = (p_{g1}, p_{g2}, \cdots, p_{gD})$,每一代粒子根据下面公式更新自己的速度和位置

$$v_{id} = wv_{id} + c_1r_1(p_{id} - x_{id}) + c_2r_2(p_{gd} - x_{id}) \tag{10-1}$$

$$x_{id} = x_{id} + v_{id} \tag{10-2}$$

式中:w 为惯性权重;c_1 和 c_2 为加速度;r_1 和 r_2 是[0, 1]之间的随机数。公式由三部分组成,第一部分(wv_{id})是粒子先前的速度,说明了粒子目前的状态;第二部分,即 $c_1r_1(p_{id} - x_{id})$,是认知部分,是从当前点指向此粒子自身最好点的一个矢量,表示粒子的动作来源于自身经验的部分;第三

部分,即 $c_2r_2(p_{gd}-x_{id})$,为社会部分,是一个从当前点指向种群最好点的一个矢量,反映了粒子间的协同合作和知识的共享。三个部分共同决定了粒子的空间搜索能力。第一部分起到了平衡全局和局部搜索的能力。第二部分使粒子有了足够强的全局搜索能力,避免局部极小。第三部分体现了粒子间的信息共享。在这三部分的共同作用下粒子才能有效地到达最好位置。

粒子群优化算法具有以下优点:易于描述;便于实现;要调整的参数很少;使用规模相对较少的群体;收敛需要评估函数的次数少;收敛速度快;粒子群优化算法很容易实现,计算代价低。而且,它不需要目标函数的梯度信息,只依靠函数值。

每个粒子的优劣程度根据已定义好的适应度函数来评价,这和被解决的问题相关。粒子群算法的流程如图 10-3 所示。

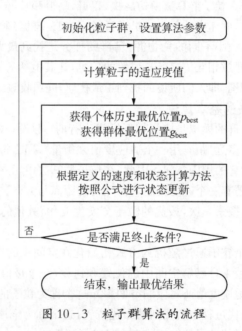

图 10-3 粒子群算法的流程

步骤 1:初始化粒子群,包括群体规模,每个粒子的位置和速度。

步骤 2:计算每个粒子的适应度值。

步骤 3:对每个粒子,用它的适应度值和个体极值 p_{best} 比较,如果较好,则替换 p_{best}。

步骤 4:对每个粒子,用它的适应度值和全局极值 g_{best} 比较,如果较好,则替换 g_{best}。

步骤 5:根据式(10-1)、式(10-2)更新粒子的速度和位置。

步骤 6:如果满足结束条件(误差足够好或到达最大循环次数),退出;否则回到步骤 2。

(二) 粒子群的参数分析

从粒子群的算法流程可以看出,其核心步骤是更新种群中每个粒子的位置和速度,而速度的更新又是核心中的核心。速度更新公式为

$$v_{id}=wv_{id}+c_1r_1(p_{id}-x_{id})+c_2r_2(p_{gd}-x_{id})$$

式中:v 为速度;w 为惯性权重,用于记录当前自身的速度,通常为非负数,调节解空间的搜索范围,为 0 时则失去自身速度的记忆;c_1 表示加速度,调节学习的最大步长,当 c_1 为 0 则不考虑自身经验,会导致丧失群体多样性,就是每个点都向当前最高点移动;c_2 表示加速度,调节学习的最大

步长、解的搜索空间,当 c_2 为 0 则不考虑其他人的经验,没有信息共享,会导致收敛变慢;p_{best} 为自身历史经验中的适应度值最高的位置信息;g_{best} 为所有粒子历史经验中适应度值最高的位置信息。

1. **最大速度 V_{dmax}**   更新过程中,粒子每一维的位置、速度都被限制在允许范围之内。如果当前对粒子的加速导致它在某维的速度 V_i 超过该维的最大速度 V_{dmax},则该维的速度被限制为该维最大速度上限 V_{dmax}。一般来说,V_{dmax} 的选择不应超过的粒子宽度范围,如果 V_{dmax} 太大,粒子可能飞过最优解的位置;如果太小,可能降低粒子的全局搜索能力。

2. **权重因子**   粒子群算法包括 3 个权重因子:惯性权重 w,加速度常数 c_1 和 c_2。惯性权重 w 使粒子保持运动惯性,使其有扩展搜索空间的趋势,并有能力搜索新的区域。加速度常数 c_1 和 c_2 代表将每个粒子推向 P_i 和 P_g 位置的统计加速度的权重。低的值允许粒子在被拉回之前可以在目标区域外徘徊,而高的值则导致粒子突然冲向或者越过目标区域。

3. **位置更新方程各部分的影响**   对于速度更新公式,如果只有第一部分,而没有后两部分,即 $c_1=c_2=0$,则粒子将一直以当前的速度飞行,直至到达边界。由于它只能搜索有限的区域,所以很难找到最优解。如果没有第一部分($w=0$),则速度只取决于粒子当前位置和其历史最后位置 p_{id} 和 p_{gd} 速度,本身没有记忆性。假设一个粒子位于全局最好位置,它将保持静止。而其他粒子则飞向它本身最好位置 p_i 和全局最好位置 p_{gd} 的加权中心。在这种条件下,粒子群将收敛到当前的全局最好位置,更像一个局部算法。在加上第一部分后,粒子有扩展搜索空间的趋势,即第一部分有全局搜索能力。这也使得 w 的作用为针对不同的搜索问题,调整算法全局和局部搜索能力的平衡。

如果没有第二部分($c_1=0$),则粒子没有认知能力,即只有社会模型。在粒子的相互作用下,有能力达到新的搜索空间,其收敛速度比标准版本更快;但是对复杂问题,则比标准版本更容易陷入局部最优解。

如果没有第三部分($c_2=0$),则粒子间没有社会共享信息,即只有认知模型。因为个体没有交互,一个规模为 M 的群体等价于 M 个单个粒子的运行,因而得到最优解的概率非常小。

4. **参数设置**   应用粒子群解决优化问题的过程中有两个重要的步骤:问题解的编码和适应度函数。粒子群的一个优势就是采用实数编码,不需要像遗传算法一样是二进制编码或者采用针对实数的遗传操作。例如对于问题 $f(x)=x_1^2+x_2^2+x_3^2$ 求解,粒子可以直接编码为 (x_1, x_2, x_3),而适应度函数就是 $f(x)$,接着就可以利用前面的过程去寻优。这个寻优过程是一个迭代过程,中止条件一般为设置为达到最大循环数或者最小错误。粒子群中并没有许多需要调节的参数,具体的参数以及经验设置如下。

(1)粒子数:一般取 20~40;其实对于大部分的问题 10 个粒子已经足够取得好的结果,不过对于比较难的问题或者特定类别的问题,粒子数可以取到 100 或 200。

(2)粒子的长度:这是由优化问题决定的,就是问题解的长度。

(3)粒子的范围:由优化问题决定,每一维可是设定不同的范围。

(4)最大速度(V_{max}):决定粒子在一个循环中最大的移动距离,通常设定为粒子的范围宽度,例如上面的例子里,粒子 (x_1, x_2, x_3),x_1 属于 $[-10, 10]$,那么 V_{max} 的大小就是 20。

(5)学习因子:c_1 和 c_2 通常等于 2,不过在文献中也有其他的取值。但是一般 c_1 等于 c_2 并且范围在 0~4。

(6)中止条件:最大循环数以及最小错误要求。例如,在上面的神经网络训练例子中,最小错误可以设定为 1 个错误分类,最大循环设定为 2 000,这个中止条件由具体的问题确定。

(7)全局和局部粒子群优化算法:全局版和局部版粒子群优化算法,前者速度快,不过有时会陷入局部最优,后者收敛速度慢一点,不过很难陷入局部最优。在实际应用中,可以先用全局粒子群优化找到大致的结果,再用局部粒子群优化进行搜索。

这些参数可以通过模糊系统进行调节,研究者提出一个模糊系统来调解 w,该系统包括 9 条规则,有两个输入和一个输出。一个输入为当前代的全局最后适应值,另一个输入为当前的 w,输出为 w 的变化。每个输入和输出定义了 3 个模糊集,结果显示该方法能够显著提高平均适应度值。

(三) 粒子群算法的应用

实际应用方面,粒子群优化算法已经在优化问题求解、计算机、控制等诸多领域得到了成功应用,包括组合优化、约束优化、多目标优化、任务分配、神经网络训练、模糊控制系统。

1. 组合优化 TSP 问题是一类经典的组合优化问题,继蚁群算法之后,粒子群算法通过一定的改进或变形也已经成功用于 TSP 问题的求解。

2. 约束优化 目前,粒子群优化算法已被有效应用于约束优化问题求解。例如,可对约束优化问题引入半可行域的概念,提出竞争选择的新规则,并改进基于竞争选择和惩罚函数的进化算法适应度函数,可求解约束优化问题。

3. 多目标优化 粒子群优化算法在多目标优化问题求解中有成功的应用。通过对粒子群算法全局极值和个体极值选取方式的改进,可实现对多目标优化问题非劣最优解集的搜索。

4. 任务分配 任务分配问题的解决是有效利用分布或并行式计算机系统能力的核心步骤之一,是将一程序任务在分布式计算机系统的不同处理器之间进行分配,以减少程序的运行时间,增强系统解决问题的能力。它是一个 NP 完全问题,其目标通常是,在最大化和平衡资源利用的同时最小化处理器之间的通信。用粒子群算法求解任务分配问题,可用相互作用图的形式描述任务分配问题,寻找问题解和算法中粒子间的恰当映射,使得所有处理器的最大处理时间为最小。

5. 神经网络训练 粒子群算法用于神经网络的训练中,主要包含 3 个方面:连接权重、网络拓扑结构及传递函数、学习算法。每个粒子包含神经网络的所有参数,通过迭代来优化这些参数,从而达到训练的目的。与 BP 算法相比,使用粒子群算法训练神经网络的优点在于不使用梯度信息,可使用一些不可微的传递函数。多数情况下其训练结果优于 BP 算法,而且训练速度非常快。此外,粒子群优化算法还在数据挖掘、图像处理以及计算机图形学领域有着成功的应用。

6. 模糊控制系统 利用粒子群算法优化模糊控制系统,设计模糊控制器。目前,从模糊神经网络系统自动提取模糊规则的研究在一些典型的问题上已经取得进展,这对于自动生成模糊系统控制规则的模糊控制器在应用领域的推广有很大的启示。

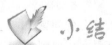

小结

智能计算就是借用自然界生物界规律的启迪根据其原理模仿设计求解问题的算法,包括进化算法、启发式算法、蚁群算法、粒子群算法等。智能优化方法包括进化算法和群智能算法两大类。

遗传算法是模拟达尔文生物进化论的自然选择和遗传学机理的生物进化过程的计算模型,是一种通过模拟自然进化过程搜索最优解的方法。遗传算法的核心内容包含了五个基本要素:参数编码、初始群体的设定、适应度函数的设计、遗传操作设计、控制参数设定。

群智能理论研究领域主要包括蚁群算法和粒子群算法。蚁群算法是一种用来在图中寻找优化路径的概率型算法。蚁群算法的基本原理:蚂蚁在觅食过程中能够在其经过的路径上留下一种称之为信息素的物质,在觅食过程中能够感知这种物质的强度,并指导自己的行动方向,它们总是朝着该物质强度高的方向移动,因此大量蚂蚁组成的集体觅食就表现为一种对信息素的正反馈现象。粒子群优化算法是通过模拟鸟群觅食行为而发展起来的一种基于群体协作的随机搜索算法。

习　题

1. 智能计算的基本思想是什么?
2. 智能优化算法的优点是什么?
3. 遗传算法的基本步骤和主要特点是什么?
4. 请阐述蚁群算法的基本算法。
5. 请简述粒子群算法的基本流程。

第十一章

智 能 医 学

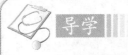

导学

1. 掌握智能医学的基本概念和内涵;掌握智慧医疗的概念和基本内容。
2. 熟悉智慧医疗的关键技术的基本内容。
3. 了解医学人工智能对医疗模式的影响。

随着人类社会的发展,即将全面进入智能社会,医疗健康领域的智能化是智能社会的重要标志。智能医学是医学领域一个全新的概念,其中医学人工智能是智能医学的核心和关键领域。智慧医疗的核心是在医院信息化的基础上,通过物联网、云计算、移动计算、大数据等新技术应用,实现医疗服务的信息化和智能化,智慧医疗是智能医学的重要内容。本章首先介绍智能医学的概念和基本内容,然后简单地介绍医学人工智能的应用及其影响,最后详细介绍智慧医疗及其核心技术和应用。

第一节　智能医学概论

智能医学是智能社会重要研究的内容,是智能社会的重要组成部分,是人工智能、大数据、移动互联网、物联网等技术与医学交叉融合的学科。医学人工智能、医学大数据、医疗物联网、移动医疗等都是智能医学的研究内容,其中医学人工智能广泛渗透到智能医学的其他领域。

2008 年,IBM 提出智慧医疗的概念,设想把物联网技术充分应用到医疗健康领域,实现医疗信息互联和共享协作。根据 IBM 提出的概念结合中国的实际情况,国内学者认为智慧医疗的概念是指利用先进的互联网和物联网技术,将医疗健康领域相关的人员、信息、设备、资源有效地连接起来,保证人们能及时预防和诊治的医疗服务。智能医学与 IBM 提出的智慧医学(smart medicine)、数字医疗和移动医疗等概念有相似之处。但是智能医学概念更广泛,在系统集成、信息共享和智能处理等方面有明显优势,是智慧医疗在医学健康领域应用的更高阶段,智慧医疗是智能医学的重要内容。

为促进智能医学的发展,培养人工智能应用领域人才作为国家战略发展途径,我国教育部组织学科评审论证,通过了智能医学工程专业的设立。智能医学工程是指以现代医学与生物学理论为基础,融合先进的脑认知、大数据、云计算、机器学习等人工智能及相关领域工程技术,研究人的生命和疾病现象的本质及其规律,探索人机协同的智能化诊疗方法和临床应用的新兴交叉学科。智能医学工程是医学、理学、工学高度交叉的学科,其研究内容包括智能药物研发、医疗机器人、智能诊疗、智能影像识别、智能健康数据管理等。旨在建立一个跨学科、多元化的教学和科研平台,促进各学科交叉融合,进而培养出适应时代发展的综合性高素质人才。

国内外科技领域十分重视医学人工智能的布局与应用。在国内,2016年10月百度发布了百度人工智能在医疗领域的最新成果——百度医疗大脑。2017年7月阿里巴巴旗下的阿里健康以云平台为依托,公开基于人工智能的医疗系统——Doctor You。2017年8月腾讯推出医学领域的人工智能产品——腾讯觅影。在国外,IBM在2006年启动Watson项目,于2015年成立IBM Watson Health,专注于提供医疗健康领域的解决方案。2014年Google公司成立DeepMind Health进行医疗健康人工智能项目开发。微软将人工智能技术用于其医疗健康计划——Hanover,寻找最有效的药物和治疗方案。

第二节　医学人工智能的应用

医学人工智能在医学各个领域有着广泛的应用,主要包括临床领域、基础领域、药物研发、医疗管理的应用。本节对医学人工智能的应用进行简单介绍,后续章节将详细阐述重要的医学人工智能的应用。

一、医学人工智能的临床领域应用

临床医学可以分为预防、诊断、治疗、预后四个部分,医学人工智能的临床领域应用可以从这四个方面进行,如图11-1所示。

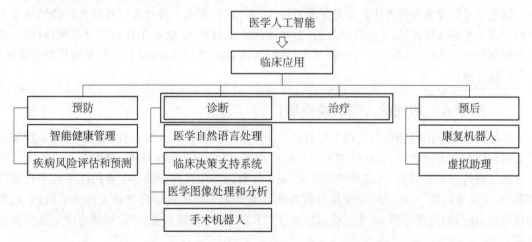

图11-1　医学人工智能的临床领域应用

在预防方面,医学人工智能主要的应用包括智能健康管理与疾病风险评估和预测。智能健康管理主要涉及个性化和泛化的健康管理服务,包括智能化的可穿戴和生物兼容的生理检查系统,进行远程监控和医疗机构的联结。疾病风险评估和预测是对个人健康风险的评估和预测,对临床医师诊断、检查、治疗过程的风险监控和辅助决策,以及对公共卫生事件预警的相关应用。

诊断和治疗是临床医学的核心部分,医学人工智能融合了自然语言处理、推理技术、机器学习等技术,提供了快速、高效、精准的医学诊断结果和个体化治疗方案,主要应用包括医学自然语言处理、临床决策支持系统、医学图像处理和分析、手术机器人。医学自然语言处理是指利用自然语言处理技术辅助完成汇总医学领域知识的过程,将知识提炼出来,提取其中有用的诊疗信息,最终形成知识本体或知识网络,从而为后续的各种文本处理任务提供标准和便利。临床决策支持系统是指能对临床决策提供支持的计算机系统,该系统充分运用可供利用的、合适的计算机技术,针对半结构化或非结构化医学问题,通过人机交互方式改善和提高决策效率的系统。医学图像处理和分析是指医学图像分割、图像配准、图像融合、图像压缩、图像重建等多个领域的智能应用。手术机器人是指人机协同的手术机器人。

在预后方面,医学人工智能的主要应用有康复机器人和虚拟助理。康复机器人是指智能辅助肢体功能性损伤康复的器械,如机器人外骨骼、脑机接口、虚拟现实等技术。虚拟助理主要指协助医师开展院后随访,或协助制订康复方案的语言交互的人工智能应用。除了上述临床医疗方面的应用,在临床科研方面,医学人工智能的主要应用包括疾病病因和治疗方案研究、临床研究信息汇总与分析、临床试验匹配。

二、医学人工智能的基础领域应用

医学人工智能的基础领域应用主要是与基因技术结合。基因检测是通过体液或细胞对 DNA 进行扫描,对身体进行一次分子层面的解读。通过基因检测,可以发现许多隐藏在健康身体下的患病风险,从而可以进行疾病的风险评估和预防。

深度学习的系统可以处理大量的基因数据,也可以比人类更好地理解基因突变。让机器学会通过测量细胞内的内容物,与基因检测数据结合起来,以细胞系统作为一个整体而得出最终诊断结论。同时结合深度学习技术,研究人员通过将一个 DNA 序列输入系统进行查询,系统将自动鉴别出突变,并告知这些突变将会导致什么疾病以及致病原因。

深度学习结合基因检测还可以更好地管控人们的饮食健康。通过基因检测可以知道自身对各种营养元素的吸收状况、饮食偏好等;目前利用深度学习算法,根据个体的饮食情况,就能自动识别食物中的营养成分,获取自身的营养数据;与基因检测数据结合,可以更好地提供饮食建议,进行健康管理。

三、医学人工智能的药物研发应用

医学人工智能的药物研发应用主要是基于深度学习技术和大数据分析,快速、准确地挖掘和筛选出合适的化合物和生物,达到缩短新药研发周期、降低新药研发成本、提高新药研发成功率的目的。通过计算机模拟,可以对药物活性、安全性和副作用进行预测。主要的应用集中在抗肿瘤药物、心血管药物、贫困地区常见传染病药物。医学人工智能贯穿药物研发的每个阶段,包括新药筛选、新药的副作用筛选、新药临床试验效果预测、临床试验患者招募、药品适应证和副作用分析。

四、医学人工智能的医疗管理应用

医学人工智能的医疗管理应用包括分级诊疗和智慧医院管理。医学人工智能的分级诊疗作用包括基于基础的智能辅助诊疗系统和基于医联体的智能云服务。目前智能辅助诊断系统可以完成家庭医疗顾问、医师诊疗助手、医学知识库三大医疗功能;基于医联体的智能云服务是以云平台为基础,实现远程门诊及转诊、区域影像诊断远程托管与会诊等功能。

医学人工智能在医疗机构管理的应用包括开展智能语音应用,推动门诊电子病历的普及,优化病历结构化以挖掘更深层次数据价值;建设疾病诊断相关分类智能系统,降低医疗保险机构的管理难度和费用,进而宏观预测和控制医疗费用;采用医院传染病监测报告系统、护理质量和安全考核系统等专门用于医院管理的专家系统,提高医疗服务水平。

五、医学人工智能的影响

医学人工智能是智能医学的核心和关键领域,医学人工智能的发展推动智能医学的发展,医学人工智能的发展对传统医疗模式产生巨大的影响,包括诊疗模式、治疗模式、临床医师角色、医疗行业人员结构、医学人才培养模式五个方面(图11-2)。

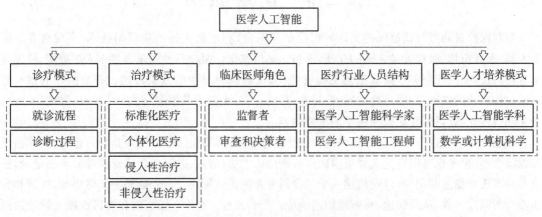

图 11-2 医学人工智能对传统医疗模式的影响

1. **诊疗模式的影响** 当前的诊断模式是临床医师和患者直接交互的模式,绝大多数诊断都是在医疗机构的场地之内完成。同时,目前医疗健康领域存在医师数量不够、医疗资源分布不均、分级诊疗落实困难等问题。在智能时代,医学人工智能替代部分人类医师的智能,同时各级智能诊疗系统是基于统一标准,上述问题将得到解决。在智能时代,疾病风险评估和预测系统以及临床智能诊断决策系统的构建完成,患者的就诊流程和诊断过程转换成新的模式,即智能分诊、检查、诊断决策和人类医师审核。在疾病风险评估和预测系统下,患者就诊的原因有该系统采集到患者异常指标,或者患者有症状和体征,这样系统对患者进行智能分诊和完善检查,进行智能诊断决策,给出诊断结果由人类医师审核。智能诊断可以减少医院的门诊活动,智能诊断系统可以将患者和治疗直接联结。

2. **治疗模式的影响** 目前治疗可以分为非侵入性治疗和侵入性治疗;治疗决策存在标准化的医疗与个体化的医疗统一的问题。在智能时代,智能治疗决策系统能够很好地统一标准化的医疗与个体化的医疗。另外,由于智能治疗手段的出现,侵入性治疗将显著性减少;又由于智能手术机器人的出现,由人类临床医师操作的侵入性治疗效率将得到极大的提高。智能治疗系统将显著性替代人类医师操作的侵入性治疗。

3. **临床医师角色的影响** 目前,临床医疗包括诊断和治疗的标准化医疗和个体化医疗,临床医师是临床医疗行为的主要执行者。在智能时代,临床医师是标准化医疗的监督者,是个体化医疗的审查和决策者。就目前而言,需要对临床医师进行医学人工智能思维的培养。

4. **医疗行业人员结构的影响** 目前,医疗领域包括临床工作人员、辅助科室人员、医疗管理人员、公共卫生人员、医疗科研人员等。在智能时代,医学人工智能将替代医疗人员部分智能,则将出现医学人工智能相关人员,如医学人工智能科学家、医学人工智能工程师等,并且这些人员将在医疗行业占据重要地位。

5. **医学人才培养模式的影响** 在医学的学科设计上,将来需要增加医学人工智能学科。该学科的设立和发展,将保障医学人工智能的健康和快速发展,也是人工智能战略的重要实施。在医学课程设计上,除了增加医学人工智能相关课程以外,还需要增加大量数学、计算机科学、物理学等相关知识和实践的基础课程。例如,临床医师不仅需要临床医学知识和实践,还需要深厚的数学、计算机科学等学科的知识和实践。

第三节 智慧医疗

智慧医疗是通过打造健康档案区域医疗信息平台,利用最先进的物联网技术,实现患者与医务人员、医疗机构、医疗设备之间的互动,逐步达到信息化。医疗行业将融入更多人工智能、传感技术等高科技,使医疗服务走向真正意义的智能化,推动医疗事业的繁荣发展。智慧医疗的核心是在医院信息化的基础上,通过物联网、云计算、移动计算、大数据等新技术应用,实现医疗服务的信号化和智能化,智慧医疗是智能医学的重要内容。

智慧医疗具有以下特点。①互联性:经授权的医师能够随时查阅患者的病历、患史、治疗措施和保险细则,患者也可以自主选择更换医师或医院。②协作性:把信息仓库变成可分享的记录,整合并共享医疗信息和记录,以期构建一个综合的专业的医疗网络。③预防性:实时感知、处理和分析重大的医疗事件,从而快速、有效地做出响应。④普及性:支持乡镇医院和社区医院无缝连接到中心医院,以便可以实时地获取专家建议、安排转诊和接受培训。⑤创新性:提升知识和过程处理能力,进一步推动临床创新和研究。⑥可靠性:使从业医师能够搜索、分析和引用大量科学证据来支持临床医师的诊断。

一、智慧医疗的框架

智慧医疗主要内容包括智慧医疗基础、智能化医院系统、智能化区域卫生系统以及互联网医疗,具体如图 11-3 所示。智慧医疗基础涉及多项关键技术,传统的技术有数字技术、网络技术、多媒体技术、信息安全技术,新技术包括云计算、大数据、物联网及移动互联网技术。

智能化医院系统由信息化医院和智能应用两部分组成。信息化医院主要包括医院信息系统(HIS)、实验室信息管理系统(LIS)、医学影像信息的存储系统(PACS)和传输系统以及医师工作站

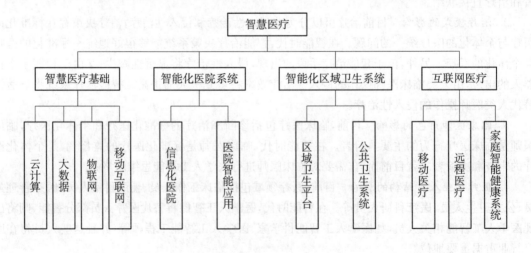

图 11-3 智慧医疗建设的内容

四个部分。实现患者诊疗信息和行政管理信息的收集、存储、处理、提取及数据交换。医师工作站的核心工作是采集、存储、传输、处理和利用患者健康状况和医疗信息。医师工作站包括门诊和住院诊疗的接诊、检查、诊断、治疗、处方和医疗医嘱、病程记录、会诊、转科、手术、出院、病案生成等全部医疗过程的工作平台。提升应用包括远程图像传输、海量数据计算处理等技术在数字医院建设过程的应用,实现医疗服务水平的提升。具体实现的功能包括:①远程探视:避免探访者与病患的直接接触,杜绝疾病蔓延,缩短恢复进程。②远程会诊:支持优势医疗资源共享和跨地域优化配置。③自动报警:对病患的生命体征数据进行监控,降低重症护理成本。④临床决策系统:协助医师分析详尽的病历,为制订准确有效的治疗方案提供基础。⑤智慧处方:分析患者过敏和用药史,反映药品产地批次等信息,有效记录和分析处方变更等信息,为慢性病治疗和保健提供参考。

智能化区域卫生系统由区域卫生平台和公共卫生系统两部分组成。区域卫生平台包括收集、处理、传输社区、医院、医疗科研机构、卫生监管部门记录的所有信息的区域卫生信息平台,包括旨在运用尖端的科学和计算机技术,帮助医疗单位以及其他有关组织开展疾病危险度的评价,制订以个人为基础的危险因素干预计划,减少医疗费用支出,以及制订预防和控制疾病的发生和发展的电子健康档案。具体实现的功能有:①社区医疗服务系统:提供一般疾病的基本治疗,慢性病的社区护理,大病向上转诊,接收恢复转诊的服务。②科研机构管理系统:对医学院、药品研究所、中医研究院等医疗卫生科研机构的病理研究、药品与设备开发、临床试验等信息进行综合管理。公共卫生系统由卫生监督管理系统和疫情发布控制系统组成。

互联网医疗就是把传统医疗的生命信息采集、监测、诊断治疗和咨询,通过可穿戴智能医疗设备、大数据分析与移动互联网相连。所有与疾病相关的信息不再被限定在医院和纸面上,可以自由流动、上传、分享,这使跨区域之间医疗活动得以轻松实现。互联网医疗提供健康教育、医疗信息查询、电子健康档案、疾病风险评估、远程会诊、远程治疗和康复等多种形式的医疗服务和健康管理服务。互联网医疗代表了医疗行业新的发展方向,有利于医疗资源平衡和日益增加的健康医疗需求,是国家积极引导和支持的医疗发展模式。互联网医疗主要包括移动医疗、远程医疗、家庭智能健康系统。其中,家庭智能健康系统是最贴近市民的健康保障,包括针对行动不便无法送往医院进行救治病患的视讯医疗,对慢性病以及老幼病患远程的照护,对智障、残疾、传染病等特殊人群的健康监测;还包括自动提示用药时间、服用禁忌、剩余药量等的智能服药系统。

从技术角度分析,智慧医疗的概念框架包括基础环境、基础数据库、软件及数据平台、综合应用服务体系、保障体系五个方面。

1. 基础环境　通过建设公共卫生专网,实现与政府信息网的互联互通;建设卫生数据中心,为卫生基础数据和各种应用系统提供安全保障。

2. 基础数据库　包括药品目录数据库、居民健康档案数据库、PACS影像数据库、LIS检验数据库、医疗人员数据库、医疗设备卫生领域的六大基础数据库。

3. 软件及数据平台　提供三个层面的服务:首先是基础架构服务,提供虚拟优化服务器、存储服务器及网络资源;其次是平台服务,提供优化的中间件,包括应用服务器、数据库服务器、门户服务器等;最后是软件服务,包括应用、流程和信息服务。

4. 综合应用服务体系　包括智慧医院系统、区域卫生平台和互联网医疗系统三大类综合应用。

5. 保障体系　包括安全保障体系、标准规范体系和管理保障体系三个方面。从技术安全,运行安全和管理安全三方面构建安全防范体系,确实保护基础平台及各个应用系统的可用性、机密性、完整性、抗抵赖性、可审计性和可控性。

二、云计算

云计算(cloud computing)是分布式计算的一种,是指通过网络云将巨大的数据计算处理程序分解成无数个小程序,然后,通过多部服务器组成的系统进行处理和分析这些小程序得到结果并返回给用户。现阶段所说的云服务不仅仅是一种分布式计算,而是分布式计算、效用计算、负载均衡、并行计算、网络存储、热备份冗杂和虚拟化等计算机技术混合演进并跃升的结果。

云计算是与信息技术、软件、互联网相关的一种服务,这种计算资源共享池称为云,云计算把许多计算资源集合起来,通过自动化管理,能让资源被快速提供。云计算是继互联网、计算机后在信息时代又一种新的革新,云计算是信息时代的一个大飞跃,它具有很强的扩展性和需要性,可以为用户提供一种全新的体验。云计算的核心是可以将很多的计算机资源协调在一起,因此,使用户通过网络就可以获取无限的资源,同时获取的资源不受时间和空间的限制。

(一)云计算的发展历程

2006年8月9日,Google首席执行官埃里克·施密特(Eric Schmidt)在搜索引擎大会首次提出"云计算"的概念。这是云计算发展史上第一次正式地提出这一概念,有着巨大的历史意义。2007年以来,"云计算"成为计算机领域最令人关注的话题之一,同样也是大型企业、互联网建设着力研究的重要方向。因为云计算的提出,互联网技术和IT服务出现了新的模式,引发了一场变革。2008年,微软发布其公共云计算平台(Windows Azure Platform),由此拉开了微软的云计算大幕。同样,云计算在国内也掀起一场风波,许多大型网络公司纷纷加入云计算的阵列。2009年1月,阿里软件在江苏南京建立首个"电子商务云计算中心"。同年11月,中国移动云计算平台"大云"计划启动。到现阶段,云计算已经发展到较为成熟的阶段。2010年7月美国国家航空航天局和美国IT企业共同宣布Open Stack开放源代码计划,开发公有云和私有云的建设和管理的开源云计算平台。微软于2010年10月表示支持Open Stack,2011年思科系统正式加入Open Stack,重点研制Open Stack的网络服务。

中国云计算的发展可以分为准备阶段、成长阶段和成熟阶段。①准备阶段(2007—2010年),该阶段主要是技术储备和概念推广阶段,解决方案和产业模式还不成熟。此阶段,云计算的认识度比较低,其应用以政府的公有云建设为主。②成长阶段(2010—2015年),该阶段是产业高速发展的阶段,其生态环境建设和产业模式构建都进入黄金期。此时期,公有云、私有云和混合云建设同时得到迅速发展。③成熟阶段(2015年至今),云计算的产业链和行业生态环境基本稳定,用户云计算应用取得良好的发展和效果,成为云计算的一项基础设施。

云计算的应用成果广泛,国外有微软公司提供的Microsoft Azure云计算平台;IBM推出的蓝云计算平台利用了其先进的技术和原有的软硬件系统,并结合网格计算和虚拟化技术为用户提供了分布式云计算体系,并支持开发标准与开源软件;美国Amazon公司推出Amazon EC2弹性云计算平台。目前,我国出现许多对公众提供服务的云计算平台服务商,如阿里云、腾讯云、百度云等。

(二)云计算的特点

云计算的优势在于其高灵活性、可扩展性和高性价比等,与传统的网络应用模式相比,其具有如下优势与特点。

1. **虚拟化技术** 虚拟化突破了时间、空间的界限,是云计算最为显著的特点,虚拟化技术包括应用虚拟和资源虚拟两种。物理平台与应用部署的环境在空间上没有任何联系,正是通过虚拟平台对相应终端操作完成数据备份、迁移和扩展等。

2. **动态可扩展** 云计算具有高效的运算能力,在原有服务器基础上增加云计算功能能够使计算速度迅速提高,最终实现动态扩展虚拟化的层次达到对应用进行扩展的目的。

3. **按需部署** 计算机包含了许多应用、程序软件等,不同的应用对应的数据资源库不同,所以用户运行不同的应用需要较强的计算能力对资源进行部署,而云计算平台能够根据用户的需求快速配备计算能力及资源。

4. **灵活性高** 目前市场上大多数信息技术资源、软硬件都支持虚拟化,比如存储网络、操作系统和开发软、硬件等。虚拟化要素统一放在云系统资源虚拟池当中进行管理,可见云计算的兼容性非常强,不仅可以兼容低配置机器、不同厂商的硬件产品,还能够外设获得更高性能计算。

5. **可靠性高** 即服务器故障也不影响计算与应用的正常运行。因为单点服务器出现故障可以通过虚拟化技术将分布在不同物理服务器上面的应用进行恢复或利用动态扩展功能部署新的服务器进行计算。

6. **性价比高** 将资源放在虚拟资源池中统一管理,在一定程度上优化了物理资源,用户不再需要昂贵、存储空间大的主机,可以选择相对廉价的个人电脑组成云,一方面减少费用,另一方面计算性能不逊于大型主机。

7. **可扩展性** 用户可以利用应用软件的快速部署条件更为简单快捷地将自身所需的已有业务以及新业务进行扩展。如,计算机云计算系统中出现设备的故障,对于用户来说,无论是在计算机层面上,还是在具体运用上均不会受到阻碍,可以利用计算机云计算具有的动态扩展功能来对其他服务器开展有效扩展。在对虚拟化资源进行动态扩展的情况下,同时能够高效扩展应用,提高计算机云计算的操作水平。

(三) 云计算的核心技术

云计算的基础构架是在传统基础构架计算、存储、网络硬件层的基础上,增加了虚拟化层和云层,如图 11-4 所示。虚拟化层包括计算虚拟化、存储虚拟化、网络虚拟化等。通过对硬件层的虚拟化,屏蔽自身的差异和复杂度,对外提供标准化和可扩展的虚拟化资源池。云计算基础架构具有高利用率、高可靠性、低成本、低能耗的优点,并且可以实现基础平台的快速部署和动态扩展。

云计算的主要关键技术包括:分布式编程方式,海量数据分布式存储技术,海量数据管理技术,虚拟化技术和云计算平台管理技术。云计算提供了分布式的计算模式,如分布式并行的编程模型 MapReduce;云计算系统采用分布式存储的方式存储数据,并应用冗余存储的方式为同一份数据保存多个副本,保证了数据的可靠性。云计算需要高效地管理海量分布在各个服务器节点的

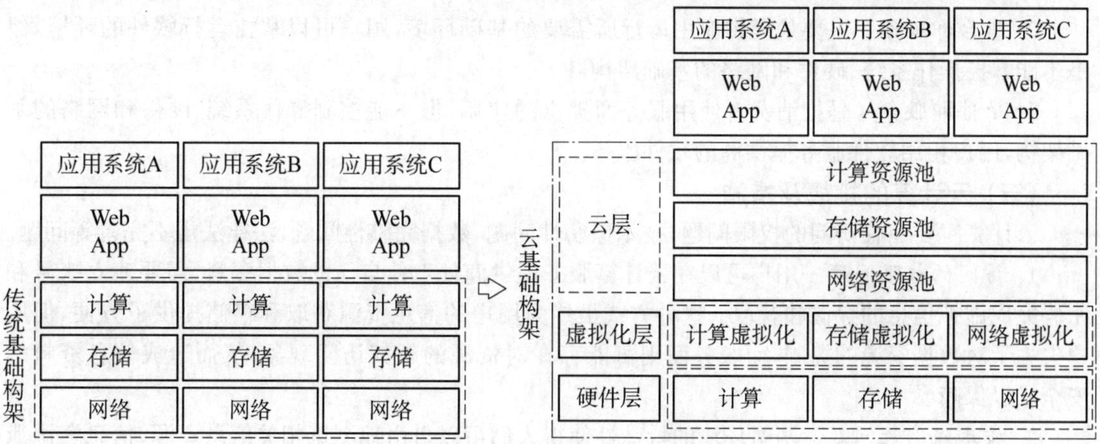

图 11-4 云计算的基础构架

319

数据,云计算系统中主要应用的数据管理技术是 Hadoop 分布式文件系统,Spark 分布式计算框架,Hive 分布式结构化数据库及 Hbase 分布式数据库。虚拟化技术是将计算机的计算、存储、网络等实体资源,通过虚拟化技术把可实现软件应用与底层硬件相隔离,其方式可以是将单个资源划分成多个虚拟资源,也可以将多个资源整合成一个虚拟资源。云计算系统的平台管理技术主要完成大量服务器的协同,实现业务的快速部署和故障快速发现和排除,达到大规模系统运营的自动化和智能化。

(四) 云计算的实现形式

云计算的实现形式主要是通过部署形式和服务模式体现的。云计算的部署模式有公有云、私有云及混合云。公有云是由第三方服务商向公众提供使用的云端基础设施,服务商通过收费的方式提供云服务,公有云的优点是使用灵活,成本低;私有云是指在企业组织内部组建平台提供相关的云服务;混合云是公有云与私有云的结合,这个模式中,使用者通常将非企业关键内容在公有云上处理,而企业的关键服务则在组织内部私有云中处理。

云计算在服务模式上包括以下几个层次:基础设施即服务(IaaS),平台即服务(PaaS),软件即服务(SaaS),如图 11-5 所示。

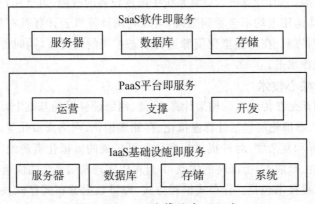

图 11-5 云计算的实现形式

1. 基础设施即服务　主要给用户提供计算能力,存储、网络等基础运算资源,用户能掌控所申请的计算能力,存储和网络资源,但服务端的基础构架是屏蔽的。

2. 平台即服务　主要是提供应用运行所需要的基础环境,用户可以掌控运行软件的环境,但是不能掌控操作系统、硬件和网络的基础架构。

3. 软件即服务　是指消费者使用服务商提供的应用,但不能控制操作系统、硬件和网络的基础架构,用户租用软件服务提供商的软件服务。

(五) 云计算的挑战及措施

云计算主要面临访问的权限问题,技术保密性问题,数据完整性问题,法律法规不完善等问题。

1. 访问的权限问题　用户可以在云计算服务提供商处上传自己的数据资料,需要建立账号和密码完成虚拟信息的存储和获取。这种方式虽然为用户的信息资源获取和存储提供了方便,但用户失去了对数据资源的控制,而服务商则可能存在对资源的越权访问现象,从而造成信息资料的安全难以保障。

2. 技术保密性问题　网络环境的特殊性使得人们可以自由地浏览相关信息资源,信息资源泄露是难以避免的。

3. **数据完整性问题**　在云计算技术的使用中,用户的数据被分散地存储于云计算数据中心的不同位置,而不是某个单一的系统中,数据资源的整体性受到影响。

4. **法律法规不完善**　云计算技术相关的法律法规不完善也是主要的问题。当前云计算技术在计算机网络中的应用来看,缺乏完善的安全性标准、完善的服务等级协议管理标准。

云计算完善措施包括:合理设置访问权限,保障用户信息安全;强化数据信息完整性,推进存储技术发展;建立健全法律法规,提高用户安全意识。

三、医疗云

医疗云(medicine cloud)是指在云计算、移动技术、多媒体、通信技术、大数据以及物联网等新技术基础上,结合医疗技术,使用云计算来创建医疗健康服务云平台,实现医疗资源的共享和医疗范围的扩大。由于云计算技术的运用,医疗云提高了医疗机构的效率,方便居民就医,如现在医院的预约挂号、电子病历、医保等都是云计算与医疗领域结合的产物。医疗云构架如图 11-6 所示。

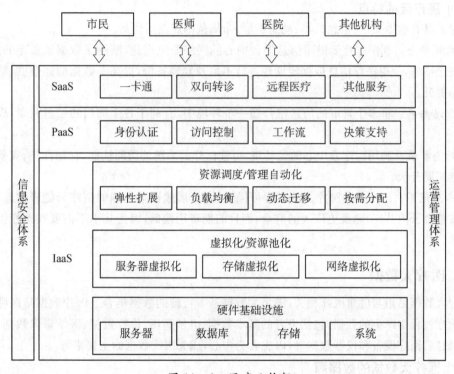

图 11-6　医疗云构架

(一) 医疗云的组成结构

医疗云主要包括医疗云健康信息平台、医疗云远程诊断及会诊系统、医疗云远程监护系统等。

1. **医疗云健康信息平台**　主要是将电子病历、预约挂号、电子处方、电子医嘱以及医疗影像文档、临床检验信息文档等整合起来建立一个完整的数字化电子健康档案系统,并将健康档案通过云端存储便于今后医疗的诊断依据以及其他远程医疗、医疗教育信息的来源等。在医疗云健康信息平台,建立一个以视频语音为基础的健康信息沟通平台,建立多媒体医疗保健咨询系统,以方便居民更多更快地与医师进行沟通,医疗云健康信息平台将作为医疗云远程诊断及会诊系统、医疗云远程监护系统的基础平台。

2. 医疗云远程诊断及会诊系统　主要针对边远地区以及应用于社区门诊,通过医疗云远程诊断及会诊系统,在医学专家和患者之间建立起全新的联系,使患者在原地、原医院即可接受远地专家的会诊并在其指导下进行治疗和护理,可以节约医师和患者的大量时间和金钱。云医疗运用云计算、通信技术、物联网以及医疗技术与设备,通过数据、文字、语音和图像资料的远距离传送,实现专家与患者、专家与医务人员之间异地"面对面"的会诊。

3. 医疗云远程监护系统　主要应用于老年人、心脑血管疾病患者、糖尿病患者以及术后康复的监护。通过医疗云监护设备,提供了全方位的生命信号检测,包括心脏、血压、呼吸等,并通过通信技术、物联网等设备将监测到的数据发送到医疗云远程监护系统,如出现异常数据系统将会发出警告通知给监护人。医疗云监护设备还将附带安装一个 GPS 定位仪以及 SOS 紧急求救按钮,如患者出现异常,通过 SOS 求助按钮将信息传送回医疗云远程监护系统,医疗云远程监护系统将与医疗云远程诊断及会诊系统对接,远程为患者进行会诊治疗,如出现紧急情况,医疗云远程监护系统也能通过 GPS 定位仪迅速找到患者进行救治,以免错过最佳救治时间。

(二) 医疗云的特点

医疗云具有数据安全、信息共享、动态扩展、布局范围广泛的优势。

1. 数据安全　利用医疗云健康信息平台中心的网络安全措施,断绝了数据被盗走的风险;利用存储安全措施,使得医疗信息数据定期地进行本地及异地备份,提高了数据的冗余度,数据的安全性大幅提升。

2. 信息共享　将多个省市的信息整合到一个环境中,有利于各个部门的信息共享,提升服务质量。

3. 动态扩展　利用医疗云中心的云环境,可使医疗云系统的访问性能、存储性能、灾备性能等进行无缝扩展升级。

4. 布局范围广泛　借助医疗云的远程可操控性,可形成覆盖全国的医疗云健康信息平台,医疗信息在整个云内共享,惠及更广大的群众;而且前期费用较低,因为几乎不需要在医疗机构内部部署技术。

四、医疗大数据

医疗大数据是指与健康医疗相关,满足大数据基本特征的数据集合。医疗数据是医师对患者诊疗和治疗过程中产生的数据,包括患者的基本数据、电子病历、诊疗数据、医学影像数据、医学管理、经济数据、医疗设备和仪器数据等,以患者为中心,成为医疗数据的主要来源。

(一) 医疗大数据的数据源

医疗大数据主要来源于患者就医、临床研究和科研、生命制药、可穿戴设备四个方面。

1. 患者就医过程产生的数据　以患者为中心,所有数据均来源于患者,包括患者的体征数据,患者的化验数据,患者的描述,患者的住院数据,医师对患者的问诊数据,医师对患者的临床诊治、用药、手术等数据。

2. 临床医疗研究和实验室数据　主要是实验中产生的数据,也包含患者产生的数据。

3. 制药企业和生命科学产生的数据　同样主要是实验产生的数据,如与用药相关的用药量、用药时间、用药成分、实验对象反应时间、症状改善表象等数据,与生命等基因组学相关的数据。

4. 可穿戴设备带来的健康数据　主要通过各种穿戴设备(如手环、起搏器、眼镜等)收集的人体的各种体征数据。

（二）医疗大数据的特点

医疗大数据首先具备大数据的一般特性：规模大、结构多样、增长快速、价值巨大。但是作为医疗领域产生的数据它也同样具备医疗性：多态性、不完整性、冗余性、时间性、隐私性等特点。

1. 多态性 医疗数据包含生化检查的纯数据，也包含体检产生的图像数据，类似心电图等信号图谱，医师对患者的症状描述以及跟进自己经验或者数据结果做出的判断等文字描述，另外还有心跳声、哭声、咳嗽声等类似的声音资料，同时现代医院的数据中还有各种动画数据。

2. 不完整性 由于各种原因导致很多医学数据是不完整的，如医师的主观判断以及文字描述的不完整，患者治疗中断导致的数据不完整，患者描述不清导致的数据不完整等。

3. 冗余性 医疗数据量巨大，每日会产生大量多余的数据，这给数据分析的筛选带来了很大困难。

4. 时间性 大多医疗数据都是具有时间性、持续性的，如心电图、胎动思维图均属于时间维度内的数据变化图谱。

5. 隐私性 隐私性也是医疗数据的一个重要特性，同时也是现在大部分医疗数据不愿对外开放的一个原因，很多医院的临床数据系统都是相对独立的局域网络。

（三）医疗大数据处理

医疗大数据处理类似大数据处理，包括数据采集、数据预处理、数据存储、数据分析挖掘、数据可视化。医疗大数据的主要用途包括：用药分析、病因分析、移动医疗、基因组学、疾病预防、可穿戴医疗等。随着医疗大数据的发展和分析方法、人工智能等技术的不断革新，能够准确利用医疗大数据来进行分析和预测的场景会越来越多，大数据终将成为医疗决策的一种重要辅助依据，决策的路径也会随之变化。从之前的经验即决策，到现在的数据辅助决策，至将来的数据即决策。

五、物联网

物联网（internet of things，IoT）是指通过信息传感设备，按约定的协议，将任何物体与网络相连接，物体通过信息传播媒介进行信息交换和通信，以实现智能化识别、定位、跟踪、监管等功能。

物联网就是物和物之间相连的互联网，如图 11-7 所示，其意义是：①物联网的核心和基础仍

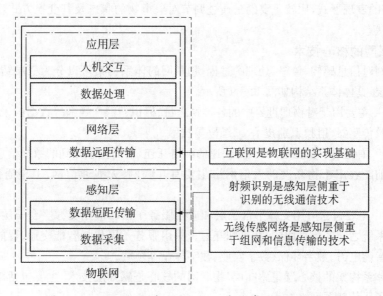

图 11-7 互联网、射频识别、无线传感网络与物联网

然是互联网,是在互联网基础上延伸和扩展的网络。②其用户端延伸和扩展到了任何物品与物品之间,进行信息交换和通信。因此,物联网的定义是通过射频识别、红外感应器、全球定位系统、激光扫描器等信息传感设备,按约定的协议,把任何物品与互联网相连接,进行信息交换和通信,以实现对物品的智能化识别、定位、跟踪、监控和管理的一种网络。

物联网本质是在计算机互联网的基础上,利用射频自动识别、无线数据通信等技术,构造一个覆盖世界上万事万物的网络。在这个网络中,物品能够彼此进行交流,而无须人的干预。其实质是利用射频自动识别技术,通过计算机互联网实现物品的自动识别和信息的互联与共享。

(一) 物联网的特点

物联网的基本特征可概括为全面感知、可靠传输和智能处理,如图 11-8 所示。全面感知是指可以利用射频识别、二维码、智能传感器等感知设备感知获取物体的各类信息。可靠传输是指通过对互联网、无线网络的融合,实时、准确地传送物体的信息,以便信息交流、分享。智能处理是指使用各种智能技术,对感知和传送到的数据、信息进行分析处理,实现监测与控制的智能化。

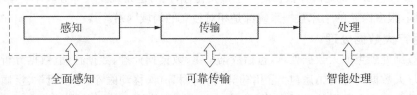

图 11-8　物联网的特点

根据物联网的特点,结合信息科学的观点,可知物联网处理信息的功能包括:①获取信息的功能:主要是信息的感知、识别,信息的感知是指对事物属性状态及其变化方式的知觉和敏感;信息的识别指能把所感受到的事物状态用一定方式表示出来。②传送信息的功能:主要是信息发送、传输、接收等环节,最后把获取的事物状态信息及其变化的方式从时间或空间上的一点传送到另一点的任务,这就是常说的通信过程。③处理信息的功能:是指信息的加工过程,利用已有的信息或感知的信息产生新的信息,实际是制定决策的过程。④施效信息的功能:指信息最终发挥效用的过程,有很多的表现形式,比较重要的是通过调节对象事物的状态及其变换方式,始终使对象处于预先设计的状态。

(二) 物联网的核心技术

根据物联网对信息感知、传输、处理的过程,物联网的体系构架可以分为三层结构,即感知层、网络层和应用层,具体体系结构如图 11-9 所示。

1. 感知层　主要用于对物理世界中的各类物理量、标识、音频、视频等数据的采集与感知。数据采集主要涉及传感器、射频识别技术、二维码等技术。

2. 网络层　主要用于实现更广泛、更快速的网络互连,从而把感知到的数据信息可靠、安全地进行传送。目前能够用于物联网的通信网络主要有互联网、无线通信网、卫星通信网与有线电视网。

3. 应用层　主要包含应用支撑平台子层和应用服务子层。应用支撑平台子层用于支撑跨行业、跨应用、跨系统之间的信息协同、共享和互通。应用服务子层包括智能交通、智能家居、智能物流、智能医疗、智能电力、数字环保、数字农业、数字林业等领域。

物联网的体系构架的核心层是感知层,物联网的核心是感知层技术,主要包括微机电系统、射频识别技术和无线传感器网络技术。

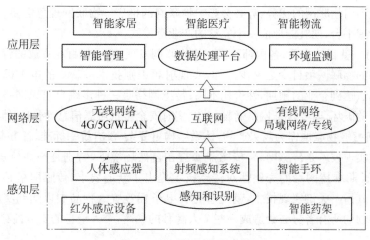

物联网的网络构架

图 11 - 9 物联网的网络架构

微机电系统(micro-electro-mechanical systems, MEMS):是由微传感器、微执行器、信号处理和控制电路、通信接口和电源等部件组成的一体化的微型器件系统。其目标是把信息的获取、处理和执行集成在一起,组成具有多功能的微型系统,集成于大尺寸系统中,从而大幅度地提高系统的自动化、智能化和可靠性水平。它是比较通用的传感器。

射频识别技术(radio frequency identification, RFID):是自动识别技术的一种,通过无线电波不接触快速信息交换和存储技术,通过无线通信结合数据访问技术,然后连接数据库系统,加以实现非接触式的双向通信,从而达到识别的目的,用于数据交换,串联起一个极其复杂的系统。在识别系统中,通过电磁波实现电子标签的读写与通信。

无线传感器网络(wireless sensor networks, WSN):是一种分布式传感网络,它的末梢是可以感知和检查外部世界的传感器。WSN 中的传感器通过无线方式通信,因此网络设置灵活,设备位置可以随时更改,还可以与互联网进行有线或无线方式的连接。通过无线通信方式形成一个多跳自组织网络。传感器网络实现了数据的采集、处理和传输三种功能。它与通信技术和计算机技术共同构成信息技术的三大支柱。无线传感器网络是由大量静止或移动的传感器以自组织和多跳的方式构成的无线网络,以协作地感知、采集、处理和传输网络覆盖地理区域内被感知对象的信息,并最终把这些信息发送给网络的所有者。

(三) 物联网面临的问题

物联网在技术、管理、成本、政策、安全等方面仍然存在许多需要攻克的难题,包括:技术标准的统一与协调问题,管理平台问题,成本问题,安全性问题。

1. **技术标准的统一与协调** 目前传统互联网的标准并不适合物联网。物联网感知层的数据多源异构,不同的设备有不同的接口、不同的技术标准;网络层、应用层也由于使用的网络类型不同、行业的应用方向不同而存在不同的网络协议和体系结构。建立统一的物联网体系架构、统一的技术标准是物联网现在正在面对的难题。

2. **管理平台问题** 物联网自身就是一个复杂的网络体系,加之应用领域遍及各行各业,不可避免地存在很大的交叉性。如果这个网络体系没有一个专门的综合平台对信息进行分类管理,就会出现大量信息冗余、重复工作、重复建设造成资源浪费的状况。每个行业的应用各自独立,成本

325

高、效率低,体现不出物联网的优势,势必会影响物联网的推广。物联网现急需要一个能整合各行业资源的统一管理平台,使其能形成一个完整的产业链模式。

3. 成本问题 就目前来看,各国都积极支持物联网发展,在看似百花齐放的背后,能够真正投入并大规模使用的物联网项目少之又少。如,实现射频识别技术最基本的电子标签及读卡器,其成本价格一直无法达到企业的预期,性价比不高;传感网络是一种多跳自组织网络,极易遭到环境因素或人为因素的破坏,若要保证网络通畅,并能实时安全传送可靠信息,网络的维护成本高。

4. 安全性问题 物联网作为新兴产物,体系结构更复杂、没有统一标准,各方面的安全问题更加突出。其关键实现技术是传感网络,传感器暴露在自然环境下,特别是一些放置在恶劣环境中的传感器,如何长期维持网络的完整性对传感技术提出了新的要求,传感网络必须有自愈功能。射频识别技术是其另一关键实现技术,就是事先将电子标签置入物品中以达到实时监控的状态,这对于部分标签物的所有者势必会造成一些个人隐私的暴露,个人信息的安全性存在问题。

六、医疗物联网

医学物联网是将物联网技术应用于健康辨识、诊断治疗、医院信息化和健康管理等人口与健康领域而形成的一个交叉学科,主要采用物联网技术解决医学领域的部分问题。医学物联网中的"物",就是各种与医学服务活动相关的事物,如健康人、亚健康人、患者、医师、护士、医疗器械、检查设备、药品等,如图 11 - 10 所示。医学物联网中的"联",即信息交互连接,把上述"事物"产生的相关信息交互、传输和共享。医学物联网中的"网",是通过把"物"有机地连成一张"网",就可感知医学服务对象、各种数据的交换和无缝连接,达到对医疗卫生保健服务的实时动态监控、连续跟踪管理和精准的医疗健康决策。

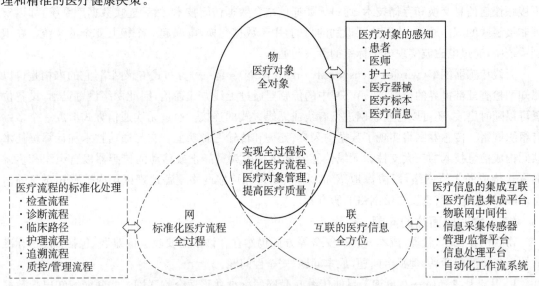

图 11 - 10 医疗物联网的核心内容

人体传感器网络是基于无线传感器网络,是人体上的生理参数收集传感器或移植到人体内的生物传感器共同形成的一个无线网络,是物联网的重要感知及组成部分。其目的是提供一个集成硬件、软件和无线通信技术的计算平台,并为普适的健康医疗监控系统的未来发展提供必备的条件。

(一) 医疗物联网架构

医疗物联网服务于医疗卫生领域,综合运用光学技术、压敏技术和射频识别技术等先进技术手段,结合多种医疗传感器,通过传感网络,按照约定协议,借助移动终端、嵌入式计算装置和医疗信息处理平台进行信息交换。总体上看,医疗物联网技术仍然是建立在物联网基础上的,与物联网结构总体上相似,其结构可以分为感知层、网络层、中间层、数据层和应用层五个层级,如图11-11所示。

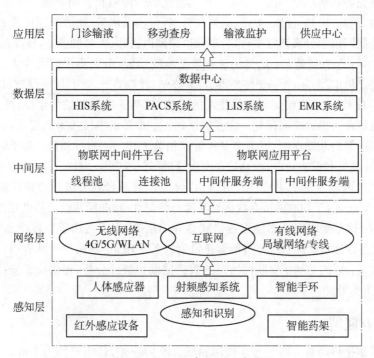

图 11-11 医疗物联网架构

1. 感知层 就是利用各种各样的感知设备、信息采集设备来采集对象的数据,同时利用呼吸传感器、心电监护传感器等各种生理信号采集器及二维码、摄像头、射频识别技术等信息采集器完成对各种医疗信息的有效采集。其中射频识别技术在设备追踪以及资产管理中有着相当广泛的运用,其在医疗中则可以有效地对各种药品、设备进行追踪监测,对于医疗用品市场的整顿规范有着非常重要的作用,并且还可以用来有效监测患者的各种生命体征,或监测医疗废物回收以及实现婴儿防盗等功能。

2. 网络层 在医疗物联网之中,有线网和无线网都发挥出了相当重要的作用。其中采用的无线网技术主要有无线局域网、蓝牙、多频码分多路访问和通用分组无线服务等。网络层之中所利用到的有线网络技术则主要有计算机专网、有线电视网络、电信通信网络等。

3. 平台层 包括中间层和数据层,在整个架构中起到了承上启下的作用。一方面,平台层接收通过网络层传输过来的感知层数据并处理;另一方面,平台层需要对接医院系统和第三方系统,如 HIS、LIS 及各类应用场景系统。平台层实现了各系统间的数据共享、交互,并为未来新增系统接入做好了铺垫,使得医疗物联网架构具备极强的延展性。

4. 应用层 是医疗物联网价值的集中体现,从总体上来看医疗物联网的应用可以分为三方面:①以医疗物联网技术构建出集诊疗、管理、决策于一体的综合应用服务;②借助医疗物联网技术,结合医疗应用场景定制场景解决方案,解决特定需求;③以医疗物联网为核心构建区域化平台。

对于医疗机构来说,应用层往往与医疗流程紧密配合,根据医疗机构应用场景的不同特性,可以分为两大属性:医疗服务需求和成本控制需求。围绕患者服务为中心的护理、后勤和基础设施;以及围绕医院人财物为中心的保障和行政业务管理是医疗物联网的应用落地重点。

(二)医疗物联网应用

医疗物联网是物联网理论在医学中的应用,包括感知、传输和智能处理三大基本流程,可广泛应用于医疗教育、预防、保健、诊断、治疗、康复和养老,可实现医院、患者与医疗设备之间整合和创立三级联动的物联网医学分级诊疗平台,管理和协调网内医师、患者和设备,提高医疗服务水平。

具体功能包括:①在线监测:这是物联网最基本的功能,可以集中监测为主、控制为辅,全时空检测患者。②定位追溯:一般基于传感器、移动终端、楼控系统、家庭智能设施、视频监控系统等GPS和无线通信技术,或只依赖无线通信技术的定位,如基于移动基站的定位、实时定位系统等,可用于患者定位追踪协助诊疗和保健。③报警联动:主要提供事件报警和提示,有时还会提供基于工作流或规则引擎的联动功能,可用于多种医疗相关工作。④指挥调度:基于时间过程和事件响应规则的指挥、调度和派遣功能,特别适合卫生管理部门或院长工作。⑤预案管理:基于预先设定的规章或法规对可能发生的事件进行处置,适合卫生管理者或分级诊疗慢性疾病。⑥安全隐患:适用于医疗安全,由于物联网所有权属性和隐私保护性,物联网系统可提供相应的安全保障机制。⑦远程维护:这是物联网技术能够提供或提升的服务,主要适用于医疗产品售后联网服务。⑧在线升级:这是保证物联网系统本身能够正常运行的手段,也是医疗产品售后自动服务的手段之一。⑨统计决策:指的是基于对联网信息的数据挖掘和统计分析,提供决策支持和统计报表功能,供管理者决策参考。

七、移动互联网

移动互联网是指移动通信终端与互联网相结合成为一体,是用户使用手机,或其他无线终端设备,通过速率较高的移动网络,在移动状态下随时、随地访问 Internet 以获取信息,使用商务、娱乐等各种网络服务。

依托电子信息技术的发展,移动互联网能够将网络技术与移动通信技术结合在一起,而无线通信技术也能够借助客户端的智能化实现各项网络信息的获取,这也是作为一种新型业务模式所存在的,涉及应用、软件以及终端的各项内容。在结合现代移动通信技术的发展特点的前提之下,实现与移动互联网的各项内容加以融合,实现平台以及运营模式的一体化应用。移动网络技术的迅猛发展在一定程度上改变社会,在推动社会发展的同时也使得固定式的网络呈现出发展的饱满度,使得移动网络在近年中的发展一度处于迅猛的状态。

(一)移动互联网的特点

移动互联网具有广泛的网络接入能力,个性化服务特征和开放式创新型,同时还具有传统的计算能力、互联网连通功能和无线通信的移动功能。主要特点如下。

1. **移动性** 移动互联网中的智能终端最大的特点是具有移动性。用户可以实现随时随地的网络接入和信息获取;另外,移动终端还具有天然的定位功能,可以精确定位用户的移动性信息。

2. **融合性** 移动终端已经成为一个功能越来越强的集计算、多媒体功能、金融、健康管理等于一体的平台。随着终端相关技术的进一步发展,移动终端的功能会越来越强大。

3. **个性化** 个性化主要体现在终端和网络两个方面。在终端,用户将个人与移动终端绑定,个体可以自主选择自己喜好的应用和服务。网络方面,移动网络可以实时跟踪并分析用户需求和行为的变化,并据此进行动态调整以满足用户的个性服务。

4. 碎片化 移动互联网碎片化的特点主要表现在时间上的间断性,用户通过移动终端上网经常会由许多很短的时间片段组成。

(二) 移动互联网的基本结构

移动互联网的基本结构包括:终端设备层、接入网络层和应用业务层,其最显著的特征是多样性。移动互联网是自适应的、个性化的、能够感知周围环境的服务,移动互联网基本结构模型如图 11-12 所示。

各种应用通过开放的应用程序接口获得用户交互支持或移动中间件支持,移动中间件层由多个通用服务元素构成,包括建模服务、存在服务、移动数据管理、配置管理、服务发现、事件通知和环境监测等。互联网协议簇主要有 IP 服务协议、传输协议、机制协议、联网协议、控制与管

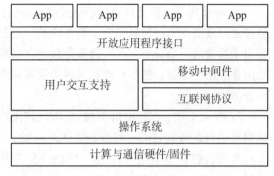

图 11-12 移动互联网的基本结构

理协议等,同时还负责网络层到链路层的适配功能。操作系统完成上层协议与下层硬件资源之间的交互。硬件或固件则指组成终端和设备的器件单元。

(三) 移动互联网的核心技术

移动互联网相关技术分别是移动互联网终端技术、移动互联网通信技术和移动互联网应用技术。移动互联网终端技术包括硬件设备的设计和智能操作系统的开发技术。移动互联网通信技术包括通信标准与各种协议、移动通信网络技术和中段距离无线通信技术。移动互联网应用技术包括服务器端技术、浏览器技术和移动互联网安全技术。

1. 移动通信技术 移动通信是移动体之间的通信,或移动体与固定体之间的通信,通信双方需有一方或两方处于运动中,包括陆、海、空移动通信。移动体是移动状态中的物体或人。移动通信采用的频段遍及低频、中频、高频、甚高频和特高频。移动通信系统由移动台、基台、移动交换局组成。移动通信技术发展到今天,总共经历了 1G 到 5G 五个阶段。以 4G 技术为例,4G 是真正意义的高速移动通信系统,用户速率 20Mbit/s。4G 支持交互多媒体业务、高质量影像、3D 动画和宽带互联网接入,是宽带大容量的高速蜂窝系统。

2. 智能终端设备 移动互联网智能终端设备是一种能够连接移动互联网并搭载应用服务的终端设备。目前常见的智能终端设备主要包括智能手机、掌上电脑、笔记本电脑等。

3. 智能终端操作系统 目前主要有两大类智能终端操作系统:苹果公司的 iOS 系统和谷歌公司的 Android 移动终端操作系统。

4. Web2.0 技术 移动 Web2.0 技术是在 Web2.0 技术的基础上建立起来的,主要包括:互联网应用的移动 Ajax 技术,实现应用聚合的移动 Mashup 技术,支持桌面应用并且具有良好交互性的移动 Widget 技术,促进用户参与用户定制的 Wiki 技术。

5. 移动业务辅助技术 针对移动网络无线资源有限、无线环境动态变化的特点,需要移动业务辅助技术支撑,包括高质量的移动视频编解技术和视频传输技术,移动定位技术以及移动搜索技术。

(四) 移动互联网应用

1. 移动搜索 移动搜索是指以移动设备为终端,对传统互联网进行搜索,从而实现高速、准确地获取信息资源。移动搜索是移动互联网的未来发展趋势。随着移动互联网内容的充实,人们查

329

找信息的难度会不断加大,内容搜索需求也会随之增加。相比传统互联网的搜索,移动搜索对技术的要求更高。移动搜索引擎需要整合现有的搜索理念实现多样化的搜索服务。智能搜索、语义关联、语音识别等多种技术都要融合到移动搜索技术中来。

2. **移动商务** 移动商务是指通过移动通信网络进行数据传输,并且利用移动信息终端参与各种商业经营活动的一种新型电子商务模式,它是新技术条件与新市场环境下的电子商务形态,也是电子商务的一条分支。移动商务是移动互联网的转折点,因为它突破了仅仅用于娱乐的限制开始向企业用户渗透。随着移动互联网的发展成熟,企业用户也会越来越多地利用移动互联网开展商务活动。

3. **移动支付** 也称手机支付,是指允许用户使用其移动终端(通常是手机)对所消费的商品或服务进行账务支付的一种服务方式。移动支付主要分为近场支付和远程支付两种。整个移动支付价值链包括移动运营商、支付服务商、应用提供商、设备提供商、系统集成商、商家和终端用户。

八、移动医疗

移动医疗是指通过使用移动通信技术来提供医疗服务和信息,主要包括远程患者监测、视频会议、在线咨询、个人医疗护理、无线访问电子病例和处方等。移动通信技术实现了时间、空间层面上能无障碍地沟通,改变了过去患者只能前往医院看病的传统方式,可节省之前用于挂号、排队等候乃至搭乘交通工具前往的大量时间和成本。无论在何地,人们都能随时听取医师的建议,或是获得各种与健康相关的资讯。在整个医疗服务体系中,移动医疗正在引领医护人员朝着提升工作效率、提高工作质量的方向发展,以更好地推进医疗服务体系建设。

(一) 移动医疗系统构架

移动医疗系统架构是在医院现有局域网的基础上架构无线网络,建立信息传输的硬件平台,为系统应用前端配置无线手持终端,实现应用实时化和信息移动化,培植中间技术件建立面向服务的通用数据交换平台,如图 11-13 所示。

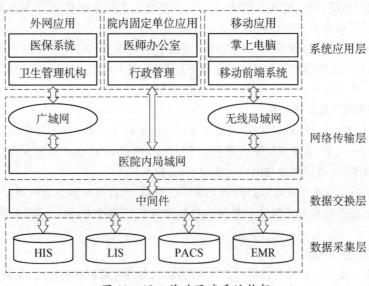

图 11-13 移动医疗系统构架

移动医疗系统架构在医院局域网之上,在数据中心配置应用服务器与局域网相连,提供系统应用服务;在主机房配置无线交换机和核心交换机连接;在局域网上配置无线入侵保护系统(WIPS),提供系统的安全和管理服务;在各楼层配置供电交换机;在医护人员处配置掌上电脑应用前端系统。

移动医疗系统功能包括基于射频识别技术的患者身份识别,医护手持数据终端应用,健康问卷调查系统与检查项目查询。移动医疗系统具有众多优点:①加强医院管理效率和力度,实现查房中的快速无缝连接;②减少医疗差错和事故;③减轻医护工作人员的工作强度,提高医护人员的工作效率;④优化信息存取流程。

(二) 移动医疗应用系统

移动医疗主要是围绕医师和护士为患者提供疾病治疗和护理服务业务展开,移动医疗应用系统主要包括移动临床信息系统及其配套的移动医生工作站和移动护士工作站。

移动临床信息系统主要是满足医师和护士临床服务,以无线局域网为网络平台,以医院信息系统为支撑平台,以移动计算和条码识别为核心,实现电子病历移动互联网。该系统充分利用医院信息系统的数据资源,通过数据整合,实现医院信息系统向病房的扩展和延伸,极大地推动医院信息化,实现临床服务的无线化、移动化管理。

移动临床信息系统通常采用典型的三层架构设计,如图 11-14 所示。客户端是前端应用系统,对客户端计算能力要求不高。同时应用服务器能够适应大规模和复杂的应用要求,可适应不断变化的业务需求,访问异构数据库实现简单,能够有效提高系统并行处理能力,能够有效地提高系统的安全性。移动临床信息系统针对医师和护士,分别配有移动医师工作站和移动护士工作站。

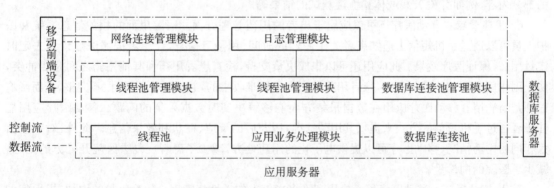

图 11-14 移动临床信息系统

移动临床信息系统成效包括:①加强医院管理作用;②优化流程和提升工作效率;③保护患者隐私和杜绝医疗差错;④减少成本和提高绩效。

移动医师工作站主要供医师使用,满足医师查房时的所有工作需求。工作站系统可以部署在移动数据终端上。移动医师工作站的系统功能包括:信息查询,开立医嘱,医嘱查询,检查报告查询等。移动医师工作站优势包括:①提高工作效率和降低工作强度;②优化诊疗流程和提高临床诊疗安全;③提高临床用药水平和降低用药事故发生率。

移动护士工作站供护士使用,可以满足护士日常所有工作需求。移动护士工作站系统可以部署在移动数据终端上,护士可以通过移动临床护理系统跟踪医嘱的全周期。移动护士工作站系统功能包括:信息查询,生命体征录入,医嘱执行,报告查询,入院评估和健康教育。移动护士工作站应用优势包括:①电子病历移动化,患者医嘱有效跟踪,优化护理流程,提高工作效率;②保护患者

331

隐私,实时监控护理质量,杜绝医疗差错,提高临床护理安全;③降低耗材支出,提高护理管理水平,保障医疗质量。

(三)移动医疗的应用

1. 医疗信息交流对象模型　移动医疗的应用有多种多样的形式和内容,很难做出简单、不交叉的分类。

2. 医学知识教育和医学资讯服务　首先,移动医疗可以用于疾病的预防和改进公民健康生活习惯。随着手机的普及率不断提高,这种医疗服务通过手机短信可以非常方便地把大量健康信息传播给大众。包括提供一些对疾病的简单测试,自我治疗或者防护的医学知识及有关的健康资讯,例如流行疾病的爆发或者注意事项,通知大众免疫注射服务的时间和地点等。同时这种将手机短信发送到个人手机上的形式也能保护患者隐私。

3. 健康热线服务　广大公民和患者可以拨打一些特定的热线服务电话,获得针对性的健康信息。健康热线服务是健康网站的一种有声的信息服务形式,内容也和健康网站一样可以覆盖许多领域。现代医疗体系本身很复杂,患者需要医疗资源方面的信息。大众健康热线服务能提供对医院医师资源方面的咨询、疾病专业的初步咨询,同时健康热线服务也提供了一个让患者反馈有关医院和医师医疗服务质量和效果的平台。

4. 门诊预约　移动医疗的一个简单应用是医师门诊预约管理。患者可以方便地通过手机来预约医师,同时手机会提醒患者准时赴约。移动医疗能改善医师和患者的时间管理。

5. 电子健康档案查询　患者有权利知道自己在医院健康档案中的内容,现代医院信息系统必要的功能之一是能向患者提供病历查询服务。移动医疗使患者可以通过手机查询个人电子病历的部分内容,例如有关 X 线或体检血液测试的结果等。

6. 用药管理　移动医疗还可以应用于患者的用药管理方面。医院里面的相关信息系统和医护人员可以通过手机短信去通知患者关于用药的时间、用量等信息,让患者按照医疗计划去定时定量用药,保证医疗效果。此应用还可以集成决策支持,检查患者用药和其他用药之间是否冲突,防止副作用出现。从医师角度,患者用药的历史是很难收集的,数据往往不及时、不完整,从而影响医师判断病情。移动医疗应用在数据采集方面能够解决实时数据采集的问题。移动医疗应用能让患者通过手机短信的方式来提供其用药情况,用药后的反应、症状和效果信息。此外,对一些治疗相同的用药情况,移动医疗可以提供电子化的用药处方,减少了患者反复去医院开处方的问题,减少了医院的门诊量。

7. 慢性病管理　移动医疗可以应用到许多老年人的慢性病管理。随着年龄的增加,慢性病如高血压、心血管疾病、呼吸道疾病、糖尿病等的发病概率会增加。对慢性病的治疗带来的社会负担和个人家庭的经济负担都是很沉重的。移动医疗是远程医疗的一部分,可以让患者在家里接受一些医疗服务。例如,医师可以远程追踪患者的身体情况,采集患者的各种数据,有可能会及早发现患者的一些变化,并及时进行治疗,避免更多负面问题的出现。移动医疗应用使医师或者医院信息系统通过移动通信的方式提醒、提示患者定时、定量服药。如果患者能够按医嘱去配合治疗,很多慢性疾病的病情会控制在一个合理的范围。例如糖尿病患者血糖的控制,移动医疗有可能让患者的生活行为发生改变,坚持按医师的要求去做。整体上来说老年人愿意在家里,在一个比较熟悉的环境里接受这种移动医疗服务,对远程医疗的服务方式持欢迎的态度。

8. 远程诊断和治疗　能远程对患者进行诊断和处理。现代的手机具备照相和传送照片的功能,移动医疗应用可以把患者受伤的部位拍成照片,把相关的信息传送给远端的医师。医师在医院里进行初步的诊断,以帮助患者控制病情。医院信息系统还能向患者的手机发送有关的医学知识,例如有关疾病的决策树,可以让患者按照决策树逐步诊断和处理自己的病情。

9. 医护人员的个人应用　现代医学越来越复杂,新药和新的医疗方案日新月异,层出不穷。一位医师所了解的医学知识相对于快速发展的医学科学是很有限的,所以医师需要有很强的信息提取能力,需要在个人经验的基础上,去了解当前最新的、最有效的、最科学的治疗方案。随着循证医学知识库的不断出现和发展,允许医师在任何时间和地点,方便地去查询医学证据,让医师的工作方式符合循证医学的新要求,循证医学工作方式的推广要依靠更多移动医疗应用的开发。此外,医师的移动办公设备上还应有医学计算器、决策树、数据图表等应用,特别是医学药物字典,医师可以方便地查证有关疾病的药名、品种、使用方式等信息。

10. 医院内部信息交流　移动医疗还可以广泛地应用到医院的内部管理。医院内部医护人员之间、部门与部门之间有很多交流的需求,例如医师和护士换班交接,信息的传递很重要。手机通信针对性很强,上一班的护士可以有针对性地把特殊的患者症状、用药、有关处理等信息传递给接班的护士。移动医疗还可以应用到医院内部资源的管理,例如床位的管理、医疗器械的分配和共享等。移动医疗在医院急诊部门有特殊的应用,包括在救护的现场救护车、急诊室、医院本部手术室之间的信息交流。各个部门之间的医护人员要保持信息交流通畅,当救护车把患者送到医院急诊室时,医院要在很短的时间内做好准备,马上可以展开手术,相关的医师、护士要到位。移动医疗中的手机应用可以提供及时的交流。在许多临床科室对及时通信有特殊的高要求,例如器官移植应用。

11. 灾难管理　移动医疗在灾难管理中有重要的应用,可以大范围地及时采集数据,有助于灾难的早期发现应对。例如对流行病的监测,能及早发现流行病爆发。移动医疗更多是用到灾难管理的快速反应中。手机用来采集数据更加快捷,基于这些数据,政府可以做出相应的合理措施。在突发的自然灾害面前,卫星通信手机在灾难快速反应、灾后重建中有不可替代的作用。如果在每个医院配备卫星通信手机,在自然灾难出现的时候也能保持交流通畅,让医护人员尽快到位,相互联系起来。

九、远程医疗

远程医疗是指通过计算机技术、遥感、遥测、遥控技术为依托,充分发挥大医院或专科医疗中心的医疗技术和医疗设备优势,对医疗条件较差的边远地区、海岛或舰船上的伤病员进行远距离诊断、治疗和咨询。旨在提高诊断与医疗水平,降低医疗开支,满足广大人民群众保健需求的一项全新的医疗服务。

目前远程医疗的发展已经从最初的电视监护、电话远程诊断发展到利用高速网络进行数字、图像、语音的综合传输,并且实现了实时的语音和高清晰图像的交流。远程会诊在技术上得以实现,能够解决以下问题:医疗资源分配不均造成拥挤,轻度病症不必占用优质资源,病患就诊时间和距离限制,非核心医疗机构的医师资源利用率不足。对于远程医疗来说,目前急需解决的问题是远程视频传输,诊断病情需要高稳定性、高速的视频传输网。

远程医疗由三部分组成:①医疗服务的提供者:即医疗服务源所在地,具有丰富的医学资源和诊疗经验。②远地寻求医疗服务的需求方:可以是当地不具备足够医疗能力或条件的医疗机构,也可以是家庭患者。③联系两者的通信网络及诊疗装置。

(一) 远程医疗的核心技术

远程医疗的核心技术包括:网络技术,多媒体数据库技术,电子病历技术,医学影像处理技术,视频会议技术。

1. 网络技术　互联网是一个实用的巨大信息资源,随着卫星通信的快速发展,为远程医疗提供基础。远程医疗系统可以采用多种信息网络,如卫星网、公共数据网、宽带多媒体异步通信网等。

2. 多媒体数据库技术 远程医疗所处理的医学信息,包括高分辨率的静态和动态图像、声音、文字、检查数据等信息。这些信息需要合理地存储于存储系统中。远程医疗系统通常采用Internet技术,客户或服务器体系结构,用以支持分布式并发和多媒体处理,其基于数据库作为主要的后台数据服务器,用于存放病史资料、医学信息及管理信息,将患者信息存储在患者方的计算机中,通过传输软件传送信息,自动存入专家端的数据库中。双方可以实时地调用患者的信息,并为患者信息的检索、统计、维护以及安全性提供保障。

3. 电子病历技术 电子病历是远程医疗重要的前提条件之一。电子病历将传统的纸质病历完全电子化,提供数字化存储、查询、统计、数据交换传输重现数字化患者的医疗记录。

4. 医学影像处理技术 医学图像信息在患者信息中占有重要的比重,并且信息量大。医学图像信息的采集和传输是远程医疗技术中的难点。医学影像处理系统,以影像医学设备图像传输接口的标准格式采集医学图像,采用客户或服务器方式将医学图像传送到服务器中。专家可以实时地通过网络调阅患者的各类影像资料,帮助医院极大地简化和加速医学影像的利用。

5. 视频会议技术 视频会议系统的出现使远程医疗迅速发展。视频会议系统能够较好地利用模拟电话线传送音频和视频信号,基本满足远程专家会诊服务的需求。

(二)远程医疗的功能

远程医疗系统从功能上基本可分为远程医疗监护、远程诊断和会诊、远程手术及治疗。

1. 远程医疗监护 可对远端患者的主要生理参数,如心电、电压、体温、呼吸、血氧饱和度等进行监测。有的可提供医学咨询和指导。这类系统可用于对慢性病患者、老年病患者、残疾患者的居家监护,还可用于对野外工作队、探险队、宇航人员的医疗监护。简单的如远程心电监测、心电呼叫机等。较高级的系统可以传输静态医学图像、诊断单、化验单、生理参数监测(血压、体温、血氧饱和度)等。以便于医师根据这些信息进行远程诊断,医疗指导。这类系统能实现远程医疗咨询、指导。

2. 远程诊断和会诊 目前广泛发展的远程医疗,需借助于医学影像处理系统和医疗信息系统。医疗中心的专家通过观察远端患者的医学图像和检测报告进行诊断和会诊。它可以传输静态医学图像、诊断单、化验单、生理检测报告等,有的还具有传输动态图像的能力,可以从远程监护患者状态。医师根据这些信息进行远程诊断,医疗指导,实现远程诊断和会诊。为医疗水平较低的远端医疗场所的医师提供咨询建议,共同做出正确诊断。

3. 远程手术及治疗 这是一种可控交互式远程医疗系统,使用虚拟现实和医用机器人(智能机械手),对远端患者施行必要的手术治疗和处理。这是目前国外努力的方向,也是国外生物医学工程研究热点之一。为了实现远程手术,对医学电视、遥控、精密机械、传感技术、高速数据传输、数据压缩等方面都提出了新的挑战。就远程医疗系统的实际功能看来,远程医疗系统的功能和水平主要取决于医疗信息的含量和容量、传输能力以及实施远程医疗救助的能力。

远程医疗的优点主要包括:①在恰当的场所和家庭医疗保健中使用远程医疗可以极大地降低运送患者的时间和成本。②可以良好地管理和分配偏远地区的紧急医疗服务,这可以通过将照片传送到关键的医务中心来实现。③可以使医师突破地理范围的限制,共享患者的病历和诊断照片,从而有利于临床研究的发展。④可以为偏远地区的医务人员提供更好的医学教育。一般来说,巨大的正在扩展的远程医疗应用可以极大地减少患者接受医疗的障碍,因为地理上的隔绝不再是医疗上不可克服的障碍。

(三)远程会诊系统

远程会诊就是利用电子邮件、网站、信件、电话、传真等现代化通信工具,为患者完成病历分析、病情诊断,进一步确定治疗方案的治疗方式。远程会诊是极其方便、诊断极其可靠的新型就诊方式,有力地带动了传统治疗方式的改革和进步,为医疗走向区域扩大化、服务国际化提供了坚实的基础和有利的条件,也为规范医疗市场、评价医疗质量标准、完善医疗服务体系、交流医疗服务经验提供了新的准则和工具。

远程会诊系统可以实现多个医院之间的资源互补,各取所长,综合利用,从而充分发挥不同医院之间的专科优势,最有效地利用资源,以最便捷的方法为患者提供诊断服务。远程会诊系统的架构通常包括:基层远程会诊系统和高级远程会诊系统。

基层远程会诊系统主要是三级甲等综合医院为基层医院提供远程会诊服务,实现远程会诊、远程教育、远程数字资源共享、视频会议、双向转诊及远程预约、影像和心电的远程诊断功能,基础远程会诊系统架构如图 11-15 所示。

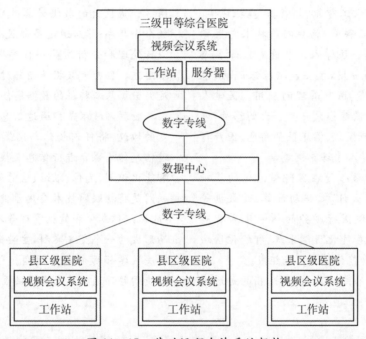

图 11-15 基础远程会诊系统架构

基础远程会诊系统的功能示意如图 11-16 所示。

高级远程会诊系统主要是部属综合医院为省或地市级医院提供高端远程会诊服务,实现远程会诊,远程监护,远程手术指导,远程教育,远程数字资源共享,视频会议,双向转诊及远程预约,影像、心电和病理远程诊断功能。

远程会诊系统的设计遵循安全、实用、先进、易维护、可扩展等原则。系统对参与远程会诊的人员应有明确的角色界定及其相应的权限分配,对所开展的服务项目有规范的业务流程和功能模块支撑,保障远程会诊各参与方实现信息对称和无障碍的沟通,从而到达最大的应用效果。

远程会诊系统包括远程会诊管理子系统,病历资料采集子

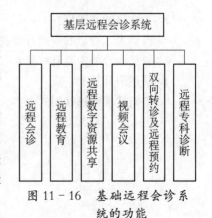

图 11-16 基础远程会诊系统的功能

335

系统,远程专科诊断子系统,远程监护子系统,视频会议子系统,远程教育子系统,远程数字资源共享子系统,双向转诊及远程预约子系统。①远程会诊管理子系统将实现会诊申请,会诊管理,专家会诊,专家管理,统计分析,系统管理等功能。②病历资料采集子系统主要实现模拟信号、数字信号、实时信号的处理。③远程专科诊断子系统主要实现影像、心电、病理的远程诊断功能。④远程监护子系统主要支持基层医院的危重症患者的病房实时远程监护服务。⑤视频会议子系统主要实现远程会诊服务提供音视频交互功能。⑥远程教育子系统支持实现交互和课件点播培训模式。⑦远程数字资源共享子系统支持基层医疗机构共享医学图书情报资源,提高基层医务人员的业务水平。⑧双向转诊及远程预约子系统支持基层医疗机构和上级医院之间的双向转诊和远程预约。

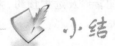

小结

智能医学是人工智能、大数据、虚拟现实、增强现实、移动互联网、物联网等技术与医学交叉融合的学科。医学人工智能在医学各个领域有着广泛的应用,主要包括临床领域、基础领域、药物研发、医疗管理的应用。医学人工智能将对传统医疗模式产生巨大的影响,包括诊疗模式、治疗模式、临床医师角色、医疗行业人员结构、医学人才培养模式等。

智慧医疗的核心是在医院信息化的基础上,通过物联网、云计算、移动计算、大数据等新技术应用,实现医疗服务的信号化和智能化。智慧医疗由智能化医院系统、智能化区域卫生系统、家庭智能化健康系统组成。

云计算是分布式计算的一种,指的是通过网络云将巨大的数据计算处理程序分解成无数个小程序;然后通过多部服务器组成的系统进行处理和分析这些小程序得到结果并返回给用户。医疗大数据是指与健康医疗相关,满足大数据基本特征的数据集合。

物联网技术是指通过信息传感设备,按约定的协议,将任何物体与网络相连接,物体通过信息传播媒介进行信息交换和通信,以实现智能化识别、定位、跟踪、监管等功能。医学物联网是将物联网技术应用于健康辨识、诊断治疗、医院信息化和健康管理等人口与健康领域而形成的一个交叉学科,主要采用物联网技术解决医学领域的部分问题。移动医疗是指通过使用移动通信技术来提供医疗服务和信息。

习　题

1. 什么是智能医疗?
2. 医学人工智能的应用有哪些?
3. 智慧医疗的内容有哪些?
4. 简述云计算的特点。
5. 请阐述医疗物联网的内容。

第十二章

医学自然语言处理

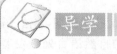

1. 掌握自然语言处理的概念和基本组成内容；掌握医学自然语言处理的概念和基本内容。

2. 熟悉自然语言处理的模型、关键技术的基本内容。

3. 了解自然语言处理的应用。

计算机能够理解和处理人类的语言，是计算机技术的一项重大突破。自然语言处理的研究在应用和理论两个方面都具有重大意义。本章首先介绍自然语言处理的概念、架构、关键技术和应用，然后介绍医学自然语言处理的概念和内容，最后给出医学文本相似性比较实例。

第一节　自然语言处理概述

自然语言处理（natural language processing，NLP）是指通过计算机软件对人类的自然语言（如语音和文本）的自动化操作，是计算机以一种智能的方式分析、理解并从人类语言中获得真实意义的一种方法，主要关注人类语言和计算机之间交互作用的研究。自然语言处理的研究已有50多年的历史，随着计算机的兴起，自然语言处理的研究逐渐从语言学领域发展成为一门新兴的，涉及计算机科学、人工智能和计算语言学的交叉学科。

语义是指单词之间的关系和意义，自然语言处理的重点是让计算机利用信息的语义结构（数据的上下文）来理解语言的真实含义。通过使用自然语言处理，人类可以使机器能够理解人类的说话方式，可以帮助计算机理解、解释和操纵人类语言。这种人机交互可以实现多种真实世界的应用，如自动文本摘要、情感分析、主题提取、命名实体识别、词性标注、关系提取、词干提取等。在文本挖掘、机器翻译和自动问答等方面，自然语言处理系统发挥着越来越重要的作用。

自然语言处理是计算机科学中的一个难题。人类语言本质上存在模糊性。理解人类语言不仅要理解单词，还要理解概念以及它们是如何联系在一起创造意义的。尽管语言是人类大脑最早就学习的东西之一，但语言的模糊性使自然语言处理成为计算机难以掌握的问题。语音和文本是人类最大的数据源。随着数以十亿计的人类在社交媒体上互动，发送电子邮件，利用计算机处理和开展业务，通过计算机和移动设备记录日常行为和活动，它每日都在以海量的数量持续增长。人类越来越希望知道如何使用所有这些数据来推动改进。对于人类而言，这些非结构化文本代表着巨大的未开发数据源，蕴藏着巨大的潜在价值，对其的分析可能会引发重大的业务转型或激发难以置信的社会创新。

一、语言学与自然语言处理

语言学是一门专门研究人类语言的学科,包括语法、语义学和语音学,也是一门非常古老的学科,在人类文明的初始阶段即已出现。古典语言学主要涉及语言规则的设计和分析,在语音、语法和语义的形式化方法取得了很大的进展,现代自然语言处理的很多概念即来源于此,但在很长的历史时间里,人类语言中的模糊性和异构问题阻碍了其进一步发展。随着数学和信息技术的发展,数学科学家们介入了自然语言的研究,将离散数学引入自然语言理论(如形式语言和自动机理论),从而引发了一门新的学科——计算语言学。

自然语言处理的研究历程,可以分为以下几个时期:萌芽时期,关键词匹配技术时期,句法-语义分析技术时期,基于知识的自然语言处理发展时期,基于大规模语料库的自然语言处理发展时期。

1. **萌芽时期** 自然语言处理的研究可以追溯到 20 世纪 50 年代初。这一时期,提出形式语言和形式文法的概念,把自然语言和程序设计语言置于相同的层面,用统一数学方法来解释和定义。由于单纯地使用规范的文法规则,再加上当时计算机处理能力低下,自然语言处理的研究工作没有取得实质性的进展。

2. **关键词匹配技术时期** 20 世纪 60 年代开始,已经产生一些自然语言处理系统,用来处理受限的自然语言子集。这些系统没有真正意义上的文法分析,主要是依靠关键词匹配技术来识别输入句子的意思。基于关键词匹配的理解系统并非真正的自然语言处理系统,该系统既不懂文法,又不懂语义,只是一种近似匹配技术。

3. **句法-语义分析技术时期** 20 世纪 70 年代后,自然语言处理的研究在句法-语义分析技术方面取得了重要进展,出现一些有影响的自然语言处理系统,如 LUNAR 系统,允许用户用普通英语同计算机对话的人机接口系统。

4. **基于知识的自然语言处理发展时期** 20 世纪 80 年代后,自然语言处理研究借鉴了许多人工智能和专家系统的思想,引入了知识的表示和推理机制,使自然语言处理系统不再局限于单纯的语言句法和词法研究,提高了系统处理的正确性。

5. **基于大规模语料库的自然语言处理发展时期** 由于自然语言处理中知识的数量巨大,特别是由于这些知识具有不确定性的特点,要把自然语言处理所需的知识都用现有的知识表示方法明确表达出来是不可能的。为了处理大规模的真实文本,研究人员提出了语料库语言学,即语言学知识的真正来源是来自生活中大规模的语言资料,自然语言处理的任务是使计算机能够自动或半自动地从大规模语料库中获得处理自然语言所需的各种知识。

计算语言学是利用计算机科学工具对语言学进行研究,理解和生成自然语言的计算机系统,在 1950 年提出的图灵测试中,就包含了人机通过自然语言交互的设想,在自然语言处理的最初阶段,人类是将计算机方法用于验证和识别理论语言学家提出的语法,通过一系列的规则来实现自动化的机器翻译。然而,理解自然语言需要大量的形态学、句法、语义学和语用学知识以及对世界的一般知识,这使得人工预定规则很难形成一个全覆盖并自洽的体系,随着计算机性能的快速提高和信息化社会的迅速到来,人类掌握了大量的语料信息,这一问题显得尤为突出。另外,人类可以通过统计将概率与在分析话语或文本过程中的各种要素关联起来,将最可能的结果作为正确的结果,并将机器学习中使用的高级推理方法应用于自然语言处理。由此在 20 世纪 90 年代,基于统计的方法和机器学习开始逐渐取代了传统的自顶向下的基于规则的语言学习方法,成为目前的主流。目前自然语言处理领域存在基于规则的自然语言处理系统和基于统计机器学习的自然语言处理系统。

二、自然语言处理的架构

通过对人类大脑的研究,人类大脑中主要的语言系统主要为 Broca 区和 Wernicke 区,其中 Broca 区位于优势半脑额叶下后部靠近岛盖处,负责语言信息的处理、话语的产生,如协调发音程序,组织语言的语法结构等。Wernicke 区位于优势半脑的颞叶颞上回处,主要作用是分辨语音、形成语义,和语言的接收有密切关系。Broca 区与 Wernicke 区由额叶和颞叶间的神经通道弓状束连接而共同形成语言系统。而对于语言的搜索、推理和决策,则由大脑的前额叶完成,从仿生学上,可以将自然语言处理系统分为语言的解释、语义理解和语言生成三个模块。

自然语言处理的内容包括数据和模型、关键技术和应用部分,具体内容的架构如图 12-1 所示。

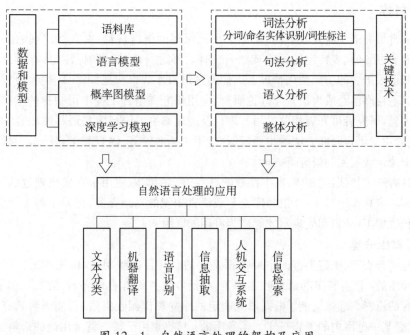

图 12-1 自然语言处理的架构及应用

自然语言处理的数据和模型部分包括语料库、语言模型、概率图模型和深度学习模型;自然语言处理的关键技术分为词法分析、句法分析、语义分析、整体分析四个层次;自然语言处理的应用包括文本分类、机器翻译、语音识别、信息抽取、人机交互系统、信息检索等。

1. 词法分析 是自然语言的基础功能,通过对文本的字词分析得到最初的词单元及词性结构。词法分析的输出是句法分析的基础。

2. 句法分析 对输入的文本句子进行分析以得到句子的句法结构的处理过程,句法分析的输出结果常作为语义分析的输入。①短语结构句法分析:识别出句子中的短语结构以及短语间的层次句法关系。②依存句法分析:识别句子中词汇与词汇之间的相互依存关系,属于浅层句法分析。③深层句法分析:利用深层文法,如词汇化树邻接文法、词汇功能文法、组合范畴文法等,对句子进行深层句法分析。

3. 语义分析 理解句子表达的真实语义。对于不同的语言单位,语义分析的任务各不相同。

339

在词的层次上,语义分析的基本任务是进行词义消歧,在句子层面上是语义角色标注,在篇章层面上是指代消歧。

4. **整体分析** 也称篇章分析,是基于整个文档或全系列文档进行整体的识别和理解。以智能应答为例,当自然语言引擎收到客户的问题或陈述时,它首先将其分解为最小的组成部分,例如单词、标点、数字及其他可识别的语言模式。其后,考虑到拼写错误、动词时态、复数形式和其他变化形式,将这些组件构建为特定的结构。基于词性及语法,进行句法识别,通过既有的知识结构识别词所对应的命名实体,并通过关系结构分析语义,整个过程还包含对句法中的情感分析和角色识别及标注,并需要语料库及知识库的支撑。

第二节 自然语言处理的数据和模型

一、语料库

语料库通常指为语言研究收集的、用电子形式保存的语言材料,由自然出现的书面语或口语的样本汇集而成,用来代表特定的语言或语言变体。经过科学选材和标注、具有适当规模的语料库能够反映和记录语言的实际使用情况。人们通过语料库观察和把握语言事实,分析和研究语言系统的规律。语料库已经成为语言学理论研究、应用研究和语言工程不可缺少的基础资源。借助计算机分析工具,研究者可开展相关的语言理论及应用研究。语料库是语料库语言学研究的基础资源,也是经验主义语言研究方法的主要资源,应用于词典编纂、语言教学、传统语言研究、自然语言处理中基于统计或实例的研究等方面。

语料库具有三大特征:①语料库中存放的是在语言的实际使用中真实出现过的语言材料,因此例句库通常不应算作语料库;②语料库是承载语言知识的基础资源,但并不等于语言知识;③真实语料需要经过加工(分析和处理),才能成为有用的资源。

(一)语料库分类

语料库有多种类型,确定类型的主要依据是它的研究目的和用途,传统的语料库可以分成四种类型。①异质的:没有特定的语料收集原则,广泛收集并原样存储各种语料。②同质的:只收集同一类内容的语料。③系统的:根据预先确定的原则和比例收集语料,使语料具有平衡性和系统性,能够代表某一范围内的语言事实。④专用的:只收集用于某一特定用途的语料。

按照语料的语种,语料库也可以分成单语的、双语的和多语的。按照语料的采集单位,语料库又可以分为语篇的、语句的、短语的。双语和多语语料库按照语料的组织形式,还可以分为平行(对齐)语料库和比较语料库,前者的语料构成译文关系,多用于机器翻译、双语词典编纂等应用领域,后者将表述同样内容的不同语言文本收集到一起,多用于语言对比研究。

(二)语料库建设

语料库建设主要涉及内容包括:设计和规划,语料的采集,语料的加工,语料管理系统的建设,语料库的应用。①设计和规划:主要考虑语料库的用途、类型、规模、实现手段、质量保证、可扩展性等。②语料的采集:主要考虑语料获取、数据格式、字符编码、语料分类、文本描述,以及各类语料的比例以保持平衡性等。③语料的加工:包括标注项目(词语单位、词性、句法、语义、语体、篇章结构等)标记集、标注规范和加工方式。④语料管理系统的建设:包括数据维护(语料录入、校对、存储、修改、删除及语料描述信息项目管理)、语料自动加工(分词、标注、文本分割、合并、标记处理等)、用户功能(查询、检索、统计、打印等)。⑤语料库的应用:针对语言学理论和应用领域中的各种问题,研究和开发处理语料的算法和软件工具。

语料库与语言信息处理有着某种天然的联系。当人们还不了解语料库方法的时候,在自然语言理解和生成、机器翻译等研究中,分析语言的主要方法是基于规则的。对于用规则无法表达或不能涵盖的语言事实,计算机就很难处理。语料库出现以后,人们利用它对大规模的自然语言进行调查和统计,建立统计语言模型,研究和应用基于统计的语言处理技术,在信息检索、文本分类、文本过滤、信息抽取等应用方向取得了进展。另外,语言信息处理技术的发展也为语料库的建设提供了支持。从字符编码、文本输入和整理,语料的自动分词和标注,到语料的统计和检索,自然语言信息处理的研究都为语料的加工提供了关键性的技术。

(三)中文语料库

20 世纪 90 年代末到 21 世纪初投入建设或开始使用的语料库有数十个之多,不同的应用目的使这些语料库的类型各不相同,对语料的加工方法也各不相同。下面是其中已开始使用并且具有一定代表性的语料库。

1. 现代汉语通用语料库 该语料库是由国家语言文字工作委员会主持建立、面向全社会应用需求的大型通用语料库,20 世纪 90 年代初开始建设,计划规模 7 000 万字,主要应用目标是语言文字信息处理、语言文字规范和标准的制定、语言文字的学术研究、语文教育以及语言文字的社会应用。这个语料库收录的语料以书面语为主,以书面语转述的口语为辅。语料来源是 1919 年至今,主要是 1977 年至今出版的教材、报纸、综合性刊物、专业刊物和图书。

2. 《人民日报》标注语料 该语料库由北京大学计算语言学研究所主持,从 1999 年开始,到 2002 年完成,原始语料取自 1998 年全年的《人民日报》,共约 2 700 万字,到 2003 年又扩充到 3 500 万字,是我国第一个大型的现代汉语标注语料库。这个语料库加工的项目有词语切分和词性标注,还有专有名词(人名、地名、团体机构名称等)标注,语素子类标注,动词、形容词的特殊用法标注和短语型标注。

3. 语言教学和研究的现代汉语语料库 建立现代汉语语料库的主要目的之一是对外汉语教学和现代汉语研究,可以分为书面语语料库和以文本形式表示的口语语料库两类。前者如北京语言大学的汉语中介语语料库、现代汉语研究语料库,后者如中国社会科学院语言研究所的北京地区现场即席话语语料库。

4. 面向语言信息处理的现代汉语语料库 20 世纪 90 年代中后期,面向语言信息处理的现代汉语语料库开始建立并投入应用。其中最早开发的是清华大学用于研究和开发汉语自动分词技术的现代汉语语料库,经过几年的积累已达到 8 亿多字生语料。在这个语料库的支持下,用统计语言模型的方法研究了汉语自动分词中的理论、算法和技术,编制了总计 9 万多个词语的《信息处理用现代汉语分词词表》。

5. 双语语料库 基于实例的机器翻译需要大规模的双语平行语料库来支持。语料库里的源语和目标语实例要按照相同级别的翻译单位对齐。目前已有的双语平行语料库主要是汉语和英语的,语料对齐的单位有句子级的、子句级的、短语级的,也有词汇级的。机器翻译系统把要翻译的句子与语料库里的源语实例进行对比,分析相似程度,找到最适合的源语实例,再参照与它对齐的目标语实例生成译文。

(四)语料知识库

对语言信息处理来说,语言知识库是不同于语料库的另一种语言资源。语料库由自然出现的书面语或口语的样本汇集而成,通过记录语言使用原貌来呈现语言知识。语言知识库收集的则是经过概括和归纳,具有系统性的语言知识,并且用结构化的形式(如数据库)组织起来。如果说语料

341

库作为建立统计语言模型和归纳语言规则的基础,对语言信息处理是一种间接资源的话,那么语言知识库就是使语言信息处理系统得以运行的直接资源。

语言知识库比语料库包含更广泛的内容。概括而言,语言知识库可分为两种不同的类型:一类是词典、规则库、语义概念库等,其中的语言知识表示是显性的,可采用形式化结构描述;另一类语言知识存在于语料库之中,每个语言单位的出现,其范畴、意义、用法都是确定的。语料库的主体是文本,即语句的集合,每个语句都是线性的非结构化的文字序列,其中包含的知识都是隐性的。语料加工的目的就是要把隐性的知识显性化,以便于机器学习和引用。常用的语言知识库有WordNet、FrameNet、北京大学综合型语言知识库、知网等。

1. WordNet　WordNet 是由美国普林斯顿大学认知科学实验室的研究组开发的英语机读词汇知识库,从 1985 年开始,WordNet 作为一个知识工程全面展开,经过 30 余年的发展,WordNet 已经成为国际上非常有影响力的英语词汇知识资源库。

2. FrameNet　FrameNet 是基于框架语义学并以语料库为基础建立的在线英语词汇资源库,其目的是通过样本句子的计算机辅助标注和标注结果的自动表格化显示,来验证每个词在每种语义下语义和句法结合的可能性范围。

3. 北京大学综合型语言知识库　北京大学计算语言学研究所俞士汶领导建立的综合型语言知识库(CLKB),涵盖了词、词组、句子、篇章各单位和词法、句法、语义各层面,从汉语向多语言辐射,从通用领域深入到专业领域。

4. 知网　知网(HowNet)是机器翻译专家董振东和董强经过十多年的艰苦努力创建的语言知识库,是一个以汉语和英语的词语所代表的概念为描述对象,以揭示概念与概念之间以及概念所具有的属性之间的关系为基本内容的常识知识库。

二、语言模型

语言模型是一个单纯的、统一的、抽象的形式系统,语言客观事实经过语言模型的描述,比较适合于计算机进行自动处理,因而语言模型对于自然语言的信息处理具有重大的意义。

(一) N 元语言模型

如果用变量 W 代表一个文本中顺序排列的 n 个词,即 $W = w_1 w_2 \cdots w_n$,则统计语言模型的任务是给出任意词序列 W 在文本中出现的概率 $P(W)$。利用概率的乘积公式,$P(W)$ 可展开为

$$P(W) = P(w_1)P(w_2 \mid w_1)P(w_3 \mid w_1 w_2) \cdots P(w_n \mid w_1 w_2 \cdots w_{n-1})$$

为了预测词 w_n 的出现概率,必须已知它前面所有词的出现概率。从计算上来看,这样的计算太复杂。如果任意一个词 w_i 的出现概率只同它前面的 $n-1$ 个词有关,问题就可以得到很大的简化。这时的语言模型称为 N 元模型(N-gram),即

$$P(W) = P(w_1)P(w_2 \mid w_1)P(w_3 \mid w_1 w_2) \cdots P(w_i \mid w_{i-n+1} \cdots w_{i-1})$$

实际使用的通常是 $n=2$ 或 $n=3$ 的二元模型(bi-gram)或三元模型(tri-gram)。以三元模型为例,近似认为任意词 w_i 的出现概率只同它紧接的前面两个词有关。重要的是这些概率参数都是可以通过大规模语料库来估值的。比如三元概率有

$$P(w_i \mid w_{i-2} w_{i-1}) \approx \mathrm{count}(w_{i-2} w_{i-1} w_i) / \mathrm{count}(w_{i-2} w_{i-1})$$

式中:count($\cdots$)表示一个特定词序列在整个语料库中出现的累计次数。

该模型基于这样一种假设,第 n 个词的出现只与前面 $n-1$ 个词相关,而与其他任何词都不相

关,整句的概率就是各个词出现概率的乘积。这些概率可以通过直接从语料中统计 n 个词同时出现的次数得到。

(二) 马尔可夫链

马尔可夫链又称离散时间马尔可夫链,是状态空间中从一个状态到另一个状态的转换的随机过程。该过程要求具备"无记忆"的性质:下一状态的概率分布只能由当前状态决定,在时间序列中它前面的事件均与之无关。

1. **基本定义** 马尔可夫链:考虑一个随机变量的序列 $X=\{X_0, X_1, \cdots, X_t, \cdots\}$,其中 X_t 表示时刻 $t(t=0, 1, 2, \cdots)$ 的随机变量。每个随机变量 $X_t(t=0, 1, 2, \cdots)$ 的取值集合相同,称为状态空间 S。随机变量可以是离散的,也可以是连续的,以上随机变量的序列构成随机过程。假设在时刻 0 的随机变量 X_0 遵循概率分布 $P(X_0)=\pi_0$,称为初始状态分布。在某个时刻 t_1 的随机变量 X_t 与前一个时刻的随机变量 X_{t-1} 之间有条件分布 $P(X_t \mid X_{t-1})$,如果 X_t 只依赖于 X_{t-1},而不依赖过去的随机变量 $\{X_0, X_1, \cdots, X_{t-2}\}$,这一性质称为马尔可夫性,即

$$P(X_t \mid X_0, X_1, \cdots, X_{t-1})=P(X_t \mid X_{t-1}), t=1, 2, \cdots$$

具有马尔可夫性的随机序列 $X=\{X_0, X_1, \cdots, X_t, \cdots\}$ 称为马尔可夫链或马尔可夫过程。条件概率分布 $P(X_t \mid X_{t-1})$ 称为马尔可夫链的转移概率分布,转移概率分布决定了马尔可夫链的特性。即某一时刻状态转移的概率只依赖前一个状态,只要求出系统中任意两个状态之间的转移概率,就可以确定马尔可夫链的模型。

如果转移概率分布 $P(X_t \mid X_{t-1})$ 与 t 无关,即

$$P(X_{t+s} \mid X_{t-1+s})=P(X_t \mid X_{t-1}), t=1, 2, \cdots; s=1, 2, \cdots$$

则称该马尔可夫链为时间齐次马尔可夫链,上述定义的是一阶马尔可夫链,可以扩充到 n 阶马尔可夫链,满足 n 阶马尔可夫性,即

$$P(X_t \mid X_0, X_1, \cdots, X_{t-2}, X_{t-1})=P(X_t \mid X_{t-n}\cdots X_{t-2}X_{t-1})$$

2. **转移概率矩阵与状态分布** 离散状态马尔可夫链 $X=\{X_0, X_1, \cdots, X_t, \cdots\}$,随机变量 X_t $(t=0, 1, 2, \cdots)$ 定义在离散空间 S,转移概率分布可以由矩阵表示。如果马尔可夫链在时刻 $(t-1)$ 处于状态 j,在时刻 t 移动到状态 i,将转移概率记作

$$p_{ij}=P(X_t=i \mid X_{t-1}=j), i=1, 2, \cdots; j=1, 2, \cdots$$

满足

$$p_{ij} \geqslant 0, \sum_i p_{ij}=1$$

马尔可夫链的转移概率 p_{ij} 可以由矩阵表示,即

$$P=\begin{bmatrix} p_{11} & p_{12} & p_{13} & \cdots \\ p_{21} & p_{22} & p_{23} & \cdots \\ p_{31} & p_{32} & p_{33} & \cdots \\ \vdots & \vdots & \vdots & \cdots \end{bmatrix}$$

343

称为马尔可夫链的转移概率矩阵,该矩阵 P 满足条件

$$p_{ij} \geqslant 0, \sum_i p_{ij}=1$$

满足这两个条件的矩阵称为随机矩阵,矩阵列元素之和为1。

马尔可夫链 $X = \{X_0, X_1, \cdots, X_t, \cdots\}$ 在时刻 t $(t=0,1,2\cdots)$ 的概率分布,称为时刻 t 的状态分布,记作

$$\pi(t) = \begin{bmatrix} \pi_1(t) \\ \pi_2(t) \\ \vdots \end{bmatrix}$$

式中:$\pi_i(t)$ 表示时刻 t 状态为 i 的概率,$\pi_i(t)=P(X_t=i)$,$i=1,2,\cdots$ 马尔可夫链的初始状态分布可以表示为

$$\pi(0) = \begin{bmatrix} \pi_1(0) \\ \pi_2(0) \\ \vdots \end{bmatrix}$$

式中:$\pi_i(0)$ 表示时刻0状态为 i 的概率 $P(X_0=i)$。通常初始分布 $\pi(0)$ 的向量只有一个分量是1,其余分量都是0,表示马尔可夫链从一个具体的状态开始。

马尔可夫链在自然语言处理应用广泛,经常用到语言模型是建立在词表上的 n 阶马尔可夫链。例如,在中文分词中,语言模型产生出两个候选:"我/在/上海/徐家/汇总/部/上班。""我/在/上海/徐家汇/总部/上班。"要判定哪个可能性大。显然从语义的角度,后者可能性更大,语言模型可以帮助做出正确判断。将一个语句看作词的序列 $w_1w_2\cdots w_s$,目标是计算其概率。同一个语句很少在语料库中重复多次出现,所以直接从语料库中估计每个语句的概率是困难的。语言模型用局部的词序列的概率,组合计算出全局的词序列的概率,可以很好地解决该问题。假设每个词只依赖于其前面出现的词,即词向量具有马尔可夫性,那么可以定义一阶马尔可夫链,计算语句分词的概率

$$P(w_1w_2\cdots w_s) = P(w_1)P(w_2 \mid w_1)P(w_3 \mid w_1w_2)\cdots P(w_i \mid w_1w_2\cdots w_{i-1})\cdots P(w_s \mid w_1w_2\cdots w_{s-1})$$
$$= P(w_1)P(w_2 \mid w_1)P(w_3 \mid w_2)\cdots P(w_i \mid w_{i-1})\cdots P(w_s \mid w_{s-1})$$

这个马尔可夫链中,状态空间为词表,一个位置上词的产生只依赖于前一个位置的词,而不是依赖于更前面的词。以上是一阶马尔可夫链,可以扩展到 n 阶马尔可夫链。语言模型的学习等价于确定马尔可夫链中的转移概率值,如果有充分的语料,转移概率可以直接从语料库中估计。直观上,在"上海"出现之后,"徐家汇"出现的概率要大于"徐家"的概率,所以第一种分词的方式要小于第二种分词方式,从语言模型的角度看第二种分词可能性大。

马尔可夫链的状态分布由初始分布和转移概率分布决定,马尔可夫链在时刻 t 的状态可以表示为

$$\pi(t) = P\pi(t-1) = P(P\pi(t-2)) = P^2\pi(t-2) = P^t\pi(0)$$

式中:P^t 称为 t 步转移概率矩阵,有

$$P^t_{ij} = P(X_t=i \mid X_0=j)$$

表示时刻0从状态 j 出发,时刻 t 到达状态 i 的 t 步转移概率,P^t 也是随机矩阵。

例如,观测某地天气,假设天气的变化具有马尔可夫性,即明天的天气只依赖于今天的天气。如果今天是晴天,明天是晴天的概率为0.9,是阴天的概率为0.1;今天是阴天,明天是晴天的概率

为 0.5,是阴天的概率为 0.5。马尔可夫链例如图 12-2 所示。

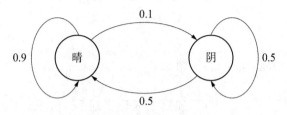

图 12-2 马尔可夫链例

转移概率矩阵为

$$P = \begin{bmatrix} 0.9 & 0.5 \\ 0.1 & 0.5 \end{bmatrix}$$

如果第一日是晴天,其天气概率分布(初始状态分布)如下

$$\pi(0) = \begin{bmatrix} 1 \\ 0 \end{bmatrix}$$

估计马尔可夫链模型,可以计算第二日、第三日及其以后的天气概率分布。

$$\pi(1) = P\pi(0) = \begin{bmatrix} 0.9 & 0.5 \\ 0.1 & 0.5 \end{bmatrix} \begin{bmatrix} 1 \\ 0 \end{bmatrix} = \begin{bmatrix} 0.9 \\ 0.1 \end{bmatrix}$$

$$\pi(2) = P^2\pi(0) = \begin{bmatrix} 0.9 & 0.5 \\ 0.1 & 0.5 \end{bmatrix}^2 \begin{bmatrix} 1 \\ 0 \end{bmatrix} = \begin{bmatrix} 0.86 \\ 0.14 \end{bmatrix}$$

3. 平稳分布 设马尔可夫链 $X = \{X_0, X_1, \cdots, X_t, \cdots\}$,其状态空间为 S,转移概率矩阵为 $P = (p_{ij})$,如果存在状态空间 S 上的一个分布

$$\pi = \begin{bmatrix} \pi_1 \\ \pi_2 \\ \vdots \end{bmatrix}$$

使得 $\pi = P\pi$,则称 π 为马尔可夫链 $X = \{X_0, X_1, \cdots, X_t, \cdots\}$ 的平稳分布。直观上,如果马尔可夫链的平稳分布存在,那么以该平稳分布作为初始分布,面向未来进行随机状态转移,之后任何一个时刻的状态分布都是该平稳分布。

给定一个马尔可夫链 $X = \{X_0, X_1, \cdots, X_t, \cdots\}$,其状态空间为 S,转移概率矩阵为 $P = (p_{ij})$,则分布 $\pi = (\pi_1, \pi_2, \cdots)^T$ 为平稳分布的充分必要条件是 $\pi = (\pi_1, \pi_2, \cdots)^T$ 为下列方程组的解

$$x_i = \sum_j p_{ij}x_j, \; i = 1, 2, \cdots$$
$$x_i \geqslant 0, \; i = 1, 2, \cdots$$
$$\sum_i x_i = 1$$

例如,下列所示马尔可夫链,其转移概率矩阵为

$$P = \begin{bmatrix} 1/2 & 1/2 & 1/4 \\ 1/4 & 0 & 1/4 \\ 1/4 & 1/2 & 1/2 \end{bmatrix}$$

求其平稳分布。

解：设平稳分布 $\pi = (x_1, x_2, x_3)^T$，则

$$x_1 = \frac{1}{2}x_1 + \frac{1}{2}x_2 + \frac{1}{4}x_3$$

$$x_2 = \frac{1}{4}x_1 + \frac{1}{4}x_3$$

$$x_3 = \frac{1}{4}x_1 + \frac{1}{2}x_2 + \frac{1}{2}x_3$$

$$x_1 + x_2 + x_3 = 1$$

$$x_i \geqslant 0, \; i = 1, 2, 3$$

解方程组，得到唯一的平稳分布

$$\pi = \begin{bmatrix} 2/5 \\ 1/5 \\ 2/5 \end{bmatrix}$$

马尔可夫链可能存在唯一平稳分布，无穷多个平稳分布，或者不存在平稳分布。

4. 马尔可夫链的性质　离散状态马尔可夫链有 4 个性质：不可约性、重现性、非周期性和遍历性，可以自然推广到连续状态马尔可夫链。与马尔可夫性质不同，这些性质不是马尔可夫链必然拥有的性质，而是其在转移过程中对其状态表现出的性质。上述性质都是排他的，即不具有可约性的马尔可夫链必然是不可约的，以此类推。

（1）不可约性：如果一个马尔可夫链的状态空间仅有一个连通类，即状态空间的全体成员，则该马尔可夫链是不可约的，否则马尔可夫链具有可约性。马尔可夫链的不可约性意味着在其演变过程中，随机变量可以在任意状态间转移。

设马尔可夫链 $X = \{X_0, X_1, \cdots, X_t, \cdots\}$，其状态空间为 S，对于任意状态 $i, j \in S$，如果存在一个时刻 $t(t > 0)$ 满足

$$P(X_t = i \mid X_0 = j) > 0$$

即时刻 0 从状态 j 出现，时刻 t 到达状态 i 的概率大于 0，则称该马尔可夫链 X 是不可约的，否则马尔可夫链具有可约性。一个不可约的马尔可夫链，从任意状态出发，经过充分长的随机后，可以到达任意状态，如上面所提到的马尔可夫链。

（2）非周期性：设马尔可夫链 $X = \{X_0, X_1, \cdots, X_t, \cdots\}$，其状态空间为 S，对于任意状态 $i \in S$，如果时刻 0 从状态 i 出发，t 时刻返回状态的所有时长 $\{t: P(X_t = i \mid X_0 = i) > 0\}$ 的最大公约数是 1，则称此马尔可夫链 X 是非周期的，否则称马尔可夫链是周期的。一个非周期的马尔可夫链不存在一个这样的状态，即从这个状态出发，再返回到这个状态时所经历的时间呈一定的周期性。不可约且非周期的有限马尔可夫链有唯一平稳分布存在。

（3）重现性：若马尔可夫链在到达一个状态后，在演变中能反复回到该状态，则该状态具有重现性，或该马尔可夫链具有（局部）重现性；反之则具有瞬变性的。

设马尔可夫链 $X = \{X_0, X_1, \cdots, X_t, \cdots\}$，其状态空间为 S，对于任意状态 $i, j \in S$，定义概率 p_{ij}^t 为时刻 0 从状态 j 出发，时刻 t 首次转移到状态 i 的概率，即

$$p_{ij}^t = P(X_t = i, X_s \neq i, s = 1, 2, \cdots, t-1 \mid X_0 = j), t = 1, 2, \cdots$$

如果对所有状态 i, j 都满足 $\lim\limits_{t \to \infty} p_{ij}^t > 0$，则称马尔可夫链 X 是正重现。一个具有重现性的马尔可夫链，其中任意一个状态，从其他任意一个状态出发，当时间趋于无穷时，首次转移到这个状态的概率不为 0。不可约、非周期且正重现的马尔可夫链有唯一平稳分布存在。

（4）遍历性：若马尔可夫链的一个状态是正重现的和非周期的，则该状态具有遍历性。若一个马尔可夫链是不可还原的，且有某个状态是遍历的，则该马尔可夫链的所有状态都是遍历的，被称为遍历链。

设马尔可夫链 $X = \{X_0, X_1, \cdots, X_t, \cdots\}$，其状态空间为 S，如果马尔可夫链 X 是不可约、非周期且正重现，则该马尔可夫链有唯一平稳分布 $\pi = (\pi_1, \pi_2, \cdots)^T$，并且转移概率的极限分布是马尔可夫链的平稳分布

$$\lim_{t \to \infty} P(X_t = i \mid X_0 = j) = \pi_i, i = 1, 2, \cdots; j = 1, 2, \cdots$$

如果 $f(X)$ 是定义再状态空间上的函数，$E_\pi[\mid f(X) \mid] < \infty$，则

$$P\{\hat{f}_t \to E_\pi[f(X)]\} = 1$$

其中

$$\hat{f}_t = \frac{1}{t} \sum_{s=1}^{t} f(x_s) \to E_\pi[f(X)], t \to \infty$$

而

$$E_\pi[f(X)] = \sum_i f(i) \pi_i$$

是 $f(X)$ 关于平稳分布 $\pi = (\pi_1, \pi_2, \cdots)^T$ 的数学期望。

满足相应条件的马尔可夫链，当时间趋于无穷时，马尔可夫链的状态分布趋近于平稳分布，随机变量的函数的样本均值以概率 1 收敛于该函数的数学期望。遍历定理的三个条件：不可约、非周期性、正重现，保证了当时间趋于无穷时到达任意一个状态的概率不为 0。理论上并不知道经过多少次迭代，马尔可夫链状态分布才能接近平稳分布，在实际应用遍历定理时，取一个足够大的整数 m，经过 m 次迭代之后，可以认为状态分布就是平稳分布，这时就是从第 $m+1$ 次迭代到 n 次迭代的均值，即

$$\hat{E}f = \frac{1}{n-m} \sum_{i=m+1}^{n} f(x_i)$$

称为遍历均值。

（5）可逆马尔可夫链：设有马尔可夫链 $X = \{X_0, X_1, \cdots, X_t, \cdots\}$，其状态空间为 S，转移概率矩阵为 P，如果有状态分布 $\pi = (\pi_1, \pi_2, \cdots)^T$，对于任意状态 $i, j \in S$，对任意一个时刻 t 满足

$$P(X_t = i \mid X_{t-1} = j) \pi_j = P(X_{t-1} = j \mid X_t = i) \pi_i, i = 1, 2, \cdots; j = 1, 2, \cdots$$

或

$$p_{ji} \pi_j = p_{ij} \pi_i (i, j = 1, 2, \cdots),$$

也称细致平滑方程，则称此马尔可夫链 X 为可逆马尔可夫链。如果有可逆马尔可夫链，那么以该马尔可夫链的平稳分布作为初始分布，进行随机状态转移，任何一个时刻的状态分布都是该平稳分布。

马尔可夫链除了在自然语言处理的语言模型应用,在随机数产生领域也有广泛的应用,如马尔可夫链蒙特卡洛(MCMC)算法是为了解决计算机产生随机数的问题。产生的随机数要服从一定的概率分布 $P(X)$,当这个目标概率分布不太复杂时,如均匀分布,计算机可以根据算法产生较好的伪随机数。但是当这个分布比较复杂,如涉及多元随机变量,此时可能有人会想到当随机变量之间相互独立,$P(X_1, X_2, \cdots)$ 可以写成几个概率分布相乘的形式。但是在实际生活中,随机变量之间一般是有联系的。马尔可夫链蒙特卡洛法更适合于随机变量是多元的、密度函数是非标准形式的、随机变量各分量不独立等情况。当观测数据和模型都很复杂的时候,算法步骤的积分计算变得困难,此时需要引入 MCMC 的两种算法:Metropolis-Hastings 采样法和 Gibbs 采样法。

(三) 隐马尔可夫模型

隐马尔可夫模型(hidden Markov model)是统计模型,它用来描述一个含有隐含未知参数的马尔可夫过程。其难点是从可观察的参数中确定该过程的隐含参数。然后利用这些参数来做进一步的分析,例如模式识别。隐马尔可夫模型可以看作一个马尔可夫过程与未观测到状态的统计马尔可夫模型。马尔可夫模型所表述的状态是直接可观察的,因此状态转移概率是唯一的参数。在隐马尔可夫模型中,状态是不直接可见的,但输出依赖于该状态是可见的。

如图 12-3 所示,隐马尔可夫模型是马尔可夫链的一个扩展,包含的状态 S_1、S_2、S_3、S_4 是一个典型的马尔可夫链,任一时刻 t 的状态 S_t 是不可见的。但是隐马尔可夫链在每个时刻 t 会输出可以察看到的观测 O_t,并且 O_t 仅和 S_t 相关,这个被称为独立输出假设。其中每个状态通过可能的输出记号有了可能的概率分布。

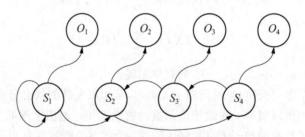

图 12-3 隐马尔可夫链示例

1. 隐马尔可夫模型 隐马尔可夫模型是关于时序的概率模型,描述由一个隐藏的马尔可夫链随机生成不可观测的状态序列,再由各个状态生成一个观测而产生观测随机序列的过程。

设 Q 是所有可能的状态的集合,V 是所有可能的观测的集合:$Q = \{q_1, q_2, \cdots, q_N\}$,$V = \{v_1, v_2, \cdots, v_M\}$。其中 N 是可能的状态数,M 是可能的观测数。

I 是长度为 T 的状态序列,O 是对应的观测序列:$I = (i_1, i_2, \cdots, i_T)$,$O = (o_1, o_2, \cdots, o_T)$。

A 是状态转移概率矩阵:$A = [a_{ij}]_{N \times N}$,$a_{ij} = P(i_{t+1} = q_j \mid i_t = q_i)$,$i = 1, 2, \cdots, N$;$j = 1, 2, \cdots, N$,表示在时刻 t 处于状态 q_i 的条件下在时刻 $t+1$ 转移到状态 q_j 的概率。

B 是观测概率矩阵:$B = [b_j(k)]_{N \times M}$,$b_j(k) = P(o_t = v_k \mid i_t = q_j)$,$k = 1, 2, \cdots, M$;$j = 1, 2, \cdots, N$,是在时刻 t 处于状态 q_j 的条件下生成观测 v_k 的概率。

π 是初始状态概率向量:$\pi = (\pi_i)$,其中 $\pi_i = P(i_1 = q_i)$,$i = 1, 2, \cdots, N$,表示时刻 $t=1$ 处于状态 q_i 的概率。

隐马尔可夫模型由初始状态概率向量 π、状态转移概率矩阵 A 以及观测概率矩阵 B 确定。π

和 A 决定隐藏的马尔可夫链,生成不可观测的状态序列。B 决定如何从状态生成观测,与状态序列综合确定了观测序列。因此隐马尔可夫模型可以用三元符号表示,即

$$\lambda = (A, B, \pi)$$

隐马尔可夫模型做了两个基本假设。①齐次马尔可夫性假设:假设隐藏的马尔可夫链在任意时刻 t 的状态只依赖于其前一时刻的状态。②观测独立性假设:假设任意时刻的观测只依赖于该时刻的马尔可夫链的状态。隐马尔可夫模型有三个基本问题,即概率计算问题、学习问题、预测问题。

(1)概率计算问题:给定模型 $\lambda = (A, B, \pi)$ 和观测序列 $O = (o_1, o_2, \cdots, o_T)$,计算在模型 λ 下观测序列 O 出现的概率 $P(O \mid \lambda)$。

直接计算法:最直接的方法是列举所有可能长度为 T 的状态序列,求各个状态序列 I 与观测序列 O 的联合概率,但计算量太大,实际操作不可行。

前向算法:定义到时刻 t 部分观测序列为 $o_1 \sim o_t$ 且状态为 q_i 的概率为前向概率,记作

$$\alpha_t(i) = P(o_1, o_2, \cdots, o_t, i_t = q_i \mid \lambda)$$

初始化前向概率 $\alpha_1(i) = \pi_i b_i(o_1)$,$i = 1, 2, \cdots, N$ 递推,对 $t = 1, 2, \cdots, T-1$,有

$$\alpha_{t+1}(i) = \Big[\sum_{j=1}^{N} \alpha_t(j) a_{ji}\Big] b_i(o_{t+1}), \ i = 1, 2, \cdots, N$$

得到

$$P(O \mid \lambda) = \sum_{i=1}^{N} \alpha_T(i)$$

减少计算量的原因在于每一次计算直接引用前一个时刻的计算结果,避免重复计算。

后向算法:定义在时刻 t 状态为 q_i 的条件下,从 $t+1$ 到 T 的部分观测序列为 $o_{t+1} \sim o_T$ 的概率为后向概率,记作

$$\beta_t(i) = P(o_{t+1}, o_{t+2}, \cdots, o_T, i_t = q_i \mid \lambda)$$

初始化后向概率 $\beta_T(i) = 1$,$i = 1, 2, \cdots, N$ 递推,对 $t = T-1 \sim 1$,有

$$\beta_t(i) = \sum_{j=1}^{N} a_{ij} b_j(o_{t+1}) \beta_{t+1}(j), \ i = 1, 2, \cdots, N$$

得到

$$P(O \mid \lambda) = \sum_{i=1}^{N} \pi_i b_i(o_1) \beta_1(i)$$

利用前向概率和后向概率的定义可以将观测序列概率 $P(O|\lambda)$ 统一写成

$$P(O \mid \lambda) = \sum_{i=1}^{N} \sum_{j=1}^{N} \alpha_t(i) a_{ij} b_j(o+1) \beta_{t+1}(j), \ t = 1, 2, \cdots, T-1$$

(2)学习问题:已知观测序列 $O = (o_1, o_2, \cdots, o_T)$,估计模型 $\lambda = (A, B, \pi)$ 的参数,使得在该模型下观测序列概率 $P(O \mid \lambda)$ 最大。根据训练数据是否包括观察序列对应的状态序列分别由监督学习与非监督学习实现。

监督学习:转移概率 a_{ij} 的估计为

$$\hat{a}_{ij} = \frac{A_{ij}}{\sum_{j=1}^{N} A_{ij}}, \quad i = 1, 2, \cdots, N; \; j = 1, 2, \cdots, N$$

观测概率 $b_j(k)$ 的估计为

$$\hat{b}_j(k) = \frac{B_{jk}}{\sum_{k=1}^{M} B_{jk}}, \quad j = 1, 2, \cdots, N; \; k = 1, 2, \cdots, M$$

初始状态概率 π_i 的估计为 S 个样本中初始状态为 q_i 的频率。

非监督学习：将观测序列数据看作观测数据 O，状态序列数据看作不可观测的隐数据 I。首先确定完全数据的对数似然函数 $\log P(O, I \mid \lambda)$，参数学习由 EM 算法实现。

1) EM 算法的 E 步：求 Q 函数。

$$Q(\lambda, \bar{\lambda}) = \sum_I \log \pi_{i_1} P(O, I \mid \bar{\lambda})$$
$$+ \sum_I \left(\sum_{t=1}^{T-1} \log a_{i_t i_{t+1}} \right) P(O, I \mid \bar{\lambda}) + \sum_I \left(\sum_{t=1}^{T} \log b_{i_t}(o_t) \right) P(O, I \mid \bar{\lambda})$$

式中：λ 是要极大化的隐马尔可夫模型参数；$\bar{\lambda}$ 是隐马尔可夫模型参数的当前估计。

2) EM 算法的 M 步：用拉格朗日乘子法极大化 Q 函数求模型参数 A，B，π。

$$\pi_i = \frac{P(O, i_1 = i \mid \bar{\lambda})}{P(O \mid \bar{\lambda})}$$

$$a_{ij} = \frac{\sum_{t=1}^{T-1} P(O, i_t = i, i_{t+1} = j \mid \bar{\lambda})}{\sum_{t=1}^{T-1} P(O, i_t = i \mid \bar{\lambda})}$$

$$b_j(k) = \frac{\sum_{t=1}^{T} P(O, i_t = j \mid \bar{\lambda}) I(o_t = v_k)}{\sum_{t=1}^{T} P(O, i_t = j \mid \bar{\lambda})}$$

其中约束条件是

$$\sum_{k=1}^{M} b_j(k) = 1$$

(3) 预测问题：已知模型 $\lambda = (A, B, \pi)$ 和观测序列 $O = (o_1, o_2, \cdots, o_T)$，求对给定观测序列条件概率 $P(I \mid O)$ 最大的状态序列 $I = (i_1, i_2, \cdots, i_T)$。

近似算法：在每个时刻 t 选择在该时刻最有可能出现的状态 i_t^*，从而得到一个状态序列作为预测的结果。优点是计算简单，缺点是不能保证状态序列整体是最有可能的状态序列。

维特比(Viterbi)算法：用动态规划求概率最大路径，这一条路径对应着一个状态序列。从 $t = 1$ 开始，递推地计算在时刻 t 状态为 i 的各条部分路径的最大概率，直至得到时刻 $t = T$ 状态为 i 的各条路径的最大概率。时刻 $t = T$ 的最大概率即为最优路径的概率 P^*，最优路径的终结点 i_t^* 也同时得到，之后从终结点开始由后向前逐步求得节点，得到最优路径 $I^* = (i_1^*, i_2^*, \cdots, i_T^*)$。

首先导入两个变量 δ 和 Ψ，定义在时刻 t 状态为 i 的所有单个路径 $(i_1, i_2, \cdots, i_t)$ 中概率最大

值为

$$\delta_t(i) = \max_{i_1, i_2, \cdots, i_{t-1}} P(i_t = i, i_{t-1}, \cdots, i_1, o_t, \cdots, o_1 \mid \lambda), \ i = 1, 2, \cdots, N$$

由定义可得变量 δ 的递推公式

$$\delta_{t+1}(i) = \max_{1 \leqslant j \leqslant N}[\delta_t(j)\alpha_{ij}]b_i(o_{t+1}), \ i = 1, 2, \cdots, N; \ t = 1, 2, \cdots, T-1$$

定义在时刻 t 状态为 i 的所有单个路径 $(i_1, i_2, \cdots, i_t)$ 中概率最大的路径的第 $t-1$ 个节点为

$$\Psi_t(i) = \arg\max_{1 \leqslant j \leqslant N}[\delta_{t-1}(j)a_{ij}], \ i = 1, 2, \cdots, N$$

2. 隐马尔可夫模型的应用 隐马尔可夫模型在中文分词、语音识别、行为识别、文字识别、故障诊断以及生物信息等领域都有很成功的应用。

中文分词的隐马尔可夫模型：中文分词要解决的问题是，给定一段中文文字，将其划分为一个个单独的词或字。中文分词是所有后续自然语言处理的基础。如果将连续的中文文字看作观测序列，将每个文字所对应的分词状态看作隐藏序列，每个字的分子状态可能有两个值，一个表示这个字是某一个词的词尾，用字母 E 表示。另一个表示这个字不是某一个词的词尾，用字母 B 表示。则中文分词问题可以看作一个标准的隐马尔可夫模型。实际中将每个字的分子状态表示为四个可选的值：词的开始、词的中间、词的结尾、单字成词，分别用 BMES 表示。

隐马尔可夫模型可以用于语音建模。隐马尔可夫模型用一系列状态表示语音，每一个状态表示输入信号的一部分，可以对应于音素、双音素或者三音素等。在语音识别的训练阶段，系统针对用户关于特定语句或关键词的发音进行特征分析，提取人类语音特征矢量的时间序列。然后利用隐马尔可夫模型建立这些时间序列的声学模型，即解决学习问题。在识别阶段，系统则输入语音信号中提取特征矢量的时间序列，然后利用隐马尔可夫模型计算输入序列的生成概率，并根据一定的相似准则来判定识别结果，即解决评估问题。

隐马尔可夫模型可以用于标注，这时状态对应着标记。标注问题是给定观测的序列预测其对应的标记序列，可以假设标注问题的数据是由隐马尔可夫模型生成的。这样可以利用隐马尔可夫模型的学习与预测算法进行标注。

（四）最大熵模型

最大熵模型通俗的解释就是按照模型熵最大的原则来选择模型。在学习概率模型时，所有可能的模型中熵最大的模型是最好的模型；若概率模型需要满足一些约束，则最大熵原理就是在满足已知约束的条件集合中选择熵最大模型。最大熵原理指出，对一个随机事件的概率分布进行预测时，预测应当满足全部已知的约束，而对未知的情况不要做任何主观假设。在这种情况下，概率分布最均匀，预测的风险最小，因此得到的概率分布的熵最大。

1. 最大熵模型的定义 给定训练数据集，可以确定联合分布 $P(X, Y)$ 的经验分布 $\tilde{P}(X, Y)$

$$\tilde{P}(X = x, Y = y) = \frac{v(X = x, Y = y)}{N}$$

和边缘分布 $P(X)$ 的经验分布 $\tilde{P}(X)$

$$\tilde{P}(X = x) = \frac{v(X = x)}{N}$$

式中：$v(X = x, Y = y)$ 表示训练数据集中样本 (x, y) 出现的频数；$v(X = x)$ 表示训练数据集中输

入 x 出现的频数;N 表示样本容量。用特征函数 $f(x, y)=1$ 描述 x 与 y 满足某一事实,可以得到特征函数关于 $P(X, Y)$ 的经验分布的期望值

$$E_{\tilde{P}}(f)=\sum_{x, y} \tilde{P}(x, y) f(x, y)$$

和特征函数关于模型 $P(Y|X)$ 与经验分布 $\tilde{P}(X)$ 的期望值

$$E_P(f)=\sum_{x, y} \tilde{P}(x) P(y|x) f(x, y)$$

如果模型能够获取训练数据中的信息,那么可以假设两个期望值相等,就得到了约束条件

$$\sum_{x, y} \tilde{P}(x) P(y|x) f(x, y)=\sum_{x, y} \tilde{P}(x, y) f(x, y)$$

定义在条件概率分布 $P(Y|X)$ 上的条件熵为

$$H(P)=-\sum_{x, y} \tilde{P}(x) P(y|x) \log P(y|x)$$

则条件熵最大的模型称为最大熵模型。

2. 最大熵模型的学习　最大熵模型的学习就是求解最大熵模型的过程,等价于约束最优化问题

$$\max_{P \in C} \quad H(P)=-\sum_{x, y} \tilde{P}(x) P(y|x) \log P(y|x)$$
$$\text{s. t.} \quad E_P(f_i)=E_{\tilde{P}}(f_i), \ i=1, 2, \cdots, n$$
$$\sum_y P(y|x)=1$$

将求最大值问题变换为等价的求最小值问题

$$\min_{P \in C} \quad -H(P)=\sum_{x, y} \tilde{P}(x) P(y|x) \log P(y|x)$$
$$\text{s. t.} \quad E_P(f_i)-E_{\tilde{P}}(f_i)=0, \ i=1, 2, \cdots, n$$
$$\sum_y P(y|x)=1$$

引入拉格朗日乘子 $w_0, w_1, w_2, \cdots, w_n$,定义拉格朗日函数 $L(P, w)$

$$L(P, w)=-H(P)+w_0\left[1-\sum_y P(y|x)\right]+\sum_{i=1}^n w_i\left[E_{\tilde{P}}(f_i)-E_P(f_i)\right]$$
$$=\sum_{x, y} \tilde{P}(x) P(y|x) \log P(y|x)+w_0\left[1-\sum_y P(y|x)\right]$$
$$+\sum_{i=1}^n w_i\left[\sum_{x, y} \tilde{P}(x, y) f_i(x, y)-\sum_{x, y} \tilde{P}(x) P(y|x) f_i(x, y)\right]$$

将原始问题 $\min\limits_{P \in C} \max\limits_{w} L(P, w)$ 转换为无约束最优化的对偶问题 $\max\limits_{w} \min\limits_{P \in C} L(P, w)$。

首先求解内部的极小化问题,即求 $L(P, w)$ 对 $P(y|x)$ 的偏导数

$$\frac{\partial L(P, w)}{\partial P(y|x)}=\sum_{x, y} \tilde{P}(x)[\log P(y|x)+1]-\sum_y w_0-\sum_{x, y}\left[\tilde{P}(x)\sum_{i=1}^n w_i f_i(x, y)\right]$$
$$=\sum_{x, y} \tilde{P}(x)\left[\log P(y|x)+1-w_0-\sum_{i=1}^n w_i f_i(x, y)\right]$$

并令偏导数等于 0,在 $\tilde{P}(x) > 0$ 的情况下,解得

$$P_w(y \mid x) = \frac{1}{Z_w(x)} \exp\Big[\sum_{i=1}^{n} w_i f_i(x, y)\Big]$$

$$Z_w(x) = \sum_y \exp\Big[\sum_{i=1}^{n} w_i f_i(x, y)\Big]$$

式中：$Z_w(x)$ 称为规范化因子；$f_i(x, y)$ 是特征函数；w_i 是特征的权值。

可以证明对偶函数等价于对数似然函数,那么对偶函数极大化等价于最大熵模型的极大似然估计

$$L(w) = \sum_{x, y} \tilde{P}(x, y) \sum_{i=1}^{n} w_i f_i(x, y) - \sum_x \tilde{P}(x) \log Z_w(x)$$

之后可以用最优化算法求解得到 w。

最大熵模型与 Logistic 回归模型有类似的形式,它们又称为对数线性模型。模型学习就是在给定的训练数据条件下对模型进行极大似然估计或正则化的极大似然估计。

3. **算法**　似然函数是光滑的凸函数,因此多种最优化方法都适用。改进的迭代尺度法：假设当前的参数向量是 w,如果能找到一种方法 $w \to w+\delta$ 使对数似然函数值变大,就可以重复使用这一方法,直至找到最大值。Logistic 回归常应用梯度下降法、牛顿法或拟牛顿法。

最大熵模型在自然语言处理的应用包括词性标注、短语识别、语法分析、机器翻译、文本分类、问题回答、不良文本识别。

三、概率图模型

概率图模型是用图来表示变量概率依赖关系的理论,结合概率论与图论的知识,利用图来表示与模型有关的变量的联合概率分布。概率图模型的表示由参数和结构两部分组成,根据边有无方向性,可以分为三类：①有向图模型,也称贝叶斯网络,其网络结构使用有向无环图；②无向图模型,也称马尔可夫网和条件随机场,其网络结构为无向图；③局部有向模型,即同时存在有向边和无向边的模型,如链图。

贝叶斯网络采用有向无环图来表达因果关系,马尔可夫随机场则采用无向图来表达变量间的相互作用。贝叶斯网络中每个节点都对应一个先验概率分布或者条件概率分布,因此整体的联合分布可以直接分解为所有单个节点所对应的分布的乘积。由于变量之间没有明确的因果关系,马尔可夫随机场的联合概率分布通常会表达为一系列势函数的乘积。通常情况下,这些乘积的积分并不等于 1,需要对其进行归一化才能形成一个有效的概率分布。概率图模型有很多好的性质：提供了一种简单的可视化概率模型的方法,有利于设计和开发新模型;用于表示复杂的推理和学习运算,可以简化数学表达。

基于概率图模型学习分为概率网络的参数学习与结构学习算法,并根据数据集是否完备而分为确定性不完备、随机性不完备各种情况下的参数学习算法;针对结构学习算法特点的不同,结构学习算法归纳为基于约束的学习、基于评分搜索的学习、混合学习、动态规划结构学习、模型平均结构学习和不完备数据集的结构学习。贝叶斯网络与马尔可夫网络中解决概率查询问题的精确推理算法与近似推理算法,其中具体包括精确推理中的维特比算法、递归约束算法和团树算法,以及近似推理中的变分近似推理和抽样近似推理算法。

(一) 贝叶斯网络

贝叶斯网络(Bayesian network)又称信念网络或有向无环图模型,是一种概率图模型,模拟人

353

类推理过程中因果关系的不确定性处理模型,其网络拓扑结构是一个有向无环图。

由第六章可知,朴素贝叶斯方法假定数据属性在给定目标值下是条件独立的。在很多情况下,这个条件独立的假定过于严格。贝叶斯网络采取了另一个思路,即贝叶斯网络不要求任意两个数据属性之间都是条件独立,而是只要两个属性组之间条件独立即可。属性组就是属性集合的子集。贝叶斯网络描述的就是属性组所遵从的概率分布,即联合概率分布。

贝叶斯网络是一个有向无环图,由代表变量节点及连接这些节点的有向边构成。节点代表随机变量,节点间的有向边代表了节点间的相互关系(由父节点指向其子节点),用条件概率表达关系强度,没有父节点的用先验概率进行信息表达。节点变量可以是任何问题的抽象,如测试值、测现象等。

任何一个节点的概率只受父节点的影响,即任何一个变量在给定其父节点的条件下都独立于其非后继节点。不连通的节点表示条件独立,贝叶斯网络中对一组变量 $X = (x_1, x_2, x_3, \cdots, x_n)$ 的联合概率可以用下式计算

$$P(X) = \prod_i P(x_i \mid \text{PARENT}(x_i))$$

式中:$\text{PARENT}(x_i)$ 表示网络中 x_i 的父节点集合;$P(x_i \mid \text{PARENT}(x_i))$ 的值等于与节点 x_i 关联的条件关联表中的值。

贝叶斯网络算法的重点在于通过各种方法寻找贝叶斯网络中的条件独立性,达到减少计算量和复杂性的目的。如何从训练数据中学习获得贝叶斯网络是至关重要的,贝叶斯网络的学习可以简单地分为结构学习和参数学习。结构学习就是通过训练数据来构造贝叶斯网络拓扑;参数学习就是在贝叶斯网络结构已知的情况下,学习变量的概率分布即参数估计,就是学习各个节点的条件概率表。当网络结构已知并且所有变量可以从训练数据中完全获得时,则可以运用朴素贝叶斯分类方法来估计条件概率表中的各个项。

贝叶斯网络的自然语言处理的应用场景包括:①文本分类/垃圾文本过滤/情感判别;②多分类实时预测;③推荐系统。适用于表达和分析不确定性和概率性的事件,应用于有条件地依赖多种控制因素的决策,可以从不完全、不精确或不确定的知识或信息中做出推理。

(二) 马尔可夫随机场

概率无向图模型又称马尔可夫随机场(Markov random field,MRF),是一个可以由无向图表示的联合概率分布。马尔可夫随机场是建立在马尔可夫模型和贝叶斯理论基础之上的,包含马尔可夫性和随机场两个概念。

马尔可夫性是指一个随机变量序列按时间先后关系依次排开的时候,第 $N+1$ 时刻的分布特性与 N 时刻以前的随机变量的取值无关。随机场是由若干个位置组成的整体,当给每一个位置中按照某种分布随机赋予一个值之后,其全体就称为随机场。随机场可以看作一组随机变量的集合,这组随机变量对应同一个样本空间(这些随机变量之间可能有依赖关系)。以词性标注为例,假如一个由 20 个词构成的句子需要做词性标注,这 20 个词的每个词的词性可以在已知的词性集合(名词、动词等)中去选择;当每个词选择完词性后,就形成了一个随机场。

马尔可夫随机场是随机场的特例,它假设随机场中某一个位置的赋值仅仅与和它相邻的位置的赋值有关,和与其不相邻的位置的赋值无关。继续以词性标注为例,如果假设所有词的词性只和它相邻的词的词性有关,这个随机场就特化成一个马尔可夫随机场。比如第三个词的词性除了与自己本身的位置有关外,只与第二个词和第四个词的词性有关。

马尔可夫随机场关注联合概率分布,在随机场的基础上添加马尔可夫性质,从而得到马尔可

夫随机场。把马尔可夫随机场映射到无向图中,此无向图中的节点都与某个随机变量相关,连接着节点的边代表与这两个节点有关的随机变量之间的关系,所以,马尔可夫随机场其实表达出随机变量之间有些关系因素是必须要考虑的,而另外一些则是可以不用考虑的。

1. 模型定义 图是由节点及连接节点的边组成的集合,节点和边分别记作 v 和 e,节点和边的集合分别记作 V 和 E,图记作 $G=(V, E)$,无向图是指边没有方向的图。概率图模型是由图表示的概率分布。设有一组随机变量 $Y=\{Y_1, Y_2, \cdots, Y_n\}$,具有联合概率分布 $P(Y)$,此联合概率分布 $P(Y)$ 可以由无向图 $G=(V, E)$ 表示,即在图 G 中,每个节点 v 表示一个随机变量 Y_v;每条边 e 表示随机变量之间的概率依赖关系。

(1) 势函数:势函数是定义在变量子集上的非负函数,用来定义概率分布函数,也可以用来确定非线性的判别函数。如图 $12-4$ 所示一个简单的马尔可夫随机场。

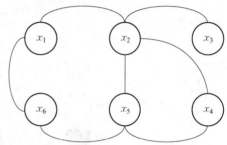

图 $12-4$ 马尔可夫随机场示例

图中的边表示节点之间具有相互关系,这种关系是双向的、对称的。如 x_2 和 x_3 之间有边相连,则 x_2 和 x_3 具有相关关系,这种相关关系采用势函数进行度量。例如,可以定义如下势函数

$$\Psi(x_2, x_3)=\begin{cases}1.2, & \text{如果 } x_2=x_3 \\ 0.1, & \text{其他情况}\end{cases}$$

则说明该模型偏好变量 x_2 和 x_3 拥有相同的取值,即在该模型中,x_2 和 x_3 的取值正相关。势函数刻画了局部变量之间的相关关系,是非负的函数。为了满足非负性,指数函数常被用于定义势函数,如

$$\Psi(x)=\mathrm{e}^{-H(x)}$$

式中:$H(x)$ 是一个定义在变量 x 上的实值函数,常见形式为

$$H(x)=\sum_{u, v \in x, u \neq v} \alpha_{uv} x_u x_v + \sum_{v \in x} \beta_v x_v$$

式中:α_{uv} 和 β_v 需要学习的参数,称为参数估计。

马尔可夫随机场是生成式模型,生成式模型最关心的是变量的联合概率分布。假设有 n 个取值为二值随机变量 $(x_1, x_2, x_3, \cdots, x_n)$,取值分布将包含 2^n 种可能,因此确定联合概率分布 $P(x_1, x_2, x_3, \cdots, x_n)$ 需要 2^n-1 个参数,这样复杂度太高;而另一种情况是,当所有变量都相互独立时 $P(x_1, x_2, x_3, \cdots, x_n)=P(x_1)P(x_2)\cdots P(x_n)$,只需要 n 个参数。因此,如何将联合概率分布分解为一组子集概率分布的乘积,怎么划分子图是关键问题。

首先定义无向图表示的随机变量之间存在的成对马尔可夫性、局部马尔可夫性和全局马尔可夫性。给定一个联合概率分布 $P(Y)$ 和表示它的无向图 G。

(2) 成对马尔可夫性:设 u 和 v 是无向图 G 中任意两个没有边连接的节点,节点 u 和 v 分别对应随机变量 Y_u 和 Y_v,其他所有节点为 O,对应的随机变量组是 Y_O。成对马尔可夫性是指给定随机变量组 Y_O 的条件下随机变量 Y_u 和 Y_v 是条件独立的,即

$$P(Y_u, Y_v \mid Y_O)=P(Y_u \mid Y_O)P(Y_v \mid Y_O)$$

(3) 局部马尔可夫性:设 v 是无向图 G 中任意一个节点,W 是与 v 有边连接的所有节点,O 是

v、W 以外的其他所有节点,如图 12-5 所示,分别表示随机变量 Y_v,以及随机变量组 Y_W 和 Y_O。局部马尔可夫性是指在给定随机变量组 Y_W 的条件下随机变量 Y_v 与随机变量组 Y_O 是独立的,即

$$P(Y_v, Y_O \mid Y_W) = P(Y_v \mid Y_W)P(Y_O \mid Y_W)$$

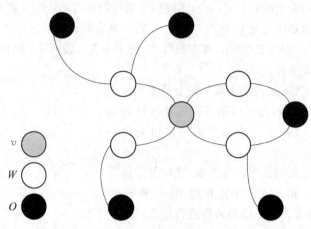

图 12-5 局部马尔可夫性

(4) 全局马尔可夫性:设节点集合 A、B 是在无向图 G 中被节点集合 C 分开的任意节点集合,如图 12-6 所示。节点集合 A、B 和 C 所对应的随机变量组分别是 Y_A、Y_B 和 Y_C。全局马尔可夫性是指给定随机变量组 Y_C 条件下随机变量组 Y_A,Y_B 是条件独立的,即

$$P(Y_A, Y_B \mid Y_C) = P(Y_A \mid Y_C)P(Y_B \mid Y_C)$$

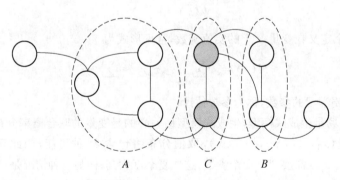

图 12-6 全局马尔可夫性

上述成对的、局部的、全局的马尔可夫性定义是等价的。

2. 概率无向图模型 设有联合概率分布 $P(Y)$ 由无向图 $G = (V, E)$ 表示,在图 G 中,节点表示随机变量,边表示随机变量之间的依赖关系。如果联合概率分布 $P(Y)$ 满足成对马尔可夫性、局部马尔可夫性或全局马尔可夫性,就称此联合概率分布为概率无向图模型,或马尔可夫随机场。

对给定的概率无向图模型,更关注如何求其联合概率分布 $P(Y)$。可以将整体的联合概率写成若干子联合概率的乘积的形式,也就是将联合概率进行因子分解,这样便于模型的学习与计算。

事实上,概率无向图模型的最大特点就是易于因子分解。

无向图 G 中任何两个节点均有边连接的节点子集称为团。若 C 是无向图 G 的一个团,并且不能再加进任何一个 G 的节点使其成为一个更大的团,则称此 C 为最大团。

图 12-7 所示是由 4 个节点组成的无向图。图中由 2 个节点组成的团有 5 个:$\{Y_1, Y_2\}$,$\{Y_2, Y_3\}$,$\{Y_3, Y_4\}$,$\{Y_4, Y_2\}$ 和 $\{Y_1, Y_3\}$。有 2 个最大团 $\{Y_1, Y_2, Y_3\}$ 和 $\{Y_2, Y_3, Y_4\}$。而 $\{Y_1, Y_2, Y_3, Y_4\}$ 不是一个团,因为 Y_1 和 Y_4 没有边连接。将概率无向图模型的联合概率分布表示为其最大团上的随机变量的函数的乘积形式的操作,称为概率无向图模型的因子分解。

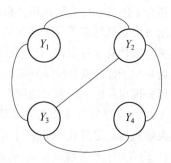

图 12-7 无向图的团和最大团

马尔可夫随机场中,多个变量的联合概率分布能基于团分解为多个势函数的乘积,每个团对应一个势函数。给定概率无向图模型,设其无向图为 G,C 为 G 上的最大团,Y_C 表示 C 对应的随机变量。那么概率无向图模型的联合概率分布 $P(Y)$ 可写作图中所有最大团 C 上的函数 $\Psi_C(Y_C)$ 的乘积形式,即

$$P(Y) = \frac{1}{Z} \prod_C \Psi_C(Y_C)$$

式中:Z 是规范化因子,以确保 $P(Y)$ 是正确定义的概率。

$$Z = \sum_Y \prod_C \Psi_C(Y_C)$$

规范化因子保证 $P(Y)$ 构成一个概率分布,函数 $\Psi_C(Y_C)$ 为势函数,要求是严格正的,通常定义为指数函数,如

$$\Psi_C(Y_C) = e^{-H(Y_C)}$$

Hammersley-Clifford 定理:概率无向图模型的联合概率分布 $P(Y)$ 可以表示为如下形式

$$P(Y) = \frac{1}{Z} \prod_C \Psi_C(Y_C)$$
$$Z = \sum_Y \prod_C \Psi_C(Y_C)$$

式中:C 是无向图的最大团;Y_C 是 C 的节点对应的随机变量;$\Psi_C(Y_C)$ 是 C 上定义的严格正函数,乘积是在无向图所有的最大团上进行的,即将联合概率分布分解为其最大团上的势函数的乘积。例如,图 12-4 中的 $X = \{x_1, x_2, x_3, \cdots, x_6\}$ 的联合概率分布 $P(X)$ 可以表示为

$$P(X) = \frac{1}{Z} \Psi_{12}(x_1, x_2) \Psi_{16}(x_1, x_6) \Psi_{23}(x_2, x_3) \Psi_{56}(x_5, x_6) \Psi_{245}(x_2, x_4, x_5)$$

马尔可夫随机场的因子分解主要是,可以根据马尔可夫性,将总的待求的联合概率分解为若干个最大团对应着的函数的连乘形式。

马尔可夫随机场的自然语言处理的应用场景包括:语音识别、图像。马尔可夫随机场作为概率图模型的典型一类,还用于对具有相关关系(无向)的变量分布进行建模,具有广泛的用途,如图像去噪等。

(三) 条件随机场

条件随机场(conditional random field, CRF)是条件概率分布模型 $P(Y|X)$ 表示的,给定一组

输入随机变量 X 的条件下另一组输出随机变量 Y 的马尔可夫随机场。条件随机场的特点是假设输出随机变量构成马尔可夫随机场。

如果给定的马尔可夫随机场中每个随机变量下面还有观察值,那么目标就是要确定给定观察集合下的马尔可夫随机场分布,即条件分布,而这种条件分布就是条件随机场。条件随机场比马尔可夫随机场多了一个观察集合,本质上就是给定了观察值集合的马尔可夫随机场。条件随机场关注条件概率分布,属于判别模型;马尔可夫随机场关注联合概率分布,属于生成模型。条件随机场常用于标注或分析序列资料,如自然语言文字或生物序列。条件随机场也可被看作最大熵马尔可夫模型在标注问题上的推广。

1. 条件随机场的定义与形式　条件随机场是给定随机变量 X 条件下,随机变量 Y 的马尔可夫随机场。定义在线性链上的特殊的条件随机场,称为线性链条件随机场。在条件概率模型 $P(Y|X)$ 中,Y 是输出变量,表示标记序列(状态序列),X 是输入变量,表示需要标注的观测序列。条件随机场的学习过程是利用训练数据集通过极大似然估计或正则化的极大似然估计得到条件概率模型;预测过程是对于给定的输入序列 X,求出条件概率最大的输出序列。

(1) 条件随机场:设 X 与 Y 是随机变量,$P(Y|X)$ 是在给定 X 的条件下 Y 的条件概率分布。若随机变量 Y 构成一个由无向图 $G=(V,E)$ 表示的马尔可夫随机场,即

$$P(Y_v \mid X, Y_w, w \neq v) = P(Y_v \mid X, Y_w, w \sim v)$$

对任意节点 v 成立,则称条件概率分布 $P(Y|X)$ 为条件随机场。式中,$w \sim v$ 表示在图 $G=(V,E)$ 中与节点 v 有边连接的所有节点 w,$w \neq v$ 表示节点 v 以外的所有节点,Y_v、Y_u 与 Y_w 为节点 v, u 与 w 对应的随机变量。

一般假设 X 和 Y 有相同的图结构。线性链条件随机场的情况为

$$G=(V=\{1, 2, \cdots, n\}), \ E=\{(i, i+1)\}, \ i=1, 2, \cdots, n-1$$

在此情况下,最大团是相邻两个节点的集合,如图 12-8 所示。

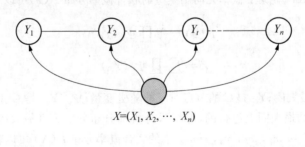

$X=(X_1, X_2, \cdots, X_n)$

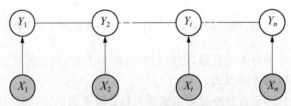

X 和 Y 有相同的图结构的线性链条件随机场

图 12-8　线性链条件随机场

线性链条件随机场:设 $X=(X_1, X_2, \cdots, X_n)$,$Y=(Y_1, Y_2, \cdots, Y_n)$ 为线性链表示的随机变

量序列,若在给定随机变量序列 X 的条件下,随机变量序列 Y 的条件概率分布 $P(Y\mid X)$ 构成条件随机场,即满足马尔可夫性

$$P(Y_i\mid X, Y_1, \cdots, Y_{i-1}, Y_{i+1}, \cdots, Y_n)=P(Y_i\mid X, Y_{i-1}, Y_{i+1})$$
$$i=1, 2, \cdots, n(在 i=1 和 n 时只考虑单边)$$

则称 $P(Y\mid X)$ 为线性链条件随机场。

(2) 条件随机场的参数化形式:即因子分解式,各因子是定义在相邻两个节点上的函数。线性链条件随机场的参数化形式:设 $P(Y\mid X)$ 为线性链条件随机场,则在随机变量 X 取值为 x 的条件下,随机变量 Y 取值为 y 的条件概率具有如下形式

$$P(y\mid x)=\frac{1}{Z(x)}\exp\Big[\sum_{i, k}\lambda_k t_k(y_{i-1}, y_i, x, i)+\sum_{i, l}\mu_l s_l(y_i, x, i)\Big]$$
$$Z(x)=\sum_y\exp\Big[\sum_{i, k}\lambda_k t_k(y_{i-1}, y_i, x, i)+\sum_{i, l}\mu_l s_l(y_i, x, i)\Big]$$

式中:t_k 和 s_l 是特征函数;λ_k 和 μ_l 是对应的权值;$Z(x)$ 是规范化因子;求和是在所有可能的输出序列上进行的。上式是线性链条件随机场模型的基本形式,表示给定输入序列 x,对输出序列 y 预测的条件概率。t_k 是定义在边上的特征函数,称为转移特征,依赖于当前和前一个位置;s_l 是定义在节点上的特征函数,称为状态特征,依赖于当前位置。两者都依赖于位置,是局部特征函数。通常特征函数 t_k 和 s_l 取值为 1 或 0;当满足特征条件时取值为 1,否则为 0。条件随机场完全由特征函数 t_k、s_l 和对应的权值 λ_k、μ_l 确定。

(3) 条件随机场的简化形式:可以对同一个特征在各个位置求和,将局部特征函数转化为一个全局特征函数,这样就可以将条件随机场写成权值向量和特征向量的内积形式,即条件随机场的简化形式。首先将转移特征和状态特征及其权值用统一的符号表示,设有 K_1 个转移特征,K_2 个状态特征,$K=K_1+K_2$,记

$$f_k(y_{i-1}, y_i, x, i)=\begin{cases} t_k(y_{i-1}, y_i, x, i), & k=1, 2, \cdots, K_1 \\ s_l(y_i, x, i), & k=K_1+l; l=1, 2, \cdots, K_2 \end{cases}$$

然后,对转移与状态特征在各个位置 i 求和,记作

$$f_k(y, x)=\sum_{i=1}^n f_k(y_{i-1}, y_i, x, i), k=1, 2, \cdots, K$$

对应的权值为

$$w_k=\begin{cases} \lambda_k, & k=1, 2, \cdots, K_1 \\ \mu_l, & k=K_1+l; l=1, 2, \cdots, K_2 \end{cases}$$

条件随机场为

$$P(y\mid x)=\frac{1}{Z(x)}\exp\sum_{k=1}^K w_k f_k(y, x)$$
$$Z(x)=\sum_y\exp\sum_{k=1}^K w_k f_k(y, x)$$

以向量形式表示为

$$w=(w_1, w_2, \cdots, w_K)^T$$

$$P(y \mid x) = \frac{1}{Z(x)} \exp\left[\sum_{i,k} \lambda_k t_k(y_{i-1}, y_i, x, i) + \sum_{i,l} \mu_l s_l(y_i, x, i)\right]$$

则条件随机场的向量形式为

$$P_w(y \mid x) = \frac{\exp[w \cdot F(y, x)]}{Z_w(x)}$$

$$Z_w(x) = \sum_y \exp[w \cdot F(y, x)]$$

（4）条件随机场的矩阵形式：引进特殊的起点和终点状态标记 $y_0 = \text{start}$，$y_{n+1} = \text{stop}$。对观测序列 x 的每一个位置 i，定义一个 m 阶矩阵随机变量（m 是标记 y_i 取值的个数）

$$M_i(x) = [M_i(y_{i-1}, y_i \mid x)]$$

$$M_i(y_{i-1}, y_i \mid x) = \exp[W_i(y_{i-1}, y_i \mid x)]$$

$$W_i(y_{i-1}, y_i \mid x) = \sum_{i=1}^{K} w_k f_k(y_{i-1}, y_i, x, i)$$

这里 w_k 和 f_k 分别由条件随机场的简化形式的公式给出，y_{i-1} 和 y_i 是标记随机变量 Y_{i-1} 和 Y_i 的取值。

条件概率 $P_w(y \mid x)$ 为

$$P_w(y \mid x) = \frac{1}{Z_w(x)} \prod_{i=1}^{n+1} M_i(y_{i-1}, y_i \mid x)$$

$$Z_w(x) = (M_1(x) M_2(x) \cdots M_{n+1}(x))_{\text{start, stop}}$$

注意，$y_0 = \text{start}$，$y_{n+1} = \text{stop}$ 表示开始状态与终止状态，规范化因子 $Z_w(x)$ 是以 start 为起点、stop 为终点通过状态的所有路径 $y_1, y_2, \cdots, y_n$ 的非规范化概率之和，其中非规范化概率表示为

$$\prod_{i=1}^{n+1} M_i(y_{i-1}, y_i \mid x)$$

2. 条件随机场的概率计算问题　条件随机场的概率计算问题是给定条件随机场 $P(Y|X)$，输入序列 x 和输出序列 y，计算条件概率 $P(Y_i = y_i \mid x)$，$P(Y_{i-1} = y_{i-1}, Y_i = y_i \mid x)$ 以及相应的数学期望的问题。

（1）前向-后向算法：对每个指标 $i = 0, 1, \cdots, n+1$，定义前向向量

$$\alpha_0(y \mid x) = \begin{cases} 1, & y = \text{start} \\ 0, & \text{否则} \end{cases}$$

递推公式为

$$\alpha_i^T(y_i \mid x) = \alpha_{i-1}^T(y_{i-1} \mid x) M_i(y_{i-1}, y_i \mid x), \quad i = 1, 2, \cdots, n+1$$

$$\alpha_i^T(x) = \alpha_{i-1}^T(x) M_i(x)$$

$\alpha_i(y_i|x)$ 表示在位置 i 的标记是 y_i 并且到位置 i 的前部分标记序列的非规范化概率，y_i 可取的值有 m 个，所以 α_i 是 m 维列向量。

定义后向向量

$$\beta_{n+1}(y_{n+1} \mid x) = \begin{cases} 1, & y_{n+1} = \text{stop} \\ 0, & \text{否则} \end{cases}$$

$$\beta_i(y_i \mid x) = M_i(y_i, y_{i+1} \mid x)\beta_{i-1}(y_{i+1} \mid x)$$

$$\beta_i(x) = M_{i+1}(x)\beta_{i+1}(x)$$

表示在位置 i 的标记是 y_i 并且从 $i+1$ 到 n 的后部分标记序列的非规范化概率。

（2）概率计算：按照前向-后向向量的定义，很容易计算标记序列在位置 i 是标记 y_i 的条件概率和在位置 $i-1$ 与 i 是标记 y_{i-1} 和 y_i 的条件概率，即

$$P(Y_i = y_i \mid x) = \frac{\alpha_i^T(y_i \mid x)\beta_i(y_i \mid x)}{Z(x)}$$

$$P(Y_{i-1} = y_{i-1}, Y_i = y_i \mid x) = \frac{\alpha_{i-1}^T(y_{i-1} \mid x)M_i(y_{i-1}, y_i \mid x)\beta_i(y_i \mid x)}{Z(x)}$$

其中 $Z(x) = \alpha_n^T(x) \cdot \mathbf{1} = \mathbf{1}^T \cdot \beta_1(x)$，$\mathbf{1}$ 是元素均为 1 的 m 维向量。

（3）期望值计算：利用前向-后向向量，可以计算特征函数关于联合分布 $P(X, Y)$ 和条件分布 $P(Y \mid X)$ 的数学期望。特征函数 f_k 关于条件分布 $P(Y \mid X)$ 的数学期望是

$$\begin{aligned} E_{P(Y \mid X)}[f_k] &= \sum_y P(y \mid x) f_k(y, x) \\ &= \sum_{i=1}^{n+1} \sum_{y_{i-1} y_i} f_k(y_{i-1}, y_i, x, i) \frac{\alpha_{i-1}^T(y_{i-1} \mid x)M_i(y_{i-1}, y_i \mid x)\beta_i(y_i \mid x)}{Z(x)} \end{aligned}$$

$$k = 1, 2, \cdots, K$$

$$\begin{aligned} E_{P(X, Y)}[f_k] &= \sum_{x, y} P(x, y) \sum_{i=1}^{n+1} f_k(y_{i-1}, y_i, x, i) \\ &= \sum_x \tilde{P}(x) \sum_y P(y \mid x) \sum_{i=1}^{n+1} f_k(y_{i-1}, y_i, x, i) \\ &= \sum_x \tilde{P}(x) \sum_{i=1}^{n+1} \sum_{y_{i-1} y_i} f_k(y_{i-1}, y_i, x, i) \frac{\alpha_{i-1}^T(y_{i-1} \mid x)M_i(y_{i-1}, y_i \mid x)\beta_i(y_i \mid x)}{Z(x)} \end{aligned}$$

$$k = 1, 2, \cdots, K$$

对于给定的观测序列 x 与标记序列 y，可以通过一次前向扫描计算 α_i 及 $Z(x)$ 和一次后向扫描计算 β_i，从而计算所有的概率和特征的期望。

3. 条件随机场的学习算法　条件随机场模型实际上是定义在时序数据上的对数线性模型，其学习方法包括极大似然估计和正则化的极大似然估计。改进的迭代尺度法：通过极大化训练数据的对数似然函数来求模型参数。P_w 为条件随机场的简化形式给出的条件随机模型时，条件随机场模型的训练数据的对数似然函数为

$$\begin{aligned} L(w) &= \sum_{x, y} \tilde{P}(x, y) \log P_w(y \mid x) \\ &= \sum_{x, y} \left[\tilde{P}(x, y) \sum_{k=1}^K w_k f_k(y, x) - \tilde{P}(x, y) \log Z_w(x) \right] \\ &= \sum_{j=1}^N \sum_{k=1}^K w_k f_k(y_j, x_j) - \sum_{j=1}^N \log Z_w(x_j) \end{aligned}$$

361

改进的迭代尺度法通过迭代的方法不断优化对数似然函数改变量的下界，达到极大化对数似然函数的目的。推导可得，关于转移特征 t_k 的更新方程为

$$E_{\tilde{P}}[t_k] = \sum_{x,y} \tilde{P}(x,y) \sum_{i=1}^{n+1} t_k(y_{i-1}, y_i, x, i)$$

$$= \sum_{x,y} \tilde{P}(x)P(y\mid x) \sum_{i=1}^{n+1} t_k(y_{i-1}, y_i, x, i)\exp[\delta_k T(x,y)]$$

$$k = 1, 2, \cdots, K_1$$

关于状态特征 s_l 的更新方程为

$$E_{\tilde{p}}[s_l] = \sum_{x,y} \tilde{P}(x,y) \sum_{i=1}^{n+1} s_l(y_i, x, i)$$

$$= \sum_{x,y} \tilde{P}(x)P(y\mid x) \sum_{i=1}^{n} s_l(y_i, x, i)\exp[\delta_{K_1+l} T(x,y)]$$

$$l = 1, 2, \cdots, K_2$$

$T(x,y)$ 是在数据 (x,y) 中出现所有特征数的总和，即

$$T(x,y) = \sum_k f_k(y,x) = \sum_{k=1}^{K} \sum_{i=1}^{n+1} f_k(y_{i-1}, y_i, x, i)$$

4. 条件随机场的预测算法　　条件随机场的预测问题是给定条件随机场 $P(Y\mid X)$ 和输入序列（观测序列）x，求条件概率最大的输出序列（标记序列）y^*，即对观测序列进行标注。根据条件随机场的向量形式

$$y^* = \arg\max_y P_w(y\mid x)$$

$$= \arg\max_y \frac{\exp[w \cdot F(y,x)]}{Z_w(x)}$$

$$= \arg\max_y \exp[w \cdot F(y,x)]$$

$$= \arg\max_y [w \cdot F(y,x)]$$

于是，条件随机场的预测问题成为求非规范化概率最大的最优路径问题，即

$$\max_y \sum_{i=1}^{n} w \cdot F_i(y_{i-1}, y_i, x)$$

其中 $F_i(y_{i-1}, y_i, x) = (f_1(y_{i-1}, y_i, x, i), f_2(y_{i-1}, y_i, x, i), \cdots, f_K(y_{i-1}, y_i, x, i))^T$ 是局部特征向量，根据维特比算法进行求解。

5. 条件随机场的应用　　自然语言处理的应用场景包括：中文分词和词性标注等词法分析。条件随机场是一种基于统计的序列标记识别模型，对于指定的节点输入值，能够计算指定的节点输出值上的条件概率，其训练目标是条件概率最大化。线性链是条件随机场中常见的特定图结构之一，它由指定的输出节点顺序链接而成。一个线性链与一个有限状态机相对应，可用于解决序列数据的标注问题。

条件随机场解码过程，也就是求解未知串标注的过程，需要搜索计算该串上的一个最大联合概率，解码过程采用维特比算法来完成。条件随机场具有很强的推理能力，能够充分利用上下文

信息作为特征,还可以任意地添加其他外部特征,使得模型能够获取的信息非常丰富。条件随机场通过仅使用一个指数模型作为在给定观测序列条件下整个标记序列的联合概率,使得该模型中不同状态下的不同特征权值可以彼此交替,从而有效地解决了其他非生成有向图模型所产生的标注偏置问题。这些特点使得条件随机场理论上非常适合中文词性标注。

条件随机场、隐马尔可夫链模型都常用来做序列标注的建模,比如词性标注。但隐马尔可夫链模型一个最大的缺点就是由于其输出独立性假设,导致其不能考虑上下文的特征,限制了特征的选择。而最大熵隐马尔可夫链模型则解决了这一问题,可以任意地选择特征,但由于其在每一节点都要进行归一化,所以只能找到局部的最优值,同时也带来了标记偏见的问题,即凡是训练语料中未出现的情况全都忽略掉。而条件随机场则很好地解决了这一问题,它并不在每一个节点进行归一化,而是所有特征进行全局归一化,因此可以求得全局的最优值。

四、深度学习模型

大量的深度学习算法和神经网络算法引入自然语言处理中。深度学习模型包括循环神经网络,长短期记忆模型,词的分布表示,基于注意力机制的深度学习模型。基于深度学习的自然语言处理技术经历了词嵌入、句子嵌入、基于注意力模型的编码器-解码器模型、Transformer 模型四个阶段,基于预训练模型联合针对具体任务的精细调节的模式成为当前自然语言处理的新范式。

在深度学习中,循环神经网络已经成为标准组件,循环神经网络是一类用于处理序列数据的神经网络。序列是一维元素向量,序列数据的特点就是数据呈序列关系。如常用的时间序列数据是指在不同时间点上收集到的数据,以时间轴为序列构成,反映了某一事物、现象等随时间的变化状态或程度。神经网络包含输入层、隐含层、输出层,通过激励函数控制输出,层与层之间通过权值连接。而在标准的循环神经网络结构中,隐含层的神经元之间也是带有权值的,即随着序列的不断推进,前面的隐含层将会影响后面的隐含层。循环神经网络通过连接每次输入的隐含层节点实现单向传递过去信息的效果,所有输入共享参数矩阵。在有时间特征和序列特征的数据处理中经常使用循环神经网络且能得到更好的效果。自然语言处理中常将中文的分词问题转换为序列标注问题,并基于此利用循环神经网络来解决。

(一) 长短期记忆模型

长短期记忆模型(LSTM)是一种时间循环神经网络,是为了解决一般的循环神经网络存在的长期依赖问题而专门设计出来的,其在标准循环神经网络的基础上装备了若干个控制数级的闸门。根据闸门所用于控制信息流通的地点不同,又被分为:①输入门:控制有多少上一时刻的单元输入信息可以流入当前单元。②遗忘门:控制有多少上一时刻的单元中的输出信息可以累积到当前时刻的单元中。③输出门:控制有多少当前时刻的单元中的信息可以流入当前隐藏状态中。

长短期记忆模型常规的神经元被存储单元替代,每个存储单元由输入门、输出门、自有状态组成。标准循环神经网络的重复模块只包含 1 个 tanh 函数,长短期记忆模型中的重复模块包含四个相互作用的激励函数(3 个 sigmoid＋1 个 tanh),如图 12 - 9 中每条线表示一个完整向量,从一个节点的输出到其他节点的输入。圆圈代表逐点操作,比如向量加法,而方框表示门限激励函数。线条合并表示串联,线条分差表示复制内容并输出到不同地方。

长短期记忆模型工作原理:闸门由 sigmoid 激励函数和逐点乘法运算组成。前一个时间步骤的隐藏状态,一个送到遗忘门(输入节点),一个送到输入门,一个送到输出门。前传递过程中,输入

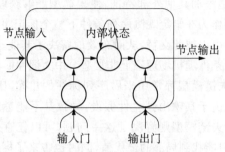

长短期记忆（LSTM）神经元

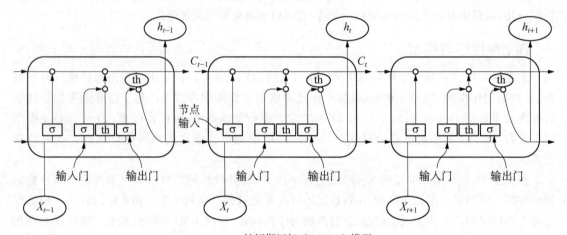

长短期记忆（LSTM）模型

图 12-9　长短期记忆模型示意图

门学习决定何时让激活传入存储单元,而输出门学习何时让激活传出存储单元。后传递过程,输出门学习何时让错误流入存储单元,输入门学习何时让它流出存储单元。

长短期记忆模型的核心是单元状态,即传过图中的水平线,如图所示为 C_{t-1} 状态到 C_t 状态,它直接沿着整个链运行,只有一些次要的线性交互,信息很容易沿着它不变地流动。长短期记忆模型能够移除或添加信息到节点来改变信息流状态,由闸门的结构精心调节。

长短期记忆模型的第一步是确定将从节点状态中丢弃哪些信息,该判定由称为"遗忘门层"的 sigmoid 层决定;查看 h_{t-1} 和 X_t,并为单元状态 C_{t-1} 中的每个数字输出 0 到 1 之间的数字。1 代表"完全保持",而 0 代表"完全摆脱"。第二步,确定将在单元节点状态中存储哪些新信息。首先"输入门层"的 sigmoid 层决定将更新哪些值。然后,tanh 层创建可以添加到状态的新候选值 $C_{\sim t}$ 的向量。在下一步中,将结合这两个来创建状态更新。第三步,决定要输出的内容。此输出将基于单元状态,是过滤版本。首先运行一个 sigmoid 层,决定要输出的单元状态的哪些部分。然后,将单元状态置于 tanh,并将其乘以 sigmoid 门的输出,以便只输出决定的部分。

（二）词嵌入
自然语言处理的核心关键是语言表示,如何让语言表示成为计算机能够处理的数据类型。

1. one-hot 编码表示　自然语言处理中最直观的词表示方法是 one-hot 编码表示,这种方法把每个词表示为一个向量,例如

$$\begin{matrix} \text{the} \\ \text{dog} \\ \text{sat} \\ \text{on} \\ \text{the} \\ \text{mat} \end{matrix} = \begin{bmatrix} 1 & 0 & 0 & 0 & 0 \\ 0 & 1 & 0 & 0 & 0 \\ 0 & 0 & 1 & 0 & 0 \\ 0 & 0 & 0 & 1 & 0 \\ 1 & 0 & 0 & 0 & 0 \\ 0 & 0 & 0 & 0 & 1 \end{bmatrix}$$

向量的维度是词表大小,其中绝大多数元素为0,只有一个维度的值为1,这个维度就代表了当前的词。one-hot编码表示仅仅将词符号化,不包含任何语义信息。one-hot编码表示的局限性包括:①矩阵的每一维长度都是字典的长度,比如字典包含10 000个单词,那么每个单词对应的one-hot向量就是$1 \times 10\,000$的向量,而这个向量只有一个位置为1,其余都是0,浪费空间,不利于计算。②one-hot矩阵相当于简单地给每个单词编了个号,单词和单词之间的关系则完全体现不出来。比如词"dog"和"cat"的关联性要高于"dog"和"phone",这种关系在one-hot表示法中就没有体现出来。词嵌入可以解决这些问题,词嵌入矩阵给每个单词分配一个固定长度的向量表示(如长度300),远小于字典长度(如10 000),而且两个单词向量之间的夹角值可以衡量词向量的关系。

2. 词嵌入 词嵌入将词映射到某个维数空间之中(维数比one-hot编码的维数低很多),相似的单词会聚集在一起,而不同的单词会分开;每个坐标轴可以看作区分这些单词的一种属性,如图12-10所示。词嵌入将词向量每一个元素由整型改为浮点型,变为整个实数范围的表示;将原来稀疏的巨大维度压缩嵌入一个更小维度的空间。

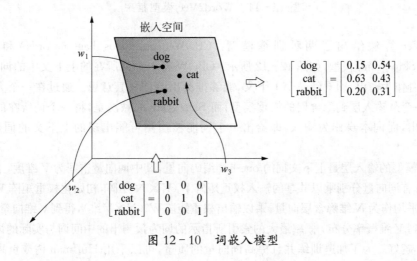

图 12 - 10 词嵌入模型

词嵌入是自然语言处理中语言模型与表示学习技术的统称。概念上而言,词嵌入是指把一个维数为所有词的数量的高维空间嵌入一个维数低得多的连续向量空间中,每个单词或词组被映射为实数域上的向量。词嵌入的方法包括人工神经网络、概率模型以及单词所在上下文的显式表示等。在底层输入中,使用词嵌入来表示词组的方法极大提升了自然语言处理中语法分析器和文本情感分析等的效果。词向量是各种自然语言处理任务中文本向量化的首选技术,如词性标注、命名实体识别、文本分类、文档聚类、情感分析、文档生成、问答系统等。

3. Word2Vec算法 Word2Vec是一款将词表征为实数值向量的高效工具,其利用深度学习的思想,可以通过训练,把对文本内容的处理简化为K维向量空间中的向量运算,而向量空间上的相似

365

度可以用来表示文本语义上的相似度。其基本思想是采用一个三层的神经网络(输入层-隐含层-输出层),通过训练将每个词映射成 K 维实数向量,通过词之间的距离来判断它们之间的语义相似度。

Word2Vec 的网络主体是一种单隐层前馈神经网络,网络的输入和输出均为词向量,其主要训练如图 12-11 所示。Word2Vec 的网络结构很简单,包括一个输入层、一个隐含层、一个输出层。其中,输入层对应某个(上下文)单词的 one-hot 编码向量(共有 V 个词汇),输出层为与输入单词同时出现的单词的概率分布,即词汇表中的每个单词,出现在这一上下文中的概率分别是多少。隐含层由 N 个神经元组成,经过训练之后,使用输入层和隐含层之间的连接权重矩阵 $W_{V \times N}$ 表示单词之间的关系。矩阵 W 是 V 行 N 维向量,每个 N 维向量分别对应一个单词。词向量的维度就从 V 降到了 N。

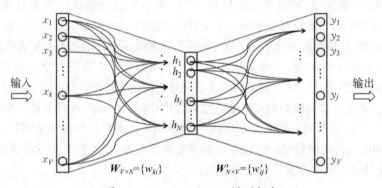

图 12-11　Word2Vec 模型框架

Word2Vec 算法给出了两种训练模型:CBOW(continuous bag-of-words)和 Skip-gram(continuous Skip-gram)模型,如图 12-12 所示。CBOW 将一个词所在的上下文中的词作为输入,而那个词本身作为输出,即看到一个上下文,能够推测出该词及其意思。通过在一个大的语料库训练,得到一个从输入层到隐含层的权重模型;而 Skip-gram 的做法是,将一个词所在的上下文中的词作为输出,而词本身作为输入,即给出一个词能够预测可能出现的上下文的词(2-gram 较常用)。

CBOW 模型的输入层是上下文词的 one-hot 编码向量,其中词向量空间为 V 维度,上下文单词个数为 C;所有词向量分别乘以共享的输入权重矩阵 $W(V \times N$ 矩阵,初始化权重矩阵 W),所得的向量相加求平均作为 N 维隐含层向量;乘以输出权重矩阵 $W'(N \times V$ 维),得到 V 维向量,经过激励函数处理得到 V 维概率分布,概率最大的索引所指示的词为预测出的中间词与实际的词向量做比较,误差越小越好。为了加速训练并且提高词向量的质量,可以采用 Huffman 树或负采样的方法进行权重更新。

Skip-gram 模型的输入层是只含中心词的词向量(V 维);隐含层是 N 维的当前词的词向量,模型的学习是修正权重矩阵 $W(V \times N$ 维),最终的权重矩阵可以做到利用当前词预测上下文;输出层是当前词(V 维)和所有其他词的相似度向量。Word2Vec 语言模型自带平滑,无须传统 n-gram 模型中那些复杂的平滑算法;词语间的相似性可以通过词向量体现。

4. Doc2Vec 算法　Doc2Vec(也称 paragraph2vec,句嵌入)是 Word2Vec 的拓展,也是基于上下文训练词向量,可以获得句子、段落、文档的向量表达。Doc2Vec 不仅将词转换为向量,还可以将句子或段落中的所有单词汇成向量。学习的向量可以通过计算距离来找句子、段落、文档之间的相似性,可以用于文本聚类,对于有标签的数据,还可以用监督学习的方法进行文本分类,如经典的

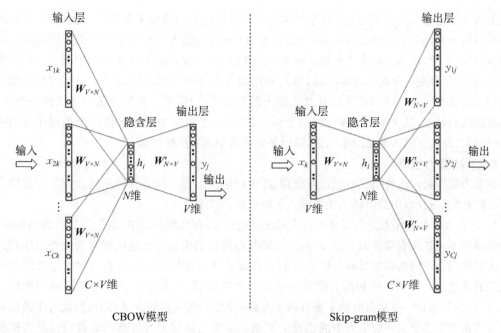

图 12 - 12 Word2Vec 两种训练模型

情感分析问题。

Doc2Vec 是将一个句子标签视为一个特殊的词,并且在这个特殊的词上做了一些处理,这个特殊的词是一个句子的标签。如图 12 - 13 所示,词向量作为矩阵 W 中的列被捕获,而段落向量作为矩阵 D 中的列被捕获。该模型也有两个方法:DM(distributed memory)和 DBOW(distributed bag of words)。DM 试图给定上下文和段落向量的情况下预测单词的概率,在一个句子或者段落文档训练过程中,段落标记保存不变,共享同一个段落向量。DBOW 则在只给定段落向量的情况下预测段落中一组随机单词的概率。

DM 方法是每个段落或句子都被映射到向量空间中,可以用矩阵的一列来表示。每个单词同样被映射到向量空间,可以用矩阵的一列来表示。然后将段落向量和词向量级联或者求平均得到特征,预测句子中的下一个单词。这个段落向量或句向量也可以认为是一个单词,它的作用相当

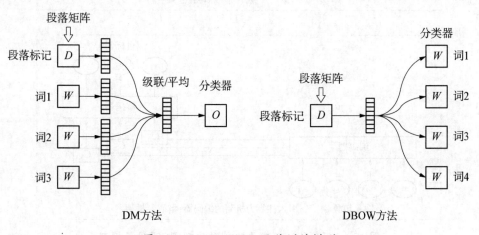

图 12 - 13 Doc2Vec 两种训练模型

于是上下文的记忆单元或者是这个段落的主题。在训练过程中增加了每个句子的向量,计算的时候将段落向量和词向量累加或者连接起来,作为 softmax 的输入。在一个句子或者段落训练过程中,共享同一个段落向量,相当于在每次预测单词的概率时,都利用了整个句子的语义。在预测过程,给预测句子分配一个新的段落标签,重新利用梯度下降训练待预测的句子,待收敛后,即得到待测句子的段落向量。DBOW 方法是忽略输入的上下文,让模型去预测段落中随机的一个单词。在每次迭代的时候,从文本中采样得到一个窗口,再从这个窗口中随机采样一个单词作为预测任务,让模型去预测。输入都是段落向量,输出是该段落中随机抽样的词。

(三) 注意力模型

注意力模型被广泛使用在自然语言处理、图像识别及语音识别等各种不同类型的深度学习任务中,是深度学习技术中最值得关注与深入了解的核心技术之一。

1. **注意力机制**　注意力机制源于对人类视觉的研究,在认知科学中,由于信息处理的瓶颈,人类会选择性地关注所有信息的一部分,同时忽略其他可见的信息。上述机制通常被称为注意力机制。人类视网膜不同的部位具有不同程度的信息处理能力,即敏锐度,只有视网膜中央凹部位具有最强的敏锐度。为了合理利用有限的视觉信息处理资源,人类需要选择视觉区域中的特定部分,然后集中关注它。注意力机制主要有两个方面:决定需要关注输入哪部分;分配有限的信息处理资源给重要的部分。深度学习中的注意力机制从本质上讲和人类的选择性视觉注意力机制类似,核心目标也是从众多信息中选择出对当前任务目标更关键的信息。

以文本处理领域的编码器-解码器框架为例,如图 12-14 所示,可以看作处理由一个句子生成另一个句子的通用处理模型。编码器是对输入句源 $X = [x_1, x_2, \cdots, x_m]$ 进行编码,将输入句子通过非线性变换转化为中间语义表示 C;解码器是根据句源的中间语义表示 C 和之前已经生成的

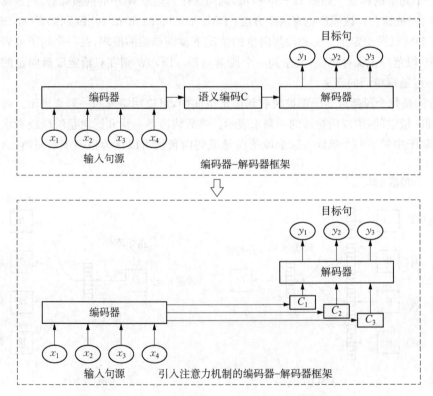

图 12-14　引入注意力机制的编码器-解码器框架

历史信息,来生成 i 时刻要生成的单词 Y_i。在生成目标句子的单词时,不论生成哪个单词,使用的输入句源的语义编码 C 都是一样的;语义编码 C 是由句源的每个单词经过编码器编码产生的,句源中任意单词对生成某个目标单词 y_i 来说影响力都是相同的,表明该模型没有体现出注意力,即没有区分出句中重要的单词,该单词应该有更大的权重。

注意力分配模型分配给不同单词的注意力大小,这对于正确翻译目标语单词肯定是有帮助的,因为引入了新的信息。目标句子中的每个单词都应该学会其对应的源语句子中单词的注意力分配概率信息,即由固定的中间语义表示 C 换成了根据当前输出单词来调整加入注意力模型的变化的 C_i。注意力分配概率分布是对于输入句源 X 中任意一个单词都给出个概率,即图 12-14 中的 C_i 是对编码器中每一个单词都要计算一个注意力概率分布。

以循环神经网络的解码器为例,在时刻 i,如果要生成 y_i 单词,已知目标句在生成 Y_i 之前的时刻 $i-1$ 时,隐含层节点 $i-1$ 时刻的输出值 H_{i-1},目的是计算生成 Y_i 时输入句源 X 中的单词对 Y_i 来说的注意力分配概率分布。可以用目标输出句 $i-1$ 时刻的隐含层节点状态 H_{i-1} 与输入句源中每个单词对应的循环神经网络隐含层节点状态 h_j 进行对比,即通过函数 $F(h_j, H_{i-1})$ 来获得目标单词 Y_i 和每个输入单词对应的对齐可能性,F 函数可以采取不同的方法,然后函数 F 的输出经过 softmax 进行归一化就得到了符合概率分布取值区间的注意力分配概率分布数值。绝大多数注意力模型都是采取上述计算框架来计算注意力分配概率分布信息,区别只是在 F 的定义上可能有所不同。目标句子生成的每个单词对应输入句子单词的概率分布可以理解为输入句子单词和这个目标生成单词的对齐概率。

2. 注意力模型 在神经网络模型处理大量输入信息的过程中,利用注意力机制,可以做到只选择一些关键的输入信息进行处理,来提高神经网络的效率。用数学语言来表达这个思想就是:用 $X=[x_1, x_2, \cdots, x_N]$ 表示 N 个输入信息,为了节省计算资源,不需要让神经网络处理这 N 个输入信息,而只需要从 X 中选择一些与任务相关的信息进行计算。软性注意力机制是指在选择信息的时候,是计算 N 个输入信息的加权平均,再输入到神经网络中计算。硬性注意力机制就是指选择输入序列某一个位置上的信息,比如随机选择一个信息或者选择概率最高的信息。通常用软性注意力机制来处理神经网络问题。

注意力值的计算是任务处理的关键,分为两步:首先,在所有输入信息上计算注意力分布;然后,根据注意力分布来计算输入信息的加权平均。假设场景,把输入信息向量 X 看作一个信息存储器,现在给定一个查询向量 q,用来查找并选择 X 中的某些信息,那么就需要知道被选择信息的索引位置,如图 12-15 所示。采取软性选择机制,从所有的信息中都抽取一些,最相关的信息抽取得就会多一些。定义一个注意力变量 $z \in [1, N]$ 来表示被选择信息的索引位置,即 $z=i$ 表示选择了第 i 个输入信息,然后计算在给定了 q 和 X 的情况下,选择第 i 个输入信息的概率 α_i

$$\alpha_i = p(z=i \mid X, q) = \mathrm{softmax}(S(x_i, q)) = \frac{\mathrm{e}^{S(x_i, q)}}{\sum_{j=1}^{N} \mathrm{e}^{S(x_j, q)}}$$

其中 α_i 构成的概率向量就称为注意力分布(attention distribution)。$S(x_i, q)$ 是注意力积分函数,通常有点积模式 $S(x_i, q) = x_i^T \cdot q$。

然后计算加权平均,注意力分布 α_i 表示在给定查询 q 时,输入信息向量 X 中第 i 个信息与查询 q 的相关程度。采用软性信息选择机制给出查询所得的结果,就是用加权平均的方式对输入信息进行汇总,得到注意力值

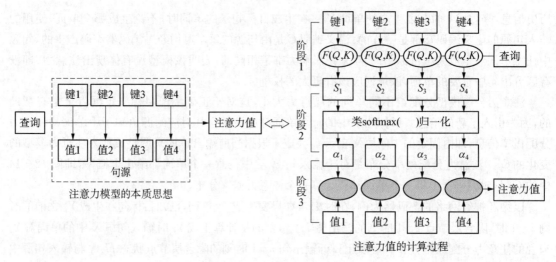

图 12-15 注意力模型框架

$$attention(X, q) = \sum_{i=1}^{N} \alpha_i x_i$$

可以用键值对(key-value)来表示输入信息,则 N 个输入信息就可以表示为 (key, value) = $[(k_1, v_1), (k_2, v_2), \cdots, (k_N, v_N)]$,其中键(key)用来计算注意力分布 α_i,值(value)用来计算聚合信息。这样可以将注意力机制看作一种软寻址操作:把输入信息 X 看作存储器中存储的内容,元素由地址键(key)和值(value)组成,当前有个键(key)=查询(query),目标是取出存储器中对应的值(value),即注意力(attention)值。而在软寻址中,并非需要硬性满足 key=query 的条件来取出存储信息,而是通过计算 query 与存储器内元素的地址 key 的相似度来决定,从对应的元素 value 中取出多少内容。每个地址 key 对应的 value 值都会被抽取内容出来,然后求和;这就相当于由 query 与 key 的相似性来计算每个 value 值的权重,然后对 value 值进行加权求和。加权求和得到最终的 value 值,也就是注意力值。如图 12-15 所示,以上的计算可以归纳为三个过程。

第一步:根据 query(Q)和 key(K)计算两者的相似度。可以用点积模型、加性模型或余弦相似度来计算,得到注意力得分 $S_i = F(Q, K)$。

第二步:用 softmax 函数对注意力得分进行数值转换。可以进行归一化,得到所有权重系数之和为 1 的概率分布,另外可以用 softmax 函数的特性突出重要元素的权重。

$$\alpha_i = softmax(S_i) = \frac{e^{S_i}}{\sum_{j=1}^{N} e^{S_j}}$$

第三步:根据权重系数对值(value)进行加权求和。

$$attention((K, V), Q) = \sum_{i=1}^{N} \alpha_i v_i$$

上述过程可以表示为

$$attention(K, V, Q) = \sum_{i=1}^{N} \alpha_i v_i = \sum_{i=1}^{N} \frac{e^{S(X_i, q)}}{\sum_{j=1}^{N} e^{S(X_j, q)}} v_i$$

　　注意力可以应用于任何类型的输入而不论其形状如何。在计算能力有限的情况下,注意力机制是解决信息超载问题的主要手段,是一种资源分配方案,将计算资源分配给更重要的任务。由上述表示可知,注意力模型主要涉及三个概念:query、key 和 value,以增强字的语义表示作为应用场景。目标字及其上下文的字都有各自的原始 value,注意力模型将目标字作为 query、其上下文的各个字作为 key,并将 query 与各个 key 的相似性作为权重,把上下文各个字的 value 融入目标字的原始 value 中。注意力模型将目标字和上下文各个字的语义向量表示作为输入,首先通过线性变换获得目标字的 query 向量表示、上下文各个字的 key 向量表示以及目标字与上下文各个字的原始 value 表示,然后计算 query 向量与各个 key 向量的相似度作为权重,加权融合目标字的 value 向量和各个上下文字的 value 向量,作为注意力模型的输出,即目标字的增强语义向量表示。

　　3. 自注意力模型　　自注意力也经常被称为内部注意力,可以理解为 query、key 和 value 的向量表示均来自同一输入文本。在一般任务的编码器-解码器框架中,输入句源和输出目标句内容是不一样的,比如对于英-中机器翻译来说,输入句源是英文句子,输出目标句是对应的翻译出的中文句子,注意力机制发生在输出目标句的元素 query 和输入句源中的所有元素之间。自注意力指的不是输出目标句和输入句源之间的注意力机制,而是输入句源内部元素之间或者输出目标句内部元素之间发生的注意力机制,也可以理解为"输出目标句=输入句源"这种特殊情况下的注意力计算机制。如图 12-16 所示,其具体计算过程是一样的,只是计算对象发生变化。

　　引入自注意力后会更容易捕获句子中长距离相互依赖的特征,因为如果是循环神经网络或者 LSTM,需要依次序序列计算,对于远距离相互依赖的特征,要经过若干时间步骤的信息累积才能将两者联系起来,而距离越远,有效捕获的可能性越小。自注意力在计算过程中会直接将句子中任意两个单词的联系通过一个计算步骤直接联系起来,所以远距离依赖特征之间的距离被极大缩短,有利于有效地利用这些特征。另外,自注意力对于增加计算的并行性也有直接帮助作用。

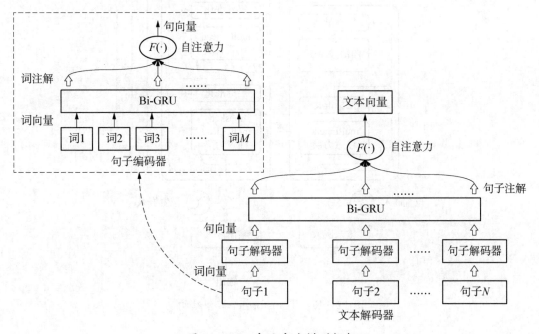

图 12-16　自注意力模型框架

注意力模型是为了减轻处理高维输入数据的计算负担,通过结构化地选取输入的子集,降低数据维度;其次,能够使任务处理系统更专注于找到输入数据中显著的与当前输出相关的有用信息,从而提高输出的质量。注意力模型的最终目的是帮助类似编码器-解码器这样的框架,更好地学到多种内容模态之间的相互关系,从而更好地表示这些信息。注意力模型非常适合于推理多种不同模态数据之间的相互映射关系。注意力机制是一种在编码器-解码器结构中使用到的机制,现在已经在多种任务中使用,如机器翻译、图像描述、文本摘要等领域。

(四) Transformer 模型

经典的网络结构 Transformer 模型于 2017 年提出,全部采用注意力模型的方式,代替了传统的编码器-解码器框架必须结合卷积神经网络或循环神经网络的固有模式,并在两项机器翻译任务中取得了显著效果。经典的 BERT(bidirectional encoder representations from transformers)模型是在 Transformer 架构上发展而来的。

1. Transformer 模型结构　Transformer 的主体结构分为编码器和解码器部分,编码器里面有 2 个子层,解码器中含有 3 个子层,如图 12 - 17 所示。

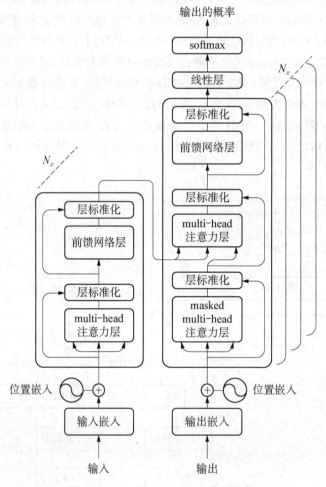

图 12 - 17　Transformer 模型结构

2. 编码器和解码器部件 Transformer 模型的编码器部件由 6 个($N_x = 6$)相同的层堆叠在一起,每层有 2 个子层,包括一个 multi-head 自注意子层和一个全连接前馈网络(FFN)子层。两个子层中会使用一个残差连接,接着进行层标准化操作。因此可以将子层(sub-layer)的输出表示为

$$\text{Output}_{\text{sublayer}} = \text{Norm}_{\text{layer}}(x + (\text{sublayer}(x))$$

模型所有的子层以及嵌入层的输出维度都是 d_{model}。

解码器部件由 6 个相同的层堆叠组成,每层由 3 个子层组成,包括 masked multi-head 注意机制子层、multi-head 注意机子层和全连接前馈网络子层,如图 12-17 所示同样也用了残差以及层标准化操作。masked multi-head 注意机制子层的特点是掩码(masking),掩码的作用是防止在训练的时候,使用未来的输出的单词。比如训练时,第一个单词不能参考第二个单词的生成结果。掩码就会把这个信息变成 0,用来保证预测位置 i 的信息只能基于比 i 小的输出。

编码器和解码器部件之间的连接如图 12-18 所示,进入第一个编码器的输入结合词向量和位置嵌入(positional embedding),通过了 6 个编码器之后,输出到了解码器部件的每一个解码器中。

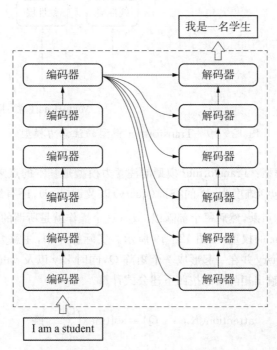

图 12-18 Transformer 模型的编码器和解码器部件结构

3. 输入层 编码器和解码器的输入就是利用学习好的嵌入结构将子词(token)转化为 d 维向量。对解码器来说,利用线性变换以及 softmax 函数将解码的输出转化为一个预测下一个子词的概率。

4. 位置向量 由于模型没有任何循环或者卷积,为了使用序列的顺序信息,需要将子词的相对以及绝对位置信息注入到模型中。Transformer 模型在输入嵌入的基础上加了一个位置编码,如将编码后的数据与嵌入数据求和,这样加入了相对位置信息。位置编码和嵌入层有同样的维度,都是 d_{model},所以两者可以直接相加。位置编码的选择方式,既有学习到的也有固定不

变的。

5. **注意力模型** Transformer 模型的注意力模型分为 Scaled 注意力模型（scaled dot-product attention）和 Multi-Head 注意力模型（multi-head attention），如图 12-19 所示。

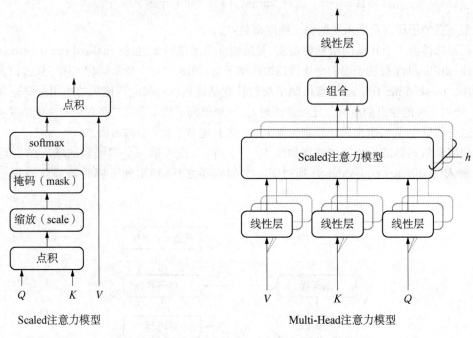

图 12-19　Transformer 模型的注意力模型

（1）Scaled 注意力模型：Transformer 模型的注意力模型是基本的点乘方式，在此基础上增加缩放（scale）操作。输入包括维度为 d_k 的查询（query）以及键（key），还有维度为 d_v 的值（value）。计算 query 和所有 key 的点乘，然后每个都除以 $\sqrt{d_k}$（这个操作就是所谓的 scaled）。然后利用一个 softmax 函数来获取 value 的权重，如图 12-19 所示。实际操作中，注意力函数是在一系列 query 上同时进行的，将这些 query 并在一起形成一个矩阵 Q，同时 key 以及 value 也并在一起形成了矩阵 K 以及 V。注意力的输出矩阵可以按照下述公式计算

$$\text{attention}(K, V, Q) = \text{softmax}\left(\frac{QK^T}{\sqrt{d_k}}\right)V$$

（2）Multi-Head 注意力模型：Transformer 模型的注意力并不只是点乘的注意力应用，可以先对 query、key 以及 value 进行 h 次不同的线性映射；学习到的线性映射分别映射到 d_k、d_k 以及 d_v 维，分别对每一个映射之后得到的 query、key 以及 value 进行注意力函数的并行操作，即将不同的注意力结果拼接起来，生成 d_v 维的输出值，如图 12-19 所示。具体结构和公式如下

$$\text{MultiHead}(K, V, Q) = \text{Concat}(head_1, head_2, \cdots, head_h)$$
$$head_i = \text{attention}(KW_i^K, VW_i^V, QW_i^Q)$$

Transformer 模型以三种不同的方式使用了 Multi-Head 注意力模型：①在编码器-解码器的注意力层，query 来自之前的解码层，而 key 和 value 都来自编码层的输出，类似于 seq2seq 模型所

374

使用的注意力机制。②在编码层的一个自注意力子层中,所有的 key、value 以及 query 都来自同一个地方,即解码层之前一层的输出。③解码层中的自注意力层也是一样,不同的是在缩放(scaled)点乘注意力模型中加了一个掩码(mask)操作,这个操作是保证 softmax 操作之后不会将非法的 value 连到注意力中。

Transformer 模型的每层在 Multi-Head 注意力子层后接连一个前馈的网络子层。前馈的网络子层公式描述为:$FFN(x) = \max(0,\ xW_1 + b_1)W_2 + b_2$。

Transformer 模型的整体框中最重要的创新应该就是自注意力模型和 Multi-head 注意力模型的架构。在无传统卷积神经网络和循环神经网络的情况下,还能提高表现,降低训练时间。Transformer 模型用于机器翻译任务,表现极好,可并行化,并且大大减少训练时间。

(五) BERT

BERT 模型的是一种新型的语言模型,通过联合调节所有层中的双向 Transformer 模型来训练预训练深度双向表示。BERT 模型的目标是利用大规模无标注语料训练,获得包含丰富语义信息的文本的语义表示,然后将文本的语义表示在特定自然语言处理任务中做微调,最终应用于该自然语言处理任务。

1. BERT 模型结构 BERT 是一种基于微调的多层双向 Transformer 编码器,其中的 Transformer 与原始的 Transformer 是相同的,如图 12-20 所示。模型有两个版本,版本中前馈大小都设置为 4 层。BERT$_{BASE}$:$L=12$,$H=768$,$A=12$,参数总数 $=110\times10^6$;BERT$_{LARGE}$:$L=24$,$H=1\,024$,$A=16$,参数总数 $=340\times10^6$。其中 L 表示 Transformer 编码器数量,H 表示隐藏向量的大小,A 表示自注意力的数量。

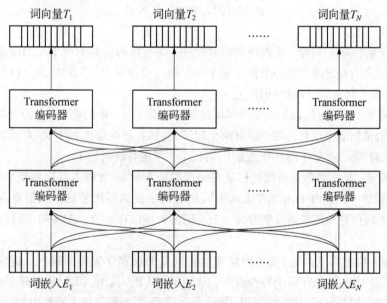

图 12-20 BERT 模型结构

2. BERT 输入层 BERT 模型通过查询字向量表将文本中的每个字转换为一维向量,作为模型输入;模型输出则是输入各自对应的融合全文语义信息后的向量表示。对于给定的词,其输入表示是可以通过三部分向量(嵌入)求和组成。向量的可视化表示如图 12-21 所示。

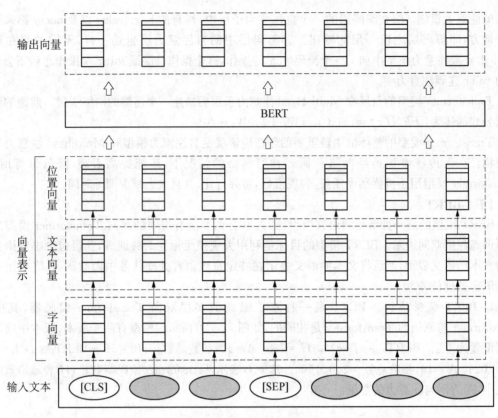

图 12-21　BERT 输入层

（1）字或子词（token）向量：是指将单词划分成一组有限的公共子词单元的向量，能在单词的有效性和字符的灵活性之间取得一个折中的平衡。第一个单词是[CLS]标志，可以用于之后的分类任务，对于非分类任务，可以忽略词向量。

（2）文本向量：该向量的取值在模型训练过程中自动学习，用于刻画文本的全局语义信息，并与单字或词的语义信息相融合。用于区分两个句子，例如 B 是否是 A 的下文（对话场景、问答场景等）。对于句子对，第一个句子的特征值是 0，第二个句子的特征值是 1。

（3）位置向量：是指将单词的位置信息编码成特征向量，位置嵌入是向模型中引入单词位置关系的至关重要的一环。由于出现在文本不同位置的字或词所携带的语义信息存在差异，因此 BERT 模型对不同位置的字或词分别附加一个不同的向量以作区分。支持的序列长度最多为 512 个子词。

最后，BERT 模型将字向量、文本向量和位置向量的加和作为模型输入。特别地，在目前的 BERT 模型中，图 12-21 中有两个特殊符号[CLS]和[SEP]，其中[CLS]表示该特征用于分类模型，对非分类模型，该符号可以省去；[SEP]表示分句符号，用于断开输入语料中的两个句子。

3. BERT 模型预训练结构　　BERT 模型的预训练过程就是逐渐调整模型参数，使得模型输出的文本语义表示能够刻画语言的本质，便于后续针对具体自然语言处理任务做微调。BERT 模型主要使用的是遮蔽语言模型（MLM）和邻接句预测（NSP）预训练任务。

（1）MLM 训练深度双向 Transformer 表示，采用了一种简单的方法，即随机掩盖部分输入词，然后对那些被掩盖的词进行预测。预训练的目标是构建语言模型，BERT 模型采用的是双向

Transformer。在预训练语言模型来处理下游任务时,可以考虑某个词左侧和右侧的语言信息。在训练的过程中,随机地掩盖每个序列中 15% 的词汇,其目标是基于其上下文来预测被掩盖单词的原始词汇。与从左到右的语言模型预训练不同,MLM 目标允许表示融合左右两侧的上下文,这使得可以预训练深度双向 Transformer。Transformer 编码器不知道它将被要求预测哪些单词,或者哪些已经被随机单词替换,因此它必须对每个输入词保持分布式的上下文表示。由于随机替换在所有词的小部分,所以并不会影响模型对于语言的理解。

（2）NSP 的任务是判断句子 B 是否是句子 A 的下文。如果是的话输出 IsNext,否则输出 NotNext。训练数据的生成方式是从平行语料中随机抽取连续的两句话,其中 50% 保留抽取的两句话,它们符合 IsNext 关系,另外 50% 的第二句话是随机从预料中提取的,它们的关系是 NotNext。这个关系保存在[CLS]符号中。从句子的角度来考虑,预训练了一个二值化下一句预测任务,该任务可以从任何单语语料库中轻松生成。具体来说,选择句子 A 和 B 作为预训练样本：A 的下一句有 50% 的可能是 B,另外 50% 的可能是来自语料库。

4. 自然语言处理任务上的微调　BERT 的模型架构是基于 Transformer 模型,实现多层双向的 Transformer 编码器。完成预训练后,对于具体任务,将 BERT 模型作为特征输入,输入任务模型中,利用实际任务的监督数据微调整个模型。对于不同的自然语言处理任务,模型输入会有微调,对模型输出的利用也有差异。

（1）单文本分类任务：对于文本分类任务,BERT 模型在文本前插入一个[CLS]符号,并将该符号对应的输出向量作为整篇文本的语义表示,用于文本分类。

（2）语句对分类任务：该任务的实际应用场景包括问答（判断一个问题与一个答案是否匹配）、语句匹配（两句话是否表达同一个意思）等。对于这类任务,BERT 模型除了添加[CLS]符号并将对应的输出作为文本的语义表示,还对输入的两句话用一个[SEP]符号做分割,并分别对两句话附加两个不同的文本向量以做区分。

（3）序列标注任务：该任务的实际应用场景包括中文分词或新词发现（标注每个字是词的首字、中间字或末字）、答案抽取（答案的起止位置）等。对于这类任务,BERT 模型利用文本中每个字对应的输出向量对该字进行标注（分类）。

5. 语言模型比较　Word2Vec 作为里程碑式的进步,对自然语言处理的发展产生了巨大的影响,但 Word2Vec 本身是一种浅层结构,而且其训练的词向量所学习到的语义信息受制于窗口大小。因此后续提出利用可以获取长距离依赖的 LSTM 语言模型预训练词向量,但传统的 LSTM 模型只学习到了单向的信息。不同的语言模型比较见表 12-1。

表 12-1　不同语言模型比较

模型	上下文语义	是否并行	长距离语义信息	模型	上下文语义	是否并行	长距离语义信息
Word2Vec	是	是	1	ELMo	否	否	3
LSTM	是	否	2	BERT	是	是	3

语言模型的每一次进步都推动着自然语言处理的发展,从 Word2Vec 到 LSTM,到 ELMo,再到 BERT。通过这些发展可以看到未来表示学习将会越来越多地应用到自然语言处理相关任务中,它们可以充分地利用目前海量的数据,然后结合各种任务场景,去训练出更为先进的模型,从而促进人工智能项目的落地。BERT 模型的自然语言处理的应用场景包括情感分析、情感分类、问答系统。

第三节　自然语言处理的关键技术

一、词法分析

词法分析包括分词与命名实体识别,分词是自然语言处理词法的第一步,当前分词算法主要有词典分词和统计分词两类。

(一) 分词

1. **词典分词**　词典分词是一种最常用的分词方法,其原理是按照一定策略将待处理的字符串与预定义词典中的词条进行匹配。若在词典中找到某个字符串,则匹配成功。根据所应用的算法不同,大致分为如下方法:按照扫描方向的不同,正向匹配或逆向匹配;按照长度的不同,最大匹配或最小匹配;按照是否与词性标注过程相结合,单纯分词方法或分词与标注相结合。

以基于字符串匹配方法为例,正向最大匹配算法的步骤:①从左向右取切分汉字句的 m 个字符串作为匹配字段,m 为大机器词典中最长词条数。②查找大机器词典并进行匹配,若匹配成功,则将这个匹配字段作为一个词切分出来;否则,则将这个匹配字段的最后一个词去掉,剩下的字符串继续匹配字段,直至以上过程切分到所有词。词典分词的优缺点都很明显,其优点在于技术简单,易于实现;其缺点在于匹配速度慢,存在歧义切分问题,缺乏自学习的智能性。由此在通常情况下,需要联合应用其他分词方法作为补充。

2. **统计分词**　统计分词又称无字典分词,其主要依据是认为上下文中,相邻的字同时出现的次数越多,就越可能构成一个词。因此可以对训练文本中相邻出现的频度进行统计,计算它们之间的互现信息。互现信息体现了汉字之间结合的紧密程度。当紧密程度高于某一个阈值时,便可以认为此字组可能构成一个词。主要统计模型有 N 元文法模型、隐马尔可夫模型等,在实际应用中一般将其与基于词典的分词方法结合起来使用,既可以发挥分词切分速度快、效率高的特点,又利用了无词典分词结合上下文识别生词、自动消除歧义的优点。其他还有利用人工智能的算法分词,如神经网络分词、基于预先标注分词等,可以通过如下四个维度来评估分词算法的有效性:①分词正确率;②切分速度;③功能完备性;④易扩展性与可维护性。

(二) 命名实体识别

命名实体识别是指识别文本中具有特定意义的实体,主要包括人名、地名、机构名、专有名词等。通常包括两部分:实体边界识别,确定实体类别(人名、地名、机构名或其他)。当前命名实体识别的主要技术方法分为:基于规则和词典的方法、基于统计机器学习的方法、基于神经网络的方法等。

1. **基于规则和词典的方法**　基于规则的方法多采用语言学专家手工构造规则模板,选用特征包括统计信息、标点符号、关键字、指示词和方向词、位置词、中心词等,以模式和字符串相匹配为主要手段,这类系统大多依赖于知识库和词典的建立。其缺点在于这类系统大多依赖于知识库和词典的建立,系统可移植性不好,对于不同的系统需要语言学专家重新书写规则,从而导致系统建设周期过长。

2. **基于统计机器学习的方法**　包括隐马尔可夫模型、最大熵模型、支持向量机、条件随机场等。其特点如下:①最大熵模型有较好的通用性,主要缺点是训练时间复杂性非常高。②条件随机场特征灵活、全局最优的标注框架,但同时存在收敛速度慢、训练时间长的问题。③隐马尔可夫模型在训练和识别时的速度要快一些,维特比算法求解命名实体类别序列的效率较高。④最大熵和支持向量机在正确率上比隐马尔可夫模型高。基于统计的方法对语料库的依赖也比较大。

自然语言处理并不完全是一个随机过程,单独使用基于统计的方法使状态搜索空间非常庞大,必须借助规则知识提前进行过滤修剪处理。目前几乎没有单纯使用统计模型而不使用规则知识的命名实体识别系统,在很多情况下是混合使用如上两种方法。

3. 基于神经网络的方法　近年来,随着硬件能力的发展以及词的分布式表示的出现,神经网络成为可以有效处理许多自然语言处理任务的模型。主要的模型有卷积神经网络-条件随机场,条件随机场,循环神经网络-条件随机场(Bi-LSTM-CRF)。

二、句法理论与分析

汉语句子通常分为三种类型。简单句:一般主谓结构、致使结构等;复合句:介词短语内部的小句、名词短语内部的小句等、紧缩句、连动结构;复句:全局有多个主谓结构,是由多个简单句和简单复合单句构成的句群。句法分析是机器翻译最核心的数据结构,主要技术包括句法分析和语义解析。当前流行的有两种句法分析理论:转换生成语法和依存句法。

(一)转换生成语法

人类语言的语法可表现为一套有限的规则系统。这个系统由如下三个子系统构成:句法部分、音系部分和语义部分。乔姆斯基(Avram Noam Chomsky)认为语法是第一性的,而具体的语言则是派生性的,是由在语法基础上构成的无限多的具体句子所构成的集合。语法规则都是从几条普遍原则转换而来的,因此称为转换生成语法。由此而引出了句法树的概念,句法树的最终目的是机器能够正确、全面地理解和表达句义,从而转换为知识库所需的数据结构,达到存储知识、实现推理的目标。常用的有短语结构文法:根据词汇、短语、小句和句子逐层分析,可以形式化定义为 $G = (X, V, S, R)$ 这样一个四元组。

(二)依存句法

依存关系分为两种:一种是句法依存,是指如果有两类元素,其中一类元素只有在另一类出现时才会出现,那么就说前一类的元素在句法上依存于后一类元素;另一种是语义依存,是指某些词的出现只是为了限定其他词的意义。这与单纯从语法角度来分析句子的转换生成语法有了很大的不同。依存句法的依存关系中可以同时容纳句子的语法结构和语义结构两种关系。句子中各个成分之间都存在支配与从属的关系。处于支配地位的词称为支配词,也称为核心词;处于被支配地位的词称为从属词,也称为修饰词。句子的结构表现为各个构成成分之间层层递进的从属关系,它的顶端就成为一个支配所有成分的中心结。中心结在绝大多数情况下是动词,即动词是句子的中心,这种思想是基于配价理论。

三、语义分析

语义分析主要分为两个部分:词汇级语义分析和句子级语义分析。

(一)词汇级语义分析

词汇级语义分析主要分为两块:①词义消歧;②词语语义相似度。词义消歧是自然语言处理中的基本问题之一,在机器翻译、文本分类、信息检索、语音识别、语义网络构建等方面都具有重要意义;而词语语义相似度计算在信息检索、信息抽取、词义排歧、机器翻译、句法分析等处理中有很重要的作用。

自然语言中一个词常具有多种含义,此类现象非常普遍。如何自动获悉某个词的多种含义;或者已知某个词有多种含义,如何根据上下文确认其含义,是词义消歧研究的内容。词义消歧的方法大概分为四类：①基于背景知识的词义消歧；②监督的语义消歧方法；③半监督的学习方法；④无监督的学习方法。其中，第一种方法是基于规则的方法（也称词典方法），后三种都是机器学习方法。

1. 基于背景知识的语义消歧　其基本思想是通过词典中词条本身的定义作为判断其语义的条件，这种方法完全是基于规则的。

2. 监督的语义消歧方法　监督学习的方法就是，数据的类别在学习之前已经知道。在语义消歧的问题上，每个词所有可能的义项都是已知的。有监督的语义消歧方法是通过一个已标注的语料库学习得到一个分类模型。常用的方法有：①基于贝叶斯分类器的词义消歧方法；②基于最大熵的词义消歧方法；③基于互信息的消歧方法。

（二）句子级语义分析

句子级语义分析主要分为两个部分：浅层语义分析和深层语义分析。

浅层语义分析是一种自然语言处理中用到的方法，其通过矢量语义空间来提取文档与词中的概念，进而分析文档与词之间的关系。浅层语义分析的基本假设是，如果两个词多次出现在同一文档中，则这两个词在语义上具有相似性。浅层语义分析使用大量的文本构建一个矩阵，这个矩阵的一行代表一个词，一列代表一个文档，矩阵元素代表该词在该文档中出现的次数，然后在此矩阵上使用奇异值分解来保留列信息的情况下减少矩阵行数，之后每两个词语的相似性则可以通过其行向量的余弦值（或者归一化之后使用向量点乘）来进行标示，此值越接近 1 则说明两个词语越相似，越接近 0 则说明越不相似。其主要包含如下概念。

1. 词-文档矩阵　用于描述一个词语是否在一篇文档中。词-文档矩阵是一个稀疏矩阵，其行代表词语，其列代表文档。一般情况下，词-文档矩阵的元素是该词在文档中的出现次数，也可以是该词语的关键词的词频-逆向文本词频（TF-IDF）。词-文档矩阵和传统的语义模型相比并没有实质上的区别，只是借用了数学中矩阵的概念来进行描述。

2. 降维　在构建好词-文档矩阵之后，浅层语义分析将对该矩阵进行降维，以找到词-文档矩阵的一个低阶近似。由此将不同的词或因为其语义的相关性而合并，降维可以解决一部分同义词的问题，也能解决一部分二义性问题。

3. 推导　通过矩阵运算得出相似度，从而可以基于相似度对文本和文档进行聚类，同时计算其在语义空间内和其他文档的相似性。

浅层语义分析的一个核心就是语义角色标注。语义角色标注主要围绕句子中的谓词来分析各成分与其之间的结构关系，并用语义角色来描述这些结构关系。语义角色标注方法分为三种：基于完全句法分析的语义角色标注；基于局部句法分析的语义角色标注；基于依存句法分析的语义角色标注。

深层语义分析主要依赖人工智能算法，包含基于知识库的深层语义分析、基于监督学习的语义分析、半监督或无监督学习的语义分析。

四、篇章分析

篇章是指由词和句子以复杂的关系链接而成，能够完成一定交际任务的完整连贯的语言单元。篇章分析本质上是语义分析的一类，是指在篇章层面上，将语言从表层的没有结构的文字序列转换为深层的有结构的机内表示，刻画篇章中各部分内容的语义信息，并识别不同部分之间存在的语义关联，进而融合篇章内部信息和外部背景知识，更好地理解原文语义。篇章分析的研究建立在词汇级、句子级语义分析之上，融合篇章上下文的全局信息，分析跨句的词汇之间、句子与句子之间、段落与段落之间的语义关联，从而超越词汇和句子分析，达到对篇章等级更深层次的理解。篇章语义分析主要有以下三个主流的研究方向。

（一）以篇章结构为核心

此类研究工作的目标是识别不同文本块之间的语义关系，例如条件关系、对比关系等，亦称之为修辞关系识别。根据是否需要将文本分割为一系列彼此不相交的覆盖序列，可以将本类方法进一步分成两大类：第一类以修辞结构理论和篇章图树库为代表，要求先将文本切分为彼此不相交的语义单元，并随后分析各部分之间的语义关系及结构组成；第二类方法以宾州篇章树库理论为代表，不需要预先切分文本，而是直接识别篇章关系及其元素所在位置，并随后识别具体的语义关系类型。

（二）以词汇语义为核心

最典型的代表为词汇链理论，是指一个主题下的一系列相关的词共同组成的词序列。该算法的基本假设非常直观：用于描述特定主体的多个词语，在语义层面上应该是相关的，并且围绕特定主体展开构成一条相关词汇的链条。这样聚集起来的相关词汇的链条即称之为词汇链，作为特定语言片段内部各个主题的指示。如果能够分析获知多个词汇链在文中的分布，那么对应的文章结构也就确定了，属于一种静态的语篇连贯研究方法。

（三）以背景知识为核心

此类研究工作需要借助语义词典作为背景知识帮助分析篇章语义关系。经过国内外专家的努力，目前已经产生一些初具规模，并具有一定实用价值的语义词典资源。在国外，有以描写词汇上下位、同义、反义等聚合关系为主的 WordNet，以描写语言成分之间的各种组配关系为主的 FrameNet。而国内比较知名的有知网、清华大学开发的以语义组合关系为主的《现代汉语动词分类词典》、北京大学基于 WordNet 框架开发的中文概念词典、哈尔滨工业大学在同义词词林基础上开发的同义词词林等。总体而言，目前的自然语言处理已经跨越对词的研究，而发展到了对整句的研究，即句法、句义及整句生成的研究，但篇章语义分析方面的研究还远远不够，无论是背景知识获取还是原文语义分析都有更进一步发展的空间。

第四节　自然语言处理应用

一、文本挖掘

文本挖掘是指从大量文本数据中抽取事先未知的、可理解的、最终可用的信息或知识的过程。直观地说，当数据挖掘的对象完全由文本这种数据类型组成时，这个过程就称为文本挖掘。对文本信息的挖掘主要是发现某些文字出现的规律以及文字与语义、语法间的联系，用于自然语言的处理，如机器翻译、信息检索、信息过滤等，通常采用信息提取、文本分类、文本聚类、自动文摘和文本可视化等技术从非结构化文本数据中发现知识。

文本挖掘一般过程主要包括文本预处理技术和文本分析，如图 12-22 所示。文本预处理技术包括分词（中文）、特征表示和特征提取。与数据库中的结构化数据相比，文本具有有限的结构，或者根本就没有结构。此外，文本的内容是人类所使用的自然语言，计算机很难处理其语义。文本信息源的这些特殊性使得数据预处理技术在文本挖掘中更加重要。文本转换为向量形式并经特征提取后，便可以进行挖掘分析了。文本挖掘分析技术常用的有：文本分类、文本信息抽取、文本聚类、文本结构分析、文本摘要、文本关联分析、分布分析和趋势预测等。

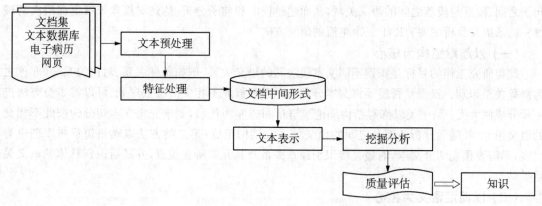

图 12-22　文本挖掘一般过程

(一) 文本分类

文本分类是指在给定分类体系下,根据文本内容自动确定文本类别的过程。文本分类按照预先定义的主题类别,为文档集合中的每个文档确定一个类别,这样用户不但能够方便地浏览文档,而且可以通过限制搜索范围使文档的查找更容易、快捷。

文本分类的目的是让机器学会一个分类函数或分类模型,该模型能把文本映射到已存在的多个类别中的某一类,使检索或查询的速度更快,准确率更高。训练方法和分类算法是分类系统的核心部分。用于文本分类的分类方法较多,主要有朴素贝叶斯分类、向量空间模型、决策树、支持向量机、遗传算法、k 近邻方法的分类方法等。

传统的机器学习分类方法将整个文本分类问题拆分成了特征工程和分类器两部分。特征工程分为文本预处理、特征提取、文本表示三个部分,最终目的是把文本转换成计算机可理解的格式,并封装足够用于分类的信息,即很强的特征表达能力,具体流程如图 12-23 所示。

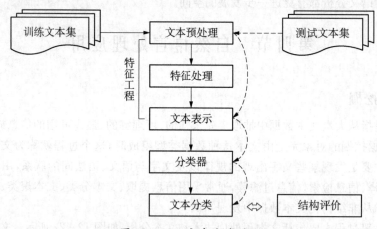

图 12-23　文本分类流程

1. **文本预处理**　文本预处理过程是在文本中提取关键词表示文本的过程,中文文本处理中主要包括文本分词和去停用词两个阶段。之所以进行分词,是因为很多研究表明特征粒度为词粒度远好于字粒度,因为大部分分类算法不考虑词序信息,基于字粒度显然损失了过多 N 元信息。具体到中文分词,不同于英文有天然的空格间隔,需要设计复杂的分词算法。传统算法主要有基于字符串匹配的正向、逆向或双向最大匹配,基于理解的句法和语义分析消歧,基于统计的互信息/CRF 方法。近年来随着深度学习的应用,词嵌入联合 Bi-LSTM+CRF 方法逐渐成为主流。而停止词是文本中一些高频的代词、连词、介词等对文本分类无意义的词,通常维护一个停用词表,特征提取过程中删除停用表中出现的词,本质上属于特征选择的一部分。

2. **文本表示**　文本表示的目的是把文本预处理后转换成计算机可理解的方式,是决定文本分类质量最重要的部分。传统做法常用词袋模型或向量空间模型,最大的不足是忽略文本上下文关系,每个词之间彼此独立,并且无法表征语义信息。词袋模型的示例如$(0, 0, 0, 0, \cdots, 1, \cdots, 0, 0, 0, 0)$,一般词库量至少都是百万级别,因此词袋模型有两个最大的问题:高纬度、高稀疏性。词袋模型是向量空间模型的基础,因此向量空间模型通过特征项选择降低维度,通过特征权重计算增加稠密性。传统做法在文本表示方面除了向量空间模型,还有基于语义的文本表示方法,比如主题模型、概率潜在语义索引等,这些方法得到的文本表示可以认为是文档的深层表示,而词嵌入文本分布式表示方法则是深度学习方法的重要基础。

3. **特征提取**　向量空间模型文本表示方法的特征分为提取对应特征项的选择和特征权重计算两部分。特征选择的基本思路是根据某个评价指标独立地对原始特征项(词项)进行评分排序,从中选择得分最高的一些特征项,过滤掉其余的特征项。常用的评价有文档频率、互信息、信息增益、χ^2 统计量等。特征权重主要是经典的 TF-IDF 方法及其扩展方法,主要思路是一个词的重要度与在类别内的词频成正比,与所有类别出现的次数成反比。

4. **分类器**　文本分类的核心问题是如何构造分类器,根据分类体系将一个文本分到一个或几个相关联的类别中。文本分类的具体过程是,用已知的训练集训练分类器,再利用分类器对未知的文本进行分类。在众多的分类算法中,常用的典型分类算法有决策树、最大熵、贝叶斯和支持向量机算法等。

5. **深度学习方法**　传统做法的主要问题是文本表示是高纬度、高稀疏的,特征表达能力很弱,而且神经网络很不擅长对此类数据的处理;此外需要人工进行特征工程,成本很高。深度学习解决大规模文本分类问题最重要的是解决文本表示,再利用卷积神经网络或循环神经网络等网络结构自动获取特征表达能力,去掉繁杂的人工特征工程,端到端地解决问题。

分布式表示基本思想是将每个词表达成 n 维稠密和连续的实数向量,与之相对的 one-hot 编码向量空间只有一个维度是 1,其余都是 0。分布式表示最大的优点是具备非常强大的特征表达能力,比如 n 维向量每维 k 个值,可以表征 k^n 个概念。文本的表示通过词向量的表示方式,把文本数据从高纬度、高稀疏的神经网络难处理的方式,变成类似图像、语音的连续稠密数据。词向量解决了文本表示的问题,文本分类模型则是利用卷积神经网络或循环神经网络等深度学习网络及其变体解决自动特征提取的问题。

(1) FastText:原理是把句子中所有的词向量进行平均,然后直接连接 softmax 层。同时加入了一些 N 元语言模型特征来捕获局部序列信息。FastText 文本分类模型如图 12-24 所示。

输入层:在 Word2Vec 中,输入就是将单纯地把词袋向量化,同时加入了 n-grams 的思想。隐含层:就是将第一步中输入的向量相加求平均,得到一个新的向量 w,然后将这个向量输入到输出层。输出层:采用了层次 softmax 的方法,思想实质上是将一个全局多分类的问题转化成若干个二元分类问题,从而将计算复杂度从 $O(V)$ 降到 $O(\log V)$。即根据标签的频次建立 Huffman 树,每个标签对应一个 Huffman 编码,每个 Huffman 树节点具有一个向量作为参数进行更新,预测的时候隐含层输出与每个 Huffman 树节点向量做点乘,根据结果决定向左右哪个方向移动,最终落到某个标签对应的节点上。

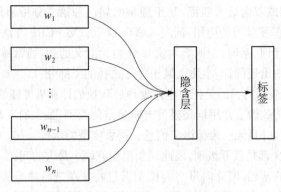

图 12-24 FastText 文本分类模型

（2）TextCNN：FastText 中的网络结果是完全没有考虑词序信息的，而 TextCNN 提取句子中类似 N 元的关键信息。TextCNN 文本分类模型如图 12-25 所示。

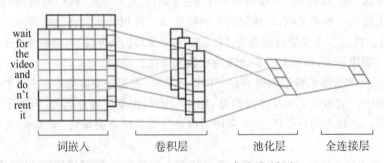

图 12-25 TextCNN 文本分类模型

TextCNN 详细过程：第一层是图中最左边的 7×5 的句子矩阵，每行是词向量，维度＝5，这个可以类比为图像中的原始像素点。然后经过卷积核大小等于（2，3，4）的一维卷积层，每个卷积核有两个输出通道。第三层是一个 1-max 池化层，这样不同长度句子经过池化层之后都能变成定长的表示，最后接一层全连接的 softmax 层，输出每个类别的概率。

特征：这里的特征就是词向量，有静态和非静态方式。静态方式采用如 Word2Vec 预训练的词向量，训练过程不更新词向量，实质上属于迁移学习，特别是数据量比较小的情况下，采用静态的词向量往往效果不错。非静态方式则是在训练过程中更新词向量。推荐的方式是非静态方式中的微调方式，它是以预训练的 Word2Vec 向量初始化词向量，训练过程中调整词向量，能加速收敛，当然如果有充足的训练数据和资源，直接随机初始化词向量效果也是可以的。

通道：图像中可以利用（R，G，B）作为不同通道，而文本的输入通道通常是不同方式的嵌入方式（比如 Word2Vec），实践中也有利用静态词向量和微调词向量作为不同通道的做法。

一维卷积：图像是二维数据，经过词向量表达的文本为一维数据，因此在 TextCNN 卷积用的是一维卷积。一维卷积带来的问题是需要设计通过不同大小的卷积核获取不同宽度的视野。

（3）TextRNN：TextCNN 能够在很多任务中有不错的表现，但卷积神经网络有个最大问题是固定卷积核大小的视野，一方面无法建模更长的序列信息，另一方面卷积核大小的超参调节也很烦琐。自然语言处理中更常用的是循环神经网络，能够更好地表达上下文信息。具体在文本分类任务中，双向 LSTM 从某种意义上可以理解为可以捕获变长且双向的 N 元信息。

（4）TextRNN＋注意力模型：卷积神经网络和 LSTM 用在文本分类任务中尽管效果显著,但都有一个不足的地方,即不够直观,可解释性不好。而注意力机制是自然语言处理领域一个常用的建模长时间记忆机制,能够很直观地给出每个词对结果的贡献。加入注意力机制之后最大的好处是能够直观地解释各个句子和词对分类类别的重要性。

（5）BERT 模型结构：主要是采用了 Transformer 的编码结构,其主要创新点在于训练方式采用了它在训练双向语言模型时以减小的概率把少量的词替成了掩码或者另一个随机的词,目的在于使模型被迫增加对上下文的记忆;增加了一个预测下一句的损失,迫使模型学习到句子之间的关系。

（二）文本信息抽取

文本信息抽取是为从文本中选择出的信息创建一个结构化的表示形式,然后将转换后的结构化、半结构化的信息存储在数据库里供用户查询或进一步的分析使用。

1. **文本信息抽取系统** 文本信息抽取主要是针对文本信息的抽取,从原始文本中抽取信息,并依次填入模板的相应槽中。基于完全句法分析和浅层句法分析的信息抽取系统的体系结构可能会有所不同,但大体相同。基于句法分析的一种信息抽取系统的体系结构如图 12－26 所示。

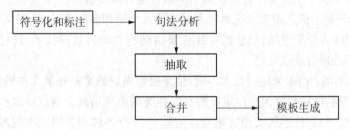

图 12－26 文本信息抽取系统结构

文本信息抽取系统结构由 5 个部分组成。①符号化和标注：对文本进行分段、分句,然后进行词性的标注。②句法分析：确定句法成分和语义实体,识别出其中的动词词组、名词词组等句法成分,以抽取出与领域相关的各类命名实体。本阶段可以采用完全句法分析或部分句法分析,区别在于是否为每个句子生成完整的、详细的句法树。③抽取：在抽取过程中,系统识别特定领域的文本中各实体之间的关系,并根据抽取任务将相关的信息抽取出来,填充到输出模板的槽中。④合并：即指代消解。在遇到重复的实体时,系统首先检查文本中这两个实体是否指向同一个实体,如果是则合并。指代消解是个比较困难的过程,其结果直接影响信息抽取的性能。⑤生成模板：这个阶段主要完成模板的生成,是基于领域知识的最好体现。根据领域知识,通过推理判断,选择输出模板的某个槽。当待输出文本中有不同的事件,如时间、地点等,则需填入不同的槽中。

2. **文本信息抽取任务** 文本信息抽取的具体任务包括实体识别、实体消歧、关系抽取、事件抽取。

（1）实体识别：实体识别是在文本中查找每个提及的命名实体并标记其类型。构成命名实体的类型则是特定于应用程序的,这些通常包括人员、地点和组织,但也包括从基因和蛋白质名称到大学课程名称的一些更具体实体。在文本中找到所有提及的命名实体后,需要将这些实体链接或聚类到各个集合中。命名实体识别的主要任务是识别出待处理文本中七类命名实体,分别为人名、机构名、地名、时间、日期、货币和百分比。在这七类当中,时间、日期、货币、百分比相对而言其

385

构成具有很明显的规律,识别起来相对容易,但是剩下的三类由于用字灵活,识别难度很大。命名实体的内部构成和外部语言环境具有一些特征,无论何种方法,都在试图充分发现和利用实体所在的上下文特征和实体的内部特征。

(2)实体消歧:一个实体指称项可对应到多个真实世界实体,确定一个实体指称项所指向的真实世界实体,这就是命名实体消歧。针对方法的不同可以分为基于聚类的实体消歧和基于实体链接的实体消歧。

(3)关系抽取:关系抽取是抽取两个或多个实体之间的语义关系,根据参与实体的多少可以分为二元关系抽取和多元关系抽取。

(4)事件抽取:事件抽取是从描述事件信息的文本中抽取出用户感兴趣的事件并以结构化的形式呈现出来。首先识别出事件及其类型,其次识别出事件所涉及的元素,最后需要确定每个元素在事件中所扮演的角色。

3. 信息抽取与信息检索　信息抽取与信息检索都是对信息进行处理的技术,但两者存在明显的差异,主要表现在以下三个方面。

(1)功能不同:信息检索系统主要是从大量的文档集合中找到与用户需求相关的文档列表;信息抽取系统则旨在从一个文本中直接获得用户感兴趣的事实信息。

(2)处理技术不同:信息检索系统通常利用统计及关键词匹配等技术,把文本看成词的集合,不需要对文本进行深入分析理解;信息抽取往往要借助自然语言处理技术,通过对文本中的句子以及篇章进行分析处理后才能完成。

(3)适用领域不同:由于采用的技术不同,信息检索系统通常是领域无关的,而信息抽取系统则是领域相关的,只能抽取系统预先设定好的有限种类的事实信息。信息抽取技术可视为信息检索技术的一个深化。信息检索从文档的集合中寻找与用户要求相关的文本或段落。信息抽取则是在相关文本或段落的基础上,发现用户需要的信息。

信息抽取与信息检索是互补的,信息抽取系统通常以信息检索系统的输出作为输入。同时,在信息抽取的基础上进行高精度的信息检索,两者的结合能够更好地服务于用户的信息处理需求。信息检索一般不对文本的语义进行分析,而由用户对文本的语义做出解释。信息抽取则由系统分析文本的语义,在此基础上给出用户需要的信息。

二、机器翻译

机器翻译又称自动翻译,是利用计算机将一种自然语言(源语言)转换为另一种自然语言(目标语言)的过程。机器翻译是计算语言学的一个分支,是人工智能的终极目标之一,具有重要的科学研究价值。机器翻译技术的发展一直与计算机技术、信息论、语言学等学科的发展紧密相随。从早期的词典匹配,到词典结合语言学专家知识的规则翻译,再到基于语料库的统计机器翻译,随着计算机计算能力的提升和多语言信息的爆发式增长,机器翻译开始为普通用户提供实时便捷的翻译服务。

整个机器翻译的过程可以分为原文分析、原文译文转换和译文生成三个阶段。在具体的机器翻译系统中,根据不同方案的目的和要求,可以将原文译文转换阶段与原文分析阶段结合在一起,而把译文生成阶段独立起来,建立相关分析独立生成系统。原语分析时要考虑译语的特点,而在译语生成时则不考虑原语的特点。在研究多种语言对一种语言的翻译时,宜于采用这样的相关分析独立生成系统。也可以把原文分析阶段独立起来,把原文译文转换阶段同译文生成阶段结合起来,建立独立分析相关生成系统。

(一) 机器翻译的基本过程

机器翻译的总任务可以描述为：将源语言的文本送入计算机，通过计算机程序生成目标语言的文本，且源语言文本与目标语言文本具有相同的含义。机器翻译的第一步是在不同层次上分析源文本，然后进行目标语文本的生成。这两个步骤是机器翻译系统基本实现过程中的两个主要组成部分。

(二) 源语分析

源语分析是所有现代机器翻译系统的基础，翻译的质量本质上依赖于分析的质量和深度。所谓源语分析，就是遵循一定的语言学基础，寻求源语文本的表示形式与其对应内容之间所存在的映射关系的过程。文本内容可以由句法结构表达式、文本命题含义表达式、综合的中间语言文本描述。典型的源语分析手段为依据与源语文本所表达含义相关的词汇、句法结构、单词和句子的顺序，灵活地找出目标语译文。源语分析的深度不同，是造成各机器翻译系统之间存在差异的主要因素。

源语分析涉及多个不同层次，分析过程按照复杂度递增顺序可划分为以下几个阶段。

1. 形态分析　用于获取源语言词汇原形。在机器翻译系统的研制中，两层分析法是普遍采用的形态分析理论，而有时也采用不太通用但更适合于特定语言、特定任务的方法。

2. 句法分析　用于摘取源语文本短语结构、句法结构的依存性，即确定输入文本中词汇的词性、短语边界及短语的内部结构。

3. 语义分析　利用文本含义描述语言建立知识结构，反映源语文本的词汇、词义及相互之间所存在的语义依存关系，可消除词义歧义、介词短语修饰歧义、复合词分解歧义等。

4. 语用分析　根据源语文本元素之间所存在的各种面向应用领域和修辞的关系，建立源语文本语义结构。语用分析主要解决指代歧义问题、通过语义格角色约束的确定、比喻和换喻的理解、坏结构输入所引起的问题以及省略情形等。

(三) 目标语生成

通常目标语生成被看作源语分析的逆过程，但也具有自身特点，主要完成以下两项任务：①文本规划：对各种表达方式进行选择，确定欲实现的目标语文本的有关内容、修辞方式等信息。②表层实现：根据目标语语法，将由词汇组成的句法表达式映射为表层字符串。

(四) 机器翻译的方法

人类的翻译过程是一个非常复杂的智能活动，因为其中几乎涉及了自然语言处理研究中的各个方面。在机器翻译研究领域，研究者们已经提出了各种理论和方法，解决了很多问题，但仍然存在大量的困难。机器翻译系统可划分为基于规则和基于语料库两大类。前者由词典和规则库构成知识源；后者由经过划分并具有标注的语料库构成知识源，既不需要词典也不需要规则，以统计规律为主。

(五) 基于规则的机器翻译系统

机器翻译是随着语料库语言学的兴起而发展起来的，大多数机器翻译系统都采用以规则为基础的策略，一般分为语法型、语义型、知识型和智能型。不同类型的机器翻译系统由不同的成分构成。所有机器翻译系统的处理过程都包括以下步骤：对源语言的分析或理解，在语言的某一平面进行转换，按目标语言结构规则生成目标语言。技术差别主要体现在转换平面上。

1. 语法型机器翻译系统　研究重点是词法和句法，以上下文无关文法为代表，早期系统大多都属这一类型。语法型系统包括源文分析机构、源语言到目标语言的转换机构和目标语言生成机构三部分。源文分析机构对输入的源文加以分析，这一分析过程通常又可分为词法分析、语法分析和语义分析。通过上述分析可以得到源文的某种形式的内部表示。转换机构用于实现将相对独立于源文表层表达方式的内部表示转换为与目标语言相对应的内部表示。目标语言生成机构实现从目标语言内部表示到目标语言表层结构的转化。

2. 语义型机器翻译系统　研究重点是在机器翻译过程中引入语义特征信息,以语义文法和格框架文法为代表。语义分析的各种理论和方法主要解决形式和逻辑的统一问题。利用系统中的语义切分规则,把输入的源文切分成若干个相关的语义元成分。再根据语义转化规则,如关键词匹配,找出各语义元成分所对应的语义内部表示。系统通过测试各语义元成分之间的关系,建立它们之间的逻辑关系,形成全文的语义表示。处理过程主要通过查语义词典的方法实现。语义表示形式一般为格框架,也可以是概念依存表示形式。最后,机器翻译系统通过对中间语义表示形式的解释,形成相应的译文。

3. 知识型机器翻译系统　目标是给机器配上人类常识,以实现基于理解的翻译系统。知识型机器翻译系统利用庞大的语义知识库,把源文转化为中间语义表示,并利用专业知识和日常知识对其加以精练,最后把它转化为一种或多种译文输出。

4. 智能型机器翻译系统　目标是采用人工智能的最新成果,实现多路径动态选择以及知识库的自动重组技术,对不同句子实施在不同平面上的转换。这样就可以把语法、语义、常识几个平面连成一有机整体,既可继承传统系统优点,又能实现系统自增长的功能。

(六) 基于语料库的机器翻译系统

不同于基于规则的机器翻译系统由词典和语法规则库构成翻译知识库,基于语料库的机器翻译系统是以语料的应用为核心,由经过划分并具有标注的语料库构成知识库。基于语料库的方法可以分为基于统计的方法和基于实例的方法。机器翻译系统按其加工的深度可以分为三种类型:词汇为主的机器翻译系统,句法为主的机器翻译系统,语义为主的机器翻译系统。

1. 词汇为主的机器翻译系统　特点:①以词汇转换为中心建立双语词典,翻译时,文句加工的目的在于立即确定相应于原语各个词的译语等价词。②如果原语的一个词对应于译语的若干个词,机器翻译系统本身并不能决定选择哪一个,而只能把各种可能的选择全都输出。③语言和程序不分,语法的规则与程序的算法混在一起,算法就是规则。第一类机器翻译系统的译文质量是极为低劣的,并且设计这样的系统是一种十分琐碎而繁杂的工作,系统设计成之后没有扩展的余地,修改时牵一发而动全身,给系统的改进造成极大困难。

2. 句法为主的机器翻译系统　特点:①把句法的研究放在第一位,首先用代码化的结构标志来表示原语文句的结构,再把原语的结构标志转换为译语的结构标志,最后构成译语的输出文句。②对于多义词必须进行专门的处理,根据上下文关系选择出恰当的词义,不容许把若干个译文词一揽子列出来。③语法与算法分开,在一定的条件之下,使语法处于一定类别的界限之内,使语法能由给定的算法来计算,并可由这种给定的算法描写为相应的公式,从而不改变算法也能进行语法的变换,这样语法的编写和修改就可以不考虑算法。

3. 语义为主的机器翻译系统　此为以语义为主的第三类机器翻译系统。引入语义平面之后,就要求在语言描写方面做一些实质性的改变,因为在以句法为主的机器翻译系统中,最小的翻译单位是词,最大的翻译单位是单个的句子,机器翻译的算法只考虑对一个句子的自动加工,而不考虑分属不同句子的词与词之间的联系。

目前世界上绝大多数的机器翻译系统都是以句法为主的机器翻译系统,研究的重点主要放在句法方面。有些系统以句法为主,适当增加了一些语义参数,以解决句法上的歧义问题。由于语义研究还不成熟,建立第三类机器翻译系统还有相当大的困难。

(七) 基于统计的机器翻译

基于统计的机器翻译方法把机器翻译看作一个信息传输的过程,用一种信道模型对机器翻译进行解释。这种思想认为,源语言句子到目标语言句子的翻译是一个概率问题,任何一个目标语言句子都有可能是任何一个源语言句子的译文,只是概率不同,机器翻译的任务就是找到概率最大的句子。具体方法是将翻译看作对原文通过模型转换为译文的解码过程。因此统计机器翻译又可以分为以下几个问题:模型问题、训练问题、解码问题。模型问题就是为机器翻译建立概率模型,也就是要定义源语言句子到目标语言句子的翻译概率的计算方法;训练问题是要利用语料库来得到这个模型的所有参数;解码问题则是在已知模型和参数的基础上,对于任何一个输入的源语言句子,去查找概率最大的译文。

(八) 基于实例的机器翻译系统

基于实例的机器翻译方法与统计方法相同,也是一种基于语料库的方法,即不经过深层分析,仅仅通过已有的经验知识,通过类比原理进行翻译。其翻译过程是首先将源语言正确分解为句子,再分解为短语碎片,接着通过类比的方法把这些短语碎片译成目标语言短语,最后把这些短语合并成长句。对于实例方法的系统而言,其主要知识源就是双语对照的实例库,不需要字典、语法规则库之类的东西,核心的问题就是通过最大限度的统计,得出双语对照实例库。

基于实例的机器翻译对于相同或相似文本的翻译有非常显著的效果,随着例句库规模的增加,其作用也越来越显著。对于实例库中的已有文本,可以直接获得高质量的翻译结果。对于实例库中存在的实例十分相似的文本,可以通过类比推理,并对翻译结果进行少量的修改,构造出近似的翻译结果。但受限于语料库规模,基于实例的机器翻译很难达到较高的匹配率,往往只有限定在比较窄的或者专业的领域时,翻译效果才能达到使用要求。

(九) 基于人工神经网络的机器翻译

技术核心是一个拥有大量人工神经元的深度神经网络,可以自动地从语料库中学习翻译知识。一种语言的句子被向量化之后,在网络中层层传递,转化为计算机可以"理解"的表示形式,再经过多层复杂的传导运算,生成另一种语言的译文,实现了理解语言,生成译文的翻译方式。这种翻译方法最大的优势在于译文流畅,更加符合语法规范,容易理解。相比之前的翻译技术,质量有显著的提升。目前广泛应用于机器翻译的是 LSTM,该模型擅长对自然语言建模,把任意长度的句子转化为特定维度的浮点数向量,同时"记住"句子中比较重要的单词,让"记忆"保存比较长的时间。该模型很好地解决了自然语言句子向量化的难题,对利用计算机来处理自然语言来说具有非常重要的意义,使得计算机对语言的处理不再停留在简单的字面匹配层面,而是进一步深入到语义理解的层面。

三、语音识别

语音识别技术就是让机器通过识别和理解过程把语音信号转变为相应的文本或命令的技术。语音识别技术主要包括特征提取技术、模式匹配准则及模型训练技术三个方面。语音识别技术的目标是将人类语音中的词汇内容转换为计算机可读的输入,例如按键、二进制编码或者字符序列。语音识别技术涉及数字信号处理、人工智能、语言学、数理统计学、声学、情感学及心理学等多学科。这项技术可以提供比如自动客服、自动语音翻译、命令控制、语音验证码等多项应用。近年来,随着人工智能的兴起,语音识别技术在理论和应用方面都取得大突破,开始从实验室走向市场,已逐渐走进人们的日常生活。现在语音识别已用于许多领域,主要包括语音识别听写器、语音寻呼和答疑平台、自主广告平台、智能客服等。

（一）语音识别原理

语音识别的本质是一种基于语音特征参数的模式识别,即通过学习,系统能够把输入的语音按一定模式进行分类,进而依据判定准则找出最佳匹配结果。目前,模式匹配原理已经被应用于大多数语音识别系统中。如图 12 - 27 所示是基于模式匹配原理的语音识别系统框图。一般的模式识别包括预处理、特征提取、模式匹配等基本模块。首先对输入语音进行预处理,其中预处理包括分帧、加窗、预加重等。其次是特征提取,因此选择合适的特征参数非常重要。在进行实际识别时,要对测试语音按训练过程产生模板,最后根据失真判决准则进行识别。常用的失真判决准则有欧氏距离、协方差矩阵与贝叶斯距离等。

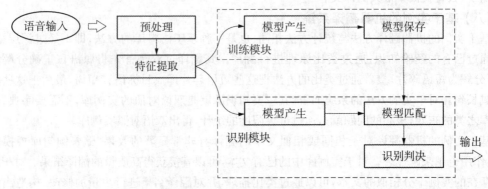

图 12 - 27　语音识别原理框图

从语音识别算法的发展来看,语音识别技术主要分为四大类:①模型匹配法:包括矢量量化、动态时间规整等。②基于统计方法:包括高斯混合模型、隐马尔可夫模型等。③基于分类方法:如支持向量机。④基于人工神经网络方法:人工神经网络和深度神经网络等以及多种组合方法。

（二）基于模型匹配的语音识别

1. 动态时间规整　语音识别中,由于语音信号的随机性,即使同一个人发的同一个音,只要说话环境和情绪不同,时间长度也不尽相同,因此时间规整是必不可少的。动态时间规整是一种将时间规整与距离测度有机结合的非线性规整技术,在语音识别时,需要把测试模板与参考模板进行实际比对和非线性伸缩,并依照某种距离测度选取距离最小的模板作为识别结果输出。动态时间规整技术的引入,将测试语音映射到标准语音时间轴上,使长短不等的两个信号最后通过时间轴弯折达到一样的时间长度,进而使得匹配差别最小,结合距离测度,得到测试语音与标准语音之间的距离。

2. 矢量量化　矢量量化是一种广泛应用于语音和图像压缩编码等领域的重要信号压缩技术,思想来自香农的率-失真理论。其基本原理是把每帧特征矢量参数在多维空间中进行整体量化,在信息量损失较小的情况下对数据进行压缩。因此,它不仅可以减小数据存储,而且还能提高系统运行速度,保证语音编码质量和压缩效率,一般应用于小词汇量的孤立词语音识别系统。

（三）基于统计方法的语音识别

隐马尔可夫模型是一种统计模型,目前多应用于语音信号处理领域。在该模型中,马尔可夫链中的一个状态是否转移到另一个状态取决于状态转移概率,而某一状态产生的观察值取决于状态生成概率。在进行语音识别时,隐马尔可夫模型首先为每个识别单元建立发声模型,通过长时间训练得到状态转移概率矩阵和输出概率矩阵,在识别时根据状态转移过程中的最大概率进行判决。

（四）基于模型分类的语音识别

支持向量机是建立结构风险最小理论基础上的分类方法，根据有限样本信息在模型复杂度与学习能力之间寻求最佳折中。从理论上说，支持向量机就是一个简单的寻优过程，解决了神经网络算法中局部极值的问题，得到的是全局最优解。支持向量机已经成功地应用到语音识别中，并表现出良好的识别性能。

（五）基于人工神经网络的语音识别

1. 深度神经网络/深度网络-隐马尔可夫　当前诸如人工神经网络等多数分类的学习方法都是浅层结构算法，与深层算法相比存在局限。尤其当样本数据有限时，它们表征复杂函数的能力明显不足。深度学习可通过学习深层非线性网络结构，实现复杂函数逼近，表征输入数据分布式，并展现从少数样本集中学习本质特征的强大能力。在深度结构非凸目标代价函数中普遍存在的局部最小问题是训练效果不理想的主要根源。为了解决以上问题，提出基于深度神经网络的非监督贪心逐层训练算法，它利用空间相对关系减少参数数目以提高神经网络的训练性能。相比传统的基于统计方法的语音识别系统，其最大的改变是采用深度神经网络替换统计机器学习模型对语音的观察概率进行建模。

2. 长短时记忆模块（LSTM）　LSTM 的引入解决了传统简单循环神经网络梯度消失等问题，使得循环神经网络框架可以在语音识别领域实用化并获得了超越深度神经网络的效果，目前已经使用在业界一些比较先进的语音系统中。当前语音识别中的主流循环神经网络声学模型框架主要包含两部分：深层双向循环神经网络和序列短时分类输出层。其中深层双向循环神经网络对当前语音帧进行判断时，不仅可以利用历史的语音信息，还可以利用未来的语音信息，从而进行更加准确的决策；序列短时分类使得训练过程无须帧级别的标注，实现有效的端对端训练。

第五节　医学自然语言处理

近年来医疗数据挖掘发展迅速，然而目前医疗数据结构化处于起步阶段，更多的医疗数据仍然以自然语言文本形式出现。通过自然语言处理辅助完成汇总医学领域知识的过程，将知识提炼出来，提取其中有用的诊疗信息，最终形成知识本体或者知识网络，从而为后续的各种人工智能应用提供标准和基础。医学自然语言处理是自然语言处理与医学的交叉专业，其目的在于使计算机能够提取医师对患者的健康及治疗过程中的书面描述中所具有的丰富含义，并从专业的角度识别和理解信息。

电子健康记录文本中包含大量信息，如果经过处理，可用于一系列医疗目的，包括临床决策支持、机构审计和计费、临床质量改进和研究。普通的自然语言处理引擎会通过使用大量的文本集来确定语言的结构方式和语法的形成方式。但由于医疗信息的特殊性、复杂性及专业性，简单地采取从原始文件训练出的模型，并尝试将其作为临床自然语言处理解决方案应用是行不通的。

多年信息化的进展，使得医疗信息化存储了大量的数据，使得医疗领域的数据爆炸式增长，医疗行业需要找到提取相关数据的最佳方法，并将其整合在一起，帮助临床医师为患者做出最佳决策。相关客户制药公司、保险公司以及卫生系统的生态系统也都需要更有效地利用大数据，以最终改善患者的护理、结果和健康状况。但由于医疗行业的区域性，各自为战的信息化历史形成了大量的数据孤岛，标准不一，结构互异导致历史数据难以被有效利用，并且绝大部分的健康数据都以非结构化的形式存储在数据库中，例如外部实验室结果、放射影像、病理报告、患者反馈和其他临床报告。这些信息对于健康管理及科研是必不可少的内容。如果经过处理，机器可以识别、提取并理解这些信息，就可以被用于多种医疗目的。医学自然语言处理的主要内容包括医学文本挖掘，医学决策支持系统，医学信息提取，医学自动问答系统，医学影像的信息提取和分析。

一、医学文本挖掘

医学文本挖掘可以从爆炸式增长的生物医学自然语言文本数据中抽取出特定的事实信息，主要包括生物医学实体如基因、蛋白质、药物、疾病之间的关系，对整个生物医学知识网络的建立、生物医学实体关系的预测、新药的研制等均具有重要的意义。

（一）医学命名实体识别

医学命名实体识别，就是从生物医学文本中识别出指定类型的名称，比如基因、蛋白质、核糖核酸、脱氧核糖核酸、疾病、细胞、药物的名称等。由于生物医学文献的规模庞大，各种专有名词不断涌现，一个专有名词往往有很多同义词，而且普遍存在大量的缩写词，人工识别费时费力，因此如何对命名实体进行识别就变得尤为重要。命名实体识别是文本挖掘系统中一个重要的基础步骤，命名实体识别的准确程度是其他文本挖掘技术如信息提取或文本分类等的先决条件。

目前，使用比较多的生物命名实体识别的研究方法主要有以下几种：基于启发式规则的方法、词典匹配的方法以及机器学习的方法，如支持向量机、最大熵模型、条件随机场以及隐马尔可夫模型等。命名实体识别可以看作词的分类问题，因此可以采用基于分类的方法如贝叶斯模型和支持向量机等；也可以看作序列分析问题，因此可采用条件随机场、隐马尔可夫模型等方法。

（二）医学关系抽取

医学关系抽取的目标是检测一对特定类型的医学实体之间有无预先假设的关系。生物医学文本挖掘抽取的就是基因、蛋白质、药物、疾病、治疗之间的关系。主要有基于模板的方式、基于统计的方式和基于自然语言处理的方式。基于自然语言的方法就是把自然语言分解为可从中提取出关系的结构。

（三）医学文本分类

医学文本分类就是将文本自动归入预先定义好的主题类别中，是有监督的机器学习方法，主要应用于自动索引、文本过滤、词义消歧和 Web 文档分类等。目前文本分类的方法有很多，典型且效果较好的有朴素贝叶斯分类法、K 近邻方法、支持向量机、决策树等，还有基于关联的分类及基于关联规则的分类。

（四）医学文本聚类

医学文本聚类是根据文本数据的特征将一组对象集合按照相似性归纳为不同类的过程，与医学文本分类的区别是分类的对象有类别标记。常见的聚类算法可归纳为平面划分法，层次聚类法，基于密度的方法，基于网格的方法，基于模型的方法。

（五）共现分析

共现分析主要是对隐性知识的挖掘，在生物医学领域主要用于诸如 DNA 序列的数据分析、基因功能相似聚类、基因和蛋白质的功能信息提取、提高远程同源性搜索、基因与确定疾病关系预测等。如果在大规模语料中，两个词经常共同出现在同一窗口单元中，则认为这两个词在语义上是相互关联的。而且共现的频率越高，其相互间的关联越紧密。基于共现关系的假定，通过对训练语料的统计，计算得到词与词之间的互信息，就可以对词与词之间的相关性进行量化比较，获得对文本词汇语义级别的关联认识。

二、医学决策支持系统

在医学临床实践中,对于医务人员来说,作为一个理智、情感共存的个体,在医学实践中难免会犯错,这导致了医患双方关系的紧张,甚至影响生命健康。为了降低出错的概率以及提高工作效率,临床决策支持系统应运而生,它可以对医务人员进行诊疗方面的指导。医学决策支持系统包括知识库的建立、医学语言处理、临床决策支持系统三大部分。

(一)知识库的建立

词库是自然语言处理的基础,首先应建立词库。使用医学专业词汇,频率极高的谓词、量词等词汇,医疗文书词汇的常用组合及常用语句等,加上基本的语法库,形成用于医学语言处理的知识库。另外,作为医学支持系统,还需要建立作为比较条件的知识库,使患者的各种诊疗要素形成一定倾向性的结果输出。

(二)医学语言处理

按照中文自然语言处理的一般步骤,进行分句、分词、语义分析、形成文本摘要。

(三)临床决策支持系统

以临床诊疗指南、操作规范为参考,在对医疗文书进行语言处理后进行推理、分析,找出其中存在的问题。分析模型是其中的关键。在分析模型中,比照的是临床诊疗指南、操作规范,所以在建立此知识库时,所用的词汇、短语应该与语言处理所用的知识库相对应,否则会增加建立分析模型的难度和复杂性。通常意义上,临床自然语言处理系统一般需要具备如下功能。

1. 实体提取 从非结构化数据中发现及提取其中包含的临床概念。通常,患者的医疗文本不会非常详尽,其中存在大量的术语、简写、速记等,因此临床自然语言处理引擎需要能够理解特定于医学的速记、首字母缩写词和专业术语。其中关键的一点,在医学中存在大量的同义词、近义词等,例如呼吸困难和呼吸急促都具有相同的含义,不同的医师有不同的偏好和习惯。

2. 情境化 当医师提到一个概念时,需要结合上下文才能准确解读医师的含义。例如,当医师否认患者的某个患病史或症状时。实际上,多达50%的病历数据中的病情和症状描写都是在排除对某些特定的病情或症状。当医师说"患者未被诊断为糖尿病"时,临床自然语言处理系统必须知道患者没有糖尿病。同样,病例中也会经常包含患者的家族史或对患者可能发生的情况进行预测,所有这些都需要使用临床自然语言处理根据上下文进行准确的理解和认知。

3. 本体和知识图谱 本体是指实体概念及关系的组合,而知识图谱的本质是一种语义网络,用图结构的形式来描述客观事物,即由节点和边对实体及其相互之间的关系进行编码。所有这些关系创建了一个数据网络,可用于计算应用程序,以帮助它们像人类一样思考和认知医学。临床医学中的概念体系多而繁杂,基于多年来标准化的不懈努力,在多个概念模型上有多种本体库可以参考,如 ICD 等。

三、医学信息提取

医学信息抽取是指从文本中抽取指定的一类事实信息,形成结构化的数据储存在数据库中,以供用户对信息的查询或进一步分析利用的过程。如一位生物医学科学家要从海量的生物医学文献中寻求关于某种疾病的新的治疗方案,借助信息抽取系统抽取出的蛋白质、基因或药物等的交互关系信息,就有可能从中发现有价值的治疗线索或方法。典型应用及应用方法包括信息抽取技术在电子病历中的应用,信息抽取技术在医学文献中的应用,信息抽取技术在生物医学网络资源中的应用。

1. 信息抽取技术在电子病历中的应用　信息抽取技术在电子病历中的成功,将克服临床决策支持、临床路径管理等前沿医疗信息发展所面临的诸多瓶颈问题,提升我国医疗信息技术产业的核心竞争力。

2. 信息抽取技术在医学文献中的应用　国内对生物医学文献信息抽取研究相对较多,极大地促进了生物医学的现代化进程,如从中药复方的临床文献进行复方名称的抽取;利用信息抽取技术从 Web 形式的中医药文献资料中抽取结构化中医临床诊疗信息的中医临床诊疗垂直搜索系统。

3. 信息抽取技术在生物医学网络资源中的应用　针对网络上分布散乱的生物医学资源,可以用基于 HTML 结构的信息抽取方法实现对生物医学资源的抽取,将其转换成结构化的数据存储到数据库中。

四、医学自动问答系统

随着大数据时代的到来,对于传统的信息检索,由于医学专业的特殊性,面对网络上质量参差不齐的医学信息,非医学专业人员在查找、理解及获取方面存在诸多困难和障碍。而基于自动问答的医学信息搜寻模式作为更智能的医学信息资源获取工具,不仅对海量数据资源的有效利用具有重大意义,而且在一定程度上可缓解医患之间信息不对称,提高医疗资源利用效率,同时能更好地体现"以患者为中心"服务理念的转变。

(一) 基于传统搜索技术的问答系统

基于传统搜索技术的问答系统,在问题分析中将问题的关键词和数据资源中的关键词进行匹配,进而获取可能相关的答案片段。基于传统搜索技术的问答系统的核心技术包括三个主要组成模块:问题处理、信息检索和答案抽取。

1. 问题处理模块　包括问题类型识别,提取问题关键词,问题关键词拓展。问题类型识别:主要有启发式算法(基于规则的算法)、基于机器学习的算法等。提取问题关键词:可根据词语的词性、TF-IDF 值或对不同重要程度的词语赋予权重等方法筛选出关键词。问题关键词拓展:主要有基于词典的方法、基于统计的方法和相关反馈的方法。基于统计的方法需要大量的问题和语料来训练。每一类问题所对应的答案一般有某种共同的特性,如对于询问地点的问题,答案中经常会出现"在、位于、地处"等关键词。所以通过统计,找到这些词后就可以把它们加到问句中。

2. 信息检索模块　问答系统中的信息检索模块利用问题处理模块输出的关键词以及其拓展来搜索相关的段落。主要有基于统计的方法和基于语义的方法。基于统计的方法主要根据用户查询与数据全集中数据的统计量来计算相关性。目前较流行的有布尔模型、概率模型和向量空间模型。基于语义的方法是对用户查询和数据全集中的数据进行一定程度的语法语义分析,也就是在对用户查询和数据全集中的内容理解的基础上进行两者的相关计算。

3. 答案抽取模块　主要有根据命名实体、推理、上下文的方法。

(二) 基于语义技术的问答系统

基于语义技术的问答系统,对自然语言问题进行语义处理,实现从语义层面理解用户提出的问题。基于语义技术的问答系统在基于传统搜索技术的问答系统的基础上,可在问题处理模块和答案抽取模块加入对句子的结构进行分析的方法。在问题处理模块里需要通过对问句结构进行分析,根据问句的结构确定问句的类型,同时抽取句子关键词。在答案抽取阶段,可对答案的候选句子进行结构分析,进行句子相似度的计算,去除重复或相近的候选答案,最后根据问题类型抽取出答案实体。

五、医学影像的信息提取和分析

医学影像报告是电子健康病历中包含大量数字信息的重要组成部分。医学影像中使用自然语言处理的总体目标是挖掘诊断报告中结构化信息，并将其应用于临床诊治过程。根据信息提取的对象和目的不同，自然语言处理可用于患者个体信息分析、患者群体信息分析和医学影像流程信息分析等。

1. 患者个体信息分析　患者个体影像诊断信息提取和分析，对患者个体疾病处理提供帮助。①提示危急发现：自然语言处理检出影像报告中描述的、可能导致严重后果的影像征象，提醒处理该患者的医师注意。目前自然语言处理可提示的危急情况有阑尾炎、急性肺损伤、肺炎、血栓栓塞性疾病及各类潜在恶性病变等。②提示随访建议：自然语言处理检出报告中应提示临床进行后续操作的内容，自动生成随访建议，提示后续检查或治疗。

2. 患者群体信息分析　患者群体影像诊断信息提取和分析，构建患者队列，用于流行病学研究、行政管理等。流行病学研究队列的构建：使用自然语言处理可高效率地分析大数量、患者群体的影像报告，得到群体的特征性数据，从而提高流行病学研究效率，为循证影像医学研究提供帮助。

3. 医学影像流程信息分析　医学影像流程信息的提取和分析，用于医学影像报告质量评价和改进。①报告质量评价和报告规范的建立：自然语言处理可识别医学影像学的流程和质量指标，判断影像报告是否符合相关指南或诊断规则。同时可用于评价报告的完整性和规范，是否给出正确的建议，是否及时进行危急情况的预警，报告信息是否用于疾病的诊断等方面。②影像检查全流程的改进：自然语言处理可对各类影像的综合信息进行分析，将报告中的检查结果和建议等信息与全面的临床信息相互关联，如检查适应证、疾病种类、患者年龄、性别、申请科室、申请医师及患者类型（住院或门诊）等。这种大规模的数据分析在经过验证后，可得到预测模型，形成适合本地情况的临床决策支持系统，应可应用到计算机医嘱系统中。

六、医学自然语言处理的用途

在医学临床工作中，医学自然语言处理会被用于如下用途：规范化数据录入、临床检查报告处理、智能问答、医疗编码、临床诊断辅助、患者识别、患者整体健康数据识别。

1. 规范化数据录入　据一般性统计，医师会将49%的时间花在文书工作和在电子病历系统中输入或编辑数据上。输入操作中检索的困难及背景知识的差异使得大部分数据并未被严格的标准化及结构化，自然语言处理应用程序通过上下文引擎，可以实时识别医师的意图，提供精准的相关术语提示，使医师的工作更加智能化和规范化。

2. 临床检查报告处理　通常情况下，病理或者影像检查报告为自由文本模式，而其中信息包含了医师对影像资料的最终解读，往往相当关键，基于自然语言处理，可以基于临床叙述的基本句子理解，准确提取并识别其中的关键信息，提供给医师参考，并可与基于图像识别的处理结果进行对比，提高对应的处理精度，并进行有效提醒。

3. 智能问答　在临床工作中，临床医师往往需要耗费大量的时间与病患进行沟通，通过自然语言处理和语音识别技术，可以通过分析用户的基本健康数据，以及问答上下文，有效识别关键性问题，主动查询出对应的相关健康指标，从而协助医师提供快速有效的专业性问答。一个医师可以借此同时应对多个患者，从而有效地降低医师工作量，并为医患关系改善提供有效支撑。

4. 医疗编码　医疗编码员是医院的一个关键角色，其针对医疗数据病案进行编码，找到最准确的诊断及费用代码，以代表医师和医院从政府或保险公司处收取向患者提供的服务和设施的医疗费用。编码人员通常通过手动过程对相关病历进行完整审查,以最终确定准确的服务及费用编码。通过自然语言处理的识别及归类,可以协助编码人员从原始文本中迅速寻找及标识出相关数据,并可通过层级化的数据可视化面板深入查看该概念的特定上下文,以确保准确性。

5. 临床诊断辅助 在确定诊断和计划治疗时,相关的主治医师必须通读分析各种病历及资料。这通常会占据医师的大部分工作时间,基于自然语言处理,可以在一系列不同的医学文档上进行更有效的精准搜索,并将提取的信息进行临床意义上的归类及层级化,关联到具体的临床文献及指南。具体而言,自然语言处理驱动的上下文引擎可以高速挖掘非结构化文档,并围绕临床决策支持提供多种疾病例如心衰、中风等可操作的建议。

6. 患者识别 对临床试验进行适当的患者识别和选择是一个至关重要的过程,会极大地影响临床研究的成功。在许多情况下,患者选择是一个复杂且耗时的过程,研究人员通常以人工方式查看患者信息以确定其试验资格。在此选择中,可能会考虑到覆盖整个患者历史的多种因素。自然语言处理可用于快速探索和查询整个数据集,以确定哪些患者符合一般的纳入和排除标准,为临床试验和医学研究的最佳候选人,实现自动病例查找,同样系统可以分析各种信息,并在推荐最终候选人时将其考虑在内。

7. 患者整体健康数据识别 协助保险及健康管理。为了在不断发展的基于价值的报销模型下分配风险,保险公司和医务人员必须分析患者群体并根据已知的健康和生活方式状况对患者进行级别分类。通常关键的患者信息(例如充血性心衰状态和风险因素)以非结构化格式隐藏在数据海洋中,难以被有效查询和提取。自然语言处理技术可以使人们能够从非结构化数据中提取关键见解,并将其与常规数据仓库集成以及用于进一步分析的分析解决方案。

第六节 基于自然语言处理的文本内容比较示例

中国传统医学是中国各民族医学的统称,属于全世界医疗体系中传统医学的一支,至今已有数千年的历史,广义上包括了中国汉族的中医学,以及中华人民共和国境内的藏医、蒙医、维医、傣医、苗医、壮医、回医、彝医等民族医学。以中医学为例,中医学是以中国古典哲学中的阴阳五行学说作为理论基础,通过望、闻、问、切四诊合参的方法,探求病因、病性、病位、分析病机及人体内五脏六腑、经络关节、气血津液的变化,判断邪正消长,进而得出病名,归纳出证型,以辨证论治原则制定"汗、吐、下、和、温、清、补、消"等治法,使用中药、针灸、推拿、按摩、拔罐、刮痧、气功、食疗、音疗等多种治疗手段,使人体达到阴阳调和而康复。中医学具有完整的理论体系,尤其是其治疗经验经过无数的医家数百年甚至数千年来在人体中反复应用,被临床证实有效而被记载流传至今。中医治疗的积极意义在于可以协助恢复人体的阴阳平衡,当必须使用药物来减缓疾病的恶化时,还能兼顾生命与生活的品质,这是中医的优势所在。

回医学是中国传统医学的重要组成部分。回医学的医学主体与我国其他民族医药学一样,是基于中华大地、深受中国传统医药学影响下发展起来的医药学,中间结合自己所处的区域性文化、民族习俗等,同时因回族聚居区恰在丝绸之路上,其特殊的地缘环境使回医学在一定程度上又吸收了部分阿拉伯医学的知识,形成了具有自身特色,进一步丰富了中国医药的内容。

回医学受到中医学的影响,并且相互交流和借鉴,故存在一定的相似性,然而具体的相似程度目前仍未得知。因为医学内容文本的是抽象的,分析其相似性具有一定的难度。基于医学自然语言处理可以解决这个问题,可以将文本内容向量化,计算出中医学和回医学之间的内容相似度。本示例以中国传统医学内容为例,主要是应用句子嵌入(Doc2Vec)技术进行中医学和回医学文本相似性分析。

文本内容比较分析流程如图 12-28 所示，主要包括医学文本选取、文本预处理、文本向量化、文本相似度比较、结果解读。医学文本选取主要是选取具有中医学和回医学代表性著作或教材，选取书籍的目录（代表该学科的知识框架）和随机抽取章节具体内容的文本，其中中医学书籍是国家中医规划教材《中医基础理论》，回医学文本来自专著《回医基础理论》；文本预处理包括中文分词和去停用词处理；应用 Doc2Vec 技术将文本向量化，生成计算机可以识别的格式，然后应用余弦相似度公式计算其文本相似度。

首先导入构建自然语言处理的第三方库，包括 gensim、codecs、jieba、numpy、pandas，具体执行过程见代码 12-1。

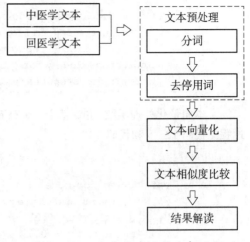

图 12-28　文本内容比较分析流程

代码 12-1

```
In[1]   import gensim
        import codecs
        import numpy as np
        import pandas as pd
        import jieba
        import jieba.analyse
        from scipy import stats
```

中文分词函数，主要是将文本进行分词处理，具体执行过程见代码 12-2。

代码 12-2

```
In[2]   def file2doc(file_name):
            """tokenize file to doc"""
            jieba.load_userdict("./data/tcm_all_dict_2.txt")
            doc=[w for x in codecs.open(file_name,'r','utf-8').readlines()for w in
        jieba.cut(x.strip())]
            return doc
```

去停用词函数，主要是将文本进行去停用词处理，具体执行过程见代码 12-3 和代码 12-4。

代码 12-3

```
In[3]   def stop_word(filename):
            stopwords=[line.strip()for line in open(filename,'r',encoding='utf-
        8').readlines()]
            return stopwords
```

397

代码 12 - 4

```
In[4]  def file2doc_stopword(doc,file_stopword):
           """delete stopword from doc"""
           stopword_list=stop_word(file_stopword)
           doc_stopword=[y for y in doc if y not in stopword_list]
           return doc_stopword
```

文本向量化处理函数,主要基于 Doc2Vec 模型将预处理后的文本进行向量化处理,具体执行过程见代码 12 - 5 和代码 12 - 6。

代码 12 - 5

```
In[5]  def doc2vec(doc,model):
           """  :param model:pre-train sentence vectors model"""
           #start_alpha=0.01
           #infer_epoch=1000
           #text convert to sentence vector
           #doc_vec=model.infer_vector(doc,alpha=start_alpha,steps=infer_
       epoch)
           doc_vec=model.infer_vector(doc)
           return doc_vec
```

代码 12 - 6

```
In[6]  def get_vec(file,model):
           file_stopword="./data/stopwords.txt"
           doc=file2doc(file)
           doc1=file2doc_stopword(doc,file_stopword)
           doc1_vec=doc2vec(doc1,model)
           return doc1_vec
```

文本相似度分析函数,主要基于文本向量化后,应用余弦相似度分析方法进行文本相似度比较分析,具体执行过程见代码 12 - 7。

代码 12 - 7

```
In[7]  def sim_cal(vec1,vec2):
           """  :return:cosin similarity rate"""
           vec1mod=np.sqrt(vec1.dot(vec1))
           vec2mod=np.sqrt(vec2.dot(vec2))
           if vec2mod! =0 and vec1mod! =0:
               sim_prob=(vec1.dot(vec2))/(vec1mod * vec2mod)
           else:
               sim_prob=0
           return sim_prob
```

载入 Doc2Vec 预处理模型,具体执行过程见代码 12 - 8。

代码 12 - 8

```
In[8]  model_path='./model/zhiwiki_news.doc2vec'
       model=gensim.models.Doc2Vec.load(model_path)
```

比较分析网络随机选取的两段文本-/data/test1. txt 和/data/test2. txt,具体执行过程见代码 12 – 9。

代码 12 – 9

In[9]
```
file1='./data/test1.txt'
file2='./data/test2.txt'

vec1=get_vec(file1,model)
vec2=get_vec(file2,model)
sim_2v1=sim_cal(vec1,vec2)
print(sim_2v1)
```

Out[9]　0.102343425

分别选取《中医基础理论》和《回医基础理论》的"风"章节文本,进行文本相似度比较分析,具体执行过程见代码 12 – 10,结果表明该章节相似度为 0.752 7。

代码 12 – 10

In[10]
```
file1='./data/tcm_hui_feng.txt'
file2='./data/tcm_han_feng.txt'

vec1=get_vec(file1,model)
vec2=get_vec(file2,model)
sim_2v1=sim_cal(vec1,vec2)
print(sim_2v1)
```

Out[10]　0.7527455

分别选取《中医基础理论》和《回医基础理论》的"目录"文本,进行文本相似度比较分析,具体执行过程见代码 12 – 11,结果表明该章节相似度为 0.877 6。

代码 12 – 11

In[11]
```
file1='./data/tcm_hui_outline.txt'
file2='./data/tcm_han_outline.txt'

vec1=get_vec(file1,model)
vec2=get_vec(file2,model)
sim_2v1=sim_cal(vec1,vec2)
print(sim_2v1)
```

Out[11]　0.8775975

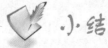 小结

399

自然语言处理是指通过计算机软件对人类的自然语言的自动化操作,是计算机以一种　智能的方式分析、理解并从人类语言中获得真实意义的一种方法。自然语言处理的内容包

括：数据和模型、关键技术和应用部分。语料库通常指为语言研究收集的、用电子形式保存的语言材料,由自然出现的书面语或口语的样本汇集而成,用来代表特定的语言或语言变体。

概率图模型是用图来表示变量概率依赖关系的理论,结合概率论与图论的知识,利用图来表示与模型有关的变量的联合概率分布,可以分为贝叶斯网络,马尔可夫网和条件随机场等模型。深度学习模型包括长短期记忆模型、词嵌入、注意力机制、Transformer 模型等。

词法分析是自然语言的基础功能,通过对文本的字词分析得到最初的词单元及词性结构。句法分析是对输入的文本句子进行分析以得到句子的句法结构的处理过程。语义分析是理解句子表达的真实语义。篇章分析是基于整个文档或全系列文档进行整体的识别和理解。

文本挖掘是指从大量文本数据中抽取事先未知的可理解的最终可用的信息或知识的过程。机器翻译是利用计算机将一种自然语言转换为另一种自然语言的过程。语音识别技术就是让机器通过识别和理解过程把语音信号转变为相应的文本或命令的高技术。

医学自然语言处理的主要内容包括：医学文本挖掘,医学决策支持系统,医学信息提取,医学自动问答系统,医学影像的信息提取和分析。

习　题

1. 什么是自然语言处理？自然语言处理的主要内容有哪些？
2. 什么是语料库？其作用是什么？
3. 请阐述文本分类的主要流程。
4. 机器翻译的类型有哪些？请简述其原理。
5. 医学自然语言处理的内容有哪些？

第十三章

医学决策支持系统

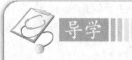

1. 掌握专家系统的概念和基本结构；掌握临床决策支持系统的基本组成和分类。
2. 熟悉专家系统的分类；熟悉智能决策支持系统的基本概念。
3. 了解专家系统的工作基本原理。

经历了人工智能初期阶段的研究低谷，研究者认识到知识的重要性。专家能够很好地解决本领域的问题，关键在于专家具有本领域的专业知识。如果能将专家的知识总结出来，以计算机可以使用的形式表达出来，计算机是否可以利用这些知识，模拟专家解决特定领域的问题。这就是专家系统研究的初始目的。1965年第一个专家系统 DENRAL 在美国斯坦福大学问世以来，经过50多年的开发，各种专家系统已遍布各个专业领域，涉及工业、农业、军事以及国民经济的各个部门乃至社会生活的许多方面。本章首先介绍专家系统的产生与发展过程、基本概念、专家系统的工作原理、知识发现和获取的基本概念和方法，然后介绍智能决策支持系统和医学决策支持系统，特别是临床决策支持系统的概念、基本工作原理以及应用。

第一节　专　家　系　统

专家系统是基于知识的系统，能在某种特定领域运用领域专家的经验和专业知识，解决只有专家才能解决的困难问题。专家系统是一个在某特定领域内，用人类专家知识去解决该领域中难以用精确数学模型表示的困难问题的计算机程序。专家系统可视作知识库和推理机的结合，是人工智能最活跃和最广泛的领域之一。专家系统是通过计算机模拟人类专家怎样运用他们的知识和经验解决面临问题的方法、技巧和步骤。

专家系统按其发展过程大致可分为三个阶段，正向第四代过渡和发展。

第一代专家系统是以高度专业化、求解专门问题的能力强为特点，如 DENRAL 系统。但在体系结构的完整性、可移植性、系统的透明性和灵活性等方面存在缺陷，求解问题的能力弱。

第二代专家系统属单学科专业型、应用型系统，如 MYCIN 系统。其体系结构较完整，移植性方面也有所改善，而且在系统的人机接口、解释机制、知识获取技术、不确定推理技术、增强专家系统的知识表示和推理方法的启发性、通用性等方面都有所改进。

第三代专家系统属多学科综合型系统，采用多种人工智能语言，综合采用各种知识表示方法和多种推理机制及控制策略，并开始运用各种知识工程语言、骨架系统及专家系统开发工具和环境来研制大型综合专家系统。

第四代专家系统采用大型多专家协作系统、多种知识表示、综合知识库、自组织解题机制、多学科协同解题与并行推理、专家系统工具与环境、人工神经网络知识获取及学习机制等最新人工智能技术来实现具有多知识库、多主体的专家系统。

一、专家系统结构

专家系统通常由人机交互界面、知识库、推理机、解释器、综合数据库、知识获取六个部分构成，如图 13-1 所示，其中知识库与推理机是核心部分，其工作过程是根据知识库中的知识和用户的事实进行推理，不断地由已知事实推出未知的结论即中间结果，并将中间结果存于数据库中，作为已知的新事实进行推理，从而把求解的问题由未知状态转换为已知状态。在专家系统的运行过程中，会不断地通过人机接口与用户进行交互，向用户提问，并向用户做出解释。

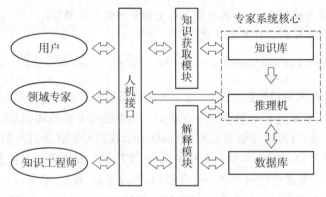

图 13-1 专家系统结构

（1）知识库用于存放系统求解问题所需要的领域专门知识。知识库是开发专家系统的一项最关键的工作。知识库中的知识来源于知识获取模块，同时又为推理机提供求解问题所需的知识。

（2）推理机是用来控制、协调整个专家系统工作的一组程序。根据数据库中的信息，利用知识库中的知识，按一定的推理策略去解决所研究的问题；推理机还具有向知识库添加新内容或删去旧内容的功能。

（3）知识获取是专家系统知识库是否优越的关键，也是专家系统设计的瓶颈问题，通过知识获取，可以扩充和修改知识库中的内容，也可以实现自动学习功能。知识获取通常是由知识工程师与专家系统中的知识获取模块共同完成的。知识工程师负责从领域专家那里抽取知识，并用适合的方法把知识表示出来。

（4）人机界面是系统与用户进行交流时的界面。通过该界面，用户输入基本信息、回答系统提出的相关问题，并输出推理结果及相关的解释等。综合数据库专门用于存储推理过程中所需的原始数据、中间结果和最终结论，往往是作为暂时的存储区。解释器能够根据用户的提问，对结论、求解过程做出说明。

（5）综合数据库主要用于存放初始事实，问题描述及系统运行过程中得到的中间结果和最终结果等信息。在问题开始求解时，综合数据库中存放的是用户提供的初始事实。综合数据库的内容随着推理过程的进行而增加，推理机会根据综合数据库的内容从知识库中选择适合的知识进行推理，并将得到的中间结果存放在综合数据库中。综合数据库中记录了推理过程的各种相关信息，为解释模块提供了回复用户咨询的依据。

（6）解释模块是回复用户提出的问题,解释系统的推理过程。解释模块由一组程序组成,跟踪并记录推理过程。当用户提出的询问需要给出解释时,解释模块将根据问题的要求分别做出相应的处理,最后把解答用约定的形式通过人机界面输出给用户。

1. 知识库　知识库用于存放系统求解问题所需的领域专门知识。知识获取过程中获得的专门知识,以适当的知识表达方式和结构形式存入知识库中。知识库是专家系统质量是否优越的关键所在,即知识库中知识的质量和数量决定着专家系统的质量水平。知识库是开发专家系统的一项最关键的工作,具有存储、检索、修改等功能。一般而言,专家系统中的知识库与专家系统程序是相互独立的,用户可以通过改变、完善知识库中的知识内容来提高专家系统的性能。

人工智能中的知识表示形式有产生式、框架、语义网络等,而在专家系统中运用得较为普遍的知识是产生式规则。产生式规则以 IF…THEN…的形式出现,就像编程语言里的条件语句,IF 后面跟的是条件,THEN 后面的是结论,条件与结论均可以通过逻辑运算 AND、OR、NOT 进行复合运算。在这里,产生式规则的理解非常简单,如果前提条件得到满足,就产生相应的动作或结论。产生式专家系统的知识库中包含了大量的规则,这里的知识库就是一个规则集。

知识库系统的主要工作是搜集人类的知识,将之有系统地表达或模块化,使计算机可以进行推论、解决问题。知识库中包含两种型态:一是知识本身,即对物质及概念做实体的分析,并确认彼此之间的关系;二是人类专家所特有的经验法则、判断力与直觉。知识库与传统数据库在信息的组织、并入、执行等步骤与方法均有所不同。概括而言,知识库所包含的是可做决策的知识,而传统数据库的内容则是未经处理过的数据,必须经由检索、解释等过程才能实际被应用。

2. 推理机　推理机是用来控制、协调整个专家系统工作的一组程序。推理机针对当前问题的条件或已知信息,反复匹配知识库中的规则,获得新的结论,以得到问题求解结果。为保证专家系统的透明性和灵活性,应力求知识库和推理机相分离,以免知识的修改引起推理机的变动。

推理机是由算法或决策策略来进行知识库内各项专门知识的推论,依据使用者的问题来推得正确的答案。推理机的问题解决算法可以区分为三个层次:①一般途径:利用任意检索随意寻找可能的答案,或利用启发式检索尝试寻找最有可能的答案。②控制策略:正向推理、反向推理及混合推理三种。前推式是从已知的条件中寻找答案,利用数据逐步推出结论;回溯式则是先设定目标,再证明目标成立。③额外的思考技巧:用来处理知识库内数个概念间的不确定性,一般使用模糊逻辑来进行演算。推理机会根据知识库、使用者的问题及问题的复杂度来决定适用推论层次。

正向推理一般又称事实驱动的推理,是由原始数据出发,按一定的策略,运用知识库中的知识,推断出结论的方法。该方式由数据到结论,故又称为数据驱动或由底向上策略。基于正向推理的推理机至少能做到:根据数据库中的数据,知道选用知识库中哪些知识;将运用知识得到的结论存入数据库,并将所用过的知识记录下来;判断何时应结束推理,必要时向用户提问。

反向推理是先提出结论,然后寻找支持这个结论的证据。若证据不足,重新提出新假设,再重复上述过程,直至得出答案。这种由结论到数据的策略,称为目标驱动或由顶向下策略。基于反向推理的推理机至少有如下功能:提出假设,并运用知识库中知识判断此假设的真假,若真,记录下运用了什么知识,同时告诉用户;若假,系统应能重新提出新的假设,再进行判断,必要时向用户询问情况。

混合推理是指先根据给定的不充分的原始数据或证据向前推理,得出可能成立的结论,然后以这些结论为假设,进行反向推理,寻找支持这些假设的事实或证据。正反向混合推理一般用于以下几种情形:①已知条件不足,用正向推理不能激发任何一条规则;②正向推理所得的结果可信度不高,用反向推理来求解更确切的答案;③由已知条件查看是否还有其他结论存在。混合推理集中了正向推理和反向推理的优点,更类似于人们日常进行决策时的思维模式,求解过程也更容易为人们所理解,但其控制策略较前两种更为复杂,这种方式常用来实现复杂问题的求解。

在推理方法中,可以分为确定性推理和不确定性推理。在确定性推理中,领域知识都表示成必然的因果关系和逻辑关系,推理的结论或肯定或否定,也可把可能性大于某个固定值的假设认为是肯定的。在不确定性推理中,证据和知识不一定是肯定的,而是给予某种权重。推理的规则也不是肯定的,也给予某种权重。对多个证据或多条规则的推理要进行权重的组合。当权重值超过设定的阈值时,结论即可成立。权重组合的方法不同,就形成不同的不确定性。

推理机的性能和构造一般与知识的表示方法有关,但与知识的内容无关,这有利于保证推理机与知识库的独立性,提高专家系统的灵活性。

二、知识表示和获取

知识表示是专家系统的关键点之一,一个专家系统的建造成功与否和采用的知识表示方法能否充分反映该领域知识有直接关系。知识的表示可以分为表层表示、深层表示和混合表示三种,混合知识的表示是目前研究的重要方向。在专家系统的实际开发中,所采用的方法和知识的表示都不会是单一的,往往需要将多种知识表示方法有机地结合起来,去解决单一的知识表示无法解决的问题。

1. 知识获取的过程　知识获取是将客观世界中知识转化为专家系统中知识的过程,是专家系统不可缺少的一个组成部分。获取足够的、完整的和明确的知识是专家系统的关键点。知识的自动获取一直是专家感兴趣的研究方向,也是一项十分困难的研究任务。由于现在开发的专家系统向大规模系统和通用型系统发展,越来越希望能够机器自动获取知识,减少开发人员的手动或半自动开发的工作量。随着神经网络的蓬勃发展,传统的符号学习与连接机制已经逐步被取代。基于进化学习系统的遗传算法,因吸取了归纳学习与连接机制的长处而受到重视。数据挖掘、计算机数据库和计算机网络的发展都为提取有用知识提供了新的方法。

知识获取主要是把用于问题求解的专门知识从某些知识源中提炼出来,并转化为计算机的表现形式存储于知识库。知识源包括专家、教材、相关数据库、实例研究及其个人经验等。目前专家系统的知识源主要是领域专家,所以知识获取过程需要知识工程师和领域专家反复交流,共同合作完成,如图 13 - 2 所示。

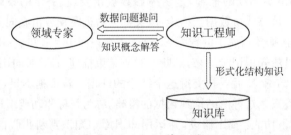

图 13 - 2　知识获取过程

知识获取的基本任务是为专家系统获取知识,建立健全、完善、有效的知识库,用于满足领域问题求解的需要。知识获取通常包括知识抽取、知识转换、知识输入、知识检测几个步骤。知识抽取是把蕴含于知识源中的知识经过识别、理解、筛选、归纳等抽取出来,用于建立知识库。知识转换是指把知识由一种形式转变成另一种表示形式,即把专家抽取的知识转换成能够由计算机识别和运用的形式表示。知识输入是将某种模式表示的知识经编辑和编译存储于知识库的过程,通常由计算机系统提供的编译软件,或者由专门编制的知识编辑系统(知识编辑器)实现。知识检测是对知识库建立过程中任何环节进行检测,防止错误发生,保障专家系统的性能。

2. 知识获取的模式　知识获取根据自动化程度划分,可以分为非自动知识获取、自动知识获取和半自动知识获取三种模式。①非自动知识获取:也称人工移植,知识获取分为两个步骤,首先由知识工程师从领域专家或有关的科技文献获取知识,然后再由知识工程师用某种知识编辑器输入到知识库。②自动知识获取:是指系统具有获取知识的能力,不仅可以直接与领域专家对话,从专家提供的原始信息中学习到专家系统所需的知识,而且还能从系统自身运行实践中总结,归纳出新的知识,发现知识中可能存在的错误,不断自我完善,建立起优良和知识完善的知识库。③半自动知识获取:是在非自动知识获取的基础上增加了部分学习功能,使系统能从大量事例中归纳出某些知识。

3. 机器学习　学习是一个有特定目的的知识获取过程,其内在行为是获取知识,积累经验,发现规律;外部表现是改进性能,适应环境,实现系统的自我完善。机器学习是计算机模拟人类的学习行为,自动地学习来获取知识,不断改善性能,实现自我完善。

机器学习可以从不同的角度,根据不同的方式进行分类。按照系统的学习能力分类,机器学习可以分为监督学习和非监督学习;根据学习方法是否为符号表示来分类,可以分为符号学习和非符号学习两大类。以符号学习为例,学习系统一般应该有环境、学习、知识库、执行与评价四个基本部分组成,如图13-3所示。

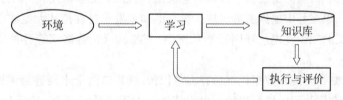

图13-3　学习系统的基本结构

环境是指外部信息的来源,可以是系统的工作对象,也可以是包括工作对象和外界条件。环境是以某种形式表达的外界信息的集合。知识库是用于存储由学习得到的知识,在存储时要进行适当的组织,以便于知识库的运用和维护。执行与评价由执行和评价两个环节组成,执行环节用于处理系统面临的现实问题,评价环节用于验证和评价执行环节的执行效果。学习部分将根据反馈信息决定是否要从环境中索取进一步的信息进行学习,以修改和完善知识库中的知识。

在符号学习范畴中,根据学习方法分类,机器学习可以分为机械式学习、指导式学习、示例学习、类比学习等。

(1)机械式学习是一种最简单、最原始的学习方法,是通过直接记忆或者存储外部环境所提供的信息达到学习的目的,并在以后通过对知识库的检索得到相应的知识直接用来求解问题。例如,已知输入是X^T时,输出是Y^T,则把联想对$\{X^T, Y^T\}$存入知识库中。当以后又出现X^T时,只要直接从知识库中检索出Y^T,不需要进行计算和推导。机械式学习实质上是用存储空间来换取处理时间,虽然节省了计算的时间,但是多占用了存储空间。当因学习而积累的知识逐渐增多时,占用的空间就会越来越大,检索的效率也将下降。

(2)指导式学习是由外部环境向系统提供一般性的指示或建议,系统把这些指示或建议具体地转化为细节知识并送入知识库中。在学习过程中,需要反复对形成的知识进行评价,使其不断完善。指导式学习的学习过程通常由以下四个步骤组成：①征询指导者的指示或建议；②将征询的意见转换为可执行的内部形式；③加入知识库；④评价。指导式学习是一种比较实用的学习方法，可用于专家系统的知识获取，既可以避免由系统自己进行分析、归纳从而产生新知识所带来的困难，又无须领域专家了解系统内部知识表示和组织细节，因此该方法目前应用较多。

（3）示例学习是通过从环境中取得若干与某概念有关的例子，经归纳得出的一般性概念的一种学习方法。在示例学习方法中，外部环境提供一组正例和反例，然后从这些特殊知识中归纳出适用于更大范围的一般性知识，将覆盖所有的正例并排除反例。示例学习的过程是：首先从示例空间中选择合适的训练示例，然后经解释归纳出一般性的知识，最后从示例空间中选择更多的示例对其进行验证，直至得到可使用的知识。

（4）类比学习是把两个或两类事物或情形进行比较，找出它们在某一对象层上的相似关系，并以这种关系为依据，把某一事物或情形的有关知识加以适当整理或变换，对应到另一事物或情况，从而获得求解另一事物或情形的知识。类比现象普遍存在，类比在人的思维中扮演着极为重要的角色。在计算机上实现类比问题求解系统可以使计算机也具有创造性思维。类比学习的过程通常包括联想搜索匹配、检验相似程度、修正变换求解、更新知识库四个步骤。

三、知识发现

知识发现是基于数据库的知识发现（knowledge discovery in databases，KDD）的简称，指从数据集中提取可信的、新颖的、有效的并能被人们理解的模式的非平凡过程。知识发现的目的是屏蔽原始数据的烦琐细节，从原始数据中提取有意义的、精练的、能够对用户产生直接影响的知识产品，从而为用户在知识服务中提供决策支持。狭义的知识发现过程是从大型数据库中发现有价值知识的过程，而广义的知识发现过程则泛指从网页、书籍、人脑、数据库等各种信息媒体中发现有意义知识的全过程。

基于数据库的知识发现和数据挖掘还存在着混淆，通常这两个术语替换使用。知识发现表示将低层数据转换为高层知识的整个过程。可以将知识发现简单定义为：确定数据中有效的、新颖的、潜在有用的、基本可理解的模式的特定过程。而数据挖掘可认为是观察数据中模式或模型的抽取，这是对数据挖掘的一般解释。虽然数据挖掘是知识发现过程的核心，但它通常仅占知识发现的一部分（15%～25%）。因此数据挖掘仅仅是整个知识发现过程的一个步骤，对于到底有多少步以及哪一步必须包括在知识发现过程中没有确切的定义。然而，通用的过程应该接收原始数据输入，选择重要的数据项，缩减、预处理和浓缩数据组，将数据转换为合适的格式，从数据中找到模式，评价解释发现结果。

1. 知识发现的过程　　知识发现过程大概可以分为数据准备、数据挖掘、结果解释和评价三个步骤。

（1）数据准备：包括数据采集、数据抽取、数据预处理和数据变换四个步骤。数据采集是指从信息媒体中收集相关领域的数据并存储于数据库中；数据抽取是指从数据库中选择符合用户需求的相关数据和相关属性，并将其转换为数据挖掘的组织形式；数据预处理是指消除所选数据的噪声，使数据保持其完整性和一致性；数据变换则是根据知识发现的需求，对数据类型进行转换，并利用数据属性间的关系进行数据简约，以减少有效数据的维数和规模。

（2）数据挖掘：是知识发现过程的一个基本步骤，包括特定的从数据库中发现模式的挖掘算法。知识发现过程使用数据挖掘算法根据特定的度量方法和阈值从数据库中提取或识别出知识。首先要决定如何产生假设，是让数据挖掘系统为用户产生假设，还是用户自己对于数据库中可能包含的知识提出假设。算法选择:根据数据和所要解决的问题选择合适的数据挖掘算法,并决定如何在这些数据上使用该算法。运行数据挖掘算法:根据选定的数据挖掘算法对经过处理后的数据进行模式提取。

(3)结果解释和评价:是将数据挖掘得到的诸多模式知识,按照用户需求进行评估、解释,将其转换成易于人们理解的、符合实际需求的知识,从而提供决策支持。对学习结果的评价依赖于需要解决的问题,由领域专家对发现的模式的新颖性和有效性进行评价。最终根据用户的决策目的对提取的信息进行分析,把最有价值的信息区分出来,并且通过决策支持工具提交给决策者。因此这一步骤任务不仅是把结果表达出来,还要对信息进行过滤处理,如果不能令决策者满意,需要重复以上数据挖掘过程。

2. 知识发现的任务 知识发现的基本任务就是知识发现所要得到的具体结果,包括数据总结、数据分类、数据聚类、预测、相关性分析、概念描述、建模等任务。

(1)数据总结:目的是对数据进行浓缩,给出数据的紧凑描述。传统的数据总结方法就是计算出数据库各属性的统计量,如均值、方差。数据挖掘主要从数据泛化的角度来讨论数据总结。数据泛化是一种把数据库中的有关数据从底层抽象到高层次上的过程。

(2)数据分类:分类是数据挖掘研究的重要分支之一,是一种有效的数据分析方法。分类的目标是通过分析训练数据集,构造一个分类模型(即分类器),该模型能够把数据库中的数据记录映射到一个给定的类别,从而可以应用于数据预测。

(3)数据聚类:当要分析的数据缺乏必要的描述信息,或者根本就无法组织成任何分类模式时,利用聚类函数把一组个体按照相似性归成若干类,这样就可以自动找到类。聚类和分类类似,都是将数据进行分组。但与分类不同的是,聚类中的组不是预先定义的,而是根据实际数据的特征按照数据之间的相似性来定义的。

(4)预测:这是一种特殊类型的分类,可以看作根据过去和当前的数据预测未来的数据状态。通过统计技术建模的数值预测,学习一种线性或非线性关系将数据项映射为一个预测变量。

(5)相关性分析:是指发现大规模数据集中属性之间有趣的关联或相关关系。关联规则是指通过对数据库中的数据进行分析,从某一数据对象的信息来推断另一数据对象的信息,寻找出重复出现概率很高的知识模式,常用一个带有置信度因子的参数来描述这种不确定关系。

(6)概念描述:是指发现一组特征规则,其中的每一条都显示数据组的特征,或者从对比类中区别试验类概念的命题。

(7)建模:就是通过数据挖掘,构造出能描述一种活动、状态或现象的数学模型。数学模型是针对参照某种事物系统的特征或数量依存关系,采用数学语言,概括地或近似地表述出的一种数学结构,这种数学结构是借助数学符号刻画出来的某种系统的纯关系结构。数学模型反映了特定问题或特定的具体事物系统的数学关系结构,也可以认为是联系一个系统中各变量间关系的数学表达。

3. 知识发现的对象 知识发现的对象包括数据库、数据仓库、Web 信息、图像和视频数据。

(1)数据库:数据库是知识发现的重要对象,目前研究较多的是关系数据库的知识发现,包括大数据量、动态数据、噪声、数据不完整性、冗余信息和数据稀疏等。

(2)数据仓库:数据仓库是一个面向主题的、集成的、相对稳定的、反映历史变化的数据集合,用于支持管理决策。数据仓库研究和解决从数据库中获取信息的问题。数据仓库的特征在于面向主题、集成性、稳定性和时变性。数据仓库是在数据库已经大量存在的情况下,为了进一步挖掘数据资源、为了决策需要而产生的,并不是所谓的大型数据库。数据仓库方案建设的目的,是作为

407

前端查询和分析的基础,由于有较大的冗余,所以需要的存储空间也较大。数据挖掘自然成为数据仓库中进行数据深层次分析的必要手段。

(3) Web 信息:随着 Web 的迅速发展,分布在互联网上的 Web 网页已经构成了一个巨大的信息空间。在这个信息空间中蕴藏着丰富的知识,Web 信息成为知识发现的重要对象。Web 知识发现主要分为内容发现和结构发现,内容发现是指从 Web 文档的内容中提取知识;结构发现是指从 Web 文档的结构信息中推导知识。

(4) 图像和视频数据:图像和视频数据中存在大量有价值的信息可供挖掘,如医学影像图像、心电及病理切片等。

4. 知识发现的方法　知识发现技术众多,分类方法也有很多种。按被挖掘对象分有基于关系数据库、多媒体数据库;按挖掘的方法分有数据驱动型、查询驱动型和交互型;按知识类型分有关联规则、特征挖掘、分类、聚类、总结知识、趋势分析、偏差分析、文本采掘。知识发现技术可分为两类:基于算法的方法和基于可视化的方法。大多数基于算法的方法是在人工智能、信息检索、数据库、统计学、模糊集和粗糙集理论等领域发展而来的。

典型的基于算法的知识发现技术包括:似然性和最大可能性估计的贝叶斯理论、决策树、聚类、关联规则挖掘、Web 和搜索引擎、数据仓库和联机分析处理、神经网络、遗传算法、模糊分类和聚类、粗糙分类和规则归纳等。

基于可视化的方法是在图形学、科学可视化和信息可视化等领域发展起来的。①几何投射技术:是指通过使用基本的组成分析、因素分析、多维度缩放比例来发现多维数据集的有趣投影。②基于图标技术:是指将每个多维数据项映射为图形、色彩或其他图标来改进对数据和模式的表达。③面向像素的技术:其中每个属性只由一个有色像素表示,或者属性取值范围映射为一个固定的彩色图。④层次技术:指细分多维空间,并用层次方式给出子空间。⑤基于图表技术:是指通过使用查询语言和抽取技术以图表形式有效给出数据集。⑥混合技术:是指将上述两种或多种技术合并到一起的技术。

四、专家系统分类

专家系统按知识表示可分为:基于规则的专家系统、基于案例的专家系统、基于模型的专家系统、基于框架的专家系统,基于模糊逻辑的专家系统、基于 DS 证据理论的专家系统。

1. 基于规则的专家系统　基于规则推理(rule base reasoning, RBR)的方法是根据以往专家诊断的经验,将其归纳成规则,通过启发式经验知识进行推理。该类型的专家系统具有明确的前提,得到确定的结果。基于规则推理的方法是构建专家系统最常用的方法,这主要归功于大量的成功实例和工具的出现。早期的专家系统大多是用规则推理的方法,在转化为机器语言时,用产生式的"IF…AND(OR)…THEN…"表示,又称为产生式专家系统。基于规则的专家系统的基本结构如图 13-4 所示。

基于规则的方法易于被人类专家理解。规则库中的规则具有相同的结构,即"IF…THEN…"结构,这种统一的格式便于管理,同时便于推理机的设计。基于规则的专家系统的缺点:①如规则间的相互关系不明显,知识的整体形象难以把握、处理效率低、推理缺乏灵活性。②难以用结构化数据来表达复杂系统,如果全部用规则的形式来表达,不仅提炼规则相当困难,而且规则库将十分庞大和复杂,容易产生组合爆炸。③在实时处理方面的应用也已被证明比较困难。

基于规则的专家系统的特点决定适合的领域为:①系统结构简单,有明确的前提和结论,问题仅仅用有限的规则即可全部包含。②问题领域不存在简洁统一的理论,知识是经验的。③问题的

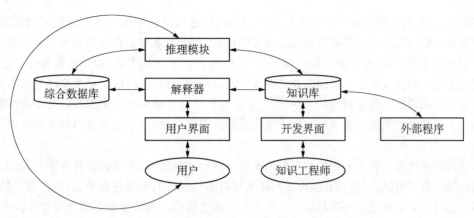

图 13-4 基于规则的专家系统的基本结构

求解可被一系列相对独立操作,或者问题的求解可视为从一个状态向另一个状态的转换,一个操作或转换可以被有效地表示为一条或多条产生式语句。

2. 基于案例的专家系统 基于案例推理(case based reasoning, CBR)的方法就是通过搜索曾经成功解决过的类似问题,比较新问题与旧问题之间的特征及发生背景等差异,重新使用或参考以前的知识和信息,达到最终解决新问题的方法。基于案例推理模仿人类的类比思维,是比较符合人类的认知心理模式。基于规则的专家系统的基本结构如图 13-5 所示。

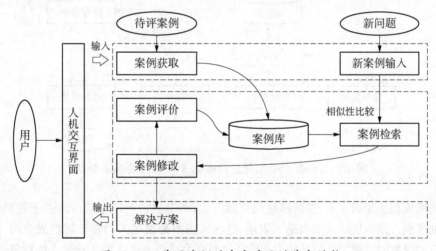

图 13-5 基于案例的专家系统的基本结构

基于案例的专家系统具有诸多优点:无须显示领域知识;无须规则提取,降低知识获取难度;开放体系,增量式学习,案例库的覆盖度随系统的不断使用而逐渐增加。基于案例的推理方法适用于领域定理难以表示成规则形式,而是容易表示成案例形式并且已积累丰富案例的领域,如医学诊断系统。基于案例的专家系统的难点还在于案例特征的选择、权重分配以及处理实例修订时的一致性检验(特征变量间的约束关系)等问题。传统的基于案例的方法难以表示案例间的联系,对于大型案例库案例检索十分费时,并且难以决定应选择哪些特征数据及它们的权重。

3. 基于模型的专家系统 对于人工智能的研究内容,有观点认为人工智能是对各种定性模型

（感知的、认识的、物理的和社会的系统模型）的获得、表达以及使用的计算方法进行研究的学问。一个专家系统的知识库是由各种模型综合而成的，而这些模型通常是定性的模型。由于模型的建立与知识密切相关，所以有关模型的获取、表达及使用包括了知识表达、知识获取和知识使用，即模型概括了定性的各类模型。这样的观点看待专家系统的设计，可以认为专家系统是由一些原理与运行方式不同的模型综合而成的，这样的专家系统称为基于模型的专家系统。基于模型的专家系统包括基于神经网络的专家系统和基于概率模型的专家系统，以下主要介绍基于神经网络的专家系统。

人工神经网络是一种分布式的微观数值模型，神经元网络通过大量经验样本学习知识。神经网络有极强的自学习能力，对于新的模式和样本可以通过权值的改变进行学习、记忆和存储，进而在以后的运行中能够判断这些新的模式。基于人工神经网络的专家系统的框架如图13-6所示。其中自动获取模块输入、组织并存储专家提供的学习实例、选定神经网络的结构、调用神经网络的学习算法，为知识库实现知识获取。当新的学习实例输入后，知识获取模块通过对新实例的学习，自动获取新的网络权值分布，从而更新了知识库。基于神经网络的专家系统的知识表示是一种隐式表示，是把某个问题领域的若干知识彼此关联地表示在一个神经网络中；神经网络通过实例学习实现知识自动获取；神经网络的推理是个正向非线性数值计算过程，同时也是一种并行推理机制；神经网络专家系统可以用加权有向图表示，也可以用邻接权矩阵表示，该系统可以把同一知识领域中几个独立的专家系统组合成更大的神经网络专家系统。

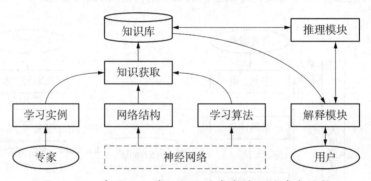

图13-6　基于人工神经网络的专家系统的基本结构

神经网络模型从知识表示、推理模块到控制方式，都与目前专家系统中的基于逻辑规则的模型有本质的区别。知识从显式变为隐式表示，这种知识不是通过人的加工转换成规则，而是通过学习算法自动获取的。推理机制从检索和验证过程变为网络上隐含模式对输入的竞争，这种竞争是并行的针对特定特征的，并把特定论域输入模式中各个抽象概念转化为神经网络的输入数据。神经网络很好地解决了专家系统中知识获取的瓶颈问题，能使专家系统具有自学习能力。神经网络技术的出现为专家系统提供了一种新的解决途径。特别是对于实际中难以建立数学模型的复杂系统，神经网络更显示出其独特的功效。

专家系统是人工智能中最为活跃的一个领域，已经被广泛应用于多个领域，但是由于一些问题没有得到有效的解决，制约其进一步发展，主要问题包括：知识获取的瓶颈问题，知识的狭窄领域问题、专家系统的复杂性与效率问题、不具有联想记忆功能。与专家系统相比，神经网络具有很多长处，包括：固有的并行性、分布式联想存储、较好的容错性、自适应能力、通过实例学习的能力、便于硬件实现等。

神经网络专家系统也存在相应的缺点：①系统性能受到所选择的训练样本集的限制,训练样本集选择不当,特别是在训练样本集很少的情形下,很难指望它具有较好的归纳推理能力。②神经网络没有能力解释自己的推理过程和推理依据及其存储知识的意义。③神经网络利用知识和表达知识的方式单一,通常的神经网络只能采用数值化的知识。④神经网络只能模拟人类感觉层次上的智能活动,在模拟人类复杂层次的思维方面还有不足之处。

目前常用的神经网络有误差反传网络、自组织特征映射网络、径向基网络等。基于神经网络的专家系统的具体应用形式可以根据实际情况选择不同的神经网络模型,能够实现不同的用途。如何将神经网络模型与基于逻辑规则的模型相结合是值得深入研究的领域。从人类进行问题求解的过程来看,知识存储与低层信息处理是并行分布的,而高层信息处理则是顺序的,演绎与归纳是必不可少的逻辑推理,两者结合起来能够更好地表现人类的智能行为。综合两种模型的专家系统的设计来看,知识库由一些知识元构成,知识元可以为神经网络模块,也可以是一组规则或者框架的逻辑模块。神经网络和传统专家系统组合有三种模式：①神经网络支持专家系统,以传统的专家系统为主,以神经网络有关技术为辅。②专家系统支持神经网络,以神经网络技术为核心,建立相应领域的专家系统,采用专家系统的相关技术完成解释等方面的工作。③协同式的神经网络专家系统,针对大的复杂问题,将其分解为若干子问题,针对每个子问题的特点,选择用神经网络或专家系统加以实现,在神经网络和专家系统之间建立耦合关系。

4. 基于框架的专家系统　基于框架的专家系统是以框架为基础,相互关联的框架连接组成框架网络构成的专家系统。框架系统常被表示成树形结构,树的每一个节点是一个框架结构,子节点与父节点之间用槽连接。当子节点的某些槽值或侧面值没有被直接记录时,可以从其父节点继承这些值。

框架系统中可以推理出未被观察到的事实,将通过以下三种途径实现。①框架包含它所描述的情况或物体的多方面的信息。这些信息可以被引用,就像已经直接观察到这些信息一样。②框架包含物体必须具有的属性。在填充框架的各个槽时,要用到这些属性。建立对某一情况的描述要求先建立对此情况的各个方面的描述。与描述这个情况的框架中的各个槽有关的信息可用来指导如何建立这些方面的描述。③框架描述它们所代表概念的典型事例。如果某一情况在很多方面和一个框架相匹配,只有少部分相互之间存在不同之处,这些不同之处很可能对应于当前情况的重要方面,也许应该对这些不同之处做出解答。框架表示法最突出的特点是善于表达结构性的知识,且具有良好的继承性和自然性。因此,基于框架的专家系统适合于具有固定格式的事物、动作或事件。

5. 基于模糊逻辑的专家系统　模糊性是指客观事物在状态及其属性方面的不分明性,其根源是在类似事物间存在一系列过渡状态,它们互相渗透、互相贯通,使得彼此之间没有明显的分界线。模糊性是客观世界中某些事物本身所具有的一种不确定性,与随机性有着本质的区别。有明确定义但不一定出现的事件中包含的不确定性称为随机性,它不因人的主观意识变化,由事物本身的因果规律决定。而已经出现但难以给出精确定义的事件中包含的不确定性称为模糊性,是由事物的概念界限模糊和人的主观推理与判断产生的。模糊逻辑理论则是对模糊事物相互关系的研究。

基于模糊逻辑的专家系统的优点在于：①具有专家水平的专门知识,能表现专家的技能和高度的技巧以及有足够的鲁棒性;②能进行有效的推理,具有启发性,能够运用人类专家的经验和知识进行启发性的搜索、试探性的推理;③具有灵活性和透明性。但是模糊推理知识获取困难,尤其是模糊关系较难确定,且系统的推理能力依赖模糊知识库,学习能力差,容易发生错误。由于模糊语言变量是用隶属函数表示的,实现语言变量与隶属函数之间的转换是一个难点。

6. 基于DS证据理论的专家系统 DS证据理论是对贝叶斯推理方法推广,贝叶斯推理主要是利用概率论中贝叶斯条件概率来进行的,需要知道先验概率;而DS证据理论不需要知道先验概率,能够很好地表示不确定性,被广泛用于处理不确定数据。证据理论可处理由不知道因素所引起的不确定性,采用信任函数而不是概率作为度量,通过对一些事件的概率加以约束以建立信任函数而不必说明精确的难以获得的概率,当约束限制为严格的概率时,它就成为概率论。

基于DS证据理论的专家系统的优点在于:①既能处理随机性所导致的不确定性,又能处理模糊性所导致的不确定性;②系统可以依靠证据的积累,不断缩小假设集;③能在不同层次上组合证据。DS证据理论具有比较强的理论基础,能将"不知道"和"不确定"区分开来,但它也存在明显的不足。当证据冲突度较高时,经过其组合规则得到的结论常常有悖常理。基于证据DS理论的专家系统在数据较多时,具有潜在的指数复杂度和推理链较长的缺点。

五、专家系统的构建

专家系统是一个计算机软件系统,但是与传统程序又有区别,因为知识工程和软件工程在许多方面有较大区别。知识工程的设计目标是建立一个辅助人类专家的知识处理系统,处理的对象是知识和数据,主要功能是推理、评估、规划、解释、决策等,其运行机制难以确定。专家系统的开发过程是一个不断重复的过程,专家系统的构建步骤一般如图13-7所示。

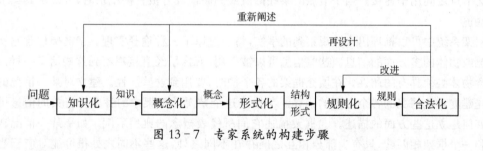

图13-7 专家系统的构建步骤

1. 初始知识库的设计 知识库的设计是建立专家系统最重要和最艰巨的任务。初始知识库的设计包括问题知识化、知识概念化、概念形式化、形式规则化、规则合法化。①问题知识化:即辨别所研究问题的实质,如要解决的任务是什么,任务是如何定义的,包含哪些典型数据等。②知识概念化:即概括知识表示所需要的关键概念及其关系,如数据类型、已知条件和目标、提出的假设以及控制策略等。③概念形式化:即确定用来组织知识的数据结构形式,应用人工智能中的各种知识表示方法把概念化过程有关的关键概念、子问题及信息流特征等变换为比较正式的表达,包括假设空间、过程模型和数据特性等。④形式规则化:即编制规则,把形式化的知识变换为由编程语言表示的可供计算机执行的语句和程序。⑤规则合法化:即确认规则化了的知识的合理性,检验规则的有效性。

2. 原型机的开发与试验 该步骤在选定知识表达方法之后,即可建立整个系统所需的试验子集,包括整个模型的典型知识,而且只涉及与试验有关的简单的任务和推理过程。

3. 知识库的改进和归纳 该步骤反复对知识库及推理规则进行改进试验,归纳出更完善的结果。经过相当长的时间,使系统在一定范围内达到人类专家的水平。

六、专家系统的特点

专家系统是一个基于知识的系统,利用人类专家提供的专门知识,模拟人类专家的思维过程,解决对人类专家都相当困难的问题。专家系统应具备如下特征:专业知识,有效推理,启发性,透明性,灵活性,交互性。

1. **专业知识** 具有专家的专业知识是专家系统的最大特点。专家系统中的知识按照其在问题求解中的作用可以分为三各层次:数据级,知识库级和控制级。①数据级知识是指具体问题所提供的初始事实及在问题求解过程中所产生的中间结论和最终结论,数据级知识通常存放于数据库中。②知识库知识是指专家的知识,是构成专家系统的基础。③控制级知识也称元知识,是关于如何运用前两种知识的知识,如在问题求解中的搜索策略及推理方法等。

2. **有效推理** 专家系统的核心是知识库和推理机。专家系统要利用专家知识来求解领域内的具体问题,必须有推理模块,能够根据用户提供的已知事实,通过运用知识库中的知识,进行有效推理,完成问题求解。专家系统不仅能够根据确定性知识进行推理,而且能够根据不确定的知识进行推理。领域专家解决问题的方法大多是经验性的,表示出不确定性,仅以一定的可能性存在,要解决的问题本身所提供的信息往往也是不确定的。专家系统的重要特点就是能综合利用不确定性信息和知识进行不确定性推理,得出结论。

3. **启发性** 通常人们把具有严谨理论依据的专门知识称为逻辑性知识,而把没有严谨理论依据、主要来源于专家经验的知识称为启发性知识。启发性知识很难保证在各种情况下是普遍正确的,但在一定条件下用来解决问题往往能有效地简化问题或快速求得问题的解。人类专家的技能主要来源于启发性知识,使用启发性知识处理问题是人类推理的特征之一。因此,专家系统要达到人类专家处理问题的水平就必须能够存储和利用启发性知识,通过推理和判断来求解问题。专家系统的这个特点称为启发性。

4. **透明性** 专门知识大多是人类专家在实践中积累起来的启发性知识,通常只有专家本人掌握。为了使用户对求得的结果放心,专家系统必须具有向用户解释推理过程、回答用户提问的解释功能,使它对用户是透明的。

5. **灵活性** 要把专家头脑中的经验知识全部而明确地表示出来不是一件容易的事,而要反复多次,不断扩充才能达到。况且这些启发性知识往往是有针对性的,在特定情况下才是正确的,情况变化后也要随之而变化。这就要求专家系统具有灵活性,系统中的知识要便于修改和扩充。

6. **交互性** 专家系统一般都是交互式系统,具有较好的人机界面。专家系统需要与领域专家和知识工程师进行交流以获取知识,也需要不断地从用户处获得所需的已知事实,并回答用户的询问。

专家系统与传统程序是有区别的,专家系统程序设计方法可表示为:知识+推理=程序,传统程序设计方法可表示为:数据+算法=程序。传统程序对于待解决的问题,首先要根据它的内在规律,建立一个数学和物理模型,然后用数值仿真的方法,以算法的形式将数值信息安排在计算机中,使机器按数学模型规定的步骤完成数据的处理和计算。解题的全部知识隐含在整个程序中,因而不易实现解释功能。专家系统对待解决的问题的内在规律往往不能只用数学模型来表示,而且还有专门的经验知识(即启发性知识)来表示。这些经验知识是以规则符号、形式语言或网络图等形式表示的。因此专家系统处理的信息还必须有字符信息,而不全是数值信息。问题求解的过程不是按预先确定的步骤进行,而是根据环境、条件及要达到的目的,在控制策略指导下,通过推理搜索而寻找问题解答的过程。专家系统与传统程序的各自特点见表13-1。

表 13-1 专家系统与传统程序特点比较

比较项目	专家系统	传统程序
知识表达	规则、框架等	数学模型和算法
处理的信息	字符信息	数值信息
知识及知识处理	明确分开	混在一起
知识更新的方式	更新知识库容易	修改程序模块困难
影响可信度的因素	事实和规则的可信度	模型和算法的精度
问题求解	逻辑推理和判断	数值仿真
解释能力	好	差

总之,专家系统的特点可以归纳为:①为解决特定领域的具体问题,需要大量领域问题密切相关的知识;②一般采用启发式的解题方法;③在解题过程中除了应用演绎方法外,还需要应用归纳方法和抽象方法;④需处理问题具有不确定性的特征;⑤能对自身的工作过程进行推理(自推理或解释);⑥采用基于知识的问题求解方法;⑦知识库与推理机分离。

第二节 智能决策支持系统

智能决策支持系统是决策支持系统与人工智能技术相结合的系统,不仅包括决策支持系统所拥有的组件,即数据库系统、模型库系统和人机交互系统;同时集成了最新发展的人工智能技术,如专家系统、多代理以及神经网络和遗传算法等。

一、决策支持系统

决策支持系统是以管理科学、运筹学、控制论和行为科学为基础,以计算机技术、仿真技术和信息技术为手段,针对半结构化的决策问题,支持决策活动的具有智能作用的人机系统。该系统能够为决策者提供所需的数据、信息和背景资料,帮助明确决策目标和进行问题的识别,建立或修改决策模型,提供各种备选方案,并且对各种方案进行评价和优选,通过人机交互功能进行分析、比较和判断,为正确的决策提供必要的支持。它通过与决策者的一系列人机对话过程,为决策者提供各种可靠方案,检验决策者的要求和设想,从而达到支持决策的目的。

决策支持系统一般由交互语言系统、问题系统以及数据库、模型库、方法库、知识库管理系统组成。在某些具体的决策支持系统中,也可以没有单独的知识库及其管理系统,但模型库和方法库通常则是必需的。由于应用领域和研究方法不同,决策支持系统的结构有多种形式。

决策支持系统采用各种定量模型,在定量分析和处理中发挥了巨大作用,它也对半结构化和非结构化决策问题提供支持,但由于它通过模型来操纵数据,实际上支持的仅仅是决策过程中结构化和具有明确过程性的部分。随着决策环境日趋复杂,决策支持系统的局限性也日趋突出,具体表现在:系统在决策支持中的作用是被动的,不能根据决策环境的变化提供主动支持,对决策中普遍存在的非结构化问题无法提供支持,以定量数学模型为基础,对决策中常见的定性问题、模糊问题和不确定性问题缺乏相应的支持手段。

决策支持系统应具备以下特征:系统的主要功能是为管理人员提供决策支持,其目的是帮助管理人员进行决策而不是代替他们,是为了提高决策的效能而不是组织的管理效率;传统数据管理技术与有关的模型技术、分析技术相结合；系统应该有很强的灵活性、适应性，便于用户使用。

二、智能决策支持系统的结构

智能决策支持系统是以信息技术为手段，应用管理科学、计算机科学及有关学科的理论和方法，针对半结构化和非结构化的决策问题，通过提供背景材料、协助明确问题、修改完善模型、列举可能方案、进行分析比较等方式，为决策者做出正确决策提供帮助的智能型人机交互式信息系统。智能决策支持系统的一般结构如图 13-8 所示。

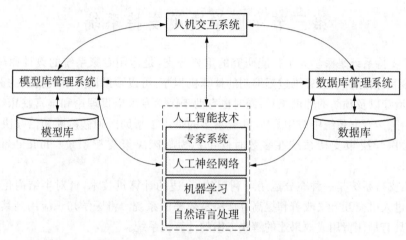

图 13-8　智能决策支持系统的一般结构

三、基于专家系统的智能决策支持系统

专家系统与决策支持系统结合的智能决策支持系统充分发挥了专家系统以知识推理形式解决定性分析问题的特点，又发挥了决策支持系统以模型计算为核心解决定量分析问题的特点，充分做到定性分析和定量分析的有机结合，使得解决问题的能力和范围得到一个大的发展。专家系统与决策支持系统的具体集成结构如图 13-9 所示。

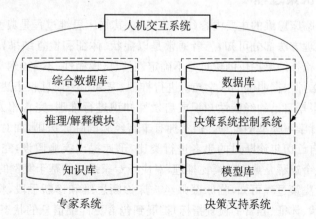

图 13-9　基于专家系统的智能决策支持系统的结构

决策支持系统与专家系统结合主要体现在以下三个方面。

（1）决策支持系统与专家系统的总体结合：由集成系统把决策支持系统与专家系统有机结合起来。

（2）知识库和模型库的结合：模型库中的数学模型和数据处理模型作为知识的一种形式，即过程性知识，加入到知识推理中。也可以把知识库和推理机作为智能模型加入到模型库中。

（3）静态数据库和动态数据库的结合：静态数据库为动态数据库提供初始数据，专家系统推理结束后，动态数据库中的结果再送回到决策支持系统的静态数据库中。

第三节　医学决策支持系统

医学决策支持系统是医学人工智能研究的重要分支，是运用专家系统的设计原理与方法，模拟医学专家诊断、治疗疾病的思维过程编制的计算机程序，可以帮助医师解决复杂的医学问题，作为医师诊断、治疗以及预防的辅助工具；同时也有助于医学专家宝贵理论和丰富临床经验的保存、整理和传播。医学专家系统中应用最广、研究最多的是用于帮助医师做诊断和治疗决策的决策支持系统。通常医学决策支持系统在多数时候也称为临床决策支持系统（clinic decision support system，CDSS）。

临床决策支持系统是一种充分运用可利用的、合适的计算机技术，针对半结构化或非结构化医学问题，通过人机交互方式改善和提高临床决策效率的系统。将医学知识应用到某一患者的特定问题，提出具有最佳费用或效果比的解决方案的计算机系统。

临床决策支持的概念在不断更新。最早临床决策支持定义为："运用相关的、系统的临床知识和患者信息，加强医疗相关的决策和行动，提高医疗水平和医疗服务水平。"临床决策支持五要素框架：在工作流程中，通过正确的渠道，在正确的时间，在正确的干预模式下，向正确的人，提供正确的信息。目前主流的工作定义：连接临床观察与临床知识，影响临床决策，改善临床结果。美国医药信息学会对临床决策支持系统定义为：医务工作者、患者或任何个人提供知识、特定个体或人群信息，在恰当的时间，智能化地过滤和表达信息，为的是提供更好的健康、诊疗和公共卫生服务；或者临床决策支持系统是在正确的时间，对正确的对象，提供正确的信息。

一、临床诊疗决策过程

临床诊疗决策是临床思维的主要内容（图13-10），其临床思维过程是典型的不确定推理。由第八章医学领域的推理方法部分可知，患者通常是以症状、体征和检查结果异常出现在临床医师面前，而症状、体征和检查结果提供的信息是不确定性信息（模糊性、不完全性、随机性）。在临床诊疗决策过程中，临床医师根据明确的医学知识进行推理，完善相关信息收集达到疾病诊断，对应于基于规则的推理；而根据自己的经验性知识或启发性知识进行推理，完善相关信息收集达到疾病诊断，对应于基于统计学习模型的推理。通常拥有丰富经验的临床医师，面对某位患者，经过问诊等诊断手段后，根据自己历年诊断过的患者进行类比，迅速提出疾病假设，完善相关检查，根据检查结果明确诊断。这个过程是典型的类比推理，对应于专家系统的基于案例的推理。

由整个临床诊断决策过程可知，临床医师经临床诊断思维和诊断手段，将患者初始的就诊状态提供的信息（如症状、体征、异常的检查指标）扩展到包含更详细信息的状态（主诉、现病史、既往史、个人史、体格检查、辅助检查结果、影像学检查结果等，这些信息通常以电子病历形式）；一般情况下，当状态包含达到诊断条件的信息时，临床医师可以对患者做出临床诊断。这个过程类似问

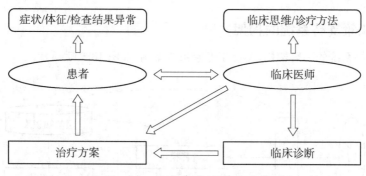

图 13 - 10 临床诊疗过程的示意图

题求解转换为状态空间的搜索过程;而临床医师得到的相关详细的信息,对应某个诊断,做出临床诊断决策,类似于机器学习的分类问题。故临床诊断决策过程可以由机器学习的分类进行模拟,对应于专家系统的基于模型(机器学习或神经网络)的推理。

临床医师在收集患者的临床信息后,经过推理,顺利地达到临床诊断过程,这个就是典型单调性推理。通常临床医师在诊断过程中,经常推翻推理过程中的中间结论,回溯和反复推理,最后到达临床诊断。这就是典型的非单调性推理。

上述的是临床诊断决策过程,在治疗决策阶段,临床医师通常根据临床指南制订标准化的治疗方案,在此基础上根据患者的个体情况,需要进行个体化治疗方案的制订。根据临床指南的标准化临床治疗方案制订,对应于基于规则的推理;而根据患者的个体情况,制订个体化治疗方案,通常临床医师根据自己多年的经验,通过类比推理进行相应的方案制订,对应于专家系统的基于案例的推理。由此可知,临床医师在临床诊疗过程中,应用到多种推理方法。在医学决策支持系统中,其推理机制是将多种推理方法进行整合的混合推理机制。医学决策支持系统的推理机是基于混合推理机制。在理论上,基于不确定性人工智能理论和方法的临床决策支持系统可以有效地提高临床医师的临床诊疗活动的准确性。

二、临床决策支持系统的功能

临床决策支持系统的根本目的是提高医疗质量,减少医疗差错,更好地为患者服务。临床医师可以通过临床决策支持系统的帮助来深入分析病历资料,从而做出最为恰当的诊疗决策。临床医师可以通过输入信息来等待临床决策支持系统输出最符合实际应用场景的决策进行选择,并通过简单的输出来指示决策。

临床决策支持系统实现辅助决策的理论主要关注于临床医师与临床决策支持系统之间的互动,以便于利用临床医师的知识和临床决策支持系统对医学知识的系统管理,更好地分析患者的信息。尤其是临床决策支持系统可以提供建议或输出一组相关信息以便临床医师查询和参阅,并可以选择出有用的信息而去除那些错误的临床决策支持系统建议。

临床决策支持系统贯穿于整个诊疗过程,临床医师利用系统提供的服务,便于在处理患者时得到帮助,即在诊断前、诊断中和诊断后。利用诊断前的临床决策支持系统,医师可以完成对疾病的初步诊断。而在诊断中的临床决策支持系统则可以帮助医师回顾并筛选出初步诊断,以便完善最终诊断结论。诊断后的临床决策支持系统可以用于挖掘患者与其既往医疗信息、临床研究之间联系的资料以便预测其将来的健康问题。美国医药信息学会指出临床决策支持系统对临床的干预分为五种:警告或提醒,信息提示,成组医嘱,文档管理,数据表达。

417

三、临床决策支持系统的构架

临床决策支持系统的一般架构,类似于专家系统架构,如图 13-11 所示。

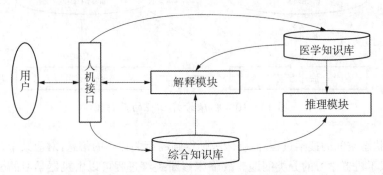

图 13-11　临床决策支持系统的架构

临床决策支持系统一般包括知识库、推理机和人机交互接口。知识库存储着大量的编译信息,推理模块根据知识库中的规则对资料进行自动整合和分析,人机交互接口则是将分析结果反馈给使用者,同时也可以作为系统输入,主要作用是满足用户的查询需求。传统临床决策支持系统的知识库较封闭且缺乏机器深度学习功能,所有信息的采集、编译、整理及规则均需人工完成,维护成本高昂,且存在信息更新时效性不强的问题。新型的临床决策支持系统,能够基于人工神经网络具有机器学习能力,可以在人机交互、不断训练的过程中总结和明确知识,并利用知识为用户提供建议。随着医疗行业科技化、信息化程度的逐步提高,利用电子病历系统-临床决策支持系统-互联网数据库的对接,可实时查阅大量文献资料。通过高效的学习能力提供精准的决策建议,可帮助临床医师紧跟医学进展,掌握循证医学证据,更加充分自如地应对临床问题。

四、临床决策支持系统的设计

根据临床诊疗过程的分析,临床决策的推理机制包括基于规则的推理,基于案例的推理,基于模型的推理,以及混合推理。临床决策支持系统则包括基于规则的专家系统,基于案例的专家系统,基于模型的专家系统,以及基于混合推理的专家系统。专家系统的核心是知识库和推理模块,系统不同的推理模块需要相应的知识库支持。临床决策支持系统内核的推理模块是根据知识库的知识和经验生成建议以支持决策。医学知识库是临床决策支持系统中的重要组件,临床决策支持系统应建有完善、全面、快速的医学知识库。知识库一般结构包含词库、术语字典、模型结构、知识仓库四个部分。知识模型结构是将这些术语相关的内容组成一种网状结构,方便存储和调用。知识仓库就是所有这些知识信息的容器,以功能强大的数据库为架构平台,以辅助智能的文字处理与检索系统。

1. 基于规则推理的临床决策支持系统　该系统的推理模块是基于规则推理机制,知识库主要是医学知识和规则。医学知识来源通常包括医学文献(指记录已归档的知识)和领域的专家(指专家的临床经验)。对于任何一种医学知识,系统先通过知识采集引擎把知识采集进来,然后通过解释引擎利用知识模型在知识库中查找相应的解决方案,逐步缩小目标范围,最后由知识库系统判定归于何种类别的医学知识,并存储于知识库中相应的位置。

2. 基于案例推理的临床决策支持系统 该系统的推理模块是基于案例检索和匹配机制,知识库主要由案例库和医学知识构成。案例库的构建、更新和维护是重要的内容。

3. 基于模型推理的临床决策支持系统 以基于人工神经网络模型的临床决策支持系统为例,系统的推理模块就是人工神经网络模型对新数据的泛化过程。知识库主要包括人工神经网络的结构和节点之间的权值。模型的训练是系统构建的关键。

4. 基于混合推理的临床决策支持系统 该系统的推理模块整合了上述几种推理机制,如基于规则-案例的推理、基于规则-模型的推理等。知识库则综合相应知识库的内容,如包括规则、医学知识、案例等。基于规则-案例的专家系统,通常先以基于案例推理机制匹配出相似案例,然后抽取案例相关规则,与知识库的规则相比较,验证推理的准确性。基于规则-模型的专家系统,通常存在规则和模型的集合。基于规则推理和案例推理的临床决策支持系统的结构如图 13-12 所示,该系统的疾病诊断以基于规则推理进行临床诊断,得到诊断结果和应用基于案例推理的方法匹配案例库中最相似的案例进行治疗方案的决策支持。

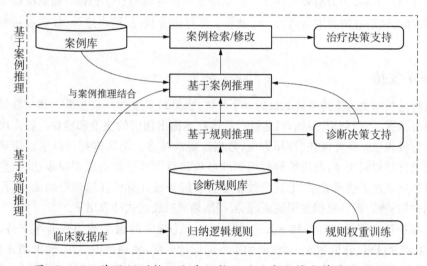

图 13-12 基于规则推理和案例推理的临床决策支持系统的结构

五、临床决策支持系统的流程

医学研究人员根据医学文献和临床经验,包括教科书、诊疗手册、文献资料、药品手册、疾病治疗方案、专家临床经验等,构建知识库,并且实时更新。知识库主要包括基础医学知识库、临床医学知识库、辅助学科知识库、循证医学知识库、卫生法律法规知识库、药学知识库。

1. 基础医学知识库 建立基础医学知识库,方便医师查询,包含病理学、生理学、生物化学、遗传学等基础知识。

2. 临床医学知识库 建立各临床学科知识库,方便医师查询,包含疾病诊断和治疗等临床知识。

3. 辅助学科知识库 用以指导医师准确使用检验检查项目,包括放射、超声、检验、病理等内容的知识库。

4. 循证医学知识库 为医师提供最新循证医学研究的知识库,便于临床医师对诊疗方案进行制订。

419

5. **卫生法律法规知识库** 使医师方便获取卫生相关的法律法规知识的知识库。

6. **药学知识库** 通过药学知识库获得药品信息及药品毒副作用信息,包括适应证、禁忌证、用法用量等。

患者在就诊过程中产生的信息,包括病史、检查检验结果、用药等信息,以电子病历的形式存储于电子病历库,临床决策支持系统将电子病历库中的数据和相关知识库进行对比推理。

将推理结果反馈给临床医师,对临床医师的所有诊疗活动进行支持,包括警报、提醒、评论、判读、预测、协助、诊断及建议。例如根据患者的基本信息、临床症状、病史等信息推理出患者所需要进行的检查项目;根据检查结果推理出诊断及鉴别诊断等。①警报:基于逻辑判断,对患者的危险值或者医师的错误医疗行为进行警示,如显示异常的化验结果。②提醒:提醒医师当前需要完成的诊疗项目,如提醒医师申请检验检查等。③评论:根据相关信息生成决策建议,如果医师的决策与之不相符,则给出决策建议。④判读:对患者的检验检查结果、病理信息进行判读,如判读影像学图像结果。⑤预测:预测患者的病情进展,如预测糖尿病患者的大血管并发症风险等。⑥协助:协助医师制订治疗方案,如为患者选择合理的用药及手术方案等。⑦诊断:辅助医师下达临床诊断,如列出腹部疼痛患者的鉴别诊断等。⑧建议:针对患者状况,给出建议,如呼吸机参数的调节建议等。

六、决策支持

决策支持是临床决策支持系统的最后一个步骤,也是最重要的一个步骤。其功能是将医学知识应用于患者数据,进行分析、归纳,最终针对具体病例提出相应的决策和建议。临床决策支持系统的决策支持模块应具备速度快、操作方便、数据准确的特点。临床医师可以通过简单的工具自行定义决策推理的逻辑关系,把决策推理用到的参数和数据项目转换成逻辑表达式,然后由决策支持模块解释定义过的逻辑关系,把其中数据的关联解释成计算机能够理解的语言,再由计算机处理其中的逻辑关系,最后根据逻辑关系,把数据结果通过表达式计算出来。

通常临床决策支持系统具备如下几个重要特点:①强大的医学知识数据库支持,以临床医师为主导、患者为目标、临床为轴心、诊断为重点的设计原则,使用清晰界面,辅助临床医师准确、完整、迅速地把握并记录临床过程各部分的互动关系。②开放性神经网络知识结构跟踪临床全过程,使系统有能力随机建构过程性诊疗通道,辅助临床医师对患者做出准确、稳妥、及时的诊疗处理。③仿真临床思维,提供临床全过程辅助决策。实际过程是用神经网络结构运作大量知识,通过诊断依据、诊断疾病、检验方案、用药方案、处置方案、护理方案、保健方案等模块,展开医疗知识。④根据患者病情,生成多条临床决策通道,提供医师决策参考,使临床诊疗具有多视角会诊的性质;同时帮助医师准确使用辅助诊断手段,减少对仪器设备的依赖;使临床全过程(诊断—治疗—用药等),都纳入智能辅助范围之内,进行快速、准确、规范的临床诊疗。

七、MYCIN 医学专家系统

MYCIN 系统是一种帮助医师对住院的血液感染患者进行诊断和选用抗生素类药物进行治疗的人工智能,一种使用了人工智能的早期模拟决策系统,用来进行严重感染时的感染菌诊断以及抗生素给药推荐系统。MYCIN 系统是 20 世纪 70 年代初由美国斯坦福大学研制的,从控制结构上可分成两部分:①以患者的病史、症状和化验结果等为原始数据,运用医疗专家的知识进行前向推理,找出导致感染的细菌。若是多种细菌,则用 0~1 的数字给出每种细菌的可能性。②在上述基础上,给出针对这些可能的细菌的药方。

（一）系统总体结构

MYCIN 系统的知识库中有 200 多条关于细菌血症的规则，可以识别约 50 种细菌。整个系统占 245 kB，其中知识库占 8 kB，27 kB 存放临床参数和作为工作空间。MYCIN 系统处理一个患者的咨询过程如图 13-13 所示。这个过程中的每一步都包含着规则的调用和人机对话。从询问中取得疾病状态、化验参数等通过直接观察得到的数据。

MYCIN 系统的结构如图 13-14 所示。从图中可以看出 MYCIN 系统主要由咨询、知识获取和解释三个模块以及知识库动态数据库组成。

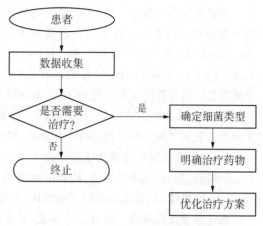

图 13-13 MYCIN 系统咨询过程

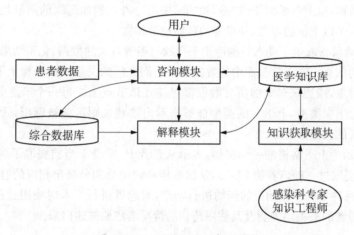

图 13-14 MYCIN 系统结构

1. 咨询模块 相当于推理模块及用户接口。当医师使用 MYCIN 系统时，首先启动这一子系统。此时，MYCIN 系统将给出提示，要求医师输入有关信息，如患者的姓名、年龄、症状等，然后利用知识库中的知识进行推理，得到患者所患的疾病及治疗方案。

MYCIN 系统的推理模块采用反向推理的控制策略。推理过程将形成由若干条规则链构造成的与（或）树。MYCIN 系统采用深度优先法进行搜索，还使用了基于可信度的不精确推理。

2. 知识获取模块 用于从医师那里获取新的知识，完善知识库。医师和知识工程师可以利用该模块增加或修改知识库。

3. 解释模块 用于回答用户的询问。MYCIN 系统通过记录系统所形成的与（或）树来实现解释功能。

（二）知识表示

MYCIN 系统是用产生式规则表示这些知识。其知识库主要存放用于诊断和治疗感染性疾病的专家知识，同时还存放了一些进行推理所需要的静态知识，如临床参数的特征表示。

1. 领域知识的表示 领域知识用产生式规则表示。例如规则 064，IF 有机体的染色体是革兰阳性，AND 有机形态是球状的，AND 有机体的生长结构呈链状，THEN 存在证据表明该有机体为链球菌类（可信度为 0.7）。

规则的每个条件是一个 LISP 函数,它们的返回值为 T,NIL 或 $-1 \sim +1$ 的某个数值。规则的行为部分用专门表示动作的行为函数表示。MYCIN 系统中有 3 个专门用于表示动作的行为函数:CONCLUDE, CONCLIST 和 TRANLIST。其中 CONCLUDE 形式为(CONCLUDE C P V TALLY CF)。其中 C、P、V 分别表示上下文、临床参数和值;TALLY 是一个变量,用于存放规则前提部分的信任程度;CF 是规则强度,由领域专家提供。

2. 参数的表示　　MYCIN 系统中有 65 个临床参数,为搜索方便,对参数按照其相对应的上下文分类。上下文树是在咨询过程中形成的,树中的节点称为上下文。每个上下文与一组临床数据相联系,这些数据完全地描述相应的上下文。每个临床参数表示上下文的一个特征,如患者的姓名、培养物的地点、机体的形状、药物的剂量等。例如,临床参数可用三元组(上下文、属性、值)表示,三元组(机体-1,形态,杆状)表示机体-1 的形态为杆状。

临床数据按其取值方式可分为单值、是非值和多值三种。有的参数如患者的姓名、细菌类别等,可以有许多可能的取值,但各个值互不相容,所以只能取其中一个值,因此属于单值。是非值是单值的一种特殊情形,这时参数限于取"是"和"非"中的一种。例如药物的剂量是否够。多值参数是那些同时可取一个以上值的参数,如患者的药物过敏参数。

3. 数据库中的数据表示　　动态数据库用于存放与患者有关的数据、化验结果以及系统推出的结论等动态变化的信息。动态数据库中的数据按照它们之间的关系组成一棵上下文树,每个节点对应一个具体的对象,描述该对象的所有数据都存储在该节点上。每一个节点旁注明节点名,括号中为该节点的上下文类型,上下文的类型能够指示出哪些规则可能被调用。因此,一个上下文树就构成了对患者的完整描述。

图 13-15 所示为上下文树的一个实例,表示从患者 P-1 身上当前提取了两种培养物 CUL1 和 CUL2,先前曾提取过一种培养物 CUL3,从这些培养物中分别分离出相应的有机体。从有机体 ORG1 至 ORG4,每种有机体有相应的药物进行治疗,对患者进行手术时使用过药物 DRUG4。通过该上下文树把患者的有关培养物及其使用药物的情况清楚地描述出来。

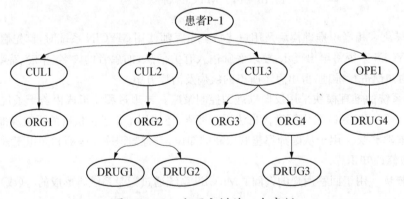

图 13-15　上下文树的一个实例

(三) 知识获取

知识库中每条规则是医师的一条独立的经验,知识获取模块用于知识工程师增加和修改规则库中的规则。当输入新规则到规则库中时,必须对原有规则进行检查、修改,并修改参数性质表和节点性质表,表 13-2 所列是系统获取一条规则的过程。

表 13－2 系统获取规则的过程

步骤	具 体 操 作
步骤 1	告诉专家新建立的规则的名字(实质上是规则序号)
步骤 2	逐条获取前提,把前提从英文翻译成相应的 LISP 表达
步骤 3	逐条获取结论动作,把每条从英文翻译为 LISP 表达。当有必要时,应要求得到相应规则可信度
步骤 4	用 LISP-English 子程序将规则再翻译成英语,并显示给专家
步骤 5	提问专家是否同意这条翻译的规则,如果规则不正确,专家进行修改并回到步骤 4
步骤 6	检查新规则与其他已在规则库中的旧规则之间是否矛盾。如果必要,可与专家交互来澄清指出的问题
步骤 7	如果有必要,可调用辅助分类规则对新规则分类
步骤 8	把规则加入到新规则前提中的临床参数性质的 LOOKHEAD 表中
步骤 9	把规则加入到新规则结论中的所有参数 CONTAIED-IN 表和 UPDATED-BY 表中
步骤 10	告诉专家系统新规则已是 MYCIN 系统规则库中的一部分了

上述步骤 9 确保 FINDOUT 在新的推导过程中搜索参数的 UPDATED-BY 表时能自动调用新规则。MYCIN 系统的学习功能是有限的,例如新规则输入时涉及的参数和节点类型要求不超越系统已有的种类。另外,对新旧规则之间的矛盾、不一致等处理也是不全面的。为了防止不熟练的用户随意输入知识而引起知识的混乱,系统采用二级存储方法。只有新的知识经试运行后证明其可靠,才能并入规则库中。

(四) 推理策略

当 MYCIN 系统被启动后,系统首先在数据库中建立一棵上下文树的根节点,并为该节点指定一个名字 PATIENT-I,其类型为 PERSON。PERSON 的属性有 NAME、AGE、SEX、REGIMEN,其中 NAME、AGE、SEX 是 LABDATA 参数,即可通过用户询问得到。系统向用户提出询问,要求用户输入患者的姓名、年龄和性别,并以三元组形式存入数据库中。REGIMEN 表示对患者建议的处方。

为了得到 REGIMEN,在推理开始时,首先调用目标规则 092 进行反向推理。规则 092 是系统中唯一在其操作部分涉及 REGIMEN 参数的规则。这个目标规则体现了在 MYCIN 系统中感染性疾病诊断和处方时决策的四个步骤。规则 092 具体如下。

IF　存在一种病菌需要处理

　　某些病菌虽然没有出现在目前的培养物中,但已经注意到它们需要处理

THEN　根据病菌对药物的过敏情况,编制一个可能抑制该病菌的处方表

　　　从处方表中选择最佳的处方

ELSE　患者不必治疗

规则 092 的前提中涉及两个临床参数 TREATFOR 和 COVERFOR。TREATFOR 表示需要处理的病菌,它不是 LABDATA 参数,所以系统调用 TREATFOR 的 UPDATED-BY 特征所指出的第一条规则 090,检查它的前提是否为真。为此,如果该前提所涉及的值是可向用户询问的,就直接询问用户,否则再找出可推出该值的规则,判断其前提是否为真。如此反复进行,直至最后推出 PATIENT-1 的主要临床参数 REGIMEN。

MYCIN 系统通过两个互相作用的子程序 MONITOR 和 FINDOUT 完成整个咨询和推理过程。MONITOR 的功能是分析规则的前提条件是否满足,以决定拒绝该规则还是采用该规则,并将每次鉴定一个前提后的结果记录在动态数据库中。如果一个条件中所涉及的临床参数是未知

的,则调用 FINDOUT 机制去得到这个消息。FINDOUT 的功能是检查 MONITOR 所需要的参数,它可能已在动态数据库中,也可以通过用户提问获取。FINDOUT 根据所需信息种类的不同采取不同的策略。对于化验数据,FINDOUT 首先向用户询问,如果用户不知道,再运用知识库进行推导,即检索知识库中可用推导该参数的规则,并调用 MONITOR 作用于这些规则;对于非化验数据,FINDOUT 首先运用知识库进行推导,如果规则推理不足以得出结论,再向用户询问。

(五)治疗方案选择

当目标规则的前提条件被确认,即诊断患者患有细菌感染后,MYCIN 系统开始处理目标规则的结论部分,即选择治疗方案。选择最佳治疗方案分以下两步,首先生成可能的治疗方案表,然后从表中选取对该患者的最佳用药配方。在知识库中存有相应的规则,指示对各种细菌的用药方案。例如,IF 细菌的特征是 Pseudomonas THEN 建议在下列药物中选择治疗:colistin(0.98),polynyxin(0.96),gentamicin(0.96),carbenieilin(0.96),sulfisoxazole(0.96)。规则中每个药物后的值表示该药物对细菌的有效性。系统根据下列原则从治疗方案中选择相应的用药配方:该药物对细菌治疗的有效性,该药物是否已用过,该药物的副作用。

MYCIN 专家系统之所以重要有几个原因。首先,它证明了人工智能可以应用到实际的现实世界问题;其次,MYCIN 是新概念的试验,如解释机、知识的自动获取和今天可在许多专家系统中找到的智能指导;最后,它证实了专家系统外壳的可行性。MYCIN 明确地把知识库与推理机分开,这对于专家系统技术的发展是极其重要的,因为这意味着专家系统的基本核心可以重用。

八、临床决策支持系统的问题和发展

临床决策支持系统在很多方面都存在极大的技术挑战。由于人体系统无比复杂,临床决策可能需要利用庞大的潜在相关信息资源。例如,当向患者推荐治疗方案时,电子循证医学系统需要考虑患者的症状和体征、既往史、家族史,以及疾病发生的历史和地理趋势,已发表的有效临床资料等。而且最新发布的信息需要不断被整合到系统中去维持系统的实用价值,然而系统信息整合技术至今达不到需求。

(一)临床决策支持系统的问题

1. 系统维护　临床决策支持系统所面临的挑战是很难将不断发表的大量临床研究结果整合到已经存在的数据库中。每年约有 50 万篇医学文献公开发表并被 Medline 收录,每个研究结果都需要仔细研读,评价其科学价值,再将其以正确的方式整合入临床决策支持系统之中。除了工作很难外,整合新资料有时很难量化,很难将其合并至已存在的决策支持系统中,当不同的研究结果存在冲突时更不易实现。如何解决这些矛盾通常要依靠临床文献本身进行 Meta 分析,综合相关的研究结果,消除各研究机构间的误差和抽样误差,通常需要较长的时间才能完成。

2. 系统评价　临床决策支持系统能显现其价值,需要证实其的确能够改善临床工作流程或结果。评价临床决策支持系统是一个量化并不断改进的系统工程,同时也是衡量效率的过程。由于不同的临床决策支持系统为不同目的设计而成,当前并没有一种普遍使用的标准评估方法,给系统价值评估带来困难。临床决策支持系统的评价基准需依靠系统目的本身。例如,诊断决策支持系统的定位在于稳定而准确地分类疾病。循证医学系统则定位于最大限度地改善患者的状态,或者为医疗机构提供高频的财政收入。因而在评价不同的临床决策支持系统时,需设计不同的评价标准,并在软件需求分析阶段完成标准的界定。

(二)临床决策支持系统的发展

针对上述制约因素,完善和发展临床决策支持系统,可以取如下几方面的措施。

1. 加强技术研究 目前仍有许多技术问题阻碍临床决策支持系统的发展,因此有必要进一步完善现有的方法并开发新方法。首先是加强临床决策支持系统的适用环境研究,把注意焦点从提供正规知识转向改善医师的沟通与交流上,有利于沟通的系统无疑会极大地改善临床决策;其次是加强基础技术问题的研究,如临床知识的特性、如何构筑这类知识的模型及怎样将这些知识应用于不同的环境等。

2. 采用面向问题的开发策略 临床决策支持系统只有针对临床实际问题时才有可能成功,这就要求采用以问题为中心的开发策略。首先,应从问题诊断入手,通过分析医师所做的临床决策的特性及其对患者及保健服务的影响确定系统的真正需求,并应用快速原型法之类的方法评价方案的适宜性。第二,在找出之后,应选用与问题相适应的技术,即采用面向对象的设计方法并寻求构筑真实世界中的临床决策模型。第三,所用的方法和工具应与问题相一致,保证问题与其解决方式之间不发生冲突。第四,对系统性能的评价应注重系统对用户及临床问题的影响,而不仅只是系统的结构和功能。最后,整个开发过程应最大限度地调动用户参与。

3. 改善临床决策支持系统的移植性 要解决临床决策支持系统可移植性问题,具体做法包括临床概念、记录格式及保健服务等进行标准化,开发通用临床计算机语言及系统,增加临床决策支持系统的适应性,如开发能够通过提问用户了解具体的物理与社会环境的特性并做相应调整的临床决策支持系统。

4. 建设知识库 常用医学教科书不能满足解决复杂临床问题的需要,不同临床决策支持系统所需的知识层次也会不同,而且未来临床决策支持系统知识库应该完整和正确,并且不断更新。因此,知识库建设包括两大方面的主要内容:编辑正确完整的医学知识库及参考资料库;建立适当的机制,不断扩充和更新知识库。

5. 提高临床决策支持系统成本效益 卫生系统的资源短缺压力越来越大,成本效益无疑是决定临床决策支持系统成败的关键之一。应继续努力降低临床决策支持系统开发和应用成本,具体做法包括战略规划、协作开发交流经验、研制可重复使用的独立知识系统等。评价对提高临床决策支持系统成本效益至关重要。过去的评价大多只重视诸如功能与结构方面的具体问题,忽略了系统对用户的影响,也没有把评价同开发联系起来。评价应贯穿整个开发周期,既要做实验室评价又要进行应用评价。

回顾决策支持系统理论与技术在临床应用与发展,临床决策支持系统无论从其架构或构建方法上,都发生了巨大的变化。在此领域里的研究者和临床医师否定了原先构建专家系统的交互模式,仅仅基于专家经验的决策支持系统是不可能实现的。这存在两方面的原因:①专家经验并不是临床决策支持系统知识唯一的来源,对于不同的专家在同一问题上的表述存在差异,一个专家在不同时间对同一问题同样也存在不同看法;同时,个人的医学经验也在不断变化之中,这使临床决策支持系统利用生产式规则表示专家经验,为非专家用户提供决策建议时,组合相关规则易出现冲突。②基于规则的专家系统中,以产生式规则作为知识块来表示医学知识和人类的经验,无论就系统的复杂性和人类认知来说,都是过于简单的模型,是致使专家系统低智能化的直接原因。目前人工神经网络、遗传算法、模糊聚类等模式识别技术和基于数据仓库的数据挖掘技术在知识发现中的应用,不断提高了临床决策支持系统的决策能力与决策范围。然而,临床决策支持系统的发展趋势受决策环境驱动,未来临床决策支持系统发展会呈现多样性和丰富性。

医院信息系统发展到一定阶段,完成相关的业务功能上的应用后,临床决策支持系统是医院智能化建设的目标。这对提高医疗水平、促进医学科学的发展、充分发挥数字化医院的效能具有重要的作用,体现人工智能技术和现代医疗的完美结合。目前,虽然逻辑推理算法很多,但是由于医学的复杂性和个体性因素较多,高智能、高集成的临床决策支持系统尚未实现,特别是医学知识库的建立是一项复杂的系统工程,需要广大医学科研工作者继续共同奋斗实现。

第四节　基于混合推理的中医证型诊断模型构建的实例

中医证型是中医所特有的一种名称,是指疾病发展过程中某一个阶段的病理属性的概括。中医将人体分为阴阳气血,又将病因分为风、寒、暑、湿、燥、热、痰及虚、实等。证型就是由不同的病因引起阴阳气血的不同变化导致人体的不同疾病状态。辨证即是认证识证的过程。就是根据四诊所收集的资料,通过分析、综合,辨清疾病的病因、性质、部位,以及邪正之间的关系,概括、判断为某种性质的证。中医通过辨证而进一步认识疾病。例如,感冒是一种疾病,临床可见恶寒、发热、头身疼痛等症状,但由于引发疾病的原因和机体反应性有所不同,又表现为风寒感冒、风热感冒、暑湿感冒等不同的证型。只有辨清了感冒属于何种证型,才能正确选择不同的治疗原则,分别采用辛温解表、辛凉解表或清暑祛湿解表等治疗方法给予适当的治疗。临床常用的辨证方法大概有以下几种:八纲辨证、气血津液辨证、脏腑辨证、六经辨证、卫气营血辨证、三焦辨证、经络辨证。

中医证素就是中医证的基本要素,即中医辨证所要辨别的本质性内容。证素是根据证候而辨识的病变本质;主要指辨证所确定的病位和病性;内容是据中医学理论而确定;证素是构成病名的要素;病性证素是对正邪相争的本质概括;证素为具体诊断单元而非分类纲领;证素有一定的组合规律;某些证素间可有重叠涵盖关系。辨证思维过程中,通常经历三个环节,即证候(症状、体征等临床信息)的获取,证素的识别,判断出证名。这一过程重点清楚(病位和病性),层次清晰,要素明确。当在临床收集了四诊资料,得到患者寒热、疼痛、汗出、饮食、睡眠、大便、小便、舌象、脉象、声音、神色等信息资料后,首先进行证素的定量判断,确定病位(如心、肺、脾、肝、肾、胃、胆等)、病性(如寒、热、湿、痰、气虚、血虚、阴虚等)后,然后再经过模式识别,而诊断为脾气亏虚证、肝阳上亢证、心肾不交证、肝火犯肺证、肝肾阴虚证等。

中医辨证和中医证素辨证过程可以抽象成机器学习的分类模型,即中医辨证可以抽象成四诊信息到相关证型的映射。中医证素辨证可以理解成两个步骤,首先是四诊信息到证素的映射,然后是证素组合到证型。中医证素辨证的推理是典型的混合推理过程,可以分解为基于模型(分类模型)的证素推理和基于规则的证型推理。

一、数据集

本示例从中西医结合呼吸系统电子病历库中抽取 1 400 例样本,共 4 个证型和相应的 5 个证素,构建基于混合推理的中医证型诊断模型。中医证型包括肺阴虚、风热犯肺、痰热壅肺、痰浊阻肺 4 个证型,每个证型的个数为 350 例,证型及其编码和证素的关系规则见表 13 - 3。

表 13 - 3　证型及其编码和证素关系规则

编码	证型	痰	风	热	阴虚	肺	编码	证型	痰	风	热	阴虚	肺
0	肺阴虚	0	0	0	1	1	2	痰热壅肺	1	0	1	0	1
1	风热犯肺	0	1	1	0	1	3	痰浊阻肺	1	0	0	0	1

在 1 400 例样本中,共用 8 个疾病,分别是肺癌、肺部感染、急性支气管炎、间质性肺炎、慢性支气管炎、慢性阻塞性肺疾病伴感染、支气管扩张症伴感染、支气管哮喘伴感染,其比例见表 13 - 4。

表 13 - 4　疾病临床诊断及其比例

编码	诊断	频数	比例	编码	诊断	频数	比例
0	肺癌	269	0.192 1	5	慢性阻塞性肺疾病伴感染	19	0.013 6
1	肺部感染	578	0.412 9	6	支气管扩张症伴感染	71	0.050 7
2	急性支气管炎	366	0.261 4	7	支气管哮喘伴感染	8	0.005 7
3	间质性肺炎	15	0.010 7	总计		1 400	1.000 0
4	慢性支气管炎	74	0.052 9				

在 1 400 例样本中,有 5 类证素,共计 3 500 个,其比例见表 13 - 5。

表 13 - 5　证素分布情况

证素	频数	比例	证素	频数	比例
痰	700	0.200	阴虚	350	0.100
风	350	0.100	肺	1 400	0.400
热	700	0.200	总计	3 500	1.000

二、混合推理模型构建流程

基于混合推理的中医证型诊断模型构建流程如图 13 - 16 所示。

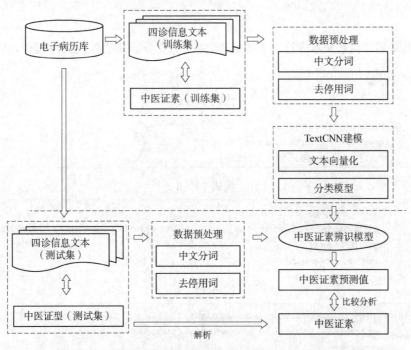

图 13 - 16　基于混合推理的中医证型诊断模型构建流程

427

三、混合推理模型构建的 Python 代码

首先导入构建中医证型诊断模型的第三方库,包括 jieba, numpy, pandas;然后从本地导入进

行阴性体征文本剔除的文本数据集,具体执行过程见代码13-1和代码13-2。

代码13-1

```
In[1]   import numpy as np
        import pandas as pd
        import jieba
```

代码13-2

```
In[2]   data=pd.read_excel("./data/data_demo_pos.xls")
```

将数据集的四诊信息文本、中医证型和中医证素数据赋予相应的变量,具体执行过程见代码13-3和代码13-4。

代码13-3

```
In[3]   y=data.tcms_code
        tcme=data.iloc[:,5:]
        context=data.context_pos
```

代码13-4

```
In[4]   print(context.shape,y.shape,tcme.shape)
Out[4]  (1400,)(1400,)(1400,5)
```

将数据集的四诊信息文本进行文本预处理,完成中文分词和去停用词等操作,具体执行过程见代码13-5~代码13-8。

代码13-5

```
In[5]   dictfile="./data/tcm_all_dict_2.txt"
        stopwords="./data/stopwords.txt"
        jieba.load_userdict(dictfile)
```

代码13-6

```
In[6]   def load_stopword(filename):
            stopwords=[line.strip()for line in open(filename,'r',encoding='utf-
        8').readlines()]
            return stopwords
```

代码13-7

```
In[7]   def get_corpus(context,stopwords):
            stopword_list=load_stopword(stopwords)
            corpus=[]

            for sent in context:
                strlist=list(jieba.cut(sent))
                strlist=sorted(set(strlist),key=strlist.index)
```

428

```
        doc_stopword=[y for y in strlist if y not in stopword_list] #
drop stopword
        corpus.append(doc_stopword)

    return corpus
```

代码 13-8

In[8]
```
cps=get_corpus(context,stopwords)
```

导入基于卷积神经网络的中医证素分类模型的相关 keras 组件,将完成预处理步骤的文本进行词统计;然后将数据集随机分为训练集和测试集,具体执行过程见代码 13-9。

代码 13-9

In[9]
```
# TextCNN-TCM element
from keras.preprocessing.text import Tokenizer
from keras.preprocessing.sequence import pad_sequences
from keras.utils import to_categorical
import numpy as np
from sklearn.model_selection import train_test_split

MAX_SEQUENCE_LENGTH=64
EMBEDDING_DIM=256
VALIDATION_SPLIT=0.16
TEST_SPLIT=0.2

ym=pd.DataFrame(tcme)
all_texts=cps
tokenizer=Tokenizer()
tokenizer.fit_on_texts(all_texts)
sequences=tokenizer.texts_to_sequences(all_texts)
word_index=tokenizer.word_index
datatxt=pad_sequences(sequences,maxlen=MAX_SEQUENCE_LENGTH)
x_train,x_test,y_train,y_test=train_test_split(datatxt,ym,test_size=
0.20,random_state=0)
```

建立卷积神经网络分类模型,该模型框架由 1 个词嵌入层,1 个卷积层,1 个池化层,1 个全连接层和 1 个输出层构成,具体执行过程见代码 13-10。

代码 13-10

In[10]
```
from keras.layers import Dense,Input,Flatten,Dropout
from keras.layers import Conv1D,MaxPooling1D,Embedding
from keras.models import Sequential

model=Sequential()
model.add(Embedding(len(word_index)+1,EMBEDDING_DIM,input_length=MAX_
SEQUENCE_LENGTH))
```

429

```
model.add(Dropout(0.2))
model.add(Conv1D(512,3,padding='same',activation='relu',strides=1))
model.add(MaxPooling1D(2))
model.add(Flatten())
model.add(Dense(EMBEDDING_DIM,activation='relu'))
model.add(Dense(ym.shape[1],activation='sigmoid'))#multilabel
model.summary()
```

Out[10]

Layer (type)	Output Shape	Param#
embedding_2(Embedding)	(None,64,256)	275968
dropout_2(Dropout)	(None,64,256)	0
conv1d_2(Conv1D)	(None,64,512)	393728
max_pooling1d_2(MaxPooling1(	None,32,512)	0
flatten_2(Flatten)	(None,16384)	0
dense_3(Dense)	(None,256)	4194560
dense_4(Dense)	(None,5)	1285

```
Total params:4,865,541
Trainable params:4,865,541
Non-trainable params:0
```

配置卷积神经网络分类模型的学习过程,并且训练模型,在测试集中进行性能评估,具体见代码 13-11,输出准确率为 0.974 3。

代码 13-11

In[11]
```
model.compile(loss='binary_crossentropy',optimizer='adam',metrics=
["acc"])
model.fit(x_train,y_train,batch_size=64,epochs=4,verbose=1,validation_
split=0.2,shuffle=True)
score=model.evaluate(x_test,y_test,verbose=0)
print(score[1])
```

Out[11]
```
Train on 896 samples,validate on 224 samples
Epoch 1/4
896/896[==============================]—5s 6ms/
step-loss:0.4419-acc:0.7654-val_loss:0.2974-val_acc:0.8848
Epoch 2/4
```

896/896[================================]—4s 4ms/
step-loss:0.2288-acc:0.9112-val_loss:0.1367-val_acc:0.9607

Epoch 3/4

896/896[================================]—4s 4ms/
step-loss:0.1081-acc:0.9600-val_loss:0.0907-val_acc:0.9652

Epoch 4/4

896/896[================================]—4s 4ms/
step-loss:0.0629-acc:0.9746-val_loss:0.0745-val_acc:0.9705

0.9742857166699

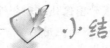 小结

专家系统是基于知识的系统,能在某种特定领域中运用领域专家的经验和专业知识,解决只有专家才能解决的困难问题。专家系统通常由人机交互界面、知识库、推理机、解释器、综合数据库、知识获取六个部分构成,其中知识库与推理机是核心部分。知识发现是指从数据集中提取可信的、新颖的、有效的并能被人们理解的模式的非平凡过程。专家系统按知识表示可分为基于规则的专家系统、基于案例的专家系统、基于框架的专家系统、基于模型的专家系统,基于模糊逻辑的专家系统、基于DS证据理论的专家系统。

智能决策支持系统是决策支持系统与人工智能技术相结合的系统,不仅包括决策支持系统所拥有的组件,即数据库系统、模型库系统和人机交互系统;同时集成了最新发展的人工智能技术,如专家系统、多代理以及神经网络和遗传算法等。

临床决策支持系统是一种充分运用可利用的、合适的计算机技术,针对半结构化或非结构化医学问题,通过人机交互方式改善和提高临床决策效率的系统。临床决策支持系统一般包括知识库、推理机和人机交互接口。临床决策支持系统包括基于规则的专家系统,基于案例的专家系统,基于模型的专家系统,以及基于混合推理的专家系统。MYCIN系统是一种帮助医师对住院的血液感染患者进行诊断和选用抗生素类药物进行治疗的人工智能。

习　题

1. 专家系统的主要组成部分是哪些? 其主要功能是什么?
2. 专家系统按知识表示可分为哪些类型?
3. 基于案例推理的专家系统的原理和特点是什么?
4. 请简述临床决策支持系统的架构。
5. 目前临床决策支持系统存在哪些问题?

431

第十四章

医学图像处理和分析

导学

1. 掌握计算机视觉的基本概念;掌握医学图像处理和分析的基本内容。
2. 熟悉医学图像数据的特点;熟悉医学图像处理和分析的基本流程。
3. 了解深度学习的医学图像处理和分析的应用。

计算机视觉是一门研究如何对数字图像或视频进行高层理解的交叉学科。从人工智能的角度来看,计算机视觉是要赋予机器"看"的智能,属于感知智能范畴。计算机视觉就是要实现人类大脑的视觉能力。医学图像处理和分析是对数字医学图像施加一系列操作以达到预期结果的过程,这些操作包括图像的采集和获取、图像的存储和传输、图像的变换、图像的增强、图像的重建、图像的参数测量等。医学图像处理和分析是医学人工智能的重要组成部分。本章首先详细介绍计算机视觉的概念和内容,然后介绍医学图像处理和分析的概念、内容和应用。

第一节 计 算 机 视 觉

计算机视觉(computer vision)是模拟识别人工智能、心理物理学、图像处理、计算机科学及神经生物学等多领域的综合学科。计算机视觉是利用图像传感器获取物体的图像,将图像转换成数字图像,并利用计算机模拟人的判别准则去理解和识别图像,达到分析图像和做出结论的目的。计算机视觉技术用图像传感器或摄像机模拟人眼,用计算机模拟大脑,用计算机程序和算法来模拟人对事物的认识和思考,替代人类完成程序为其设定的工作。

目前,计算机视觉与自然语言处理及语音识别并列为机器学习方向的三大热点方向。而计算机视觉也由传统的手工特征工程(直方图以及尺度不变特征变换等)与浅层模型的组合逐渐转向了以卷积神经网络为代表的深度学习模型。传统的计算机视觉问题解决方案流程包括:图像预处理,特征提取,特征筛选,建立模型(分类器/回归器)、输出,如图 14-1 所示。而深度学习模型中,

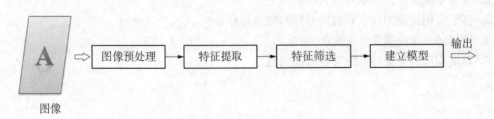

图 14-1 传统的计算机视觉问题解决方案流程

大多问题都会采用端到端的解决思路,即从输入直接到输出。

图像处理是指利用计算机对图像进行去除噪声、增强、复原、分割、特征提取、识别等处理的理论、方法和技术。狭义的图像处理主要是对图像进行各种加工,以改变图像的视觉效果并为自动识别奠定基础,或对图像进行压缩编码以减少所需存储空间。图像分析是对图像中感兴趣的目标进行检测和测量,以获得它们的客观信息,从而建立对图像的描述。图像处理是对输入的图像做某种变换,输出仍然是图像,基本不涉及或者很少涉及图像内容的分析。比较典型的有图像变换、图像增强、图像去噪、图像压缩、图像恢复、二值图像处理等,基于阈值的图像分割也属于图像处理的范畴。图像分析是对图像的内容进行分析,提取有意义的特征,以便后续的处理。计算机视觉是对图像分析得到的特征进行分析,提取场景的语义表示,让计算机具有人眼和人脑的能力。

关于图像处理、图像分析和计算机视觉的划分并没有一个统一的标准。通常图像处理内容会介绍图像分析和计算机视觉的知识。而计算机视觉的内容基本上都会包括图像处理和图像分析,只是介绍得不会太详细。图像处理、图像分析和计算机视觉都可以纳入计算机视觉的范畴:图像处理对应于低层视觉,图像分析对应于中间层视觉,计算机视觉对应于高层视觉。

一、计算机视觉的基本原理

计算机视觉就是用各种成像系统代替视觉器官作为输入敏感手段,由计算机来代替大脑完成处理和解释。计算机视觉的最终研究目标就是使计算机能像人那样通过视觉观察和理解世界,具有自主适应环境的能力。因此,在实现最终目标以前,人们努力的中期目标是建立一种视觉系统,这个系统能依据视觉敏感和反馈的某种程度的智能完成一定的任务。例如,计算机视觉的一个重要应用领域就是自主车辆的视觉导航,还没有条件实现像人那样能识别和理解任何环境,完成自主导航的系统。因此,人们努力的研究目标是实现在高速公路上具有道路跟踪能力,可避免与前方车辆碰撞的视觉辅助驾驶系统。这里要指出的是在计算机视觉系统中计算机起代替人脑的作用,但并不意味着计算机必须按人类视觉的方法完成视觉信息的处理。计算机视觉可以而且应该根据计算机系统的特点来进行视觉信息的处理。但是,人类视觉系统是目前知道的功能最强大和完善的视觉系统。因此,用计算机信息处理的方法研究人类视觉的机制,建立人类视觉的计算理论,是一个非常重要和使人感兴趣的研究领域,这方面的研究被称为计算视觉。

二、计算机视觉的关键技术

计算机处理数字图像时,需要考虑图像的大小、深度、通道数、颜色格式相关数据。①高度和宽度:假如一张照片的分辨率为 $1\,920\times1\,080$(单位为 dpi,全称为 dot per inch),1 920 就是照片的宽度,1 080 则是图片的高度。②深度:存储每个像素所用的位数,比如正常 RGB 的深度就是 $2^8\times3=256\times3=768$,那么此类图片中的深度为 768,每个像素点都能够代表 768 种颜色。③通道数:RGB 图片就是有三通道,RGBA 类图片就是有四通道。④颜色格式:是将某种颜色表现为数字形式的模型,或者说是一种记录图像颜色的方式。比较常见的有:RGB 模式、RGBA 模式、CMYK 模式、位图模式、灰度模式、索引颜色模式、双色调模式和多通道模式。

原始视频可以认为是图片序列,视频中的每张有序图片被称为帧。压缩后的视频,会采取各种算法减少数据的容量。①码率:数据传输时单位时间传送的数据位数,通俗一点的理解就是取样率,单位时间取样率越大,精度就越高,即分辨率越高。②帧率:每秒传输的帧数(f/s)。③分辨率:每帧图片的分辨率。④清晰度:平常看片中,有不同清晰度,实际上就对应着不同的分辨率。

433

⑤IPB：I帧（帧内编码图像帧），不参考其他图像帧，只利用本帧的信息进行编码。P帧（预测编码图像帧），利用之前的I帧或P帧，采用运动预测的方式进行帧间预测编码。B帧（双向预测编码图像帧），提供最高的压缩比，它既需要之前的图像帧（I帧或P帧），也需要后来的图像帧（P帧），采用运动预测的方式进行帧间双向预测编码。在网络视频流中，并不是把每一帧图片全部发送到客户端来展示，而是传输每一帧的差别数据（IPB），客户端然后对其进行解析，最终补充每一帧完整图片。

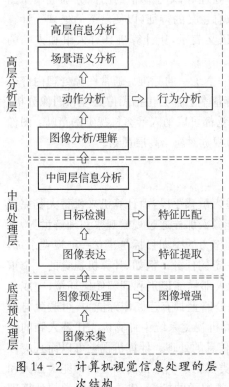

图14-2 计算机视觉信息处理的层次结构

计算机视觉信息的处理技术主要依赖于图像处理方法，经过处理后输出图像的质量得到相当程度的改善，既改善了图像的视觉效果，又便于计算机对图像进行分析、处理和识别。图像的关键技术包括：图像分割，图像增强，图像平滑，图像编码和传输，边缘锐化，图像识别等，计算机视觉信息处理的层次结构如图14-2所示。

1. **图像分割** 图像分割是将图像分成若干部分，每一部分对应于某一物体表面，在进行分割时，每一部分的灰度或纹理符合某一种均匀测度度量。其本质是将像素进行分类，分类的依据是像素的灰度值、颜色、频谱特性、空间特性或纹理特性等。

2. **图像增强** 图像的增强用于调整图像的对比度，突出图像中的重要细节，改善视觉质量。通常采用灰度直方图修改技术进行图像增强。图像的灰度直方图是表示一幅图像灰度分布情况的统计特性图表，与对比度紧密相连。

3. **图像平滑** 图像的平滑处理技术即图像的去噪声处理，主要是为了去除实际成像过程中因成像设备和环境所造成的图像失真，提取有用信息，去除噪声，恢复原始图像是图像处理中的一个重要内容。

4. **图像编码和传输** 数字图像的数据量是相当庞大的，高信道速率意味着高投资，也意味着普及难度增加。因此，传输过程中，对图像数据进行压缩显得非常重要。图像数据的压缩主要通过图像数据的编码和变换压缩完成。

5. **边缘锐化** 图像边缘锐化处理主要是加强图像中的轮廓边缘和细节，形成完整的物体边界，达到将物体从图像中分离出来或表示同一物体表面，它是早期视觉理论和算法中的基本问题，也是中期和后期视觉成败的重要因素之一。

6. **图像特征提取** 图像特征提取是计算机视觉和图像处理中的一个概念，是指使用计算机提取图像信息，决定每个图像的点是否属于一个图像特征。特征提取的结果是把图像上的点分为不同的子集，这些子集往往属于孤立的点、连续的曲线或者连续的区域。

7. **图像识别** 图像的识别过程实际上可以看作一个标记过程，即利用识别算法来辨别景物中已分割好的各个物体，给这些物体赋予特定的标记，它是机器视觉系统必须完成的一个任务。目前用于图像识别的方法主要分为决策理论和结构方法。

8. **图像融合** 图像融合是指将多源信道所采集到的关于同一目标的图像数据经过图像处理

和计算机技术,最大限度地提取各自信道中的有利信息,最后综合成高质量的图像,以提高图像信息的利用率、改善计算机解译精度和可靠性、提升原始图像的空间分辨率和光谱分辨率,利于监测。

(一) 图像分割

图像分割就是把图像分成若干个特定的、具有独特性质的区域并提出感兴趣目标的技术和过程。它是由图像处理到图像分析的关键步骤。从数学角度来看,图像分割是将数字图像划分成互不相交的区域的过程。图像分割的过程也是一个标记过程,即把属于同一区域的像素赋予相同的编号。图像分割是计算机视觉研究中的一个经典难题。图像分割是图像分析的第一步,是计算机视觉的基础,是图像理解的重要组成部分,同时也是图像处理中最困难的问题之一。

图像分割可以分成语义分割、实例分割、全景分割。图像语义分割就是对一张图片(如原始图像,图 14-3A)上的所有像素点进行分类,就是需要区分到图中每一个像素点,而不仅仅是矩形框框住。但是同一物体的不同实例不需要单独分割出来,如图 14-3B 所示,车辆归为一类。

实例分割其实是目标检测和语义分割的结合。相对目标检测的边界框,实例分割可精确到物体的边缘;相对语义分割,实例分割需要标注出图上同一物体的不同个体,如图 14-3C 所示,实例车辆分开。

全景分割是语义分割和实例分割的结合,与实例分割不同的是:实例分割只对图像中的对象进行检测,并对检测到的对象进行分割;而全景分割是对图中的所有物体包括背景都要进行检测和分割,如图 14-3D 所示。

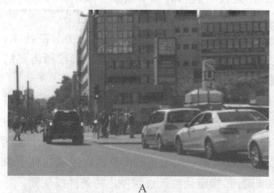
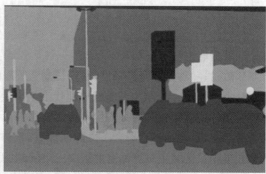

A B

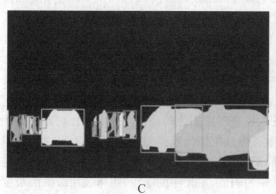
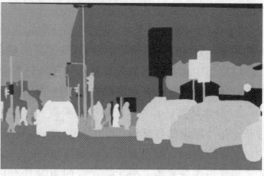

C D

图 14-3 图像分割类型

435

1. 传统图像分割方法

（1）基于阈值的图像分割方法：阈值法的基本思想是基于图像的灰度特征来计算一个或多个灰度阈值，并将图像中每个像素的灰度值与阈值做比较，最后将像素根据比较结果分到合适的类别中。因此，该方法最为关键的一步就是按照某个准则函数来求解最佳灰度阈值。阈值法特别适用于目标和背景占据不同灰度级范围的图。图像若只有目标和背景两大类，那么只需要选取一个阈值进行分割，此方法成为单阈值分割；但是如果图像中有多个目标需要提取，单一阈值的分割就会出现错误，在这种情况下就需要选取多个阈值将每个目标分隔开，这种分割方法称为多阈值分割。阈值分割方法计算简单，效率较高；只考虑像素点灰度值本身的特征，一般不考虑空间特征，因此对噪声比较敏感，鲁棒性不高。阈值分割方法的关键就在于阈值的选择。

（2）基于边缘检测的图像分割方法：基于边缘检测的图像分割算法试图通过检测包含不同区域的边缘来解决分割问题。通常不同区域的边界上像素的灰度值变化比较剧烈，如果将图片从空间域通过傅里叶变换到频率域，边缘就对应着高频部分，这是一种非常简单的边缘检测算法。边缘检测技术通常可以按照处理的技术分为串行边缘检测和并行边缘检测。串行边缘检测是要想确定当前像素点是否属于检测边缘上的一点，取决于先前像素的验证结果。并行边缘检测是想确定一个像素点是否属于检测边缘的一点，取决于当前正在检测的像素点以及与该像素点的一些邻近像素点。最简单的边缘检测方法是并行微分算子法，它利用相邻区域的像素值不连续的性质，采用一阶或二阶导数来检测边缘点。

边缘检测的优缺点：①边缘定位准确；②速度快；③不能保证边缘的连续性和封闭性；④在高细节区域存在大量的碎边缘，难以形成一个大区域，但是又不宜将高细节区域分成小碎片。在边缘点信息获取到之后，还需要后续的处理或者与其他相关算法相结合才能完成分割任务。

（3）基于区域的图像分割方法：基于区域的分割方法是以直接寻找区域为基础的分割技术，基于区域提取方法有两种基本形式：一种是区域生长，从单个像素出发，逐步合并以形成所需要的分割区域；另一种是从全局出发，逐步切割至所需的分割区域。

1）区域生长：区域生长是从一组代表不同生长区域的种子像素开始，接下来将种子像素领域里符合条件的像素合并到种子像素所代表的生长区域中，并将新添加的像素作为新的种子像素继续合并过程，直至找不到符合条件的新像素，该方法的关键是选择合适的初始种子像素以及合理的生长准则。区域生长算法需要解决三个问题：①选择或确定一组能正确代表所需区域的种子像素；②确定在生长过程中能将相邻像素包括进来的准则；③指定让生长过程停止的条件或规则。

2）区域分裂合并：区域生长是从某个或者某些像素点出发，最终得到整个区域，进而实现目标的提取。而分裂合并可以说是区域生长的逆过程，从整幅图像出发，不断的分裂得到各个子区域，然后再把前景区域合并，得到需要分割的前景目标，进而实现目标的提取。区域分裂合并算法的优缺点：①对复杂图像分割效果好；②算法复杂，计算量大；③分裂有可能破坏区域的边界。在实际应用当中通常将区域生长算法和区域分裂合并算法结合使用，该类算法对某些复杂物体定义的复杂场景的分割或者对某些自然景物的分割等类似先验知识不足的图像分割效果较为理想。

3）分水岭算法：分水岭算法是根据分水岭的构成来考虑图像的分割。分水岭分割方法是一种基于拓扑理论的数学形态学的分割方法，其基本思想是把图像看作测地学上的拓扑地貌，图像中每一点像素的灰度值表示该点的海拔，每一个局部极小值及其影响区域称为集水盆，而集水盆的边界则形成分水岭。分水岭对微弱边缘具有良好的响应，图像中的噪声、物体表面细微的灰度变化都有可能产生过度分割的现象，但是这同时也能够保证得到封闭连续边缘。同时，分水岭算法得到的封闭的集水盆也为分析图像的区域特征提供了可能。

2. 智能图像分割方法 传统的基于卷积神经网络的分割方法：为了对一个像素分类，使用该像素周围的一个图像块作为卷积神经网络的输入，用于训练与预测，这种方法主要有几个缺点。①存储开销大：例如，对每个像素使用 15×15 的图像块，然后不断滑动窗口，将图像块输入到卷积神经网络中进行类别判断，因此，需要的存储空间随滑动窗口的次数和大小急剧上升。② 效率低下：相邻像素块基本上是重复的，针对每个像素块逐个计算卷积，这种计算有很大程度上的重复。③ 像素块的大小：限制了感受区域的大小，通常像素块的大小比整幅图像的大小要小很多，只能提取一些局部特征，从而导致分类性能受到限制。

而全卷积网络（FCN）则是从抽象的特征中恢复出每个像素所属的类别，即从图像级别的分类进一步延伸到像素级别的分类。基于全卷积神经网络的语义分割方法是一种兼容任意尺寸图像、以全监督学习方式进行图像语义分割的全卷积网络。FCN 使用卷积层替换传统卷积神经网络中的全连接层，使用跨层方法组合中间卷积层产生的特征图，再通过双线性插值算法进行上采样，将粗糙的分割结果转换为细密的分割结果。FCN 采用跨层方法，既同时兼顾全局语义信息和局部位置信息，又能从抽象特征中恢复出像素所属的类别，把图像级别的分类进一步延伸到了像素级别的分类，成功地将原本用于图像分类的网络转变为用于图像分割的网络。

如图 14-4 所示，卷积神经网络的前 5 层是卷积层，最后 3 层，即第六至第八层是全连接层。全卷积神经网络将最后 3 层全连接替换成了卷积，整个网络全部通过卷积连接，所有层都是卷积层，故称为全卷积网络。

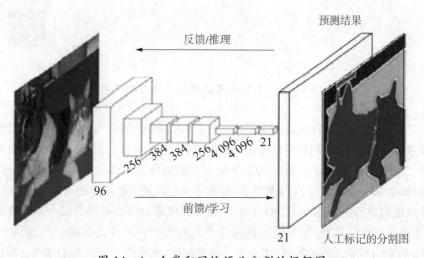

图 14-4 全卷积网络语义分割的框架图

通过多次卷积和池化后，图像越来越小，分辨率逐渐降低。为了从这个分辨率低的粗略图像恢复到原图的分辨率，FCN 使用了上采样，即将低分辨率的图像放大到和原始图像同分辨率上。比如经过 5 次卷积和池化后，图像的分辨率依次缩小为 1/2、1/4、1/8、1/16、1/32。对于最后一层的输出图像，需要进行 32 倍的上采样，得到原图大小一样的图像。这个上采样是通过反卷积（deconvolution）实现的，如图 14-5 所示。

由于前面采样部分过大，有时候会导致后面进行反卷积得到的结果分辨率比较低，导致一些细节丢失，解决的一个办法是将第三、第四、第五层反卷积结果叠加，上采样倍数越小，结果越好，如图 14-6 所示。

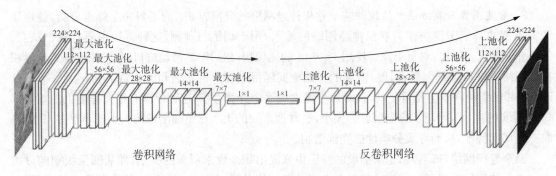

图 14-5　全卷积神经网络的反卷积过程

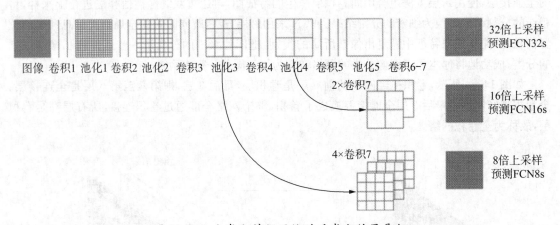

图 14-6　全卷积神经网络的反卷积结果叠加

　　虽然 FCN 引领了卷积神经网络的基于语义分割的方向,但仍有很多地方需要改进,比如上采样导致的像素分割不精细,得到的结果还是不够精细;其次是对各个像素进行分类,没有充分考虑像素和像素之间的关系,忽略了在通常的基于像素分类的分割方法中使用的空间规整步骤,缺乏空间一致性,效率也不够高。在 FCN 基础上,提出了一些改进方法用于提高效率和精度。

　　第一个改进的是条件随机场(FCN＋CRF),在得到像素分类结果后叠加一个全连接的条件随机场,考虑图像中的空间信息,得到更加精细并且具有空间一致性的结果。全连接 CRF 在前面 FCN 输出的基础上,以全连接的形式,实现了后处理过程,使得像素分割更加细致。第二个改进的是递归神经网络(FCN＋RNN),将全连接 CRF 表示成递归神经网络的结构,将卷积神经网络与 RNN 放到统一的框架中,可以同时对这两者进行训练。图像分割的特征提取、分类器预测和空间规整三个步骤全部自动化处理,得到的结果较 FCN8s 显著提高。

(二) 图像特征提取

　　图像特征提取是计算机视觉和图像处理中的一个概念,是指使用计算机提取图像信息,决定每个图像的点是否属于一个图像特征。特征提取的结果是把图像上的点分为不同的子集,这些子集往往属于孤立的点、连续的曲线或者连续的区域。图像特征提取是图像处理中的一个初级运算,是对一个图像进行的第一个运算处理。图像特征提取是检查每个像素来确定该像素是否代表一个特征。

　　图像的空间通常称为原始空间,特征称为特征空间,原始空间到特征空间存在某种变换,这种变换就是特征提取。图像特征提取的效果直接取决于后续图像处理,如图像描述、识别、分类的效果。特征提取也是目标跟踪过程中最重要的环节之一,其健壮性直接影响目标跟踪的性能。图像特征提取过程如图 14 - 7 所示。

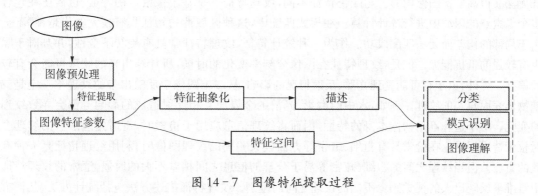

图 14 - 7　图像特征提取过程

在目标分类识别过程中,根据研究对象产生的一组级别特征用以计算,这是原始的特征。对于特征提取,并不是提取越多的信息,分类效果就越好。通常特征之间存在相互关联和相互独立的部分,这需要抽取和选择有利于实现分类的特征量。图像特征包括颜色特征、纹理特征、形状特征、空间关系特征。

1. 图像特征

(1) 颜色特征:颜色特征是一种全局特征,描述了图像或图像区域所对应的景物的表面性质。一般颜色特征是基于像素点的特征,此时所有属于图像或图像区域的像素都有各自的贡献。由于颜色对图像或图像区域的方向、大小等变化不敏感,所以颜色特征不能很好地捕捉图像中对象的局部特征。另外,仅使用颜色特征查询时,如果数据库很大,常会将许多不需要的图像也检索出来。常用的特征提取与匹配方法包括颜色直方图、颜色集、颜色矩、颜色聚合向量。

1) 颜色直方图:颜色直方图是简单描述一幅图像中颜色的全局分布,即不同色彩在整幅图像中所占的比例,特别适用于描述那些难以自动分割的图像和不需要考虑物体空间位置的图像。颜色直方图是最常用的表达颜色特征的方法,其优点是不受图像旋转和平移变化的影响,进一步借助归一化,还可不受图像尺度变化的影响;其缺点是无法描述图像中颜色的局部分布及每种色彩所处的空间位置,即无法描述图像中某一具体的对象或物体。最常用的颜色空间有:RGB 颜色空间、HSV 颜色空间。颜色直方图特征匹配方法:直方图相交法、距离法、中心距法、参考颜色表法、累加颜色直方图法。

2) 颜色集:颜色集是对颜色直方图的一种近似,首先将图像从 RGB 颜色空间转化成视觉均衡的颜色空间,并将颜色空间量化成若干个柄。然后,用色彩自动分割技术将图像分为若干区域,每个区域用量化颜色空间的某个颜色分量来索引,从而将图像表达为一个二进制的颜色索引集。在图像匹配中,比较不同图像颜色集之间的距离和色彩区域的空间关系。

3) 颜色矩:这种方法的数学基础在于图像中任何的颜色分布均可以用它的矩来表示。此外,由于颜色分布信息主要集中在低阶矩中,因此,仅采用颜色的一阶矩、二阶矩和三阶矩就足以表达图像的颜色分布。

4) 颜色聚合向量:其核心思想是将属于直方图每一个柄的像素分成两部分,如果该柄内的某些像素所占据的连续区域的面积大于给定的阈值,则该区域内的像素作为聚合像素,否则作为非

439

聚合像素。

(2) 纹理特征：纹理特征也是一种全局特征，描述了图像或图像区域所对应景物的表面性质。但由于纹理只是一种物体表面的特性，并不能完全反映出物体的本质属性，所以仅仅利用纹理特征无法获得高层次图像内容。与颜色特征不同，纹理特征不是基于像素点的特征，也需要在包含多个像素点的区域中进行统计计算。在模式匹配中，这种区域性的特征具有较大的优越性，不会由于局部的偏差而无法匹配成功。作为一种统计特征，纹理特征常具有旋转不变性，并且对于噪声有较强的抵抗能力。但是，纹理特征在图像分辨率变化的时候，所计算出来的纹理可能会有较大偏差。另外，由于有可能受到光照、反射情况的影响，从二维图像中反映出来的纹理不一定是三维物体表面真实的纹理。例如，水中的倒影、光滑的金属面互相反射造成的影响等都会导致纹理的变化。由于这些不是物体本身的特性，因而将纹理信息应用于检索时，有时这些虚假的纹理会对检索造成误导。在检索具有粗细、疏密等方面较大差别的纹理图像时，利用纹理特征是一种有效的方法。但当纹理之间的粗细、疏密等易于分辨的信息之间相差不大的时候，通常的纹理特征很难准确反映出人的视觉感觉不同的纹理之间的差别。纹理特征描述方法包括统计方法、几何方法、模型法、信号处理法。

1) 统计方法：统计方法的典型代表是一种称为灰度共生矩阵的纹理特征分析方法，该方法是基于共生矩阵中各种统计特征，得出灰度共生矩阵的四个关键特征：能量、惯量、熵和相关性。统计方法中另一种典型方法，则是从图像的自相关函数（即图像的能量谱函数）提取纹理特征，即通过对图像的能量谱函数的计算，提取纹理的粗细度及方向性等特征参数。

2) 几何法：是建立在纹理基元（基本的纹理元素）理论基础上的一种纹理特征分析方法。纹理基元理论认为，复杂的纹理可以由若干简单的纹理基元以一定的有规律的形式重复排列构成。

3) 模型法：模型法以图像的构造模型为基础，采用模型的参数作为纹理特征。典型的方法是随机场模型法，如马尔可夫随机场模型法和 Gibbs 随机场模型法。

4) 信号处理法：纹理特征的提取与匹配主要有灰度共生矩阵、Tamura 纹理特征、自回归纹理模型、小波变换等。灰度共生矩阵特征提取与匹配主要依赖于能量、惯量、熵和相关性四个参数。Tamura 纹理特征基于人类对纹理的视觉感知心理学研究，提出六种属性：粗糙度、对比度、方向度、线像度、规整度和粗略度。自回归纹理模型是马尔可夫随机场模型的一种应用实例。

(3) 形状特征：各种基于形状特征的检索方法都可以比较有效地利用图像中感兴趣的目标来进行检索，但它们也有一些共同的问题：目前基于形状的检索方法还缺乏比较完善的数学模型；如果目标有变形时检索结果往往不太可靠；许多形状特征仅描述了目标局部的性质，要全面描述目标常对计算时间和存储量有较高的要求；许多形状特征所反映的目标形状信息与人的直观感觉不完全一致。另外，从二维图像中表现的三维物体实际上只是物体在空间某一平面的投影，从二维图像中反映出来的形状常不是三维物体真实的形状，由于视点的变化，可能会产生各种失真。通常情况下，形状特征有两类表示方法：一类是轮廓特征；另一类是区域特征。图像的轮廓特征主要针对物体的外边界，而图像的区域特征则关系到整个形状区域。

1) 边界特征法：该方法通过对边界特征的描述来获取图像的形状参数。其中 Hough 变换检测平行直线方法和边界方向直方图方法是经典方法。Hough 变换是利用图像全局特性而将边缘像素连接起来组成区域封闭边界的一种方法，其基本思想是点-线的对偶性；边界方向直方图法首先微分图像求得图像边缘，然后做出关于边缘大小和方向的直方图，通常的方法是构造图像灰度梯度方向矩阵。

2) 傅里叶形状描述符法：基本思想是用物体边界的傅里叶变换作为形状描述，利用区域边界的封闭性和周期性,将二维问题转化为一维问题。由边界点导出三种形状表达,分别是曲率函数、质心距离、复坐标函数。

3)几何参数法:形状的表达和匹配采用更为简单的区域特征描述方法,例如采用有关形状定量测度(如矩、面积、周长等)的形状参数法。在图像检索(QBIC)系统中,便是利用圆度、偏心率、主轴方向和代数不变矩等几何参数,进行基于形状特征的图像检索。形状参数的提取,必须以图像处理及图像分割为前提,参数的准确性必然受到分割效果的影响,对分割效果很差的图像,形状参数甚至无法提取。

(4)空间关系特征:空间关系是指图像中分割出来的多个目标之间的相互空间位置或相对方向关系,这些关系也可分为连接/邻接关系、交叠/重叠关系和包含/包容关系等。通常空间位置信息可以分为两类:相对空间位置信息和绝对空间位置信息。相对空间位置信息强调的是目标之间的相对情况,如上下左右关系等;绝对空间位置信息强调的是目标之间的距离大小以及方位。显而易见,由绝对空间位置可推出相对空间位置,但表达相对空间位置信息常比较简单。空间关系特征的使用可加强对图像内容的描述区分能力,但空间关系特征常对图像或目标的旋转、反转、尺度变化等比较敏感。另外,实际应用中,仅仅利用空间信息往往是不够的,不能有效准确地表达场景信息。为了检索,除使用空间关系特征外,还需要其他特征来配合。

提取图像空间关系特征可以有两种方法:一种方法是首先对图像进行自动分割,划分出图像中所包含的对象或颜色区域,然后根据这些区域提取图像特征,并建立索引;另一种方法则是简单地将图像均匀地划分为若干规则子块,然后对每个图像子块提取特征,并建立索引。

2. 图像特征提取方法

(1)方向梯度直方图特征:方向梯度直方图(HOG)特征是一种在计算机视觉和图像处理中用来进行物体检测的特征描述子。它通过计算和统计图像局部区域的梯度方向直方图来构成特征。HOG特征结合支持向量机分类器已经被广泛应用于图像识别中,尤其在行人检测中获得了极大的成功。在一幅图像中,局部目标的表象和形状能够被梯度或边缘的方向密度分布很好地描述,而梯度主要存在于边缘处。

与其他的特征描述方法相比,HOG有很多优点。首先,由于HOG是在图像的局部方格单元上操作,所以它对图像几何的和光学的形变都能保持很好的不变性,这两种形变只会出现在更大的空间领域上。其次,在粗的空域抽样、精细的方向抽样以及较强的局部光学归一化等条件下,只要行人大体上能够保持直立的姿势,可以容许行人有一些细微的肢体动作,这些细微的动作可以被忽略而不影响检测效果。因此,HOG特征是特别适合于做图像中的人体检测的。

(2)局部二值模式特征:局部二值模式(local binary pattern,LBP)是一种用来描述图像局部纹理特征的算子,它具有旋转不变性和灰度不变性等显著的优点。LBP提取的特征是图像的局部的纹理特征。提取的LBP算子在每个像素点都可以得到一个LBP编码,对一幅图像(记录的是每个像素点的灰度值)提取其原始的LBP算子之后,得到的原始LBP特征依然是一幅图片(记录的是每个像素点的LBP值)。LBP通常应用于纹理分类、人脸分析等,一般都不将LBP图谱作为特征向量用于分类识别,而是采用LBP特征谱的统计直方图作为特征向量用于分类识别。

例如,一幅100×100像素大小的图片,划分为$10 \times 10 = 100$个子区域(可以通过多种方式来划分区域),每个子区域的大小为10×10像素;在每个子区域内的每个像素点,提取其LBP特征,然后建立统计直方图;这样,这幅图片就有10×10个子区域,也就有了10×10个统计直方图,利用这10×10个统计直方图,就可以描述这幅图片了。然后,利用各种相似性度量函数,就可以判断两幅图像之间的相似性。

441

（3）Haar 特征：Haar 特征使用 3 种类型 4 种形式的特征。Haar 特征分为四类：边缘特征、线性特征、中心特征和对角线特征，组合成特征模板。特征模板内有白色和黑色两种矩形，并定义该模板的特征值为白色矩形像素和减去黑色矩形像素和。Haar 特征值反映了图像的灰度变化情况。例如，脸部的一些特征能由矩形特征简单的描述：眼睛比脸颊颜色要深，鼻梁两侧比鼻梁颜色要深，嘴巴比周围颜色要深等。但矩形特征只对一些简单的图形结构（如边缘、线段）较敏感，所以只能描述特定走向（水平、垂直、对角）的结构。通过改变特征模板的大小和位置，可在图像子窗口中穷举出大量的特征。

（4）深度学习的图像特征提取：深度学习通过多层处理，逐渐将初始的低层特征表示转化为高层特征表示。特征的好坏对泛化性能有至关重要的影响，然而人类专家无法设计出图像的特征；深度学习的特征学习则通过机器学习技术自身来产生好特征（自动数据分析和特征提取）。卷积神经网络解决问题主要有三个思路：局部感受野，权值共享和池化。卷积神经网络的卷积层和池化层（子采样）构成特征抽取器。在卷积神经网络的卷积层中，一个神经元只与部分邻层神经元连接。在卷积神经网络的一个卷积层中，通常包含若干个特征平面，每个特征平面由一些矩形排列的人工神经元组成，同一特征平面的神经元共享权值，这里共享的权值就是卷积核。卷积核一般以随机小数矩阵的形式初始化，在网络的训练过程中卷积核将学习得到合理的权值。卷积核带来的直接好处是减少网络各层之间的连接，同时又降低了过拟合的风险。池化层通常有均值池化和最大值池化两种形式。池化层可以看作一种特殊的卷积过程。卷积和池化简化了模型复杂度，减少了模型的参数。

卷积神经网络与这些特征提取方法有一定类似性，因为每个滤波权重实际上是一个线性的识别模式，与这些特征提取过程的边界和梯度检测类似。同时，池化的作用是统筹一个区域的信息，这与这些特征提取后进行的特征整合（如直方图等）类似。卷积网络开始几层实际上确实是在做边缘和梯度检测。深度学习是一种自学习的特征表达方法，比 HOG 这些依靠先验知识设计的特征的表达效果高。而且深度神经网络识别率的提高不需要建立在需求大量训练样本的基础上，可以直接使用预训练模型进行训练。

（三）图像识别

图像识别是指利用计算机对图像进行处理、分析和理解，以识别各种不同模式的目标和对象的技术，是应用深度学习算法的一种实践应用。图像的识别过程实际上可以看作一个标记过程，即利用识别算法来辨别景物中已分割好的各个物体，给这些物体赋予特定的标记。目前用于图像识别的方法主要分为决策理论和结构方法。现阶段图像识别技术一般分为人脸识别与商品识别，人脸识别主要运用在安全检查、身份核验与移动支付中；商品识别主要运用在商品流通过程中，特别是无人货架、智能零售柜等无人零售领域。

1. 图像识别过程　图像识别的基本实现方法是从图像中提取图像具有区分性的特征信息，从而区分具有不同性质属性的图像，并将其划分为不同的类别。图像识别过程包括输入图像、图像预处理、目标检测、特征提取、分类识别等步骤，如图 14-8 所示。

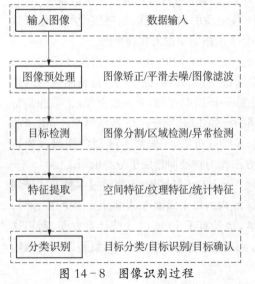

图 14-8　图像识别过程

（1）输入图像：图像信息可以是以二维的图像，如文字图像、人脸图像等；可以是一维的波形，如心电图、声波、脑电图等；也可以是物理量与逻辑值。

（2）图像预处理：图像预处理的方法主要有图像矫正、平滑去噪、图像滤波等，包括图像灰度规范化、图像几何规范化、图像降噪等处理。

（3）图像目标检测：对预处理后的图像进行图像分割、感兴趣区域检测、异常检测等，选择图像中目标所在的区域。

（4）图像特征提取：对检测出来的区域进行特征提取。图像识别通常是以图像的主要特征为基础，不同的目标具有不同的特征表现，因此特征提取是目标识别的关键，特征的选择和描述是识别性能的直接体现。

（5）分类识别：分类识别是在特征空间中对被识别对象进行分类，包括分类器设计和分类决策。将图像中提取的特征结果输入到训练好的分类器中，由分类器给出最终的分类判决结果，完成图像分类任务。

一般图像分类流程和分类器的训练过程如图 14-9 所示，首先在训练数据集中提取特征后设计分类器并进行学习，然后对测试图像进行分类的过程中，用同样的方法提取特征，并通过已经训练好的分类器进行判决，输出最终的判决结果。

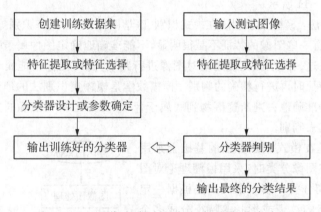

图 14-9　图像分类流程和分类器的训练过程

2. 图像识别方法　图像识别方法包括统计识别法、结构识别法、模糊集识别法、神经网络法。

（1）统计识别法：统计识别的理论基础是数学的决策理论，在决策理论基础上建立统计识别模型，统计识别模型对要分类的图像进行统计分析，统计出图像的各类特征，找出准确反映图像类别的特征，最后进行分类。其主要的技术有聚类分析法、统计法等。但是统计识别法不能识别图像空间相互关系（即结构关系）。例如，要分类图像的结构特征是主要特征，用统计识别就不能识别图像。在进行分类时需要大量图像样本，先统计图像样本特征，设定图像识别的一系列参数。统计识别法流程大致是：输入的图像信息是原始图片，图像处理是对样本图像滤波、分割和特征提取，最后是图像分类，输出结果，如图 14-10

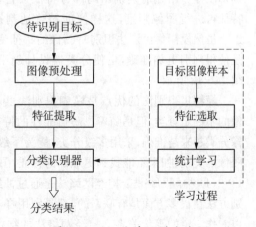

图 14-10　统计识别法流程

443

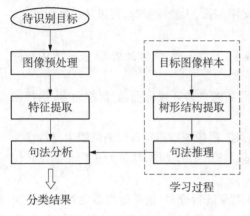

图 14-11　结构识别法流程

所示。

统计识别法的优点是以数学上的决策理论为基础的,能够比较快地建立统计识别模型。通过建立出的模型,对图像进行大量的统计分析,能够准确地判断出图像的类别,并且统计出的特征都是数字特征,对计算机的性能要求较低。缺点是统计识别法不能统计图像在空间上的相互关系(即结构关系)。如果图像的结构特征为主要特征,用统计方法不能进行准确的判别。

(2)结构识别法:结构识别法是对统计识别法不能识别图像结构特征的补充,因为统计算法不能统计图像的结构信息,只能统计图像的数字特征。结构识别别法用符号表现图像的特征,结构识别采用的结构是层次结构,把复杂图像分解成单子图像,而子图像又可以分解为更简单的子模式,一直分解下去,直至分解为最简单的子模式,即模式基元。通过对模式基元的识别,进而识别子模式,最终识别该复杂的模式,如图 14-11 所示。

(3)模糊集识别法:模糊集识别法在模式识别、医学图像识别、车牌识别等方面的应用比较广泛。在图像分类时,有一些图像的特征不是很明显,不能准确地确定图像属于哪一类别时,模糊集识别法能很好地解决这一问题。先模糊地对图像进行判别,这时图像可能属于两个或多个类别,等到再找到另外的特征时再进行精确的判别。模糊数学是模糊集识别法的理论基础,模糊数学在判别事物时一般不是准确地去判断这事物到底属于什么,而是用不太精确的方式来判别事物,用更适合人的思维方式去判别。

模糊集识别法是在模式识别方法的基础上采用模糊逻辑的方法。在图像分类时,采用模糊理论对图像特征模糊化和模糊分类。模糊集识别法根据一定的模糊化规则将图像的纹理或形状等特征分成多个模糊变量,虽然每个模糊变量不能准确地判别图像,只能判断原图像的一部分特征,但是这能更进一步地判别图像。用先前判别出的部分特征去替代原来的特征再进行图像判别,这样便能精确地判别图像类别。虽然模糊集识别法识别时图像的特征变多了,但是使得判别更加准确,也使分类器设计趋于简单,如图 14-12 所示。

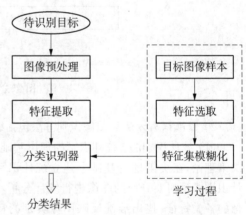

图 14-12　模糊集识别法流程

模糊集识别法的优点是模糊识别法虽表现为图像的不确定分类,但是随着更高可靠性的特征能使图像分类越来越准确;采用多级分类,能为下级分类提供分类信息。缺点是模糊识别不能准确确定图像的类别,如果不能找到更准确的特征,图像的分类将不准确。

(4)神经网络法:神经网络法是通过神经网络算法对图像进行分类。神经网络方法与统计识别方法在很多方面是有联系的,都是利用样本数据完成图像的分类识别,并且在有的算法上还可以看作一定的等价关系。神经网络法的结构由一个输入层、若干个中间隐含层和一个输出层组成。神经网络法通过学习,能够从原始图像的复杂数据中找到相识的图像特征,对图像进行正确分类。神经网络法克服了统计识别法过程中的复杂性,以及模型选择的一些困难,是一种非线性建模过程,不需要分清图像中存在的非线性关系,给图像分类带来了极大方便。神经网络法有不同的网络结构,所以构造神经网络时首先要选择合适的网络结构。神经网络法图像分类时首先要输入图像的文理特征和结构特征等一系列参数;中间经过图像的预处理和特征提取,最后输出的是图像类别。

神经网络法优点是神经网络非线性拟合能力很好,可以映射图像的非线性关系;而且神经网络的学习能力强,也方便计算机实现;神经网络还具有很强的非线性映射能力、记忆能力以及自我学习能力。神经网络法的缺点是不能解释自己的推理过程和推理依据;神经网络需要大量的模板数据,并且模板特征数据要近似相等,当数据不充分或各类别差别很大的时候,神经网络的识别就不太准确;神经网络的输入也是图像的数字特征,不能表示识别图像的结构关系,和统计识别法一样,当结构特征为主要特征时,图像的识别就不准确。

(四) 图像融合

图像融合是指将多源信道所采集到的关于同一目标的图像数据经过图像处理和计算机技术,最大限度地提取各自信道中的有利信息,最后综合成高质量的图像,以提高图像信息的利用率、改善计算机解译精度和可靠性、提升原始图像的空间分辨率和光谱分辨率,利于监测。图像融合特点是明显地改善单一传感器的不足,提高结果图像的清晰度及信息包含量,有利于更为准确、可靠、全面地获取目标或场景的信息。图像融合主要应用于军事国防、遥感、医学图像处理、机器人、安全和监控、生物监测等领域。用得较多也较成熟的是红外和可见光的融合,在一幅图像上显示多种信息,突出目标。

图像融合需要遵循三个基本原则:①融合后图像要含有所有源图像的明显突出信息;②融合后图像不能加入任何的人为信息;③对源图像中不感兴趣的信息(如噪声),要尽可能多地抑制其出现在融合图像中。图像融合由低到高分为三个层次:像素级融合、特征级融合、决策级融合,如图 14-13 所示。

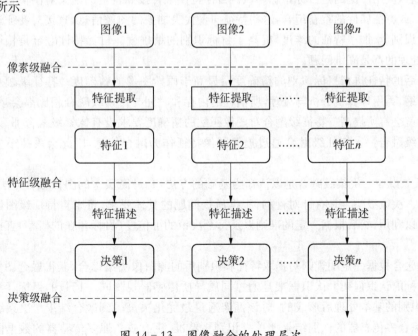

图 14-13　图像融合的处理层次

445

研究和应用最多的是像素级图像融合,目前提出的绝大多数的图像融合算法均属于该层次上的融合,图像融合狭义上指的就是像素级图像融合。

1. **像素级融合**　像素级融合也称数据级融合,是三个层次中最基本的融合,指直接对传感器采集来的数据进行处理而获得融合图像的过程。像素级融合中有空间域算法和变换域算法,空间域算法中又有多种融合规则方法,如逻辑滤波法、灰度加权平均法、对比调制法等;变换域算法中又有金字塔分解融合法、小波变换法。

经过像素级图像融合以后得到的图像具有更多的细节信息,如边缘、纹理的提取,有利于图像的进一步分析、处理与理解,还能够把潜在的目标暴露出来,利于判断识别潜在的目标像素点的操作,这种方法还可以尽可能多地保存源图像中的信息,使得融合后的图片不论是内容还是细节都有所增加。像素级图像融合的局限性也是不能忽视的,由于它是对像素点进行操作,所以计算机就要对大量的数据进行处理,处理时所消耗的时间会比较长,不能够及时地将融合后图像显示出来,无法实现实时处理;在进行数据通信时,信息量较大,容易受到噪声的影响;如果没有将图片进行严格的配准就直接参与图像融合,会导致融合后的图像模糊,目标和细节不清楚和不精确。

2. **特征级融合**　特征级融合是对图像进行特征抽取,将边缘、形状、轮廓、局部特征等信息进行综合处理的过程。特征级融合包括目标状态特征融合和目标特性融合。特征级融合包含的模块有:源图像的获取,图像的预处理,图像分割,特征提取,特征数据融合及目标识别。图像的特征是一种代价处理,降低了数据量,保留了大部分信息,仍损失部分细节信息。原始特征的组合形成特征,增加特征维数,提高目标的识别准确率。特征向量可以直接融合,也可以根据特征本身的属性进行重新组合,边缘、形状、轮廓等都是描述特征的重要参数,其几何变换也具有一定的特征属性。

目标状态特征融合是一种基于多尺度和多分辨率的目标统计特征,它对图像的原始数据状态的提取被描述,需要经过严格的配准,最后得到的是一幅包含更多图像信息的图像。它是统计图像的状态信息,进行模式匹配的问题。核心思想是实现多传感器目标的精确状态估计,与先验知识的有效关联,应用广泛的是目标跟踪领域。目标特性融合按照特定的语义对图像特征提取特征的内在描述,或特征属性的重新组合,这些特征向量代表抽象的图像信息,直接对特征进行机器学习理论融合识别,增加了特征的维度,提高了目标识别的精确度。目标特性融合是特征向量融合识别,一般处理的都是高维问题。

对融合后的特征进行目标识别的精确度明显高于原始图像的精确度。特征级融合对图像信息进行了压缩,再用计算机分析与处理,所消耗的内存和时间与像素级融合相比都会减少,所需图像的实时性就会有所提高。特征级融合对图像匹配的精确度要求没有像素级融合那么高,计算速度也比像素级融合快。特征级融合通过提取图像特征作为融合信息,因此会丢掉很多的细节性特征。

3. **决策级融合**　决策级融合是以认知为基础的方法,是最高层次的图像融合方法,抽象等级也是最高的。决策级融合是有针对性的,根据所提问题的具体要求,将来自特征级图像所得到的特征信息加以利用,然后根据一定的准则以及每个决策的可信度(目标存在的概率)直接做出最优决策。

决策级融合根据一定的规则对提取特征和识别后的源图像决策综合,获得融合图像。决策的输入是对目标的认识框架。认识框架是通过同质异质传感器观测同一场景的目标,经过预处理、特征提取、识别的基本处理后形成的,对该框架通过最优化决策得到融合结果。决策级是趋向智能逻辑的,综合多传感器的识别结果比单一识别更精准、更有效。但多传感器的数据同时也增加了误差和风险,每一传感器的可能错误都会传递到决策层,决策函数的容错能力直接影响融合分类性能。

决策级融合具有很好的实时性、自适应性;数据要求低,抗干扰能力强;其高效地兼容了多传感器的环境特征信息;其有很好的纠错能力,通过适当的融合,消除单个传感器造成的误差,系统还能获得正确的结果。决策级融合的计算量是最小的,而且图像传输时噪声对它的影响最小。这种方法对前一个层级有很强的依赖性,得到的图像与前两种融合方法相比不是很清晰,将决策级融合实现起来比较困难。

像素级融合、特征级融合、决策级融合三个不同层次图像融合算法的特点,见表 14 - 1。

表 14 - 1　不同层次图像融合算法的特点

算法特点 项目	像素级融合	特征级融合	决策级融合
信息类型	多幅图像	信号和图像中提取特征	决策的符号系统和模型
信息的表示级别	低级和中级之间	中级	高级
信息模型	多维属性的图像或像素上的随机过程	可变的几何图形、方向、位置以及特征的时域范围	测量值含有不确定因素的符号
数据的空间对准精度	高	中	低
数据的时域对准精度	中	中	低
数据融合方法	图像估计或像素属性组合	几何和时域上相互对应,特征属性融合	逻辑推理和统计推理
图像融合的性能改善	图像任务的效果更好	压缩处理量、增强特征量值精度	提高处理的可靠性或结果的正确性

三、计算机视觉的任务

计算机视觉主要任务包括物体识别和检测、图像语义分割、视觉跟踪、视觉问答、三维重建、多模态研究、数据生成等。

(一)物体识别和检测

即给定一张输入图片,算法能够自动找出图片中的常见物体,并输出其所属类别及位置。当然也就衍生出了诸如人脸检测、车辆检测等细分类的检测算法。物体检测一直是计算机视觉中非常基础且重要的一个研究方向,大多数新的算法或深度学习网络结构都首先在物体检测中得以应用,如 VGG-Net、GoogleNet、ResNet 等,每年在 ImageNet 数据集上面都不断有新的算法涌现,一次次突破历史,创下新的纪录,而这些新的算法或网络结构很快就会成为这一年的热点,并被改进应用到计算机视觉的其他应用中去。

(二)图像语义分割

图像语义分割就是让计算机根据图像的语义来进行分割,语义在语音识别中指的是语音的意思,在图像领域,语义指的是图像的内容,对图片意思的理解。目前语义分割的应用领域主要有:地理信息系统、无人车驾驶、医疗影像分析、机器人等。

(三)视觉跟踪

视觉跟踪是指对图像序列中的运动目标进行检测、提取、识别和跟踪,获得运动目标的运动参数,如位置、速度、加速度和运动轨迹等,从而进行下一步的处理与分析,实现对运动目标的行为理解,以完成更高一级的检测任务。跟踪算法需要从视频中去寻找到被跟踪物体的位置,并适应各类光照变换,运动模糊以及表观的变化等。但实际上跟踪是一个不适定问题,比如跟踪一辆车,如果从车的尾部开始跟踪,若是车辆在行进过程中表观发生了非常大的变化,如旋转了180°变成侧面,那么现有的跟踪算法很大的可能性是跟踪不到的,因为它们的模型大多基于第一帧的学习,虽然在随后的跟踪过程中也会更新,但受限于训练样本过少,所以难以得到一个良好的跟踪模型,在被跟踪物体的表观发生巨大变化时,就难以适应了。所以,就目前而言,跟踪算不上是计算机视觉内特别热门的一个研究方向,很多算法都改进自检测或识别算法。

(四)视觉问答

视觉问答是近年来非常热门的一个方向,一般来说,视觉问答系统需要将图片和问题作为输入,结合这两部分信息,产生一条人类语言作为输出。针对一张特定的图片,如果想要机器以自然语言处理来回答关于该图片的某一个特定问题,需要让机器对图片的内容、问题的含义和意图以及相关的常识有一定的理解。就其本性而言,这是一个多学科研究问题。

(五)三维重建

基于视觉的三维重建,指的是通过摄像机获取场景物体的数据图像,并对此图像进行分析处理,再结合计算机视觉知识推导出现实环境中物体的三维信息。三维重建技术的重点在于如何获取目标场景或物体的深度信息。在景物深度信息已知的条件下,只需要经过点云数据的配准及融合,即可实现景物的三维重建。基于三维重建模型的深层次应用研究也可以随即展开。学习图像处理的人会接触到更广泛更多元的技术,而三维重建背景会非常专注于细分的算法,因为三维重建本身还有更细分的技术,所以在做研究生阶段学习的时候,会有很具体的专业方向,比如说就是做航拍地形的三维重建,或者是佛像的三维重建,这是因为场景的区别运用到的拍摄技术和重建技术都是不一样的,而且有一些不同技术之间也没有关系(当然三维重建本身的概念是相同的)。关于三维重建未来的热点和难度,这个领域可以做得很专,场景也有很多,每个场景都有不同的挑战。

(六)多模态研究

目前的许多领域还是仅仅停留在单一的模态上,如单一分物体检测、物体识别等,而众所周知的是现实世界就是由多模态数据构成的,如语音、图像、文字等。视觉问答在近年来兴起的趋势可见,未来几年内,多模态的研究方向还是比较有前景的,如语音和图像结合、图像和文字结合、文字和语音结合等。

(七)数据生成

现在机器学习领域的许多数据还是由现实世界拍摄的视频及图片经过人工标注后用作训练或测试数据的,标注人员的职业素养和经验,以及多人标注下的规则统一难度在一定程度上也直接影响了模型的最终结果。而利用深度模型自动生成数据已经成为一个新的研究热点方向,如何使用算法来自动生成数据相信在未来一段时间内都是不错的研究热点。

四、计算机视觉的应用

计算机视觉的应用主要包括对照片、视频资料(如航空照片、卫星照片、视频片段等)的解释,精确制导,移动机器人视觉导航,医学辅助诊断,工业机器人的手眼系统,地图绘制,物体三维形状分析与识别及智能人机接口等。

早期进行数字图像处理的目的之一就是要通过采用数字技术提高照片的质量,辅助进行航空照片和卫星照片的读取判别与分类。由于需要判读的照片数量很多,于是希望有自动的视觉系统进行判读解释,在这样的背景下产生了许多航空照片和卫星照片判读系统与方法。自动判读的进一步应用就是直接确定目标的性质,进行实时的自动分类,并与制导系统相结合。在导弹系统中常常将惯性制导与图像制导结合,利用图像进行精确的末制导。

工业机器人的手眼系统是计算机视觉应用最为成功的领域之一。由于工业现场的诸多因素是可控的,使得问题大为简化,有利于构成实际的系统。与工业机器人不同,移动机器人具有行为能力,于是就必须解决行为规划问题,即对环境的了解。随着移动式机器人的发展,越来越多地要求提供视觉能力,包括道路跟踪、回避障碍、特定目标识别等。目前移动机器人视觉系统研究仍处于实验阶段,大多采用遥控和远视方法。

医学上采用的图像处理技术大致包括压缩、存储、传输和自动或辅助分类判读。与计算机视觉相关的工作包括分类、判读和快速三维结构的重建等。在地图绘制上利用航测加上立体视觉中恢复三维形状的方法绘制地图,大大提高了地图绘制的效率。同时,通用物体三维形状分析与识别一直是计算机视觉的重要研究目标,并在景物的特征提取、表示、知识的存储、检索以及匹配识别等方面都取得了一定的进展,构成了一些用于三维景物分析的系统。

第二节　医学图像处理和分析

医学图像处理和分析是对数字医学图像施加一系列操作以达到预期结果的过程,这些操作包括所有与图像有关的技术,例如图像的采集和获取、图像的存储和传输、图像的变换、图像的增强、图像的重建、图像的参数测量等。按照处理对象和目的的不同可以将这些技术分为三个层次,即医学图像处理、医学图像分析、医学图像理解,如图 14 - 14 所示。

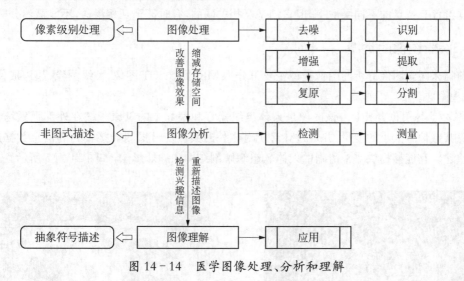

图 14 - 14　医学图像处理、分析和理解

医学图像处理(medical image processing)是一门综合数学、计算机科学、医学影像学等多个学科的交叉科学,是利用数学的方法和计算机这一现代化的信息处理工具,对由不同的医学影像设备产生的图像按照实际需要进行处理和加工的技术。医学图像分析(medical image analysis)是指综合医学影像、数学建模、数字图像处理与分析、人工智能和数值算法等学科的交叉领域,是利用计算机对医学图像进行自动处理、特征抽取和分类的技术。医学图像处理和分析的主要对象是人体细胞涂片图像、人体各部位的 X 线照片和超声图像。医学图像处理和分析已广泛应用于良恶性肿瘤、脑功能与精神障碍、心脑血管疾病等重大疾病的临床辅助筛查、诊断、分级、治疗决策与引导、

疗效评估等方面。

医学图像处理主要关注于图像之间的变换,其目的主要是对输入图像进行加工以提高图像的质量、改善图像的主观视觉效果以及为进一步提取图像信息奠定基础。常用的处理技术有滤波、增强、恢复、插值以及缩放、旋转、平移等几何变换技术。医学图像处理属于基础层次的操作,通常只涉及图像本身的性质,而不涉及关于图像内容的知识。医学图像分析主要关注检测、测量和描述图像中感兴趣的目标,其目的主要是获取图像目标的特征数据,并在此基础上建立对图像的描述。医学图像分析属于中间层次的操作。医学图像理解的目的是在医学图像分析的基础上,研究图像中各目标的性质及它们之间的相互关系,并在此基础上得出图像内容含义的理解和解释。医学图像理解主要是对经过图像分析抽象出来的数据进行运算,其结果一般是得到更有组织的有用信息,例如将待检的医学图像和图像数据库内已知分类的图像进行相似性检测和匹配,并根据相似程度确定待检图像的性质和归类。医学图像理解属于高级层次的操作,在理解和解释医学图像时需要借助医学学科知识和专家的经验。

医学图像分析和医学图像处理关系密切,两者有一定程度的交叉。医学图像处理侧重于信号处理方面的研究,比如图像对比度的调节、图像编码、去噪以及各种滤波的研究。医学图像分析更侧重于研究图像的内容,包括但不局限于使用图像处理的各种技术,更倾向于对图像内容的分析、解释和识别。因此医学图像分析与计算机科学领域中的模式识别、计算机视觉关系更密切。医学图像分析通常利用数学模型并结合图像处理的技术来分析底层特征和上层结构,从而提取具有一定智能性的信息。在医学图像处理和图像分析两个环节之间,一般要进行图像分割,将感兴趣的目标从原图像中提取出来。医学图像预处理、医学图像分析和医学图像理解虽然处在三个抽象程度和数据量各有特点的不同层次上,但它们是互相关联的,有时甚至互相渗透,不能截然分割。

一、医学图像的类型

目前临床医学图像分析的图像类型主要可分为 MRI 图像、CT 图像、X 线图像、超声成像、PET图像、病理图像。

1. **核磁共振图像(MRI)** 该图像是人体组织器官和病灶中的氢原子核在外部强磁场作用下产生的磁共振信号大小的度量,并通过计算机对体外磁共振信号探测器接收到的信息数据进行三维图像重建。它能够提供非常清晰的人体软组织解剖结构和病灶影像,如图 14-15 所示。

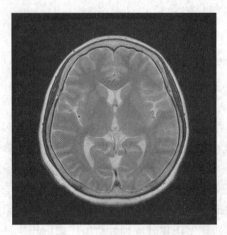

图 14-15 头颅 MRI 图像

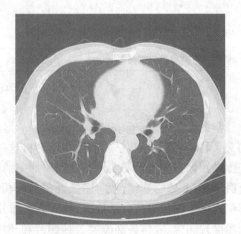

图 14-16 胸部 CT 图像

2. CT 图像 计算机断层扫描(CT)利用精确准直的 X 线束对人体某部位一定厚度的断面进行照射扫描,并由与射线线束一起旋转的探测器接收透射穿过该断面的 X 线,最后,计算机根据探测器接收到的 X 线信号数据重建相应人体断面的三维图像。它具有亚毫米级的空间分辨率,能够提供清晰的人体骨性组织解剖结构和病灶影像,已广泛应用于多种临床疾病检查和辅助诊断,如图 14 - 16 所示。

3. X 线图像 医学 X 线图像是人体不同组织器官和病灶的电子密度度量影像。基于 X 线的成像包括二维的计算机放射成像、数字化 X 线摄影术、数字减影血管造影术和乳房 X 线摄影术,以及三维的螺旋计算机断层扫描术等,已广泛应用于骨科、肺部、乳腺和心血管等临床疾病检测和辅助诊断,但二维 X 线图像不能提供人体组织器官和病灶的三维立体信息。

4. 超声成像 利用超声束扫描人体,通过对反射信号的接收、处理,以获得体内器官的图像,如图 14 - 17 所示。近年来,超声成像技术不断发展,出现了三维彩超、超声全息摄影、体腔内超声成像、彩色多普勒成像及超声生物显微镜等新的超声成像技术。

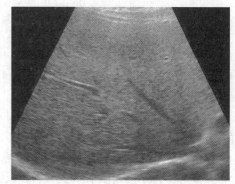

图 14 - 17 肝脏 B 超图像

5. PET 图像 正电子发射断层扫描(PET)利用放射性元素标记的示踪剂衰变时发射的正电子信息成像,因此,PET 图像是相应示踪剂放射性活度的度量,能提供肿瘤生物学特性(如葡萄糖代谢、乏氧、增殖等)信息,其标准摄入值大小可用于临床辅助判别肿瘤良性或恶性。PET 能提供比 CT、MRI 更直观、更精确的可视化生物学与放射生物学特性信息。

6. 病理图像 是指切取一定大小的病变组织,采用苏木精等染色方法将切片组织做成病理玻片,然后用显微镜成像技术对微观的细胞和腺体成像。通过对病理图像进行分析,可探讨病变产生的原因、发病机制、病变的发生发展过程,从而做出病理诊断。

二、医学图像特点

医学图像是反映解剖区域内部结构或内部功能的图像,是由一组图像元素-像素(二维)或立体像素(三维)组成的。医学图像是由采样或重建产生的离散性图像表征,它能将数值映射到不同的空间位置上。像素的数量是用来描述某一成像设备下的医学成像的,同时也是描述解剖及其功能细节的一种表达方式。像素所表达的具体数值是由成像设备、成像协议、影像重建以及后期加工所决定的。医学图像组成有四个关键成分:像素深度、光度表示、元数据和像素数据,这些成分与图像大小和图像分辨率有关。

图像深度(比特深度/颜色深度)是用来编码每个像素信息的比特数。例如,一个 8 bit 的光栅可以有 256 个从 0 到 255 数值不等的图像深度。

光度表示解释了像素数据如何以正确的图像格式(单色或彩色图片)显示。为了说明像素数值中是否存在色彩信息,将引入"每像素采样数"的概念。单色图像只有一个"每像素采样数",而且图像中没有色彩信息。图像是依靠由黑到白的灰阶来显示的,灰阶的数目很明显取决于用来储存样本的比特数。在这里,灰阶数与像素深度是一致的。医疗放射图像,比如 CT 图像和磁共振(MR)图像,是一个灰阶的"光度表示"。而核医学图像,比如 PET 图像和单光子发射断层图像(SPECT),通常都是以彩色映射或调色板来显示的。

元数据是用于描述图形象的信息。它可能看起来会比较奇怪,但是在任何一个文件格式中,除了像素数据之外,图像还有一些其他的相关信息。这样的图像信息被称为"元数据",它通常以"数据头"的格式被储存在文件的开头,涵盖了图像矩阵维度、空间分辨率、像素深度和光度表示等信息。

像素数据是储存像素数值的位置。根据数据类型的不同,像素数据使用数值显示所需的最小字节数,以整点或浮点数的格式储存。

三、医学图像格式

医学影像学图像主要的格式分别为 DICOM(医学数字成像和通信)、NIFTI(神经影像信息技术)、NRRD(近原始栅格数据)和 MINC。

1. 医学图像采用数字成像和通信(DICOM) 作为存储和交换医学图像数据的标准解决方案。这个标准的第一个版本是在 1985 年发布的。发展到现在,该方案有了一些改变。该标准使用文件格式和通信协议。文件格式:所有患者医疗图像都以 DICOM 文件格式保存。除了其他图像相关数据(例如用于拍摄图像的设备以及医疗处理的一些背景)之外,该格式具有关于患者的受保护的健康信息(PHI),例如姓名、性别、年龄。医学影像设备创建 DICOM 文件。医师使用 DICOM 查看器,可显示 DICOM 图像的计算机软件应用程序,读取和诊断图像中的发现。通信协议:DICOM 通信协议用于搜索档案中的成像研究,并将成像研究恢复到工作站以显示。连接到医院网络的所有医疗成像应用程序都使用 DICOM 协议来交换信息,主要是 DICOM 图像,还包括患者和手术信息。还有更先进的网络命令,用于控制和跟踪治疗、调度程序、报告状态、分担医师和成像设备之间的工作量。

2. NIFTI 格式的基本内容 NIFTI 最初是用于神经成像的,但也适用于一些其他的领域。NIFTI 中一个主要的特点在于它包含了两个仿射坐标定义,这两个仿射坐标定义能够将每个立体元素指标(i, j, k)和空间位置(x, y, z)联系起来。DICOM 和 NIFTI 之间最主要的区别在于NIFTI 中的原始图像数据是以三维图像的格式储存的,而 DICOM 是以三维图像片段的格式储存的。这就是为什么在一些机器学习应用程序中 NIFTI 比 DICOM 更受欢迎,因为它是三维图像模型。处理一个单个的 NIFTI 文件,与处理上百个 DICOM 文件相比要轻松得多。NIFTI 的每一张三维图像中只需储存两个文件,而在 DICOM 中则要储存更多文件。

3. NRRD 格式的基本内容 灵活的 NRRD 格式中包含了一个单个的数据头文件和既能分开又能合并的图像文件。一个 NRRD 数据头能够为科学可视化和医学图像处理准确地表示 N 维度的栅格信息。国家医学图像计算联盟(NA-MIC)开发了一种用 NRRD 格式来表示扩散加权图像(DWI)和扩散张量图像(DTI)的方法。NRRD 的扩散加权图像和扩散张量图像数据可以被解读为一个三维切片机,能够直观地确定张量图像的方向与神经解剖的预期是一致的。

4. MINC 格式的基本内容 MINC 文件格式的开发始于 1992 年蒙特利神经研究所(MNI)。目前,McGill 的脑成像中心正积极地对 MINC 进行进一步开发。MINC 格式的第一个版本(Minc1)是建立在标准的"网络常见格式"(NetCDF)之上的;而第二个版本的 MINC 格式,即 Minc2,则是以分级数据格式第五版(HDF5)为基础建立的。HDF5 支持无限制的多种数据类型,它适用于灵活高效的 I/O 和高容量、复杂的数据。正是有了这些新的特性和功能,Minc2 才能处理大量的、复杂的数据库。

四、医学图像处理

医学图像处理包括医学图像变换、医学图像编码压缩、医学图像增强和复原、医学图像分割、医学图像描述、医学纹理分析、医学图像配准和融合、医学图像的三维可视化、医学图像存储与传输系统等内容。

1. 医学图像变换　由于图像阵列很大，直接在空间域中进行处理，涉及计算量很大。因此，往往采用各种图像变换的方法，如傅里叶变换、沃尔什变换、离散余弦变换等间接处理技术，将空间域的处理转换为变换域处理，不仅可减少计算量，而且可获得更有效的处理（如傅里叶变换可在频域中进行数字滤波处理）。目前新兴研究的小波变换在时域和频域中都具有良好的局部化特性，它在图像处理中也有着广泛而有效的应用。

2. 医学图像编码压缩　图像编码压缩技术可减少描述图像的数据量（即比特数），以便节省图像传输、处理时间和减少所占用的存储器容量。压缩可以在不失真的前提下获得，也可以在允许的失真条件下进行。编码是压缩技术中最重要的方法，它在图像处理技术中是发展最早且比较成熟的技术。

3. 医学图像增强和复原　医学图像增强和复原的目的是提高医学图像的质量，如去除噪声，提高图像的清晰度等。图像增强不考虑图像降质的原因，突出图像中所感兴趣的部分。如强化图像高频分量，可使图像中物体轮廓清晰，细节明显；如强化低频分量，可减少图像中噪声影响。图像复原要求对图像降质的原因有一定的了解，一般应根据降质过程建立"降质模型"，再采用某种滤波方法，恢复或重建原来的图像。

4. 医学图像分割　医学图像分割是数字图像处理中的关键技术之一。图像分割是将图像中有意义的特征部分提取出来，其有意义的特征有图像中的边缘、区域等，这是进一步进行图像识别、分析和理解的基础。虽然目前已研究出不少边缘提取、区域分割的方法，但还没有一种普遍适用于各种图像的有效方法。因此，对图像分割的研究还在不断深入之中，是目前图像处理中研究的热点之一。

5. 医学图像描述　医学图像描述是图像识别和理解的必要前提。作为最简单的二值图像可采用其几何特性描述物体的特性，一般图像的描述方法采用二维形状描述，它有边界描述和区域描述两类方法。对于特殊的纹理图像可采用二维纹理特征描述。随着图像处理研究的深入发展，已经开始进行三维物体描述的研究，提出了体积描述、表面描述、广义圆柱体描述等方法。

6. 医学图像纹理分析　一般认为图像的纹理特征描述物体表面灰度或颜色的变化，这种变化与物体自身属性有关，是某种纹理基元的重复。医学图像的纹理定义：如果图像的一系列固有的统计特性或其他的特性是稳定的、缓慢变化的或者是近似周期的，那么认为图像的区域具有不变的纹理。纹理的不变性即指纹理图像的分析结果不会受到旋转、平移以及其他几何处理的影响。目前从图像像素之间的关系角度，纹理分析方法主要包括统计法、结构法、模型法、频谱法。由于医学图像及其纹理的复杂性，目前还不存在通用的适合各类医学图像进行纹理分析的方法，因而对于各类不同特点的医学图像就必须采取有针对性的最适合的纹理分析技术。另外，在应用某一种纹理分析方法对图像进行分析时，寻求最优的纹理特征与纹理参数也是目前医学图像纹理分析中的重点和难点。

7. 医学图像配准和融合　医学图像配准包括图像的定位和转换，即通过寻找一种空间变换使两幅图像对应点达到空间位置上的配准，配准的结果应使两幅图像上所有关键的解剖点或感兴趣的关键点达到匹配。图像融合的主要目的是通过对多幅图像间的冗余数据的处理来提高图像的

453

可读性,对多幅图像间的互补信息的处理来提高图像的清晰度。医学图像配准是确定两幅或多幅医学图像像素的空间对应关系;而融合是指将不同形式的医学图像中的信息综合到一起,形成新的图像的过程。图像配准是图像融合必需的预处理技术,反之,图像融合是图像配准的一个目的。不同的医学图像提供了相关脏器的不同信息,图像融合的潜力在于综合处理应用这些成像设备所得信息,以获得新的有助于临床诊断的信息。利用可视化软件对多种模态的图像进行图像融合,可以准确地确定病变体的空间位置、大小、几何形状及它与周围生物组织之间的空间关系,从而及时高效地诊断疾病。

8. 医学图像的三维可视化　三维医学图像的可视化通常是利用人类的视觉特性,通过计算机对二维数字断层图像序列形成的三维体数据进行处理,使其变换为具有直观立体效果的图像来展示人体组织的三维形态。该技术作为有力的辅助手段能够弥补影像设备在成像上的不足,为医师提供具有真实感的三维医学图像,极大地提高了医疗诊断的准确性和科学性。

9. 医学图像存储与传输系统　(picture archiving and communications system, PACS)是实现医学图像信息管理的重要条件,遵循医学成像与通信(DICOM)唯一标准,对医学图像的采集、显示、存储、交换和输出进行数字化处理,最终实现图像的数字化存储和传送。PACS 的目标是实现医学图像在医院内外的迅速传递和分发,医师或患者能随时随地获得所需要的医学图像。PACS技术是医院进行全数字化图像管理、实现远程诊断的重要基础。

五、医学图像分析的内容

医学图像分析主要包括医学图像分类与识别、医学图像定位与检测等内容。

1. 医学图像分类与识别　临床医师需要借助医学图像来辅助诊断人体是否有病灶,并对病灶的轻重程度进行量化分级,因此自动识别图像中的病灶区域和正常组织器官是医学图像分析的基本任务。图像分类(识别)属于模式识别的范畴,其主要内容是图像经过某些预处理(增强、复原、压缩)后,进行图像分割和特征提取,从而进行判决分类。图像分类常采用经典的模式识别方法,有统计模式分类和句法(结构)模式分类,模糊模式识别和人工神经网络模式的图像分类和识别。

2. 医学图像定位与检测　人体组织器官解剖结构和病灶区域的定位是临床治疗计划和干预流程中非常重要的预处理步骤,定位的精度直接影响治疗的效果。图像目标定位任务不仅需要识别图像中的特定目标,而且需要确定其具体的物理位置。图像目标检测任务则需要把图像中所有目标识别出来,且确定它们的物理位置和类别。

六、医学图像分析与深度学习

医学图像分析最初主要采用边缘检测、纹理特征、形态学滤波以及构建形状模型和模板匹配等方法。这类分析方法通常针对特定任务而设计,被称为手工定制式设计方法。而深度学习是以数据驱动方式分析任务,能自动地从特定问题的大规模数据集中学习相关模型特征和数据特性。与针对特定问题而显式地手工设计模型不同,深度学习方法可直接从数据样本中隐式地自动学习医学图像特征,其学习过程本质上是一个优化问题的求解过程。通过学习,模型从训练数据中选择正确的特征,使其在测试新数据时做出正确决策。因此,深度学习在医学图像分析中起着至关重要的作用。

近年来,深度学习不断取得重大进展,主要得益于不断提高的计算能力和持续增长的可用数据量,以及深度学习模型及其算法的不断改进。其实质是通过构建多隐含层的机器学习模型,利用海量的样本数据训练,学习更精准的特征,最终提高分类或预测的准确性。深度学习这种从数据中学习层次特征的特点,使得它非常适合发现高维数据中的复杂结构,目前深度学习已经应用到医疗图像分析,包括医学图像分类,医学图像定位与检测,医学图像分割。

(一) 医学图像分类

医学图像分类可以分为图像筛查和目标或病灶分类。图像筛查是深度学习在医学图像分析领域中的最早应用之一,是指将一个或多个检查图像作为输入,通过训练好的模型对其预测,输出一个表示是否患某种疾病或严重程度分级的诊断变量。图像筛查属于图像级分类,研究主要集中在神经影像的分析上,如通过神经影像诊断是否患有老年痴呆症(AD)或轻度认识功能障碍(MCI)。这些算法通常利用多模态图像作为输入,提取 MRI 和 PET 等模态中的互补特征信息。目前卷积神经网络正逐渐成为图像筛查分类中的标准技术,其应用非常广泛。如应用卷积神经网络自动学习区分性特征,构建乳腺癌诊断的特征学习框架,对乳房 X 线照片病变分类;以及应用深度卷积神经网络自动评估骨骼骨龄。另外,将卷积神经网络与循环神经网络结合起来,利用卷积神经网络提取裂隙灯图像中的低层局部特征信息,结合循环神经网进一步提取高层特征,对白内障进行分级。

目标或病灶的分类可以辅助医师对疾病进行诊断,如对乳腺病灶进行良恶性分类。其处理过程通常首先通过预处理方法识别或标记出特定区域,然后对特定区域进行目标或病灶分类。精确的分类不仅需要病灶外表的局部信息,而且还需结合其位置的全局上下文信息。卷积神经网络在目标或病灶的分类中也应用得非常广泛。例如,采用多处理流卷积神经网络对皮肤病灶分类,其中每个流程处理不同分辨率的图像;另外,利用卷积神经网络提取不同层次的深度特征,可以提高乳腺癌的分类准确率。

(二) 医学图像定位与检测

准确地在医学图像中定位特定生物标记或解剖结构在临床治疗中具有非常重要的意义,直接关系到治疗效果的好坏。医学图像定位常需要分析三维像素信息。为了使用经典深度学习算法进行三维数据处理,一些方法将三维空间看成二维正交面的组合,这样可将定位任务转换成为分类任务,利用通用深度学习框架进行处理。例如,结合三个正交方向卷积神经网络的信息识别股骨末端的标记,标记三维位置定义为三个二维图块的交点;还有,可以通过将三维 CT 体积解析成二维形式,识别目标三维矩形包围盒,进而定位到感兴趣的心脏、主动脉弧和下降主动脉等解剖区域。而医学图像的感兴趣目标或病灶检测的关键是对每个像素进行分类。目前大多数基于深度学习目标检测系统采用卷积神经网络执行像素分类任务,之后采用某种形式的后处理方式得到目标。

(三) 医学图像分割

医学图像分割的任务通常被定义为识别组成感兴趣对象的轮廓或内部的体素集,它是深度学习应用于医学图像分析领域的论文中最常见的主题。医学图像中器官及其子结构的分割可用于定量分析体积和形状有关的临床参数,如心脏的心室体积和收缩射出率。另外,在采用智能调强放疗技术对肿瘤进行治疗时,危及器官勾画是制订放疗计划中非常重要的步骤之一,深度学习在此任务中应用非常广泛,主要应用于组织病理学图像和显微镜图像分割,脑组织结构分割以及心脏心室分割等领域。

通过计算机分割来自手术和活检组织标本的图像特征可以帮助预测疾病侵袭性的程度,从而进行疾病诊断和分级。这些预测器的关键组成部分就是从组织病理图像挖掘的图像特征。目前绝大多数组织病理学图像和显微镜图像分割的方法都是基于卷积神经网络的。许多学者利用图块训练网络取得了非常优秀的分割结果。例如,利用基于块的卷积神经网络对 H&E 染色的病理学图像进行细胞核分割。

脑组织结构的体积形态与很多的脑部神经疾病息息相关,如抑郁症、阿尔茨海默病、精神分裂症和躁郁症等。因此通过计算机技术对脑组织结构的解剖结构进行研究在医学研究、临床诊断和治疗方面都起着十分重要的意义。例如,心脏 MRI 数据中分割出左心室是计算心室体积和收缩射出率等临床指标的重要步骤之一,可以采用基于深度学习特征对左心室外观建模,利用监督学习模型在心脏超声图像中自动分割出左心室。从深度学习应用框架来看,目前大多数图像分割方法都是基于卷积神经网络的。许多学者利用基于图像块方式训练网络取得了很好的分割结果。

七、医学图像处理与分析的应用

医学图像处理与分析借助计算机图形、图像技术,使医学图像的质量和显示方法得到了极大的改善。这不仅可以基于现有的医学影像设备来极大地提高医学临床诊断水平,而且能为医学培训、医学研究与教学、计算机辅助临床外科手术等提供数字实现手段,为医学研究与发展提供扎实的基础,具有不可估量的价值。

1. 辅助医师诊断　通过图形图像技术,可以对医学图像进行缩放、旋转、对比度调节、三维重建等处理,便于医师从多角度、多层次进行观察和分析,对病变区进行定性定量分析,从而提高医疗诊断的准确性和正确性。

2. 仿真多角度扫描　这一应用在 CT 扫描中有着重要意义,由于 X 线对人体的损害较大,因此不可能对患者进行多角度的扫描,通过三维图形图像技术,可以对原始数据进行多角度重组,仿真多角度扫描。该技术也称为虚拟切割。

3. 放射治疗　在这个领域中计算机技术主要用来进行精确定位,根据影像数据得到的图像,确定进行放射性治疗的特定部位,从而引导仪器进行精确定位,避免正常组织遭受不必要的放射性照射。

4. 手术教学训练　通过断层扫描技术可以获得一系列人体某个部分的二维切片图像。对这些切片数据进行计算机三维重建,能够获得人体部位的三维模型,医师可以对三维模型进行手术仿真。在虚拟环境中进行手术,不会发生严重的意外,能够提高医师的协作能力,尤其在修补术方面有着重要的应用前景。

5. 辅助手术计划和手术导航　计算机辅助手术计划系统根据患者影像数据在术前规划手术方案,甚至进行手术模拟,以提高手术成功的概率。计算机辅助手术导航系统根据患者在术前的影像数据构建手术部位的解剖空间,并将其和由定位技术控制的实时手术空间相重叠,由此引导手术按预定的正确进程进行。这个系统常和计算机辅助手术计划系统结合在一起使用。由于计算机的介入,传统的外科手术可以更加精确,对患者的损伤更加微小。

6. 虚拟内镜　现有的内镜技术存在一个共同的缺陷,就是必须往患者体内插入内窥探头。通常探头都是机械装置,因而会给患者带来很大的痛苦。计算机虚拟现实技术的出现为减轻这一痛苦带来了可能,这就是虚拟内镜技术。虚拟内镜技术可以检查传统方法无法到达的区域,甚至深入实体内部进行观察,还具有交互性、局部细节放大、可重复观察等优势。

7. 治疗规划　在这个领域中,计算机技术主要用于在患者治疗期间观察药物、放射或其他治疗所引起的身体病变部位的局部变化,对疗效进行评估,并根据评估结果有效调整治疗方案。

8. 远程医疗　实现在 Internet 上发布 PACS 系统产生的基于 DICOM 标准的医学图像,使用浏览器显示、处理医学图像,有利于远程医疗系统、区域间 PACS 系统和医院信息系统融合及医疗信息系统集成的应用和发展,集中体现了远程医疗系统发展的必然趋势。

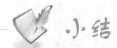 小结

　　计算机视觉是利用图像传感器获取物体的图像,将图像转换成数字图像,并利用计算机模拟人的判别准则去理解和识别图像,达到分析图像和做出结论的目的。计算机视觉是模拟识别人工智能、心理物理学、图像处理、计算机科学及神经生物学等多领域的综合学科。计算机视觉主要研究分析包括物体识别和检测,图像语义分割,视觉跟踪,视觉问答,三维重建,多模态研究,数据生成等。

　　医学图像处理是一门综合了数学、计算机科学、医学影像学等多个学科的交叉科学,是利用数学的方法和计算机这一现代化的信息处理工具,对由不同的医学影像设备产生的图像按照实际需要进行处理和加工的技术。医学图像分析是指综合医学影像、数学建模、数字图像处理与分析、人工智能和数值算法等学科的交叉领域,是利用计算机对医学图像进行自动处理、特征抽取和分类的技术。目前临床医学图像分析的图像类型主要可分为 MRI 图像、CT 图像、X 线图像、超声成像、PET 图像、病理图像。深度学习已经应用于医疗图像分析,包括医学图像分类、医学图像定位与检测、医学图像分割。

习　题

1. 什么是计算机视觉?
2. 图像处理、图像分析和计算机视觉的关系是什么?
3. 医学图像的类型有哪些?
4. 医学图像处理和分析的主要内容是什么?
5. 医学图像处理和分析的应用有哪些?

第十五章

医疗机器人和多智能体系统

导学

1. 掌握医疗机器人的基本概念和分类；掌握智能体的基本概念和多智能体系统的特点。
2. 熟悉机器人的基本原则和分类。
3. 了解智能机器人的关键技术的基本内容。

　　机器人技术作为 20 世纪人类最伟大的发明之一，自问世以来，就一直备受瞩目，机器人在医学方面的应用非常广泛。智能体是指任何能通过传感器感知环境和通过执行器作用于环境的实体，如电梯。多智能体系统是由在一个环境中交互的多个智能体组成的计算系统。多智能体系统是分布式人工智能的一个重要分支，研究的目的在于解决大型、复杂的现实问题，而解决这类问题已超出了单个智能体的能力。本章首先介绍机器人和智能机器人的概念和内容，然后介绍医疗机器人的特点和应用，最后介绍智能体和多智能体系统的概念和内容。

第一节　机　器　人

　　机器人是自动控制机器的俗称，包括一切模拟人类行为或思想与模拟其他生物的机械。机器人是自动执行工作的机器装置，既可以接受人类指挥，又可以运行预先编排的程序，也可以根据以人工智能技术制定的原则纲领行动。机器人的任务是协助或取代人类的工作，如生产业、建筑业，或者危险的工作，如图 15-1 所示。机器人是可编程机器，通常能够自主或半自主地执行一系列动

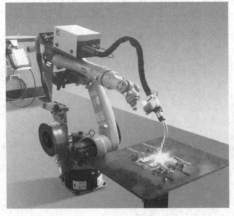
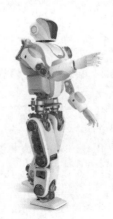

图 15-1　工业机器人和智能机器人

作,其构成具有三个重要因素:机器人通过传感器和执行器与物理世界进行交互,机器人是可编程的,机器人通常是自主或半自主的。

一、机器人定律

机器人定律在阿西莫夫(Asimov)的机器人三定律内容中不断扩充,目前比较成型的机器人定律体系如下。①元原则:机器人不得实施行为,除非该行为符合机器人原则。②第零原则:机器人不得伤害人类整体,或者因不作为致使人类整体受到伤害。③第一原则:除非违反高阶原则,机器人不得伤害人类个体,或者因不作为致使人类个体受到伤害。④第二原则:机器人必须服从人类的命令,除非该命令与高阶原则抵触。机器人必须服从上级机器人的命令,除非该命令与高阶原则抵触。⑤第三原则:如不与高阶原则抵触,机器人必须先保护上级机器人,再保护自己之存在。⑥第四原则:除非违反高阶原则,机器人必须执行内置程序赋予的职能。⑦繁殖原则:机器人不得参与机器人的设计和制造,除非新机器人的行为符合机器人原则。

二、机器人的组成

机器人通常由执行机构、驱动装置、检测装置、控制系统和复杂机械等部分构成。

1. 执行机构 即机器人本体,其臂部一般采用空间开链连杆机构,其中的运动副(转动副或移动副)常称为关节,关节个数通常即为机器人的自由度数。根据关节配置形式和运动坐标形式的不同,机器人执行机构可分为直角坐标式、圆柱坐标式、极坐标式和关节坐标式等类型。出于拟人化的考虑,常将机器人本体的有关部位分别称为基座、腰部、臂部、腕部、手部和行走部(对于移动机器人)等。

2. 驱动装置 是驱使执行机构运动的机构,按照控制系统发出的指令信号,借助动力元件使机器人进行动作。其输入的是电信号,输出的是线、角位移量。机器人使用的驱动装置主要是电力驱动装置,如步进电机、伺服电机等,此外也有采用液压、气动等驱动装置。

3. 检测装置 是实时检测机器人的运动及工作情况,根据需要反馈给控制系统,与设定信息进行比较后,对执行机构进行调整,以保证机器人的动作符合预定的要求。作为检测装置的传感器大致可以分为两类:一类是内部信息传感器,用于检测机器人各部分的内部状况,如各关节的位置、速度、加速度等,并将所测得的信息作为反馈信号送至控制器,形成闭环控制;另一类是外部信息传感器,用于获取有关机器人的作业对象及外界环境等方面的信息,使机器人的动作能适应外界情况的变化,使之达到更高层次的自动化,甚至使机器人具有某种感觉,向智能化发展。例如视觉、声觉等外部传感器给出工作对象、工作环境的有关信息,利用这些信息构成一个大的反馈回路,从而将大大提高机器人的工作精度。

4. 控制系统 一种是集中式控制,即机器人的全部控制由一台微型计算机完成。另一种是分散式控制,即采用多台微机来分担机器人的控制,如当采用上、下两级微机共同完成机器人的控制时,主机常用于负责系统的管理、通信、运动学和动力学计算,并向下级微机发送指令信息;作为下级从机,各关节分别对应一个中央处理器,进行插补运算和伺服控制处理,实现给定的运动,并向主机反馈信息。根据作业任务要求的不同,机器人的控制方式又可分为点位控制、连续轨迹控制和力矩控制。

三、机器人的分类

中国的机器人专家从应用环境出发,将机器人分为两大类,即工业机器人和特种机器人。所谓工业机器人,就是面向工业领域的多关节机械手或多自由度机器人。而特种机器人则是除工业机器人之外的、用于非制造业并服务于人类的各种先进机器人,包括服务机器人、水下机器人、娱乐机器人、军用机器人、农业机器人、机器人化机器等。国际上的机器人学者从应用环境出发将机器人也分为两类:制造环境下的工业机器人和非制造环境下的服务与仿人型机器人。

第二节　智能机器人

智能机器人是一类以知识为基础,具有思维决策、理解目的、理解环境、制定行动规划的机器人。这类机器人类似于人类,能够根据目的或任务要求、当前所处状态、周围环境状况,经过思维、推理和判断,制定出行动规划,最终达到目标。

人工智能和机器人是有区别的,人工智能是计算机科学的一个分支,设计开发计算机程序来完成否则需要人类智能的任务。人工智能算法可以学习、感知、解决问题、语言理解和(或)逻辑推理。人工智能需要一个载体,机器人可以是人工智能的载体。机器人是可编程机器,通常能够自主或半自主地执行一系列动作。人工智能和机器人能够相互结合,通常由人工智能控制的机器人称为智能机器人,如图15-2所示。

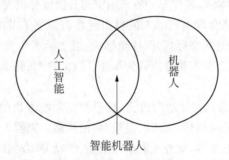

图 15-2　人工智能、机器人及其智能机器人的关系

目前,通常把机器人划分为三代:第一代是可编程机器人,这种机器人一般可以根据操作人员所编的程序,完成一些简单的重复性操作。这一代机器人是从20世纪60年代后半叶开始投入实际使用的,目前在工业界已得到广泛应用。第二代是感知机器人,又称自适应机器人,是在第一代机器人的基础上发展起来的,能够具有不同程度的感知周围环境的能力。这类利用感知信息以改善机器人性能的研究始于20世纪70年代初期,到1982年美国通用汽车公司为其装配线上的机器人装配了视觉系统,宣告感知机器人的诞生,其在20世纪80年代得到了广泛应用。第三代机器人将具有识别、推理、规划和学习等智能机制,它可以把感知和行动智能化结合起来,因此能在非特定的环境下作业,称为智能机器人。智能机器人与工业机器人的根本区别在于:智能机器人具有感知功能与识别、判断及规划功能。而感知本身,就是人类和动物所具有的低级智能。因此机器的智能分为两个层次:①具有感觉、识别、理解和判断功能。②具有总结经验和学习的功能。

460

一、智能机器人的特点

机器人可分为一般机器人和智能机器人。一般机器人是指不具有智能,只具有一般编程能力和操作功能的机器人。截至目前,智能机器人还没有统一的定义,大多数学者认为智能机器人至少具备三个要素:感觉要素,用来认识周围环境状态;运动要素,对外界做出反应性动作;思考要素,根据感觉要素所得到的信息,思考出采用什么样的动作。

1. **感觉要素** 包括能感知视觉、接近、距离等的非接触型传感器和能感知力、压觉、触觉等的接触型传感器。这些要素实质上相当于人的眼、鼻、耳等五官,感觉要素的功能可以利用诸如摄像机、图像传感器、超声波传感器、激光器、导电橡胶、压电元件、气动元件、行程开关等机电元器件来实现。

2. **运动要素** 智能机器人需要有一个无轨道型的移动机构,以适应诸如平地、台阶、墙壁、楼梯、坡道等不同的地理环境。它们的功能可以借助轮子、履带、支脚、吸盘、气垫等移动机构来完成。在运动过程中要对移动机构进行实时控制,这种控制不仅要包括有位置控制,而且还要有力度控制、位置与力度混合控制、伸缩率控制等。

3. **思考要素** 该要素是三个要素中的关键,也是人类要赋予机器人必备的要素。思考要素包括有判断、逻辑分析、理解等方面的智力活动。这些智力活动实质上是一个信息处理过程,而计算机则是完成这个处理过程的主要手段。

二、智能机器人的分类

(一) 根据自主智能程度分类

智能机器人根据其自主智能程度可以分为传感型机器人、交互型机器人和自主型机器人三大类。

1. **传感型机器人** 又称外部受控机器人,机器人的本体上没有智能单元,只有执行机构和感应机构,它具有利用传感信息(包括视觉、听觉、触觉、接近觉、力觉和红外、超声及激光等)进行传感信息处理、实现控制与操作的能力。受控于外部计算机,在外部计算机上具有智能处理单元,处理由受控机器人采集的各种信息以及机器人本身的各种姿态和轨迹等信息,然后发出控制指令指挥机器人的动作。

2. **交互型机器人** 机器人通过计算机系统与操作员或程序员进行人机对话,实现对机器人的控制与操作。虽然具有了部分处理和决策功能,能够独立地实现一些诸如轨迹规划、简单避障等功能,但是还要受到外部的控制。

3. **自主型机器人** 在设计制作之后,机器人无须人的干预,能够在各种环境下自动完成各项拟人任务。自主型机器人的本体上具有感知、处理、决策、执行等模块,可以像一个自主的人一样独立地活动和处理问题。全自主移动机器人最重要的特点在于其自主性、适应性和交互性。①自主性,是指它可以在一定的环境中,不依赖任何外部控制,完全自主地执行一定的任务。②适应性,是指它可以实时识别和测量周围的物体,根据环境的变化,调节自身的参数,调整动作策略以及处理紧急情况。③交互性,是自主机器人的一个重要特点,机器人可以与人、与外部环境以及与其他机器人之间进行信息的交流。由于全自主移动机器人涉及诸如驱动器控制、传感器数据融合、图像处理、模式识别、神经网络等许多方面的研究,所以能够综合反映一个国家在制造业和人工智能等方面的水平。

(二) 根据智能水平高低分类

智能机器人根据其智能水平高低又可以分为工业机器人、初级智能机器人和高级智能机器人。

1. **工业机器人** 只能机械地按照人类给它规定的程序工作,不管外界条件有何变化,自己都不能对程序也就是对所做的工作做出相应的调整。如果要改变机器人所做的工作,必须由人对程序做相应的改变,因此工业机器人是毫无智能的。

2. **初级智能机器人** 和工业机器人不一样,具有像人那样的感受、识别、推理和判断能力。可以根据外界条件的变化,在一定范围内自行修改程序,也就是它能适应外界条件变化对自己做相

461

应调整。不过,修改程序的原则由人预先给以规定。这种初级智能机器人已拥有一定的智能,虽然还没有自动规划能力,但这种初级智能机器人也开始走向成熟,达到实用水平。

3. **高级智能机器人** 高级智能机器人和初级智能机器人一样,具有感觉、识别、推理和判断能力,同样可以根据外界条件的变化,在一定范围内自行修改程序。所不同的是,修改程序的原则不是由人规定的,而是机器人自己通过学习,总结经验来获得修改程序的原则。所以它的智能高出初级智能机器人。这种机器人已拥有一定的自动规划能力,能够自己安排自己的工作。这种机器人可以不需要人的控制而完全独立的工作,故称为高级自律机器人。

三、智能机器人的体系结构

智能机器人体系结构指一个智能机器人系统中的智能、行为、信息、控制的时空分布模式。体系结构是机器人本体的物理框架,是机器人智能的逻辑载体,选择和确定合适的体系结构是机器人研究中最基础的并且非常关键的一个环节。以智能机器人系统的智能、行为、信息控制的时空分布模式作为分类标准,归纳出 8 种典型结构:分层递阶结构、包容结构、三层结构、自组织结构、分布式结构、进化控制结构、社会机器人结构和认知机器人结构。

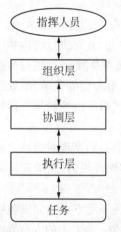

图 15-3 分层递阶结构

(一)分层递阶结构

分层递阶结构是目标驱动的慎思结构,其核心在于基于符号的规划。分层递阶结构智能分布在顶层,通过信息逐层向下流动间接地控制行为。该结构具有很好的规划推理能力,通过自上而下任务逐层分解,模块工作范围逐层缩小,问题求解精度逐层增高,实现了从抽象到具体、从定性到定量、从人工智能推理方法发展到数值算法的过度,较好地解决了智能和控制精度的关系,其缺点是系统可靠性、鲁棒性、反应性差,如图 15-3 所示。

(二)包容结构

包容结构中每个控制层直接基于传感器的输入进行决策,在其内部不维护外界环境模型,可以在完全陌生的环境中进行操作。包容结构中没有环境模型,模块之间信息流的表示也很简单,反应性非常好,其灵活的反应行为体现了一定的智能特征,如图 15-4 所示。包容结构不存在中心控制,各层间的通信量极小,可扩充性好。多传感信息各层独自处理,增加了系统的鲁棒性,同时起到了稳定可靠的作用。但包容结构过分强调单元的独立、平行工作,缺少全局的指导和协调,虽然在局部行动上可显示出很灵活的反应能力和鲁棒性,但是对于长远的全局性的目

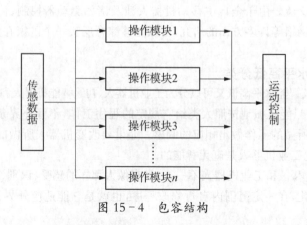

图 15-4 包容结构

标跟踪显得缺少主动性,目的性较差,而且人的经验、启发性知识难以加入。

(三) 三层结构

三层结构由反馈控制层、慎思规划层和连接两者的序列层构成,如图 15-5 所示。三层结构是分层递阶和包容结构相融合的混合结构,它既吸取了递阶结构中高层规划的智能性,又保持了包容结构中低层反应的灵活性。机器人内部状态是传感信息融合的结果,是对外界环境的反映。三层结构中,序列层维护着状态信息,反映的是环境的过去,控制层直接处理传感信息,面对的是环境的现在,慎思层经过规划推理,预测的是环境的将来,从而保证了智能机器人在时间维上对环境的准确把握。三层结构的不足之处是忽视了传感信息融合、学习和环境建模。后续实现的机器人采用层结构,基本上是基于三层结构进行改进或扩充的。

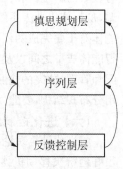

图 15-5　三层结构

(四) 自组织结构

自组织结构是由一组分布式功能模块和一个集中命令仲裁器组成的。各功能模块基于领域知识通过规划或反应方式产生行为,由仲裁器产生一致的、理性的、目标导向的动作到控制器,各功能模块的投票受表决权大小的影响,表决权由模式管理器维护并可以动态修改,在不同的任务、环境状态下,各功能模块会表现出不同的输入输出关系,即通过分布投票、集中仲裁且动态改变表决权的方式实现变构,从而使该结构表现出自组织能力,如图 15-6 所示。自组织结构的智能分布在其动态可变的结构中,突破了传统体系结构中功能分布模式固定的框架,具有良好的可扩充性和自适应、自组织性能,但其集中仲裁的机制往往是信息流通和系统控制的瓶颈。

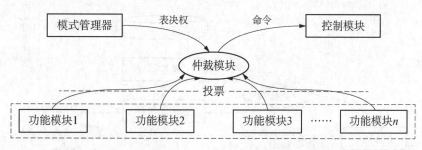

图 15-6　自组织结构

(五) 分布式结构

分布式结构由处理不同类型知识的三个部分组成:符号组件、图解组件和反应组件,每个组件又都是一个由多个具有特定认知功能的、可以并发执行的智能体构成的专家组,各组件没有层次高低之分,自主地、并发地工作,相互间通过信息交换进行协调,如图 15-7 所示。

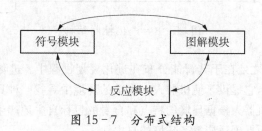

图 15-7　分布式结构

分布式结构突破了以往智能机器人体系结构中层次框架的分布模式,该结构中各个智能体具有极大的自主性和良好的交互性,可以独立求解局部问题并与系统中其他智能体通过交互保持协调,从而使机器人系统的智能、行为、信息和控制的分布具有极大的灵活性和并行性。但是,每个智能体对于要完成的任务拥有不全面的信息或能力,缺乏系统的和宏观的问题求解观念,难以保证智能体成员之间以及与系统的目标、意愿和行为的一致,对分散的共享数据和资源缺乏有效的分配和管理,冲突的检测和协调比较困难。分布式结构更多的适用于多机器人群体,机器人单体采用分布式结构,要建立必要的集中机制。

(六)进化控制结构

将进化计算理论与反馈控制理论相结合,形成了一个新的智能控制方法,即进化控制。它能很好地解决移动机器人的学习与适应能力方面的问题。例如,基于功能或行为集成的自主式移动机器人进化控制体系结构,整个体系结构包括进化规划与基于行为的控制两大模块。这种综合体系结构的优点是既具有基于行为的系统的实时性,又保持了基于功能的系统的目标可控性,如图 15-8 所示。同时该体系结构具有自学习功能,能够根据先验知识、历史经验、对当前环境情况的判断和自身的状况,调整自己的目标、行为,以及相应的协调机制,以达到适应环境、完成任务的目的。

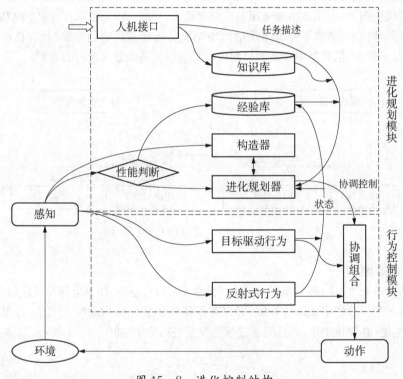

图 15-8 进化控制结构

进化控制结构的独特之处在于其智能分布在进化规划过程中。进化计算在求解复杂问题优化解时具有独到的优越性,它提供了使机器人在复杂的环境中寻找一种具有竞争力的优化结构和控制策略的方法,使移动机器人根据环境的特点和自身的目标自主地产生各种行为能力模块并调整模块间的约束关系,从而展现适应复杂环境的自主性。

（七）社会机器人结构

社会机器人体系结构由物理层、反应层、慎思层和社会层构成，其特色之处在于基于信念-愿望-意图模型的慎思层和基于智能体通信语言的社会层，如图 15-9 所示。

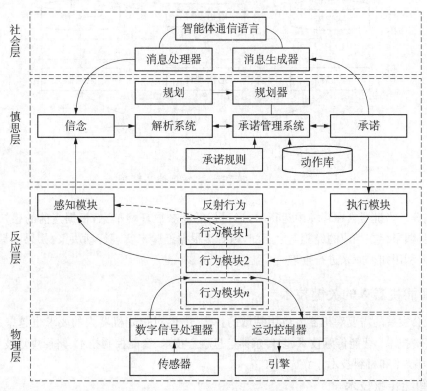

图 15-9　社会机器人结构

社会机器人结构采用智能体对机器人建模，更自然，更贴切，能很好地描述智能机器人的智能行为、信息控制的时空分布模式，引入智能体理论可以对机器人的智能本质进行更细致的刻画，对机器人的社会特性进行更好的封装。社会机器人结构继承了智能体的自主性、反应性、社会性、自发性、自适应性和规划、推理学习能力等一系列良好的智能特性，对机器人内在的感性和理性、外在的交互性和协作性实现了物理上和逻辑上的统一。从人工智能到分布式人工智能，从智能体到多智能体，从单机器人到机器人群体，从人工生命到人工社会，智能科学正在经历着从个体智能到群体智能的发展过程。

（八）认知机器人结构

近年来，随着智能科学、行为学、生物学、心理学等理论成果的不断引入，认知机器人已成为智能机器人发展的一个重要课题。认知机器人是一种具有类似人类高层认知能力，并能适应复杂环境、完成复杂任务的新一代机器人。认知机器人的抽象结构分为三层，即计算层、构件层和硬件层，如图 15-10 所示。

计算层包括知觉、认知、行动。知觉是在感觉的基础上产生的，是对感觉信息的整合与解释。认知包括行动选择、规划、学习、多机器人协同、团队工作等。行动是机器人控制系统的最基本单元，包括移动、导航、避障等，所有行为可由它表现出来。行为是感知输入到行动模式的映射，行动模式用来完成该行为。在构件层包括感觉驱动器、行动驱动器和通信接口，硬件层有传感器、激励

465

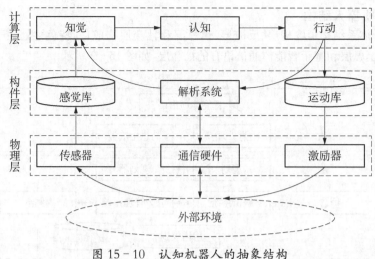

图 15 - 10   认知机器人的抽象结构

及通信设施等。当机器人在环境中运行时,通过传感器获取环境信息,根据当前的感知信息来搜索认知模型,如果存在相应的经验与之匹配,则直接根据经验来实现行动决策,如果不具有相关经验,则机器人利用知识库来进行推理。

四、智能机器人的关键技术

随着社会发展的需要和机器人应用领域的扩大,人们对智能机器人的要求也越来越高,主要涉及以下关键技术:智能传感技术、多传感器信息融合技术、智能控制技术、路径规划技术、人机交互技术、动力技术和材料技术。

(一)智能传感技术

智能传感技术可以使智能机器人拥有视觉、听觉乃至触觉,让智能机器人可以对周围环境和行动目标进行信息采集和检测,再对采集到的数据进行必要的处理,使之成为可以被利用的信息。传感器的种类很多,既有测量距离的数字激光传感器,判断物体存在与否的接近传感器,也有检测物体颜色的颜色光电传感器,测量压力的压力传感器,甚至还有监测机器人姿态角度变化的陀螺仪。这些传感器所起的作用不同,应用的原理也不同,传感技术的关键是新型传感器的研制和开发和对已有传感器高效合理的利用。一方面,新型传感器开发的着重点不仅是开发新的传感器种类,更是努力改善已有传感器的精度、可靠度和成本。新型传感器一般会应用更加高效的感性元件,或是开发全新的检测方式和更加快速准确的信号处理方法,从而大幅提高传感器的性能。另一方面,先进的传感器应用技术可以使机器人更高效地获得有用信息。

(二)多传感器信息融合技术

多传感器信息融合技术是近年来十分热门的研究课题,它与控制理论、信号处理、人工智能、概率和统计相结合,为机器人在各种复杂、动态、不确定和未知的环境中执行任务提供了一种技术解决途径。机器人所用的传感器有很多种,根据不同用途分为内部测量传感器和外部测量传感器两大类。内部测量传感器用来检测机器人组成部件的内部状态;外部传感器包括视觉、触觉、力觉以及角度传感器等。多传感器信息融合就是指综合来自多个传感器的感知数据,以产生更可靠、更准确或更全面的信息。经过融合的多传感器系统能够更加完善、精确地反映检测对象的特性,消除信息的不确定性,提高信息的可靠性。融合后的多传感器信息具有冗余性、互补性、实时性和低成本性。

（三）智能控制技术

智能控制技术为智能机器人可以将感知和行动联系起来提供了可能，是智能机器人能够自主独立地完成各项任务的基础。智能机器人的控制技术主要指基于自动控制技术和微机技术的智能控制技术。智能控制技术使机器人的行动可以更加灵活方便、复杂多样，并能够有效克服随机扰动，增加机器人的自由独立性。现阶段的控制技术由传统控制理论发展而来，并已经有了很大的进步与突破。模糊控制理论现已形成应用技术，由模糊数学、计算机科学、知识工程等多学科相互渗透，在机器人的建模、控制、对柔性臂的控制、模糊补偿控制以及移动机器人路径规划等各个领域都得到了广泛的应用；神经网络控制技术和基于智能计算的控制技术，分别借鉴了生物领域的相关理论，并由此不断发展完善，解决了许多其他控制理论很难解决的问题，推动智能机器人的智能实现和相关技术的发展。

（四）路径规划技术

路径规划技术是机器人研究领域的重要分支。最优路径规划就是依据某个或某些优化准则，在机器人工作空间中找到一条从起始状态到目标状态、可以避开障碍物的最优路径。路径规划方法大致可以分为传统方法和智能方法两种。传统路径规划方法主要有以下几种：自由空间法、图搜索法、人工势场法。大部分机器人路径规划中的全局规划都是基于上述几种方法进行的，但这些方法在路径搜索效率及路径优化方面有待于进一步改善。人工势场法是传统算法中较成熟且高效的规划方法，它通过环境势场模型进行路径规划，但是没有考察路径是否最优。智能路径规划方法是将遗传算法、模糊逻辑以及神经网络等人工智能方法应用到路径规划中，来提高机器人路径规划的避障精度，加快规划速度，满足实际应用的需要。其中应用较多的算法主要有模糊方法、神经网络、遗传算法、强化学习及混合算法等，这些方法在障碍物环境已知或未知情况下均已取得一定的研究成果。

（五）人机交互技术

人机交互技术是研究如何使人方便自然地与计算机交流。由于智能机器人的研究目的是使机器人能够像人类智能化地工作，这当中就必然存在人类对机器人的指挥控制和检测维护，以及机器人对行动结果的反馈。因此，适当的人机交互就显得尤为必要。目前人机交互技术已经取得了显著成果，文字识别、语音合成与识别、图像识别与处理、机器翻译等技术已经开始实用化。通过人机交互，人类可以随时根据需要改变机器人的状态和任务，两者之间的相互协调和相互配合得以实现，智能机器人的适应性也得以提高。

（六）动力技术

动力技术为机器人的行动提供了力量来源。智能机器人的动力可基本分为三类，即电机、液压和气压。其中，电机技术在智能机器人中应用最为广泛，现在主要为微特电机技术。

微特电机技术融合了电机、计算机、电子电力、自动控制、精密机械、新型材料等多种高新技术，微特电机体积较小，精度、功率和稳定性等各方面性能都优于传统电机。微特电机应用于智能机器人，使得机器人能够更好地完成各种灵活多变的动作，与传感器相配合，在控制系统的指挥下做出更快更准确的反应，也使机器人体积更小，在形态上可以更接近人类。具有良好稳定性的微特电机，增加了机器人行动的稳定性和环境适应能力。但微特电机也有其局限性，它能提供的动力有限，在这方面，液压和气压动力无疑要优于微特电机。

液压与气压系统虽然所占体积和重量都要更大，但其能提供强大动力的特点，使得它们成为需要许多负重机器人的动力选择。发展至今，液压和气压动力系统，也在灵活性和小巧性上有了很大的进步,此外还具有无级调速,传动平稳,易于实现快速启动、制动和频繁换向,操作控制方便,易于实现自动控制等特点,这些都使液压和气压系统成为智能机器人动力系统的重要选择。

(七) 材料技术

材料技术是影响智能机器人发展的一项关键技术。与智能机器人相关的材料既包括机械材料,又包含电子材料。一方面,机械材料关乎机器人的机械结构设计,先进的机械材料可以增加机器人机构的强度、刚度和寿命,提高稳定性和可靠性,让一些特殊零件和机构的设计、加工和使用成为可能,新型材料的应用也使得机器人的重量减小,环境适应能力增强,制造成本降低。另一方面,电子材料的不断革新,大大提高了计算机硬件系统的集成度,促进计算机运算速度和运作稳定性不断提升,这些无疑对智能机器人的发展都具有十分重要的意义。

智能机器人经过几十年的发展,虽然已经有了很大的进步,但是很多技术还有巨大的发展空间。首先,智能控制理论的发展,随着智能机器人系统和应对问题的复杂化,更加高效、科学的,可以处理多变量、非线性系统问题的控制理论及技术也会应运而生。其次,各种机器学习算法的出现推动了人工智能的发展,强化学习、蚁群算法、免疫算法等可以用到机器人系统中,使其具有类似人的学习能力,以适应日益复杂的、不确定和非结构化的环境。再次,人机交互技术会在智能机器人领域发挥更大作用,人与机器人将会得以更加和谐的共处与合作。最后,在先进的人机交互技术和智能控制技术的促进下,智能机器人个体之间将可以相互协调合作,组成庞大的智能机器人队伍甚至是多机器人系统。

第三节 医 疗 机 器 人

医疗机器人是指用于医院、诊所的医疗或辅助医疗的机器人。医疗机器人是一种智能型服务机器人,能独自编制操作计划,依据实际情况确定动作程序,然后把动作变为操作机构的运动。医疗机器人可识别周围情况及机器人的意识和自我意识,从事医疗或辅助医疗等工作。

一、医疗机器人的特点

与其他机器人相比,医疗机器人具有以下特点:①其作业环境一般在医院、街道、家庭及非特定的多种场合,具有移动性与导航、识别及规避能力,以及智能化的人机交互界面。在需要人工控制的情况下,还要具备远程控制能力。②医疗机器人的作业对象是人、人体信息及相关医疗器械,需要综合工程、医学、生物、药物及社会学等各个学科领域的知识开展工作和研究。③医疗机器人的材料选择和结构设计必须以易消毒和灭菌为前提,安全可靠且无辐射。④以人作为作业对象的医疗机器人,其性能必须满足对状况变化的适应性、对作业的柔软性、对危险的安全性以及对人体和精神的适应性等。⑤医疗机器人之间及医疗机器人和医疗器械之间具有或预留通用的对接接口,包括信息通信接口、人机交互接口、临床辅助器材接口以及伤病员转运接口等。

与临床医师比较,医疗机器人具有以下优势:①高精度,能够进行长时间高强度的工作,这与医师相比是一项非常大的优势。②进行精细手术,能够在狭小空间内进行手术,其实就是在微创医疗方向上有优势。③既有医疗机器人的通用特征(前端感知,中间智能决策,后端执行、控制),又具有医疗设备的特点。④临床的适应性强,医用机器人分为专用和多用机器人,多用机器人能够治疗多种疾病。⑤降低手术难度。

二、医疗机器人的关键技术

随着医疗机器人应用领域的扩大,对医疗机器人的要求也越来越高,主要涉及以下关键技术:

控制系统技术、传感器技术、机器人视觉、语音识别、仿生材料、移动通信技术、力触觉技术。

1. **控制系统技术** 是根据指令以及传感信息控制机器人完成一定的动作或作业任务的装置，由硬件集成和控制算法组成，直接决定了智慧医疗机器人的性能及优劣。伺服系统：智慧医疗机器人的关节驱动离不开伺服系统，关节越多，机器人的柔性和精准度越高，所要使用的伺服电机的数量就越多。

2. **传感器技术** 使智慧医疗机器人感知声、光、物体、障碍等外部环境因素的必需硬件。

3. **机器人视觉** 机器人视觉涉及使用相机硬件和计算机算法的组合，机器人视觉不仅要把视觉信息作为输入，而且还要对这些信息进行处理，进而提取出有用的信息提供给机器人。

4. **语音识别** 语音识别技术就是让机器通过识别和理解过程把语音信号转变为相应的文本或命令的技术，多用于智慧医疗机器人与医师或患者的人机交互。

5. **仿生材料** 仿生材料是指模仿生物的各种特点或特性而研制开发的材料，某些智慧医疗机器人需要大量的柔性材料，形成医疗机器人的仿生肌肉、骨骼或皮肤组织，辅助医师或者服务患者。

6. **移动通信技术** 第五代移动通信网络，比第四代网络的传输速度快数百倍，具有四大重要特点：高速度、泛在网、低功耗、低时延，这使得远程操作智慧医疗机器人成为可能。

7. **力触觉技术** 是解决医疗现场沉浸感问题的关键技术，力触觉技术可以传递压力、温度、纹理、速度、加速度、震动等各种信息，就像人在现场真正的触摸一样，反馈给医师或者患者真实的感受。

三、医疗机器人的应用

医疗机器人的应用非常广泛，主要包括以下几类。①实验室机器人：由于在实验室操作复杂，但都是一些简单的如取样、离心、混合等操作，人操作起来费时，而且精度也不是控制得很好。随着自动化水平提高，实验室机器人也将发挥重要作用。②医疗康复机器人：从 20 世纪 80 年代开始，医疗康复机器人有了很大发展，其应用范围已扩展到人们生活的各个领域，如机器人动作执行系统、智能型轮椅、家庭日常生活和职业用生活护助及作业辅助型机器人等。③外科手术机器人：外科手术机器人的应用领域主要分为微创外科手术机器人和手术中影像引导医用机器人。④医院服务机器人：医院服务机器人一般用于辅助护士完成食物、药品、医疗器械、杂志的传送和投递工作。⑤医用教学机器人：医用教学机器人是理想的教具。其中医疗康复机器人和外科手术机器人是医疗机器人中两个重要应用领域。

（一）医疗康复机器人

医疗康复机器人作为医疗机器人的一个重要分支，其研究贯穿了康复医学、生物力学、机械学、机械力学、电子学、材料学、计算机科学以及机器人学等诸多领域，已经成为国际机器人领域的一个研究热点。目前，康复机器人已经广泛应用于康复护理、义肢和康复治疗等方面，这不仅促进了康复医学的发展，也带动了相关领域的新技术和新理论的发展。目前康复机器人的研究主要集中在康复机械手、医院机器人系统、智能轮椅、义肢和康复治疗机器人等几个方面。

1. **康复机械手** 医疗康复领域的一个重要应用场合就是恢复四肢残疾者手和腿，实现与正常人一样的功能，即在残废者和周围环境间安装上一机械义肢作为媒介，使前者能像正常人一样用意识控制手足活动，执行各种任务。机械手包括手足型和搬运及移动型。手足型机械手包括肌电控制前臂义手、能步行及上下楼梯的动力义腿和具有知觉的能动义手等。搬运及移动型机器人包括患者升降机、抱起机器人、输送及转送机器人和移动升降器等。随着人们生活水平的提高，人类的平均寿命持续增长，人类社会向老龄化社会发展，与此相适应的康复机器人的应用领域也逐渐向为老年人服务而倾斜，其应用前景十分广阔。

469

2. 医院机器人系统　医院机器人系统主要是医院内部搬运机器人,其主要功能是运送食物、药品及一些医疗器械、患者病历档案等,它不同于一般的位置固定的生产装配场合中应用的工业机器人。国外研究的一种医院机器人已经在医院内使用,能够24 h高效工作。医院工作人员能把医院内走廊、电梯的几何和断层图像信息输入到该机器人的控制系统内使其能自动工作。另外,日本的机械工程实验室已在研究一种能提升患者的机器人,该机器人能够将患者从病床上提升起来并把其运送到医院卫生间、食堂等其他地方。但是该系统所需的各项技术如能量供应、人机交互系统等还有待于进一步解决和完善。

3. 智能轮椅　随着社会的发展和人类文明程度的提高,人们特别是残疾人越来越需要运用现代高新技术来改善他们的生活质量和生活自由度。因为各种交通事故、天灾人祸和种种疾病,每年均有成千上万的人丧失一种或多种能力(如行走、动手能力等)。因此,对用于帮助残障人行走的机器人轮椅的研究已逐渐成为热点,如西班牙、意大利等国,中国科学院自动化研究所也成功研制了一种具有视觉和口令导航功能并能与人进行语音交互的机器人轮椅。机器人轮椅主要有口令识别与语音合成、机器人自定位、动态随机避障、多传感器信息融合、实时自适应导航控制等功能。机器人轮椅关键技术是安全导航问题,采用的基本方法是靠超声波和红外测距,个别也采用了口令控制。超声波和红外导航的主要不足在于可控测范围有限,视觉导航可以克服这方面的不足。在机器人轮椅中,轮椅的使用者应是整个系统的中心和积极的组成部分。对使用者来说,机器人轮椅应具有与人交互的功能。这种交互功能可以很直观地通过人机语音对话来实现。尽管个别现有的移动轮椅可用简单的口令来控制,但真正具有交互功能的移动机器人和轮椅尚不多见。

由于康复医疗机器人的应用对象是残疾人和老年人,因此,必须要方便这些特殊用户对机器人系统的操作。虽然包含了先进的传感器和动力系统,用户也有可能对外界信息无法做出反应。因此功能全面的控制界面、有效的控制策略,以及家庭和单位之间的交互设备也是康复机器人的研究重点。

(二) 外科手术机器人

外科手术机器人是集临床医学、生物力学、机械学、材料学、计算机科学、微电子学、机电一体化等诸多学科于一体的新型医疗器械。第一代手术机器人已经用于世界各地的许多手术室中。这些机器人不是真正的自动化机器人,不能自己进行手术,但是它们能够向手术提供有用的机械化帮助。这些机器仍然需要外科医师来操作它们并对其输入指令。这些手术机器人的控制方法是远程控制和语音启动。达芬奇手术系统是外科手术机器人典型代表。

达芬奇手术系统是美国第一个可在手术室使用的机器人系统,由 Intuitive Surgical 公司开发。达芬奇手术系统使用的技术使外科医师可以到达肉眼看不到的外科手术点,这样使得外科医师可以比传统的外科手术更精确地进行工作。达芬奇手术系统由以下主要部件组成:外科医师控制台、床旁机械臂系统、成像系统,如图 15-11 所示。

1. 外科医师控制台　主刀医师坐在控制台中,位于手术室无菌区之外,使用双手(通过操作两个主控制器)及脚(通过脚踏板)来控制器械和一个三维高清内镜。正如在立体目镜中看到的那样,手术器械尖端与外科医师的双手同步运动。

2. 床旁机械臂系统　床旁机械臂系统是外科手术机器人的操作部件,其主要功能是为器械臂和摄像臂提供支撑。助手医师在无菌区内的床旁机械臂系统边工作,负责更换器械和内镜,协助主刀医师完成手术。为了确保患者安全,助手医师比主刀医师对于床旁机械臂系统的运动具有更高优先控制权。

3. 成像系统　成像系统内装有外科手术机器人的核心处理器以及图像处理设备,在手术过程

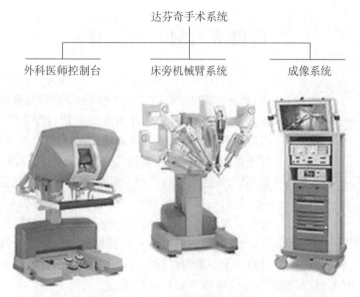

图 15-11　达芬奇手术系统

中位于无菌区外,可由巡回护士操作,并可放置各类辅助手术设备。外科手术机器人的内镜为高分辨率三维镜头,对手术视野具有 10 倍以上的放大倍数,能为主刀医师带来患者体腔内三维立体高清影像,使主刀医师较普通腹腔镜手术更能把握操作距离,更能辨认解剖结构,提升了手术精确度。

目前医疗外科机器人系统的研究主要集中在以下方面。①机器人机构研究,主要是研究新的机器人本体,以拓宽机器人辅助外科的应用范围。②机器人运动控制和路径规划研究,使机器人的运动精度更高,当运动路径的选取更加科学时,系统整体的安全性就更好。③虚拟现实技术和通信技术在医疗外科机器人系统中的应用研究,使虚拟临床手术系统更加实用化。④临床应用研究,医疗外科机器人系统,在完成系统设计和实验室试验后均需要进行临床应用研究,以确定系统对临床应用环境的适应性。⑤系统集成研究,在完成系统各组成部分的研制后,通过系统集成研究将各部分有机组织起来,使最终系统的性能获得最佳。⑥操作界面研究,以进一步提高医疗外科机器人系统的可操作性。为了医师和医疗机器人系统自如的交互,系统应尽可能为医师提供直观的交互平台。⑦仿射变换研究,建立患者的某种图像信息与人体标准图谱的关系,以较低的成本和较高的速度获得用于规划、导航和仿真系统的患者三维立体模型。

应用外科辅助医疗机器人进行手术,可以极大地提高手术的准确性和可靠性,它的出现将对现代医学工程的发展产生深远的影响,在医疗手术领域具有广泛的应用前景。外科辅助医疗机器人系统将在应用中不断得到完善,并将改变外科医师处理患者的方法。它不仅会对常规医疗带来一系列的技术变革,而且对临床护理及康复工程等的发展都将产生深远的影响。

医疗机器人的应用极大地推动了现代医疗技术的发展,是现代医疗卫生装备的发展方向之一。康复机器人具有智能化,可为伤员、患者与老年人提供康复护理和服务;手术机器人具有高准确性、高可靠性和高精确性,提高了手术的成功率。随着科学技术的不断更新、社会的老龄化以及医疗技术的发展,各医疗机器人及其辅助医疗技术将得到更深入而广泛的研究和应用,各种新型的医用机器人机构、新型手术工具、医学图像采集和处理技术、远程系统传输技术、智能传感器、智能轮椅及其他相关技术仍是研究热点。

471

第四节 智 能 体

智能体(agent)是指驻留在某一环境下,能持续自主地发挥作用,具备驻留性、反应性、社会性、主动性等特征的计算实体。智能体是能通过传感器感知环境和通过执行器作用于环境的实体,其本质是有感知器感知外部环境,有执行器作用于外部环境的实体。智能体两个最重要的属性是:传感器和执行器,即通过传感器感知环境,通过执行器作用。例如,电梯控制器就是智能体的一个实例。等候电梯时,如果是一个电梯群组,当某人按下电梯按钮时,电梯控制器将会响应请求,安排某一部电梯前往呼叫的楼层。再如,红绿灯控制器也是一种智能体。如果将交通路口的红绿灯设计成一个智能的红绿灯,就可以根据路口各个方向的车流量智能地设定红绿灯的时间。智能体的抽象结构如图 15-12 所示。

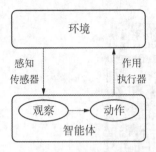

图 15-12 智能体的抽象结构

研究人员从不同的角度给出了智能体的定义,常见的主要有以下几种。智能体技术标准化的组织给智能体下的定义是:智能体是驻留于环境中的实体,它可以解释从环境中获得的反映环境中所发生事件的数据,并执行对环境产生影响的行动。在这个定义中,智能体被看作一种在环境中"生存"的实体,它既可以是硬件,也可以是软件。著名智能体理论研究学者伍德里奇(Wooldridge)博士等在讨论智能体时,则提出"弱定义"和"强定义"两种定义方法:弱定义智能体是指具有自主性、社会性、反应性和能动性等基本特性的智能体;强定义智能体是指不仅具有弱定义中的基本特性,而且具有移动性、通信能力、理性或其他特性的智能体。富兰克林(Franklin)和格雷泽(Graesser)则把智能体描述为:智能体是一个处于环境之中并且作为这个环境一部分的系统,它随时可以感测环境并且执行相应的动作,同时逐渐建立自己的活动规划以应付未来可能感测到的环境变化。有学者认为智能体能够持续执行三项功能:感知环境中的动态条件;执行动作影响环境条件;进行推理以解释感知信息、求解问题、产生推断和决定动作。

一、智能体的特性

智能体具有自治性、反应性、主动性、社会性、进化性的基本特性。①自治性:智能体能根据外界环境的变化,而自动地对自己的行为和状态进行调整,而不是仅仅被动地接受外界的刺激,具有自我管理、自我调节的能力。②反应性:能对外界的刺激做出反应的能力。③主动性:对于外界环境的改变,智能体能主动采取活动的能力。④社会性:智能体具有与其他智能体或人进行合作的能力,不同的智能体可根据各自的意图与其他智能体进行交互,以达到解决问题的目的。⑤进化性:智能体能积累或学习经验和知识,并修改自己的行为以适应新环境。

在交通路口的红绿灯例子中,控制器根据等候的车辆多少决定红绿灯的时长,这就是智能体的自主性;而为了使某个方向的通行能力最大化,或者使车辆等候的时间最短,通过推理或计算来确定红绿灯的时长,这就是智能体的主动性;一旦路口出现异常情况,控制器对其做出即时的动作响应,这就是智能体的反应能力;而如果某个智能体把当前路口的信息和自己决定的时长传输给前后路口的红绿灯控制器,则说明智能体具备通信能力(社会性)。

上述性质通常被称为智能体的一般性质。在某些特定的应用或者技术中,研究人员还可以在这一般性质上附加一些其他的特定性质,这些附加性质通常称为强性质,包括移动性、诚实性、无私性、理性。移动性：强调智能体具备在网络上移动的能力；诚实性：在智能体之间相互通信时，强调智能体不会传输错误信息；无私性：强调在多智能体系统中，智能体之间不会又相互冲突的目标；理性：是当智能体去实现自己的目标时，具备一定的理性，分析这个目标是否能被实现。

在红绿灯实例中，不同控制器显然不可以传输错误的信息，当一个路口控制器得到另外一个路口的请求时，也会尽力地去满足这个请求。因此，这个智能体具备诚实性和无私性等性质。智能体就是一个可以代表用户或者其他实体的代理，应该具备自主性、主动性、反应能力和社会能力等性质。在特定场景中，还可以让其附加其他的强性质。在现实世界中，很多可以被认为智能体的软硬件，如问答机器人、后台服务程序等。

二、智能体的环境

智能体的合理性是通过其性能指标，其拥有的先验知识，它可以感知的环境及其可以执行的操作来衡量的。属性通常归结于术语 PEAS，代表了性能、环境、执行器和传感器。例如，考察一辆自动驾驶汽车，应该具有以下 PEAS：①性能：安全性、时间、合法驾驶、舒适性。②环境：道路、其他汽车、行人、路标。③执行器：转向、加速器、制动器、信号、喇叭。④传感器：相机、声呐、全球定位系统、速度计、里程计、加速度计、发动机传感器、键盘。如果想要设计一个合理性智能体，那么就必须了解该智能体将要使用的环境类型，通常包括以下几种环境类型。

1. 完全可观察和部分可观察　如果环境状态是完全可观察的，智能体的传感器可以在每个时间点访问环境的完整状态；否则，是部分可观察环境状态。例如，国际象棋是一个完全可观察的环境，而扑克则不是。

2. 确定性和随机性　环境的下一个状态完全由当前状态和由智能体接下来所执行的操作决定。如果环境是确定性的，而其他智能体的行为不确定，那么环境是随机性的。随机环境在本质上是随机的，不能完全确定。例如，八数码难题这个在线拼图游戏有一个确定性的环境，但无人驾驶的汽车没有。

3. 静态和动态　当智能体在进行协商时，静态环境没有任何变化。动态环境是当智能体在进行协商时，环境随着时间的流逝而变化。西洋双陆棋具有静态环境，而扫地机器人具有动态环境。

4. 离散和连续　有限数量的明确定义的感知和行为，构成了一个离散的环境。例如，跳棋就是离散环境的一个范例，而自动驾驶汽车则需要在连续环境下运行。

5. 单个智能体和多智能体　仅有自身操作的智能体本身就有一个单一智能体环境。但是如果还有其他智能体包含在内，那么该环境就是一个多智能体环境。自动驾驶汽车就具有多智能体环境。还存在其他类型的环境、情景和顺序、已知和未知，这些定义了智能体的范围。

三、智能体与其他软件实体区别

智能体与软件设计的对象有相同和不同之处。智能体和对象主要有以下差异：智能体具有智能，通常拥有自己的知识库和推理机，而对象一般不具有智能性；智能体能够自主地决定是否对来自其他智能体的信息做出响应，而对象必须按照外界的要求去行动，即智能体系统能封装行为，而对象只能封装状态，不能封装行为，对象的行为取决于外部方法的调用；智能体之间有通信，通常采用支持知识传递的通信语言。

智能体和对象一样具有标识、状态、行为和接口，智能体可以看作一类特殊的对象，即具有心智状态和智能的对象。智能体与软件设计的对象的联系：智能体本身可以通过对象技术进行构造，而且目前大多数智能体都采用了面向对象的技术，智能体本身具有的特性又弥补了对象技术

473

本身存在的不足,成为继对象技术后,计算机领域的又一次飞跃。

智能体与专家系统的区别:专家系统不需要嵌入环境之中,不需要和环境执行交互;另外,专家系统不需要和其他专家系统进行通信。

四、智能体的结构

智能体的体系结构是指构造智能体的特殊方法学,描述了组成智能体的基本成分及其作用、各成分的联系与交互机制,如何通过感知到的内外部状态确定智能体应采取的不同行动的算法,以及智能体的行为对其内部状态和外部环境的影响等。单个智能体的体系结构按属性可以分为审慎式体系结构、反应式体系结构、混合式体系结构三类。

1. 审慎式体系结构　该体系结构的特点是智能体中包含了显式表示的世界符号模型,智能体的决策是通过基于模板匹配和符号操作的逻辑推理做出的,如同人类通过深思熟虑后做出决定,因此被称为审慎式的体系结构,如图15-13所示。该体系结构在人工智能领域占主导地位。经典的基于知识的系统构架,就是按照这种体系结构构造智能体的雏形的。

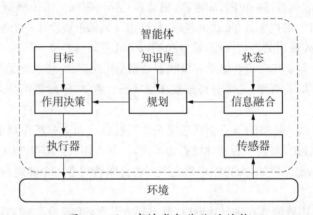

图15-13　审慎式智能体的结构

2. 反应式体系结构　该体系结构的特点是智能体中包含了感知内外部状态变化的感知器、一组对相关事件做出反应的过程,和一个依据感知器激活某过程执行的控制系统,智能体的活动是由于受到内外部某种刺激而发生的,因此被称为反应式的体系结构,如图15-14所示。该体系结构在目前主流的分布式系统中占主导地位。

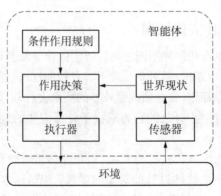

图15-14　反应式智能体的结构

3. 混合式体系结构　该体系结构的特点是智能体中包含了审慎式和反应式两个子系统,通常这两个子系统是分层次的,前者建立在后者的基础之上,如图 15-15 所示。这种体系结构的研究与实验目前在人工智能领域较为活跃,其有关成果将对分布式系统中智能体应用功能的增强产生直接影响。例如,已经有研究工作在模拟飞行员的智能体中加入基于符号表示和推理的各种规划与决策能力,以提高模拟飞行员的适应性。

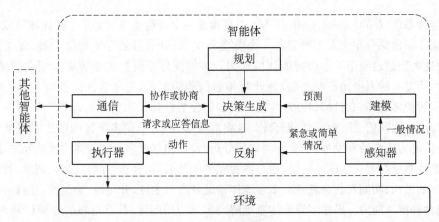

图 15-15　混合式智能体的结构

五、智能体的应用

（一）智能体在 Internet 中的应用

智能体技术的提出,为解决 Internet 存在的一些问题提供了有力的保证。智能体是一个具有一定程度的自主性的软件实体,这样一来,智能体技术与 Internet 的结合是用户能更方便、快捷地存取 Internet 上的资源,其主要的应用体现在以下几个方面。

1. 智能交易代理　随着 Internet 的迅速发展,电子商务也得到迅速发展,网上购物已成为时尚。但是在网上提供商品的商家往往很多,用户不可能遍访每个网站,智能交易代理的概念由此产生。智能交易代理是智能化的智能体,能够在网上一次访问多个站点。自己获取并分析商品信息来决定是否为它的主人买卖商品。智能交易代理能够为用户节省大量的时间和精力。

2. 信息智能体　难以计数的 Web 页面是 Internet 上最重要、最大的信息来源。也正是因为 Web 页面数量庞大,内容繁杂,给用户的直接使用造成了困难。信息智能体能够根据用户的需求先对智能体信息进行抽取、分析、鉴别、挖掘,再将结果提供给用户。如何从 Web 中抽取有用的信息是页面挖掘的关键问题。Web 页面包含的是半结构化的信息,是以 HTML 的格式出现的。目前这方面的研究已经取得了很大的成果,采用启发式方法,按照各个部分字体的大小和缩进距离推导出页面上的层次结构。另外可以采用用户输入页面描述文件对层次结构进行抽取。

（二）智能体在网络教育中的应用研究

目前的网络教育课程很大程度上是把传统的教育课程搬到了网上,教学方式单一,教学内容缺乏很好的针对性,对于学生的关心程度几乎为零。智能体可以作为虚拟的教师、虚拟的学习伙伴、虚拟的实验室设备、虚拟的图书管理员等出现在远程教育系统中,增加教学内容的趣味性和人性化色彩,改善教学效果,有望较好地解决这些存在的问题。智能体教学系统由于具有教学决策模块、学生模型模块和自然语言接口,因而基于智能体的网络教学体系比起以往的体系来说,具有

475

个性化教育、人性化教学、有效性资源利用、智能化协作学习等优点。另外,在协作学习的环境中嵌入智能体模块,可以更好地实现各部分功能,如学习者登录注册、任务分配、协作学习的实施评价等。

第五节　多智能体系统

多智能体系统(multi-agent system,MAS)是由在一个环境中交互的多个智能体组成的计算系统。多智能体系统是分布式人工智能的一个重要分支,研究的目的在于解决大型、复杂的现实问题,而解决这类问题已超出了单个智能体的能力。多智能体系统是多个智能体组成的集合,它的目标是将大而复杂的系统建设成小的、彼此互相通信和协调的,易于管理的系统。多智能体系统的研究涉及智能体的知识、目标、技能、规划以及如何使智能体采取协调行动解决问题等。研究者主要研究智能体之间的交互通信、协调合作、冲突消解等方面,强调多个智能体之间的紧密群体合作,而非个体能力的自治和发挥,主要说明如何分析、设计和集成多个智能体构成相互协作的系统。

多智能体系统在表达实际系统时,通过各智能体间的通信、合作、互解、协调、调度、管理及控制来表达系统的结构、功能及行为特性。多智能体系统具有自主性、分布性、协调性,并具有自组织能力、学习能力和推理能力。采用多智能体系统解决实际应用问题,具有很强的鲁棒性和可靠性,并具有较高的问题求解效率。

一、多智能体系统的特点

多智能体系统是智能体技术应用及研究上的一个质的飞跃,不同行业的专家学者对之进行了深入的研究并从多个角度阐述了多智能体系统用于解决实际问题的优势,归纳起来,主要有以下几点。

(1) 在多智能体系统中,每个智能体具有独立性和自主性,能够解决给定的子问题,自主地推理和规划并选择适当的策略,并以特定的方式影响环境。

(2) 多智能体系统支持分布式应用,所以具有良好的模块性、易于扩展性和设计灵活简单,克服了建设一个庞大的系统所造成的管理和扩展的困难,能有效降低系统的总成本。

(3) 在多智能体系统的实现过程中,不追求单个庞大复杂的体系,而是按面向对象的方法构造多层次、多元化的智能体,其结果降低了系统的复杂性,也降低了各个智能体问题求解的复杂性。

(4) 多智能体系统是一个讲究协调的系统,各智能体通过互相协调去解决大规模的复杂问题;多智能体系统也是一个集成系统,它采用信息集成技术,将各子系统的信息集成在一起,完成复杂系统的集成。

(5) 在多智能体系统中,各智能体之间互相通信,彼此协调,并行地求解问题,因此能有效地提高问题求解的能力。

(6) 多智能体技术打破了人工智能领域仅仅使用一个专家系统的限制,在多智能体系统环境下,各领域的不同专家可能协作求解某一个专家无法解决或无法很好解决的问题,提高了系统解决问题的能力。

(7) 智能体是异质的和分布的,它们可以是不同的个人或组织,采用不同的设计方法和计算机语言开发而成,因而可能是完全异质的和分布的。

(8) 处理是异步的,由于各智能体是自治的,每个智能体都有自己的进程,按照自己的运行方式异步地进行。

二、多智能体系统的类型

多智能体系统模型按照不同的应用环境可以分为多种类型,主要包括协商模型、协作规划模型、信念-愿望-意图(BDI)模型、自协调模型。

1. 协商模型　各个智能体均是以自身效用最大化作为行动目标。如果多个智能体一起完成全局共同目标时,就需要各个智能体通过协商产生协作行为。经典的协作模型代表合同网协议,主要解决任务分解与分配、资源与知识冲突、任务监督与评价等问题。尤其对于资源匮乏的智能体动态系统,协商模型是解决上述问题的必要的方法。

2. 协作规划模型　在制定协调一致的问题规划时,各个智能体在考虑自身的求解目标时,也要考虑其他智能体的行为约束,并进行独立规划。通过通信方式,网络节点上的部分规则可以用来协调所有节点,达到所有智能体都能接受的全局规划。部分全局规划允许各智能体动态合作,智能体之间的相互合作时告知其他智能体自身期望行为,以通信原语言描述规划目标,以通信规划和目标的形式抽象表达,利用规划信息调节自身的局部规划,达到全局的规划目标。

3. 信念-愿望-意图(BDI)模型　是研究智能体理性和推理机制的基础,是一个概念性和理论性的理论模型,渗透在其他模型中。在研究多智能体系统时,产生了描述智能体行为的形式化定义,包括联合意图、社会承诺、合理行为等。比如联合承诺是在复杂的动态环境下,智能体首先建立描述共同目标和共同承诺的协作框架。当所有的智能体对于这个目标的意见达成统一后,就共同承诺去实现该目标。简单来说,联合承诺可以用来描述合理推理和协商,社会承诺给出社会承诺机制。

4. 自协调模型　该模型是为适应复杂控制系统的动态实时控制和优化提出来的。自协调是指模型能够根据环境的变化,适应性地调整行为。自协调模型是建立在开放和动态环境下的多智能体系统模型,系统组织结构的分解重组和多智能体系统内部的自主协调等都说明其具有动态调整的特性。

三、多智能体系统的体系结构

多智能体系统的体系结构决定信息的存储方式、共享方式和通信方式,影响单个智能体内部协作智能的存在,同时影响系统的异步性、一致性、自主性和自适应性的程度。体系结构中必须有共同的通信协议或传递机制。对于不同复杂程度的应用,应选择相对应的体系结构,常见的多智能体系统的体系结构有以下几种。

1. 网络结构　网络结构中的智能体之间都是直接通信的,通信和状态知识都是固定的。该结构下多智能体系统中的每个智能体必须知道消息应该在什么时候发送到什么地方,系统中各个智能体都具备什么样的能力,有哪些智能体是可以合作的等。只有系统中的每个智能体都拥有有关其他智能体的大量信息和知识,才能实现将通信和控制功能都嵌入每个智能体内部,这在开放的分布式系统中往往很难达成。当系统中智能体数目很多,这种一一交互的结构将导致整体系统效率的低下。

2. 联盟结构　该结构中重要的角色称为助手智能体。当若干相距较近的智能体进行交互作用时,需要通过一个助手智能体完成交互和信息发送。而远程智能体之间的交互和消息发送是由局部智能体群体的助手智能体协作完成的。当一个智能体需要某种服务时,它就向它所在的局部群体的助手智能体发送一个请求,该助手智能体将以广播方式发送该请求。或者将该请求与其他智能体所声明的能力进行匹配,一旦匹配成功,就将此信息发送给匹配成功的智能体。助手智能体能够实现一些高层系统服务,如黄页、直接通信、问题分解和监控等。

这种结构中的智能体不需要知道其他智能体的详细信息,因此具有较大的灵活性。

3. 黑板结构 在一个局部智能体群体中,类似于联盟结构中的助手智能体,控制外壳智能体负责信息交互,而网络控制者智能体负责局部的智能体群体之间的远程信息交互。相对于联盟结构,黑板结构的特点在于局部智能体能把信息存放在可存取的黑板上,实现局部数据共享。但是局部数据共享要求一定范围的智能体群体中的智能体拥有统一的数据结构或知识表示,也限制了系统中智能体设计和建造的灵活性。因此,开放的分布式系统不宜采用黑板结构。

四、多智能体系统的通信

智能体之间的通信是实现多智能体系统问题求解的必要行为。其中,协调和协作是解决冲突和管理各个行为依赖关系的关键。同一环境中的智能体之间、不同环境的智能体之间都可以进行通信。一个智能体被授权后就可以通过调用另一个智能体的方法向它发送消息。不仅仅局限于语言通信,智能体通信采用改变信息载体的方式,将载体发送带接收智能体的可观察环境中,达到拓展通信形式的效果。

(一) 智能体通信的过程

两个智能体之间的通信过程如图 15-16 所示。

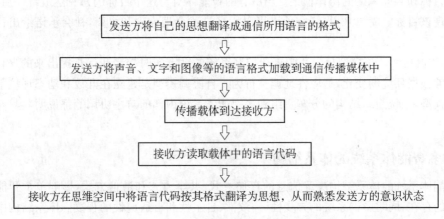

图 15-16 两个智能体之间的通信过程

(二) 智能体通信的类型

通常智能体采用两种方式进行通信:一是分享一个共同内部表示语言的智能体,它们无须任何外部语言就能通信;二是无须做出内部语言假设的智能体,它们共享英语子集作为通信语言。

1. 使用 Tell 和 Ask 通信 这种通信形式的智能体分享共同内部表示语言,并通过界面 Tell 和 Ask 直接访问共享的知识库。智能体 A 可以使用 T_1(KB, "P")通信把提议 P 传到智能体 B,就如智能体 A 会使用 T_1(KB, "P")把 P 加到自己的知识库。类似地,智能体 A 可以使用 Ask(KBb, "Q")查出智能体 B 是否知道 Q,以上称为灵感通信。如图 15-17 所示,两个共享内部语言的智能体使用 Tell 和 Ask 界面并借助于知识库相互直接通信,其中每个智能体除了具有感知和行为端口之外,还有一个到知识库的输入/输出端口。

2. 使用形式语言通信 大多数智能体的通信是通过语言而不是通过直接访问知识库而实现的。两个智能体使用语言通信如图 15-18 所示。有的智能体可以执行表示语言的行为,而其他智

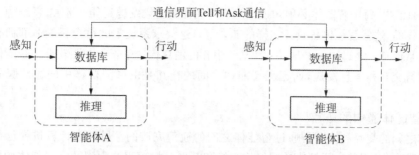

图 15-17　两个智能体通过 Tell 和 Ask 通信

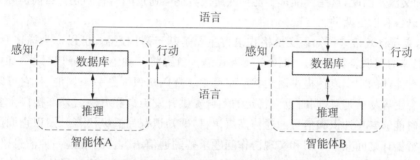

图 15-18　两个智能体通过形式语言通信

能体可以感知这些语言。外部通信语言可以与内部表示语言不同，并且这些智能体中的每一个都可以有不同的内部语言。只要每个智能体能够可靠地从外部语言映射到自己的内部语言，这些智能体就无须同意任何内部符号。外部通信语言生成和分析主要由自然语言处理方法来设计算法。如何协调不同智能体知识库之间差别是语言通信最复杂的问题。

（三）智能体通信的方式

智能体通信的方式分为黑板系统结构和消息或对话通信两种方式。

1. **黑板系统**　黑板系统主要支持分布式问题求解。在多智能体系统中黑板提供公共工作区。参与求解的智能体可以看到黑板上的问题数据求解记录，并将自己对问题的求解结果写到黑板上，以供其他智能体进行参考、求解。在这个模型中，智能体之间不能进行直接的通信，信息的交换都是通过黑板这一共享媒介完成的，每个智能体独立完成各自求解的问题。

黑板系统可用于任务共享系统和结果共享系统。如果黑板中的智能体很多，那么黑板中的数据就会剧增。各个智能体在访问黑板时，需要从大量信息中搜索并提取感兴趣的信息。为进行优化处理，黑板应为各智能体提供不同的区域。

黑板系统的模型有三个主要组成部分。知识源：是作为求解问题的独立单元，具有不同的专门知识，独立完成特定的任务。照板：即公共工作区，为知识源提供信息和数据同时，供知识源进行修改。监控机制：根据黑板当前的问题求解状态，以及各知识源的不同求解能力，对其进行监控，使之能适时发现黑板变化，及时进行问题求解。

2. **消息或对话系统**　消息或对话系统方式是实现灵活和复杂的协调策略的基础。各智能体使用规定的协议相互交换信息，用于建立通信和协调机制。为了支持协作策略，通信协议必须明确规定通信过程、消息格式和选择通信的语言。另外，智能体之间的通信是知识级的通信，参与通信的智能体必须知道通信语言的含义。有如下两种方式来实现智能体间的消息传递。直接通信方式：直接通信中，每个智能体必须知道消息应该在什么时候发送到什么地方，系统中有哪些智能体是可以合作的，这些智能体各具什么样的能力等。这要求系统中的每个智能体都拥有关于其他智能体的大量信息。通过中介的通信：在基于中介的消息传送中若干相距较近的智能体通过通信服务器来进行交互和消息发送，而远程智能体之间的交互是由局部群体中的通信服务器协作完成的。

（四）智能体通信的语言

智能体之间的交互和协调是通过智能体之间的通信完成的。虽然在计算机界已经出现了一些互通的标准和方法，其主要解决数据结构交换和跨平台的远程调用问题。智能体如果要对其他智能体进行控制和调控，两者之间传递的不仅是字符流或二进制数据，更深层次的是在知识层的表达、理解和交流。因此，这些标准都不能彻底解决智能体通信的所有问题。目前国际上最流行的智能体通信语言有以下两种。

1. 知识交换格式语言　知识交换格式语言主要是基于谓词逻辑，可以作为描述专家系统、数据库、多智能体的知识表示工具。知识交换格式语言负责将一种语言翻译成另外一种语言，或者为两种异构智能体的知识表达提供语义共享。可共享重用知识则是一个词汇表，它可以使可共享知识库的内容更容易被理解，同时也为特定的领域提供开发工具和方法。外部接口主要设计软件智能体运行时能够共享知识和信息的通信高层语言，即知识查询操纵语言。知识查询操纵语言是自主的异步智能体之间共享知识和实现协作问题求解的通信语言。它既是一种消息格式，也是支持实时智能体之间知识共享的消息处理协议，其目的在于实现基于知识的异构系统之间的操作和集成。上述的知识交换格式语言、词汇表和知识查询操纵语言三个部分正好构成了智能体通信语言的主体。

2. 知识查询操纵语言　知识查询操纵语言是多智能体通信定义了一套消息表达机制和消息传递格式，从而为多智能体通信提供了一套建立连接识别和交换消息的协议，构建了一种标准通用框架。知识查询操纵语言是一种层次结构语言，可以分为三层：内容层、通信层和消息层。①内容层：使用应用程序本身的表达语言来传送消息的实际内容。知识查询操纵语言可以携带用任何表示语言编写的表达式，包括那些 ASCⅡ字符串和基于二进制符号表达的内容。②通信层：主要负责对消息的某些特性进行编码，这些特性描述了底层通信参数，如发送者和接收者的标识符。③消息层：是整个知识查询操纵语言的核心。将一条消息从一个应用程序传送到另一个应用程序时，消息层完成对所传送信息的封装。消息层的一个最基本功能是识别传输消息发送时所使用的协议，并且给消息发送者提供一个附加在内容上的述行语或原语。除此之外，由于通信内容对参与交互的智能体来说是不透明的，因此消息层还必须包含描述内容的语言、假设的本体和一些内容的类型描述等特征。这些特征使得知识查询操纵语言在内容不可知的情况下实现对消息的分析、路由和正确的传送。

知识查询操纵语言的语法是基于平衡的插入语列表。列表的初始元素是述行语，其他元素都是述行语的参数，使用关键字/值对的形式进行表达。尽管知识查询操纵语言中已经预先定义了一些常用的述行语，但它们既不是一个最小集，也不是包含全部。智能体在完成一次通信中可能只用到了其中两个述行语。述行语是可以扩充的，如果一组智能体对揭示和协议达成一致，就可以使用附加的述行语。然而智能体要使用预先定义好的述行语，就必须采用标准的方法。

五、多智能体系统的协商

协商是多智能体系统实现协调、协作、冲突消解和矛盾处理的关键环节。协商的关键技术可以概括为三方面的内容：协商协议、协商策略和协商处理。

（一）协商协议

协商协议的主要研究内容是智能体通信语言的定义、表示、处理和语义解释。用于处理协商过程中协商方之间的交互和作用，是交易双方交互的规则，决定何时何方采取何种行为，是规范交易的基础。简单形式为，一条协商通信消息：（〈协商原语〉,〈消息内容〉）。其中，协商原语即消息类型，它的定义通常基于言语行为理论；消息内容除包含消息的发送者、接收者、消息号、发送时间等固定信息外，还包括与协商应用的具体领域相关的信息描述。

协商协议的形式化表示通常有三种方法：巴科斯范式表示、有限自动机表示和语义表示。巴科斯范式表示具有简洁明了的特点，是最常用的表示方法。采用纯语义表示的协商工作不多，研究者更多的是给出非形式化的语义解释。常用的协商协议有：根据协商对象的数量分为一对一、一对多、多对多的协议；根据协商的顺序分为轮流出价、同时出价协商协议；根据协商议题的数量分为单属性和多属性协商等。

（二）协商策略

协商策略是智能体选择协商协议和通信消息的策略。一般来说，协商策略分为提议评估策略和提议生成策略两部分。提议评估策略用来对收到的提议进行评估，判断是否接受对方给出的提议；提议生成策略用来生成反提议。策略对于协商的效率起着至关重要的作用，根据不同的应用领域可以选择不同的协商策略。协商策略基本上可以分为五类：①单方让步策略只是在协商陷入僵局或协商不再有意义时才起作用，后两类策略显然不利于推进协商进程，所以，只有竞争型和协作型策略才是有意义的。②竞争型策略一般是指协商参与者坚持自己的立场，在协商过程中表现出竞争行为，使协商结果向有利于自身利益方向发展的协商对策。合同网协调模型、劳资协商、基于对策论的协商过程等都属于此类。③协作型策略则是指协商各方都从整体利益出发，在协商过程中互相合作，它们采取的协商对策有利于寻找互相能接受的协商结果。④破坏协商策略。⑤拖延协商策略。

不论是竞争型策略，还是协作型策略，智能体应动态地、智能地选择适宜的协商策略，从而在系统运行的不同时刻表现出不同的竞争或协作行为。策略选择的通用方法是：依据影响协商的多方面因素，给出适宜的策略选择函数。策略选择函数可能包括效用函数、比较或匹配函数、兴趣或爱好函数等几种。策略选择函数的设计除了要综合考虑影响协商的各种因素之外，还要考虑冲突综合消解以及与应用领域有关的属性等。

（三）协商处理

协商处理是对单个协商方及协商系统、协商行为的描述及分析，包括协商算法和系统分析两部分内容。协商算法用于描述智能体在协商过程中的行为，包括通信、决策、规划和知识库操作等。系统分析的任务是分析和评价智能体协商的行为和性能，回答协商过程中的问题求解质量、算法效率，以及系统的公平性和死锁等问题。

协商协议主要处理协商过程中之间的交互，协商策略主要设计智能体内的决策和控制过程，而协商处理则侧重于对单个智能体和多个智能体协商社会的整体协商行为的描述和分析。前两者描述了多个智能体协商的微观方面，而后者则刻画了多个智能体协商的宏观层。

481

六、多智能体系统的学习

多智能体系统具有分布式和开放式等特点，其结构和功能都很复杂。对于一些应用，在设计多智能体系统时，要准确定义系统的行为以适应各种需求是相当困难的，甚至是无法做到的。这就要求多智能体系统具有多学习的能力。学习能力是衡量多智能体系统和其他智能系统的重要特征之一。

近年来,以 Internet 为实验平台,设计和实现了具有某种学习能力的用户接口智能体和搜索引擎,表明单智能体学习已获得新的进展。与单智能体学习相比,多智能体系统学习方法也是单智能体学习方法的推广和扩充。例如,上述用户接口智能体和搜索引擎智能体中的学习已被认为是多智能体系统学习。因为在人机协作系统中,人也是一个智能体。

多智能体系统的学习对象处于动态变化中,且其学习离不开智能体间的通信,所以要比单智能体学习复杂得多。当前,在多智能体系统学习领域强化学习和在协商过程中学习已引起关注。只给计算机设定一个目标,然后计算机不断地与环境交互以实现该目标。结合动态编程和有师学习,以期建立强大的机器学习系统。多智能体系统学习需要深入地研究多智能体系统学习的概念和原理、具有学习能力的多智能体系统模型和体系结构,以及学习特征的新方法等。

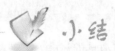 小 结

机器人通常由执行机构、驱动装置、检测装置和控制系统等部分构成。智能机器人是一类以知识为基础,具有思维决策、理解目的、理解环境、制定行动规划的机器人。智能机器人根据其智能水平高低可以分为工业机器人,初级智能机器人和高级智能机器人。智能机器人主要涉及关键技术包括:智能传感技术、多传感器信息融合技术、智能控制技术、路径规划技术、人机交互技术、动力技术和材料技术。

医疗机器人是指用于医院、诊所的医疗或辅助医疗的机器人。医疗机器人主要包括:实验室机器人、医疗康复机器人、外科手术机器人、医院服务机器人、医用教学机器人。外科手术机器人是集临床医学、生物力学、机械学、材料学、计算机科学、微电子学、机电一体化等诸多学科于一体的新型医疗器械。

智能体是指驻留在某一环境下,能持续自主地发挥作用,具备驻留性、反应性、社会性、主动性等特征的计算实体。多智能体系统是多个智能体组成的集合,它的目标是将大而复杂的系统建设成小的、彼此互相通信和协调的,易于管理的系统。多智能体系统具有自主性、分布性、协调性,并具有自组织能力、学习能力和推理能力。

习 题

1. 机器人定律有哪些?
2. 智能机器人的要素有哪些?
3. 请举例医疗机器人的应用。
4. 什么是智能体?
5. 多智能体系统的特点是什么?

参 考 文 献

[1] 敖志刚. 人工智能及专家系统导论[M]. 北京：机械工业出版社,2010.

[2] 鲍军鹏,张选平,吕园园. 人工智能导论[M]. 北京：机械工业出版社,2009.

[3] 蔡自兴,[美]约翰·德尔金,龚涛. 高级专家系统[M]. 北京：科学出版社,2014.

[4] 蔡自兴,王勇. 智能系统原理、算法与应用[M]. 北京：机械工业出版社,2014.

[5] 蔡自兴. 机器人学[M]. 2版 北京：清华大学出版社,2009.

[6] 蔡自兴. 人工智能基础[M]. 北京：高等教育出版社,2008.

[7] 蔡自兴. 智能控制导论[M]. 2版. 北京：中国水利水电出版社,2013.

[8] 曹振华. 随机数学[M]. 北京：高等教育出版社,2009.

[9] 陈希孺. 数理统计引论[M]. 北京：科学出版社,1998.

[10] 程伟良. 广义专家系统[M]. 北京：北京理工大学出版社,2005.

[11] 戴汝为. 社会智能科学[M]. 上海：上海交通大学出版社,2006.

[12] 邓乃扬,田英杰. 支持向量机——理论,算法与拓展[M]. 北京：科学出版社,2009.

[13] 杜方,陈跃国,杜小勇. RDF数据查询处理技术综述[J]. 软件学报,2013,24(6)：1222 - 1242.

[14] 方积乾. 医学统计学与电脑实验[M]. 上海：上海科学技术出版社,2012.

[15] 方兆本,缪柏其. 随机过程[M]. 北京：科学出版社,2011.

[16] 冯志伟. 计算语音学基础[M]. 北京：商务印书馆,2001.

[17] 冯志伟. 数理语言学[M]. 北京：知识出版社,1985.

[18] 葛均波,徐永健. 内科学[M]. 北京：人民卫生出版社,2013.

[19] 宫秀军. 贝叶斯学习理论及其应用研究[D]. 北京：中国科学院计算技术研究所,2002.

[20] 郭爱克. 计算神经科学[M]. 上海：上海科技教育出版社,2000.

[21] 郭懋正. 实变函数与泛函分析[M]. 北京：北京大学出版社,2005.

[22] 国家卫生健康委统计信息中心. 医院数据治理框架、技术与实现[M]. 北京：人民卫生出版社,2019.

[23] 哈明虎,王超,张植明,等. 不确定性统计学习理论[M]. 北京：科学出版社,2010.

[24] 侯媛彬,杜京义,汪梅. 神经网络[M]. 西安：西安电子科技大学出版社,2007.

[25] 胡世华,陆钟万. 数理逻辑基础[M]. 北京：科学出版社,1983.

[26] 胡伍生. 神经网络理论及其工业应用[M]. 北京：测绘出版社,2006.

[27] 黄安埠. 深入浅出深度学习：原理剖析与Python实线[M]. 北京：电子工业出版社,2017.

[28] 黄殿. 面向可穿戴设备的视觉交互技术研究[D]. 成都：电子科技大学,2016.

[29] 黄友平. 贝叶斯网络研究[D]. 北京：中国科学院计算技术研究所,2005.

[30] 李德毅. 人工智能导论[M]. 北京：中国科学技术出版社,2018.

[31] 李航. 统计学习方法[M]. 北京：清华大学出版社,2019.

[32] 李康,贺佳. 医学统计学[M]. 北京：人民卫生出版社,2018.

[33] 刘大有,杨博,朱允刚,等. 不确定性知识处理的基本原理与方法[M]. 北京：科学出版社,2016.

[34] 刘荣. 智能医学[M]. 北京：人民卫生出版社,2018.

[35] 刘曦. 图像理解中的物体识别与语义分析研究[D]. 北京：中国科学院计算技术研究所,2010.

[36] 刘续宝. 临床流行病学与循证医学[M]. 北京：人民卫生出版社,2013.

[37] 刘忠雨,李彦霖,周洋. 深入浅出图神经网络：GNN原理解析[M]. 北京：机械工业出版社,2020.

[38] 路海东. 教育心理学[M]. 长春：东北师范大学出版社,2002.

[39] 罗世维. 大规模人工神经网络理论基础[M]. 北京：清华大学出版社,2004.

[40] 罗世维. 视觉信息认知计算理论[M]. 北京：科学出版社,2004.

[41] 罗述谦,周果宏. 医学图像处理与分析[M]. 北京：科学出版社,2016.

[42] 马原野,王建红. 认知神经科学原理和方法[M]. 重庆：重庆出版社,2003.

[43] 孟群."互联网＋"医疗健康的应用与发展研究[M]. 北京：人民卫生出版社,2015.

[44] 孟小峰. 大数据管理概论[M]. 北京：机械工业出版社,2017.

[45] 聂明. 人工智能技术应用导论[M]. 北京：中国工信出版集团,2019.

[46] 牛阳. 回医基础理论[M]. 北京：中国中医药出版社,2018.

[47] 蒲慕明,徐波,谭铁牛. 脑科学与类脑研究概述[J]. 中国科学院院刊,2016,31(7)：727-736.

[48] 裘加林,田华,郑杰,等. 智慧医疗[M]. 北京：清华大学出版社,2015.

[49] 石志伟. 感知的计算模型及其应用[D]. 北京：中国科学院计算技术研究所,2008.

[50] 史丹青. 生成对抗网络入门指南[M]. 北京：机械工业出版社,2018.

[51] 史忠植. 高级人工智能[M]. 北京：科学出版社,2011.

[52] 史忠植,余志华. 认知科学和计算[M]. 北京：科学普及出版社,1990.

[53] 史忠植. 人工智能[M]. 北京：机械工业出版社,2016.

[54] 史忠植. 认知科学[M]. 北京：中国科技大学出版社,2008.

[55] 史忠植. 神经计算[M]. 北京：电子工业出版社,1993.

[56] 史忠植. 神经网络[M]. 北京：高等教育出版社,2009.

[57] 史忠植. 心智计算[M]. 北京：清华大学出版社,2015.

[58] 史忠植. 知识发现[M]. 北京：清华大学出版社,2011.

[59] 史忠植. 知识工程[M]. 北京：清华大学出版社,1988.

[60] 史忠植. 智能科学[M]. 北京：清华大学出版社,2019.

[61] 史忠植. 智能主体及其应用[M]. 北京：科学出版社,2000.

[62] 孙迪生,王炎. 机器人控制技术[M]. 北京：机械工业出版社,1997.

[63] 孙广仁,郑洪新. 中医基础理论[M]. 北京：中国中医药出版社,2005.

[64] 孙亮,禹晶. 模式识别原理[M]. 北京：北京工业大学出版社,2009.

[65] 孙林,徐久成. 粒计算的不确定性分析与知识获取方法[M]. 北京：科学出版社,2018.

[66] 汪云九. 神经信息学——神经系统的理论和模型[M]. 北京：高等教育出版社,2006.

[67] 王昊奋,漆桂林,陈华钧. 知识图谱：方法、实践与应用[M]. 北京：电子工业出版社,2019.

[68] 王鹏,修东滨. 不确定性量化导论[M]. 北京：科学出版社,2019.

[69] 王琦. 中医体质学[M]. 北京：人民卫生出版社,2009.

[70] 王万良. 人工智能导论[M]. 北京：高等教育出版社,2005.

[71] 王文杰,叶世伟. 人工智能原理与应用[M]. 北京：人民邮电出版社,2004.

[72] 王雨田,吴炳荣. 归纳逻辑与人工智能[M]. 上海：中国纺织大学出版社,1995.

[73] 王雨田. 现代逻辑科学导引[M]. 北京：中国人民大学出版社,1987.

[74] 韦来生,张伟平. 贝叶斯分析[M]. 合肥：中国科学技术大学出版社,2013.

[75] 吴斌. 群体智能的研究及其在知识发现中的应用[D]. 北京：中国科学院计算技术研究所,2002.

[76] 吴朝晖,俞一鹏,潘钢,等. 脑机融合系统综述[J]. 生命科学,2014,26(6)：645-649.

[77] 谢政,李建平,陈挚. 非线性最优化原理[M]. 北京：高等教育出版社,2010.

[78] 徐科. 神经生物纲要[M]. 北京：科学出版社,2000.

[79] 徐秀娟,郭小强,纪楠. 线性代数[M]. 北京：科学出版社,2013.

[80] 杨露菁,吉文阳,郝桌楠,等. 智能图像处理及应用[M]. 北京：中国铁道出版社,2019.

[81] 杨善林,倪志伟. 机器学习与智能决策支持系统[M]. 北京：科学出版社,2004.

[82] 杨文俊. 大脑高级功能的神经电生理[M]. 北京：中国科技出版社,1998.

[83] 叶浩生. 西方心理学的历史与体系[M]. 北京：人民教育出版社,1998.

[84] 叶世伟. 前向神经网络变换研究[D]. 北京：中国科学院计算技术研究所,1995.

［85］ 俞栋,邓力.解析深度学习：语音识别实践[M].北京：电子工业出版社,2016.

［86］ 俞士汶.计算语言学概论[M].北京：商务印书馆,2003.

［87］ 张钹,张铃.问题求解的理论及应用[M].北京：清华大学出版社,1990.

［88］ 张海俊.基于主体的自主计算研究[D].北京：中国科学院计算技术研究所,2005.

［89］ 张建,史忠植.多层随机神经网络 EM 算法[J].计算机研究与发展,1996,33(11)：808－815.

［90］ 张文宇.知识发现与智能决策[M].北京：科学出版社,2014.

［91］ 张学高,周恭伟.人工智能＋医疗健康：应用现状及未来发展概论[M].北京：电子工业出版社,2019.

［92］ 张重生.深度学习：原理与应用实践[M].北京：电子工业出版社,2016.

［93］ 赵军.知识图谱[M].北京：高等教育出版社,2018.

［94］ 郑捷.机器学习算法原理与编程实践[M].北京：电子工业出版社,2015.

［95］ 钟义信.高等人工智能原理[M].北京：科学出版社,2013.

［96］ 周昌乐.心脑计算举要[M].北京：清华大学出版社,2003.

［97］ 周志华.机器学习[M].北京：清华大学出版社,2017.

［98］ 朱大年,王庭槐.生理学[M].北京：人民卫生出版社,2013.

［99］ 宗成庆.统计自然语言处理[M].北京：清华大学出版社,2013.

［100］ 毛华娟,戴伟辉,景在平.血管腔内器具学[M].上海：上海科学技术出版社,2018.

［101］ Aamodt A, Plaza E. Case-based reasoning：foundational issues, methodological variations, and system approaches [J]. AI Communications, 1994,7(1)：39－59.

［102］ Abbott A, Schiermeier Q. Graphene and virtual brain win billion — euro competition [J]. Nature, 2013,493：585－586.

［103］ Aggarwal C C, Reddy C K. Data clustering：algorithms and applications [M]. CRC Press, 2013.

［104］ Agrawal R, Imielinski T, Swami A. Database mining：a performance perspective [J]. IEEE Transactions on Knowledge and Data Engineering, 1993：914－925.

［105］ Aitken C, Mavridis D. Reasoning under uncertainty. Evid Based Ment Health, 2019,22(1)：44－48.

［106］ Alison Gopnik, Joshua B Tenenbaum. Bayesian networks, Bayesian learning and cognitive development [J]. Developmental science, 2007,10(3)：281－287.

［107］ Amisha, Malik P, Pathania M, Rathaur V K. Overview of artificial intelligence in medicine [J]. J Family Med Prim Care, 2019,8(7)：2328－2331.

［108］ Angles R, Gutierrez C. Survey of graph database models [J]. ACM Computing Surveys, 2008,40(1)：1－39.

［109］ Anil Menon. Frontiers of evolutionary computation [M]. Kluwer Academic Publishers, 2004.

［110］ Antoine Bordes, Jason Weston, Nicolas Usunier. Open question answering with weakly supervised embedding models [J]. Joint European Conference on Machine Learning and Knowledge Discovery in Databases, 2014：165－180.

［111］ Antoniou G, VanHarmelen F. A semantic web primer [M]. Cambridge MA：MIT Press, 2004.

［112］ Argote L, Ingram P. Knowledge transfer：a basis for competitive advantage in firms [J]. Organizational Behavior and Human Decision Processes, 2000,82(1)：150－169.

［113］ Armbrust M, Fox A, Griffith R, et al. A view of cloud computing [J]. Communications of The ACM, 2010,53(4)：50－58.

［114］ Arora P, Boyne D, Slater J J, et al. Bayesian networks for risk prediction using real-world data：a tool for precision medicine [J]. Value Health, 2019,22(4)：439－445.

［115］ Baker S B, Xiang W, Atkinson I. Internet of things for smart healthcare：technologies, challenges, and opportunities [J], IEEE Access, 2017,5：26521－26544.

［116］ Banning M. A review of clinical decision making：models and current research [J]. J Clin Nurs, 2008, 17(2)：187－195.

［117］ Barto A, Bradtke S, Singh S. Learning to act using real-time dynamic programming [J]. Artificial intelligence, 1995,72(1): 81 - 138.

[118] Bengio Y, Courville A, Vincent P. Representation learning: a review and new perspectives [J]. IEEE Transactions on Pattern Analysis and Machine Intelligence, 2013,35(8): 1798 - 1828.

[119] Berners-Lee T, Hendler J, Lassila O. The semantic web [J]. Scientific American, 2001,281(5): 29 - 37.

[120] Bezdek J C, On the relationship between neural networks, pattern recognition and intelligence [J]. International journal of approximate reasoning, 1992,6(2): 85 - 107.

[121] Bibault J E, Giraud P, Burgun A. Big data and machine learning in radiation oncology: state of the art and future prospects [J]. Cancer Lett, 2016,382(1): 110 - 117.

[122] Bishop C. Pattern recognition and machine learning [M]. Heidelberg: Springer, 2006.

[123] Blank D, Ktunar D, Meeden L. Bringing up robot: fundamental mechanisms for creating a self-motivated, self-organizing architecture [J]. Cybernetics and system, 2005,36(2): 125 - 150.

[124] Bollacker K, Evans C, Paritosh P, et al. Freebase: a collaboratively created graph database for structuring human knowledge [J]. In: International Conference on Management of Data, 2008: 1247 - 1250.

[125] Bonabeau E, Dorigo M, Theraulaz G. Inspiration for optimization from social insect behaviour [J]. Nature, 2000,406(6791): 39 - 42.

[126] Brooks R A. Intelligence without representation [J]. Artificial intelligence, 1991,47.

[127] Brunelli R, Poggio T. Face recognition: features versus templates [J]. IEEE Transactions on Pattern Analysis and Machine Learning, 1993,15(10): 1042 - 1052.

[128] Buntine W, Niblett T. A further comparison of splitting rules for decision-tree induction [J]. Machine Learning, 1992,8: 75 - 86.

[129] Burges J C. A tutorial on support vector machine for pattern recognition [J]. Data Mining and Knowledge Discovery, 1998,2(2): 158 - 167.

[130] Canu S, Smola A J. Kernel method and exponential family [J]. Neurocomputing, 2005,69: 714 - 720.

[131] Castaneda C, Nalley K, Mannion C, et al. Clinical decision support systems for improving diagnostic accuracy and achieving precision medicine [J]. J Clin Bioinforma, 2015,5: 4.

[132] Celebi R, Uyar H, Yasar E, et al. Evaluation of knowledge graph embedding approaches for drug-drug interaction prediction in realistic settings [J]. BMC Bioinformatics, 2019,20(1): 726.

[133] Chan H P, Samala R K, Hadjiiski L M, et al. Deep learning in medical image analysis [J]. Adv Exp Med Biol, 2020,1213: 3 - 21.

[134] Cheng J, Dong L, Lapata M. Long short-term memory-networks for machine reading [J]. In: Empirical Methods in Natural Language Processing, 2016: 551 - 561.

[135] Cohen P R, Levesque H J. Intention is choice with commitment [J]. Artificial Intelligence, 1990,42: 213 - 261.

[136] Collins M, Schapire R E, Singer Y. Logistic regression, AdaBoost and Bergman distances [J]. Machine Learning, 2003,48(1 - 3): 253 - 285.

[137] Cover T, Hart P. Nearest neighbor pattern classification [J]. IEEE Transactions on Information Theory, 1967,13(1): 21 - 27.

[138] Crammer K, Singer Y. On the algorithmic implementation of multiclass kernel-based machines [J]. Journal of Machine Learning Research, 2001,2(12): 265 - 292.

[139] Dalal N, Triggs B. Histograms of oriented gradients for human detection [J]. In: Computer Vision and Pattern Recognition, 2005: 886 - 893.

[140] Daphne Koller, Nir Friedman. Probabilistic graphical models: principles and techniques [M]. MIT Press, 2009.

[141] Dash M, Liu H. Feature selection for classification [J]. Intelligent data analysis, 1997,1: 131 - 156.

486

[142] Deo R C. Machine learning in medicine [J]. Circulation, 2015,132(20): 1920 - 30.

[143] Devlin J, Chang M, Lee K, et al. BERT: pre-training of deep bidirectional transformers for language understanding [J]. In: North American Chapter of the Association for Computational Linguistics, 2019: 4171 - 4186.

[144] Dias R, Torkamani A. Artificial intelligence in clinical and genomic diagnostics [J] Genome Med, 2019,11(1): 70.

[145] Dimitrov D V. Medical internet of things and big data in healthcare [J]. Healthc Inform Res, 2016,22 (3): 156 - 63.

[146] Dorigo M, Gambardella L. Ant colony system: a cooperative learning approach to the traveling salesman problem [J]. IEEE Transactions on Evolutionary Computation, 1997,1(1): 53 - 66.

[147] Dwyer D B, Falkai P, Koutsouleris N. Machine learning approaches for clinical psychology and psychiatry [J]. Annu Rev Clin Psychol, 2018,14: 91 - 118.

[148] Eklund A, Dufort P, Forsberg D, et al. Medical image processing on the GPU — past, present and future [J]. Medical Image Analysis, 2013,17(8): 1073 - 1094.

[149] Eliasmith C. How to build a brain: a neural architecture for biological cognition [M]. London: Oxford Press, 2013.

[150] Estaña A, Ghallab M, Bernadó P, et al. Investigating the formation of structural elements in proteins using local sequence-dependent information and a heuristic search algorithm [J]. Molecules, 2019,24 (6).

[151] Euzenat J, Shvaiko P. Ontology matching [M]. Heidelberg: Springer, 2007.

[152] Feo T A, Resende M G C. Greedy randomized adaptive search procedures [J]. Journal of Global Optimization, 1995,6(2): 109 - 133.

[153] Forrest S. Genetic algorithms: principles of natural selection applied to computation [J]. Science, 1993 (261): 872 - 878.

[154] Freund Y, Schapire R E. A decision theoretic generalization of on-line learning and an application to boosting [J]. Journal of Computer and System Sciences, 1997,55(1): 119 - 139.

[155] Ge X, Pan S M, Zeng F, et al. A simple Chinese risk score model for screening cardiovascular autonomic neuropathy [J]. PloS one, 2014,9: e89623.

[156] Geem Z W, Kim J H, Loganathan G V. A new heuristic optimization algorithm: harmony search [J]. Simulation, 2001,76(2): 60 - 68.

[157] Genesereth M R, Thielscher M. General game playing: synthesis lectures on artificial intelligence and machine learning [M]. Morgan & Claypool Publishers, 2014.

[158] Gerg F Cooper, Herskovits E. A Bayesian method for the induction of probabilistic networks from data [J]. Machine Learning, 1992,6(9): 309 - 347.

[159] Graves A. Generating sequences with recurrent neural networks [J]. arXiv: Neural and Evolutionary Computing, 2013.

[160] Grover A, Leskovec J. node2vec: scalable feature learning for networks [J]. In: Knowledge Discovery and Data mining, 2016: 855 - 864.

[161] Gruber T R. A translation approach to portable ontology specifications [J]. Knowledge Acquisition, 1993,5(2): 199 - 220.

[162] Guarino N. Formal ontology, conceptual analysis and knowledge representation [J]. International Journal of Human-computer Studies, 1995,43(5 - 6): 625 - 640.

[163] Gunes H, Schuller B. Categorical and dimensional affect analysis in continuous input: current trends and future directions [J]. Image & Vision Computing, 2013,31(2): 120 - 136.

[164] Gupta A, Slater J J, Boyne D, et al. Probabilistic graphical modeling for estimating risk of coronary artery disease: applications of a flexible machine-learning method [J]. Med Decis Making, 2019,39

487

(8)：1032－1044.

[165] Hamilton W L, Ying Z, Leskovec J. Inductive representation learning on large graphs [J]. In: Neural Information Processing Systems, 2017: 1024－1034.

[166] Havaei M, Davy A, Wardefarley D, et al. Brain tumor segmentation with Deep Neural Networks [J]. Medical Image Analysis, 2017,35: 18－31.

[167] Hayes B K, Heit E, Swendsen H. Inductive reasoning [J]. Wiley Interdiscip Rev Cogn Sci, 2010,1 (2): 278－292.

[168] Hayes B K, Heit E. Inductive reasoning 2. 0 [J]. Wiley Interdiscip Rev Cogn Sci, 2018,9(3): e1459.

[169] He K, Zhang X, Ren S, et al. Deep residual learning for image recognition [J]. In: Computer Vision and Pattern Recognition, 2016: 770－778.

[170] Heckerman D. Bayesian networks for data mining [J]. Data Mining and Knowledge Discovery, 1997, 1: 79－119.

[171] Heimann T, Meinzer H. Statistical shape models for 3D medical image segmentation: a review [J]. Medical Image Analysis, 2009,13(4): 543－563.

[172] Henaff M, Bruna J, Lecun Y. Deep convolutional networks on graph-structured data [J]. arXiv: Learning, 2015.

[173] Herbrich R. Learning kernel classifiers: theory and algorithms [M]. Cambridge MA: MIT Press, 2002.

[174] Hinton G E, Oindero S, Ten Y W. A fast learning algorithm for deep belief nets [J]. Neural Computation, 2006,18(7): 1527－1554.

[175] Hinton G E. Training products of experts by minimizing contrastive divergence [J]. Neural Computation, 2002,14: 1771－1800.

[176] Hitaj B, Ateniese G, Perezcruz F. Deep models under the GAN: information leakage from collaborative deep learning [J]. In: Computer and Communications Security, 2017: 603－618.

[177] Hoff P. A first course in Bayesian statistical methods [M]. Heidelberg: Springer, 2009.

[178] Hoffmann J, Nebel B. The FF planning system: fast plan generation through heuristic search [J]. Journal of Artificial Intelligence Research, 2001,14(1): 253－302.

[179] Hofmann T, Scholkopf B, Smola A J. Kernel methods in machine learning [J]. The Annals of Statistics, 2008,36(3): 1171－1220.

[180] Hong-Hai Do, Erhard Rahm. Matching large schemas: approaches evaluation [J]. Information System, 2007,32: 857－885.

[181] Hosni M, Abnane I, Idri A, et al. Reviewing ensemble classification methods in breast cancer [J]. Comput Methods Programs Biomed, 2019,177: 89－112.

[182] Hosseinzadeh A, Reza A M. Voting among virtually generated versions of a classification problem [J]. IEEE Trans Syst Man Cybern B Cybern, 2012,42(3): 754－763.

[183] Huan E Y, Wen G H, Zhang S J, et al. Deep convolutional neural networks for classifying body constitution based on face image [J]. Comput Math Methods Med, 2017;9846707.

[184] Iniesta R, Stahl D, McGuffin P. Machine learning, statistical learning and the future of biological research in psychiatry [J]. Psychol Med, 2016,46(12): 2455－2465.

[185] Jain A, Dubes R. Algorithms for clustering data [M]. Prentice-Hall, 1988.

[186] Jennings N R. Commitments and conventions: The foundation of coordination in multi-agent system [J]. The Knowledge Engineering Review, 1993,8(3): 233－250.

[187] Joachims T. Learning to classify text using support vector machines [M]. Dissertation, Kluwer, 2002.

[188] Jolliffe I. Principal component analysis [M]. Second Edition. John Wiley & Sones, 2002.

[189] Jurafsky D, Martin J H. Question answering: speech and language processing [M]. London: Pearson, 2014,3: 418－440.

［190］ Kaelbing L P, Littman M L, Moore A W. Reinforcement learning: a survey ［J］. Journal of AI Research, 1996,4: 237 – 285.

［191］ Kaelbing L P. A special issue of machine learning on reinforcement learning ［J］. Machine Learning, 1996,22: 1 – 3.

［192］ Kalet A M, Doctor J N, Gennari J H, et al. Developing Bayesian networks from a dependency-layered ontology: a proof-of-concept in radiation oncology ［J］. Med Phys, 2017,44(8): 4350 – 4359.

［193］ Karita S, Chen N, Hayashi T, et al. A comparative study on transformer vs RNN in speech applications ［J］. arXiv: Computation and Language, 2019.

［194］ Kenedy J, Eberhart R C. Swarm intelligence ［M］. San Francisco: Morgan Kaufmann Publishers, 2001.

［195］ Kim D H, MacKinnon T. Artificial intelligence in fracture detection: transfer learning from deep convolutional neural networks ［J］. Clin Radiol, 2018,73(5): 439 – 445.

［196］ Kim Y, Denton C, Hoang L, et al. Structured attention networks ［J］. arXiv: Computation and Language, 2017.

［197］ Kim Y. Convolutional neural networks for sentence classification ［J］. Processings of the 2014 Conference on Empirical Methods in Natural Language Processing, 2014: 1746 – 1751.

［198］ Kingma D P, Adam B J. A method for stochastic optimization ［J］. arXiv: Learning, 2014.

［199］ Kipf T, Welling M. Semi-supervised classification with graph convolutional networks ［J］. arXiv: Learning, 2016.

［200］ Kohonen T, Somervuo P. Self-organizing maps of symbol strings ［J］. Neurocomputing, 1998,21: 19 – 30.

［201］ Kolodner J L. An introduction to case-based reasoning ［J］. Artificial Intelligence Review, 1992,6(1): 3 – 34.

［202］ Kreiter C D. A Bayesian perspective on constructing a written assessment of probabilistic clinical reasoning in experienced clinicians ［J］. J Eval Clin Pract, 2017,23(1): 44 – 48.

［203］ Kuchaiev O, Ginsburg B. Factorization tricks for LSTM networks ［J］. In: International Conference on Learning Representations, 2017.

［204］ Landauer T K, Foltz P W, Laham D. An introduction to latent semantic analysis ［J］. Discourse Processes, 1998,25: 259 – 284.

［205］ Ledig C, Theis L, Huszar F, et al. Photo-realistic single image super-resolution using a generative adversarial network ［J］. arXiv: Computer Vision and Pattern Recognition, 2016.

［206］ Lehmann T M, Gonner C, Spitzer K. Survey: interpolation methods in medical image processing ［J］. IEEE Transactions on Medical Imaging, 1999,18(11): 1049 – 1075.

［207］ Lesort T, Díaz-Rodríguez N, Goudou J I, et al. State representation learning for control: an overview ［J］. Neural Netw, 2018,108: 379 – 392.

［208］ Li H, Yamanishi K. Text classification using ESC-based stochastic decision lists ［J］. Information Processing & Management, 2002,38(3): 343 – 361.

［209］ Li M, Mo S, Lv Y, et al. A study of traditional Chinese medicine body constitution associated with overweight, obesity, and underweight ［J］. Evidence-Based Complementary and Alternative Medicine, 2017: 7361896.

［210］ Li X, Chen E. Graph-based answer passage ranking for question answering ［J］. In: Computational Intelligence and Security, 2010: 634 – 638.

［211］ Li X, Lei T, Tang Z, et al. Analyzing the association between fish consumption and osteoporosis in a sample of Chinese men ［J］. J Health Popul Nutr, 2017,36(1): 13.

［212］ Li Z, Tang Z H, Zeng F, et al. Associations between the severity of metabolic syndrome and cardiovascular autonomic function in a Chinese population ［J］. Journal of Endocrinological

Investigation, 2013,36: 993 - 999.

[213] Liao K P, Cai T, Savova G, et al. Development of phenotype algorithms using electronic medical records and incorporating natural language processing [J]. BMJ, 2015:350.

[214] Liao X P, Zhu H W, Zeng F, et al. The association and interaction analysis of hypertension and uric acid on cardiovascular autonomic neuropathy [J]. Journal of Endocrinological Investigation, 2015,38: 1075 - 1082.

[215] Lin Z, Feng M, Santos C N D, et al. A structured self-attentive sentence embedding [J]. arXiv: Computation and Language, 2017.

[216] Litjens G J S, Kooi T, Bejnordi B E, et al. A survey on deep learning in medical image analysis [J]. Medical Image Analysis, 2017,42: 60 - 88.

[217] Liu J, Tang Z H, Zeng F, et al. Artificial neural network models for prediction of cardiovascular autonomic dysfunction in general Chinese population [J]. BMC Medical Informatics and Decision Making, 2013,13: 80.

[218] Liu J, Xu F, Mohammadtursun N, et al. The analysis of constitutions of traditional chinese medicine in relation to cerebral infarction in a chinese sample [J]. J Altern Complement Med, 2017,18.

[219] Lopez de Mantaras. A distance based attribute selection measure for decision tree induction [J]. Machine Learning, 1991,6(1): 81 - 92.

[220] Lu Y, Tang Z H, Zeng F, et al. The association and predictive value analysis of metabolic syndrome combined with resting heart rate on cardiovascular autonomic neuropathy in the general Chinese population [J]. Diabetology & Metabolic Syndrome, 2013,5: 73.

[221] Luo W, Phung D, Tran T, et al. Guidelines for developing and reporting machine learning predictive models in biomedical research: a multidisciplinary view [J]. J Med Internet Res, 2016,18(12): e323.

[222] Lv Y, Zhou L, Tang Z, et al. Association and interaction analysis of diabetes mellitus and SCN10A for cardiovascular autonomic neuropathy in a Chinese population [J]. Postgrad Med J, 2017,93(1100): 344 - 348.

[223] Ma X, Hovy E. End-to-end sequence labeling via Bi-directional LSTM-CNNs-CRF [J]. Processings of the 54th Annual Meeting of the Association for Computational Linguistics, 2016: 1064 - 1074.

[224] Machens C K. Building the human brain [J]. Science, 2012,338(61111): 1156 - 1157.

[225] Mallapragada P K, Jin R, Jain A K, et al. SemiBoost: boosting for semi-supervised learning [J]. IEEE Trans Pattern Anal Mach Intell, 2009,31(11): 2000 - 2014.

[226] Markram H. The blue brain project [J]. Nature Reviews Neuroscience, 2006,7: 153 - 160.

[227] Martino A, Giuliani A, Todde V, et al. Metabolic networks classification and knowledge discovery by information granulation [J]. Comput Biol Chem, 2020,84: 107187.

[228] Mazo C, Bernal J, Trujillo M, et al. Transfer learning for classification of cardiovascular tissues in histological images [J]. Comput Methods Programs Biomed, 2018,165: 69 - 76.

[229] McCarthy J. From here to human — level AI [J]. Artificial intelligence, 2007,171: 1174 - 1182.

[230] Mcinerney T, Terzopoulos D. Deformable models in medical image analysis: a survey [J]. Medical Image Analysis, 1996,1(2): 91 - 108.

[231] Mirza M, Osindero S. Conditional generative adversarial nets [J]. arXiv: Learning, 2014.

[232] Mitchell T M. Machine learning [M]. McGraw-Hill Companies, Inc, 1997.

[233] Montazeri M, Montazeri M, Montazeri M, et al. Machine learning models in breast cancer survival prediction [J]. Technol Health Care, 2016,24(1): 31 - 42.

[234] Murakoshi K, Mizuno J. A parameter control method in reinforcement learning to rapidly follow unexpected environmental changes [J]. Biosystems, 2004,77(1 - 3): 109 - 117.

[235] Murff H J, Fitzhenry F, Matheny M E, et al. Automated identification of postoperative complications within an electronic medical record using natural language processing [J]. JAMA, 2011,306(8): 848 -

855.

[236] Murphy G L. The big book of concepts [M]. Cambridge MA: MIT Press, 2004.

[237] Nguyen-Tuong D, Peters J. Model learning for robot control: a survey [J]. Cogn Process, 2011,12 (4): 319-340.

[238] Ni Lao, Tom Mitchell, William W Cohen. Random walk inference and learning in a large scale knowledge base [J]. Processings of the Conference on Empirical Methods in Natural Language Processing. Association for computational linguistics, 2011: 529-539.

[239] Niepert M, Ahmed M H, Kutzkov K. Learning convolutional neural networks for graphs [J]. arXiv: Learning, 2016.

[240] Nilsson N J. The quest for artificial intelligence: a history of ideas and achievements [M]. Cambridge: Cambridge University Press, 2010.

[241] Olshen R A, Quinlan J R. C4. 5: programs for machine learning [M]. Morgan Kaufmann, 1992.

[242] Onisko A, Druzdzel M J, Austin R M. Application of Bayesian network modeling to pathology informatics [J]. Diagn Cytopathol, 2019,47(1): 41-47.

[243] Pan S J, Yang Q. A survey on transfer learning [J]. IEEE Transactions on Knowledge and Data Engineering, 2010,22(10): 1345-1359.

[244] Pang S, Yu Z, Orgun M A. A novel end-to-end classifier using domain transferred deep convolutional neural networks for biomedical images [J]. Comput Methods Programs Biomed, 2017,140: 283-293.

[245] Peters J, Schaal S. Reinforcement learning of motor skills with policy gradients [J]. Neural Netw, 2008,21(4): 682-697.

[246] Quinlan J R. Induction of decision tree [J]. Machine Learning, 1986,1(1): 81-106.

[247] Rabiner L. A tutorial on hidden Markov models and selected applications in speech recognition [J]. Processing of IEEE, 1989,77(2): 257-286.

[248] Radford A, Metz L, Chintala S. Unsupervised representation learning with deep convolutional generative adversarial networks [J]. In: International Conference on Learning Representations, 2016.

[249] Ray P P. Home health hub internet of things (H 3 IoT): an architectural framework for monitoring health of elderly people [J]. In: International Conference on Science Engineering and Management Research, 2014: 1-3.

[250] Richter A N, Khoshgoftaar T M. A review of statistical and machine learning methods for modeling cancer risk using structured clinical data [J]. Artif Intell Med, 2018,90: 1-14.

[251] Ripley B. Pattern recognition and neural networks [M]. Cambridge: Cambridge University Press, 1996.

[252] Rui Xu, Donld Wunsch I I. Survey of clustering algorithms [J]. IEEE Transactions on Neural Networks, 2005,16(3): 645-678.

[253] Saber H, Somai M, Rajah G B, et al. Predictive analytics and machine learning in stroke and neurovascular medicine [J]. Neurol Res, 2019,41(8): 681-690.

[254] Schaal S, Schweighofer N. Computational motor control in humans and robots [J]. Curr Opin Neurobiol, 2005,15(6): 675-682.

[255] Schlichtkrull M S, Kipf T, Bloem P, et al. Modeling relational data with graph convolutional networks [J]. In: European Semantic Web Conference, 2018: 593-607.

[256] Searle J. Minds, brains and programs [J]. Behavioral and Brian Sciences, 1980,3(3): 417-457.

[257] Serfozo R. Basic of applied stochastic process [M]. Heidelberg: Springer, 2009.

[258] Shoham Y. Agent-oriented programming [J]. Artificial Intelligence, 1993,60: 51-92.

[259] Shorliffe E H. The future of biomedical informatics: a perspective from academia [J]. Stud Health Technol Inform, 2012,180: 19-24.

[260] Sidey-Gibbons J A M, Sidey-Gibbons C J. Machine learning in medicine: a practical introduction [J].

BMC Med Res Methodol, 2019,19(1): 64.

[261] Silva B, Rodrigues J J P C, Diez I D L T, et al. Mobile-health [J]. Journal of Biomedical Informatics, 2015,56: 265 – 272.

[262] Simonyan K, Zisserman A. Very deep convolutional networks for large-scale image recognition [J]. International Conference on Learning Representations, 2015.

[263] Skowron A. The rough sets theory and evidence theory [J]. Fundamenta Informatica, 1990,13: 245 – 262.

[264] Smith J W Jr, Bayazitoglu A. Exploring the relationship between rationality and bounded rationality in medical knowledge-based systems [J]. Artif Intell Med, 1993,5(2): 125 – 142.

[265] Studer R, Benjamins V R, Fensel D. Knowledge engineering: principles and methods [J]. In: Data and Knowledge Engineering, 1998: 161 – 197.

[266] Sutskever I, Tielemant T. On the convergence properties of contrastive divergence [J]. Journal of Machine Learning Research — Processings Track, 2010,9: 789 – 795.

[267] Sutton C, Mccallum A. An introduction to conditional random fields [J]. arXiv: Machine Learning, 2010.

[268] Syeda-Mahmood T. Role of big data and machine learning in diagnostic decision support in radiology [J]. J Am Coll Radiol, 2018,15(3): 569 – 576.

[269] Tang B, Cao H, Wu Y, et al. Recognizing clinical entities in hospital discharge summaries using structural support vector machines with word representation features [J]. BMC Med Inform Decis Mak, 2013,13 Suppl 1: S1.

[270] Tang Z H, Liu J, Zeng F, et al. Comparison of prediction model for cardiovascular autonomic dysfunction using artificial neural network and logistic regression analysis [J]. PloS one, 2013, 8: e70571.

[271] Tang Z H, Wang L, Zeng F, et al. Bayesian estimation of cardiovascular autonomic neuropathy diagnostic test based on short-term heart rate variability without a gold standard [J]. BMJ Open, 2014,4: e005096.

[272] Tang Z H, Xiao P, Lei S F, et al. A bivariate whole-genome linkage scan suggests several shared genomic regions for obesity and osteoporosis [J]. The Journal of Clinical Endocrinology and Metabolism, 2007,92: 2751 – 2757.

[273] Tang Z H, Zeng F, Li Z, et al. A risk score of cardiovascular autonomic dysfunction for targeted screening in the Chinese population [J]. International Journal of Cardiology, 2013,168: 4861 – 4862.

[274] Tang Z H, Zeng F, Li Z, et al. Association and predictive value analysis for resting heart rate and diabetes mellitus on cardiovascular autonomic neuropathy in general population [J]. Journal of Diabetes Research, 2014: 215473.

[275] Tenenbaum J B, Griffiths T L, Kemp C. Theory-based Bayesian models of inductive learning and reasoning [J]. Trends Cogn Sci, 2006,10(7): 309 – 318.

[276] Thrall J H, Li X, Li Q, et al. Artificial intelligence and machine learning in radiology: opportunities, challenges, pitfalls, and criteria for success [J]. J Am Coll Radiol, 2018,15(3): 504 – 508.

[277] Vadlamudi S G, Aine S, Chakrabarti P P. MAWA * — a memory-bounded anytime heuristic-search algorithm [J]. IEEE Trans Syst Man Cybern B Cybern, 2011,41(3): 725 – 735.

[278] Vaswani A, Shazeer N, Parmar N, et al. Attention is all you need [J]. arXiv: Computation and Language, 2017.

[279] Vladimir N Vapnik. An overview of statistical learning theory [J]. IEEE Transactions on Neural Networks, 1999,10(5): 9899 – 9999.

[280] Waldrop M M. Computer modelling: brain in a box [J]. Nature, 2012,482: 456 – 458.

[281] Wang L F, Lu X Y, Jiang Z J, et al. FRS: a simple knowledge graph embedding model for entity

prediction [J]. Math Biosci Eng, 2019,16(6): 7789 - 7807.

[282] Wang S, Arroyo J, Vogelstein J T, et al. Joint embedding of graphs [J]. IEEE Trans Pattern Anal Mach Intell, 2019,31.

[283] Wang Y, Cai Z. A dynamic hybrid framework for constrained evolutionary optimization [J]. IEEE Trans Syst Man Cybern B Cybern, 2012,42(1): 203 - 217.

[284] Wang Z, Bovik A C, Sheikh H R, et al. Image quality assessment: from error visibility to structural similarity [J]. IEEE Transactions on Image Processing, 2004,13(4): 600 - 612.

[285] Wang Z, Li J. Text-enhanced representation learning for knowledge graph [J]. Processings of the Twenty-fifth International Joint Conference on Artificial Intelligence, 2016: 1293 - 1299.

[286] Wei Ren, Randal W Beard, Ella M Atkins. A survey of consensus problems in multi-agent coordination [J]. In Processings of the 2005 American Control Conference, 2005: 1859 - 1864.

[287] Weng J. Developmental robotics: theory and experiments [J]. International Journal of Humanoid Robotics, 2004,1(2): 199 - 236.

[288] Westhead D R, Clark D E, Murray C W. A comparison of heuristic search algorithms for molecular docking [J]. J Comput Aided Mol Des, 1997,11(3): 209 - 228.

[289] Willemink M J, Koszek W A, Hardell C, et al. Preparing medical imaging data for machine learning [J]. Radiology, 2020,18: 192224.

[290] Wooldridge M, Jennings N R. Intelligent agents [M]. New York: Springer, 1995.

[291] Wu J T, Dernoncourt F, Gehrmann S, et al. Behind the scenes: a medical natural language processing project [J]. International Journal of Medical Informatics, 2017,112: 68 - 73.

[292] Wu T X, Qi G L, Wang H F. Zhishi schema explorer: a platform for exploring Chinese linked open schema [J]. Semantic Web and Web Science, 2014: 174 - 181.

[293] Wu Y, Yang X, Bian J, et al. Combine factual medical knowledge and distributed word representation to improve clinical named entity recognition [J]. AMIA Annu Symp Proc, 2018: 1110 - 1117.

[294] Xiong W H, Thien H, William Y W. DeepPath: a reinforcement learning methods for knowledge graph reasoning [J]. Proceedings of the 2017 Conference on Empirical Methods in Natural Language Processing, 2017: 564 - 573.

[295] Xu F, Cui W, Kong Q, et al. A real-world evidence study for distribution of traditional chinese medicine syndrome and its elements on respiratory disease [J]. Evid Based Complement Alternat Med, 2018: 8305892.

[296] Xu F, Zhang Y, Cui W, et al. The association analysis of metabolic syndrome and body constitution in traditional Chinese medicine [J]. European Journal of Integrative Medicine, 2017(14): 32 - 36.

[297] Xu L D. Case based reasoning [J]. IEEE Potentials, 1995,13(5): 10 - 13.

[298] Yan S, Liu Z, Luo P, et al. Unconstrained fashion landmark detection via hierarchical recurrent transformer networks [J]. In: Acm Multimedia, 2017: 172 - 180.

[299] Yang F, Tang Z, Deng H. Bivariate association analysis for quantitative traits using generalized estimation equation [J]. Journal of Genetics and Genomics, 2009,36: 733 - 743.

[300] Yoav Shoham, Kevin Leyton-Brown. Multi-agent system [M]. Cambridge: Cambridge University Press, 2008.

[301] Yoon K, Liao R, Xiong Y, et al. Inference in probabilistic graphical models by graph neural networks [J]. In: International Conference on Learning Representations, 2018.

[302] Yu C X, Zhang X Z, Zhang K, et al. A cross-sectional study for estimation of associations between education level and osteoporosis in a Chinese men sample [J]. BMC Musculoskeletal Disorders, 2015, 16: 382.

[303] Yu Q, Liu Z H, Lei T, et al. Subjective evaluation of the frequency of coffee intake and relationship to osteoporosis in Chinese men [J]. Journal of Health, Population, and Nutrition, 2016,35: 24.

［304］ Zelenko D，Aone C，Richardella A. Kernel methods for relation extraction ［J］. Journal of Machine Learning Research，2003,3：1083 – 1106.

［305］ Zeng F，Tang Z H，Li Z，et al. Normative reference of short-term heart rate variability and estimation of cardiovascular autonomic neuropathy prevalence in Chinese people ［J］. Journal of Endocrinological Investigation，2014,37：385 – 391.

［306］ Zhang H，Goodfellow I，Metaxas D N，et al. Self-attention generative adversarial networks ［J］. arXiv：Machine Learning，2018.

［307］ Zhang J，Hou S，Wang J，et al. Classification of traditional Chinese medicine constitution based on facial features in color images ［J］. Journal Traditional Chinese Medical Science，2016(3)：141 – 146.

［308］ Zhang J，Luan H，Sun M，et al. Improving the transformer translation model with document-level context ［J］. In：Empirical Methods in Natural Language Processing，2018：533 – 542.

［309］ Zhang L，Tang Z H，Zeng F，et al. Clinical risk model assessment for cardiovascular autonomic dysfunction in the general Chinese population ［J］. Journal of Endocrinological Investigation，2015,38：615 – 622.

［310］ Zhang Y，Brady M，Smith S. Segmentation of brain MR images through a hidden Markov random field model and the expectation-maximization algorithm ［J］. IEEE Transactions on Medical Imaging，2001，20(1)：45 – 57.

［311］ Zhang Y，Liu N J，Zhang J，et al. Association and interaction analysis of excess weight and chronic kidney disease for cardiovascular autonomic neuropathy in the general Chinese population ［J］. Renal Failure，2015,37：1111 – 1117.

［312］ Zhao C，Jiang J，Guan Y，et al. EMR-based medical knowledge representation and inference via Markov random fields and distributed representation learning ［J］. Artif Intell Med，2018,87：49 – 59.

［313］ Zhao C，Jiang J，Xu Z，et al. A study of EMR-based medical knowledge network and its applications ［J］. Comput Methods Programs Biomed，2017,143：13 – 23.

［314］ Zhou L Q，Wang J Y，Yu S Y，et al. Artificial intelligence in medical imaging of the liver ［J］. World J Gastroenterol，2019,25(6)：672 –682.

［315］ Zhuang F，Zhang Z，Qian M，et al. Representation learning via Dual-Autoencoder for recommendation ［J］. Neural Netw，2017,90：83 – 89.